肺HRCT
エッセンシャルズ
読影の基本と鑑別診断

訳 髙橋 雅士 友仁山崎病院 病院長

Fundamentals of High-Resolution Lung CT
Common Findings, Common Patterns, Common Diseases, and Differential Diagnosis

Brett M. Elicker, M.D
Associate Professor of Clinical Radiology and Biomedical Imaging
Chief, Cardiac and Pulmonary Imaging
University of California—San Francisco
San Francisco, California

W. Richard Webb, M.D.
Professor Emeritus of Radiology and Biomedical Imaging
Emeritus Member, Haile T. Debas Academy of Medical Educators
University of California—San Francisco
San Francisco, California

メディカル・サイエンス・インターナショナル

Emma, Cole, Jack, そして
"The Old Salt" に捧げる
B. M. E

E, C, そして, J に捧げる
W. R. W.(すなわち "The Old Salt")

Authorized translation of the original English edition,
Fundamentals of High-Resolution Lung CT：Common Findings, Common Patterns, Common Diseases, and Differential Diagnosis, First Edition
by Brett M. Elicker, W. Richard Webb

Copyright © 2013 by Lippincott Williams & Wilkins, a Wolters Kluwer business
All rights reserved.

This translation is published by arrangement with Lippincott Williams & Wilkins, Inc., Two Commerce Square, 2001 Market Street, Philadelphia, PA 19103 U.S.A.

Lippincott Williams & Wilkins/Wolters Kluwer Health did not participate in the translation of this title.

© First Japanese Edition 2014 by Medical Sciences International, Ltd., Tokyo

Printed and Bound in Japan

訳者序文

　原本を初めて手にしたときに，"この本は売れる"と直感した．本書は，以下に述べるような意味で独特であり，新鮮であった．第一に，おそらく著者たちの強い意図の下に，敢えて，簡潔・明快なコンセプトが全面に貫かれている点である．第二に，記述内容は，論文によるエビデンスを可及的に排除し，著者たちの豊富な臨床経験に基づいた本音の読影のコツに的を絞っている点である．第三に，潤沢な数の画像と表が掲載され，これらだけを見ていても十分な勉強になるように配慮されている点である．そして，第四に，これは非常に重要な点であるのだが，原著の頁数が258頁と決して厚くはない点である．いみじくも，著者たちは，その序文において，"ある意味，本書はHRCT Liteである"と述べているが，これは本書の特徴を一言で言い当てた見事な表現であると言える．

　したがって，本書を手に取られた諸氏には，網羅的な知識を本書から学ぼうとすることは得策ではないとはじめからお断りしておかなければならない．本書の原著のタイトルとサブタイトルをそのまま訳せば，"肺のHRCTの基本：よく見る所見，よく見るパターン，よく見る疾患，そして鑑別診断"となる．本書は，診断が難解な数多くのびまん性肺疾患のなかでも，特に我々が日常臨床でよく遭遇する基本的疾患に的を絞り，そのHRCT所見やパターン，最低限必要な鑑別診断について，初心者を念頭に徹底的にわかりやすく解説したHRCTの実践的入門書である．

　著者のElicker先生は，最近の活躍が目覚ましいUCSFの胸部放射線の新進気鋭のチーフである．共著者のWebb先生は，言わずと知れた世界の胸部放射線のリーダーであり，また肺のHRCTを牽引してきたパイオニアである．翻訳の過程で感じたさまざまな疑問について，率直にWebb先生にメールで問いかけると，驚くほどの早さで返信メールが返ってきた．その内容は非常に精緻で，誠実なものであった．滋賀医大の村田喜代史先生から，Webb先生は，かつて京都大学の伊藤春海先生の研究室を訪れ，多数の伸展固定肺の標本について勉強して行かれたことを聞いていた．彼が，HRCTの読影において，肺の末梢解剖の理解の重要性を常々主張していることがよく理解できる所以である．

　難解な事柄を，簡単に説明するためには，深くそのことを理解していなければならない．まさに本書は肺のHRCTを知り尽くした二人の胸部放射線科医による珠玉のClinical Pearls集である．本書は，これから胸部のHRCTを勉強しようとしている若手の医師の方々への入門書であるとともに，ベテランの先生方の知識の整理にも最適であると確信している．

　本書を翻訳するにあたり，できるだけ堅苦しい直訳を避け，日本語としての違和感を読者に与えないような意訳にすることに配慮した．また，説明が不足であると思われる点や，日米で認識の違いがあるような事項については，その都度訳者注として説明を加えた．出版までに，複数回の校正を重ねたが，もしも読者諸氏の観点で不適切な点が発見された場合には，どうか出版社までご一報願いたい．

　最後に，このような素晴らしい教科書の翻訳の機会を与えていただき，また，本書を作成するにあたり，いつもながらの正確で緻密な編集作業と的確なアドバイスを頂戴したメディカル・サイエンス・インターナショナルの正路　修さんに深謝する．

蝉の声がかまびすしい琵琶湖畔にて

2014年8月

髙橋雅士

序　文

　びまん性肺疾患のHRCTの正しい診断には，以下の4要素が不可欠である．
1) 特異的なHRCT所見を認識すること．
2) その所見が何を表し，鑑別診断にどのように役に立つのかを理解すること．
3) びまん性肺疾患においてよく認められる頻度の高い各種の肺病理所見を知ること．
4) 個々の疾患において認められる特徴的な所見の組み合わせを知ること．

　HRCTの読影は一見難しい作業ではあるが，これら4つの基本原則を理解すれば，個々の肺病変の典型的あるいは古典的な"パターン"を認識することは決して困難ではなく，正しい診断や鑑別診断の列挙に至ることは十分可能である．しかし，一方では，いくつかのHRCTパターンは非特異的なものであり，そのような場合，HRCT以外のさらなる検査や臨床所見を参考にすること，そして必要な場合には肺生検の所見を参考にすることなどを知っておく必要もある．

　ある意味，本書は，"HRCT Lite"と言うことができる．診断，鑑別診断に至るための簡単で容易なアプローチに特化しているためであるが，かと言って，本書がHRCTの理念やびまん性肺疾患の読影を過度に簡約化したことにはならないことを強調しておかなければならない．各章の文章や図表には，基本的な観察方法，その法則，コツ，考え方などが記載されているが，これらは我々の毎日の臨床経験や長年のHRCT-病理相関の作業によって培われてきたものであり，決して表層的なものではない．また，本書には，HRCTが有用な各種肺疾患の病態，臨床についての我々の基本的な理解や認識についても可能な限りまとめてある．

　HRCTの読影に必要な基本的事項を，臨床的な観点で，極めて理解しやすく提供することが我々の考えている本書の目的である．本書は，決して網羅的なわけではないが，HRCTの読影において，実践的かつ有益であり，結果としてびまん性肺疾患の診断に有用となることを期待している．

Brett M. Elicker
W. Richard Webb
San Francisco, California

目次

SECTION 1　基本的な肺 HRCT 所見

1章　HRCT：適応，方法，被曝線量，正常解剖
- HRCT の適応 ……………………… 3
- HRCT の方法 ……………………… 8
- HRCT 正常解剖 …………………… 11

2章　網状影
- 小葉間隔壁の肥厚 ………………… 17
- 蜂巣肺 ……………………………… 20
- 不整網状影 ………………………… 28
- 線維性肺病変の一般的な診断方法 … 31

3章　結節性肺病変
- 結節性病変の上下肺の分布 ……… 39
- 結節の形状と濃度 ………………… 39
- 肺の既存構造と結節性病変の関係 … 40
- 結節性肺病変：診断へのアプローチ方法 … 57

4章　肺野濃度の上昇：すりガラス影とコンソリデーション
- すりガラス影 ……………………… 61
- コンソリデーション ……………… 68
- すりガラス影あるいはコンソリデーションと鑑別診断 …………… 72

5章　肺野濃度の低下：肺気腫，モザイク血流，囊胞性肺病変
- 肺気腫 ……………………………… 77
- モザイク血流 ……………………… 79
- headcheese sign …………………… 84
- 囊胞性肺病変 ……………………… 87

SECTION 2　各種病態の肺 HRCT 所見

6章　気道病変
- large airway diseases …………… 93
- small airway diseases …………… 104
- 種々の small airway diseases …… 111

7章　肺血管性病変
- 肺高血圧症 ………………………… 119
- 血管炎 ……………………………… 129
- その他の血管病変 ………………… 131

8章　肺水腫，びまん性肺胞傷害，急性呼吸窮迫症候群，肺出血
- 肺水腫 ……………………………… 137
- 肺出血 ……………………………… 143

9章　間質性肺炎

- 分　類 …………………………… 147
- 間質性肺炎(IPs)のHRCT ………… 148
- 通常型間質性肺炎(UIP) …………… 150
- 非特異性間質性肺炎(NSIP) ……… 160
- 剝離性間質性肺炎(DIP) …………… 164
- 器質化肺炎(OP) …………………… 164
- 急性間質性肺炎(AIP) ……………… 170
- リンパ球性間質性肺炎(LIP) ……… 170

10章　膠原病

- 一般的な診断方法 ………………… 173
- びまん性肺疾患のパターン ……… 174
- 個々の膠原病(CTD)のHRCT所見 …… 179

11章　喫煙関連肺疾患

- 呼吸細気管支炎(RB)と剝離性間質性肺炎(DIP) ……… 187
- 肺気腫 …………………………… 191
- Langerhans細胞組織球症(LCH) …… 192
- 線維化性肺疾患 …………………… 194

12章　サルコイドーシス

- サルコイドーシスの病期分類 …… 197
- サルコイドーシスの肺野病変 …… 197
- リンパ節腫大 ……………………… 206

13章　過敏性肺炎と好酸球性肺疾患

- 過敏性肺炎 ………………………… 211
- 好酸球性肺疾患 …………………… 217

14章　肺感染症

- 感染症におけるHRCTの役割 …… 225
- 臨床的な事項 ……………………… 226
- 感染症のHRCT所見 ……………… 226
- 細菌感染 …………………………… 230
- まれな細菌感染症 ………………… 232
- 抗酸菌感染症 ……………………… 233
- 真菌感染 …………………………… 237
- 非定型肺炎 ………………………… 240

15章　医原性病変：薬剤性・放射線肺障害

- 薬剤性肺障害 ……………………… 243
- 放射線照射 ………………………… 248

16章　塵　肺

- 診断への一般的なアプローチ法 …… 253
- 塵肺のHRCTパターン …………… 253

17章　腫瘍性・リンパ増殖性疾患

- 肺の悪性腫瘍：その進展形態について …… 263
- 浸潤性粘液性腺癌 ………………… 265
- カポシ肉腫 ………………………… 268
- 悪性リンパ腫とリンパ増殖性疾患 …… 269
- 白血病 ……………………………… 275

18章 まれな疾患

- 肺胞蛋白症 ……………………… 277
- リポイド肺炎 …………………… 277
- アミロイドーシス ……………… 278
- 肺胞微石症 ……………………… 280
- Erdheim-Chester病 ……………… 280
- リンパ脈管筋腫症 ……………… 281
- Birt-Hogg-Dubé症候群 ………… 283
- 家族性肺線維症 ………………… 285

索 引 …………………………… 287

- 和文索引 ………………………… 287
- 欧文索引 ………………………… 290

注意

　本書に記載されている検査・診断・治療・マネジメントに関しては，正確を期し，一般臨床において広く受け入れられている方法を記載するように注意を払った．しかしながら，訳者ならびに出版社は，本書の情報を用いた結果生じたいかなる不都合に対しても責任を負うものではない．本書の内容の特定な状況への適用に関しての責任は，医師各自のうちにある．

　著者ならびに出版社は，本書に記載した薬物の選択，用量については，出版時の最新の推奨，および臨床状況に基づいていることを確認するよう努力を払っている．しかし，医学は日進月歩で進んでおり，政府の規制は変わり，薬物療法や薬物反応に関する情報は常に変化している．読者は，薬物の使用にあたっては個々の薬物の添付文書を参照し，適応，用量，付加された注意・警告に関する変化を常に確認することを怠ってはならない．これは，推奨された薬物が新しいものであったり，汎用されるものではない場合に，特に重要である．

SECTION 1

基本的な肺HRCT所見

1

HRCT：
適応，方法，被曝線量，
正常解剖

　高分解能 CT（high-resolution CT：HRCT）は，さまざまなびまん性肺疾患の診断に広く利用されている．この最初の章では，HRCT の適応，方法，正常肺野解剖などの基本的なことについて述べる．

HRCT の適応

　HRCT の適応は広く，びまん性肺疾患あるいはその存在が疑われる患者に対して普遍的に行われる（表 1-1）．

びまん性肺疾患の検出

　HRCT は，びまん性肺疾患の診断において，胸部単純 X 線写真や肺機能検査などよりも感度，特異度において勝っている（図 1-1 A, B）．たとえば，HRCT は，膠原病や種々の吸入曝露の既往がある無症状の患者などで，肺機能検査の異常が現れる前に，異常像を描出することが可能であり，疾患の存

表 1-1　HRCT の適応
びまん性肺疾患の検出
・他の検査手技（例：胸部単純 X 線写真）が異常を示す前の異常像の検出
・症状の原因となりうる病態の除外
びまん性肺疾患の質的診断
・特異的な所見の検出
・鑑別診断
・病変が可逆性か非可逆性かの判断
・予後の推測
鑑別診断と精密検査の選択
・HRCT 所見そのものが（臨床情報と併せて）高い診断能を有する
・HRCT 所見が，その後の検査の指針を示す
・tree-in-bud：喀痰検査
・リンパ路結節あるいは感染を疑わせる所見：経気管支生検
・非特異的なびまん性肺病変：VATS（胸腔鏡下）生検
病変の経時的観察
・治療への反応性
・新しい症状を訴える場合の評価

図 1-1

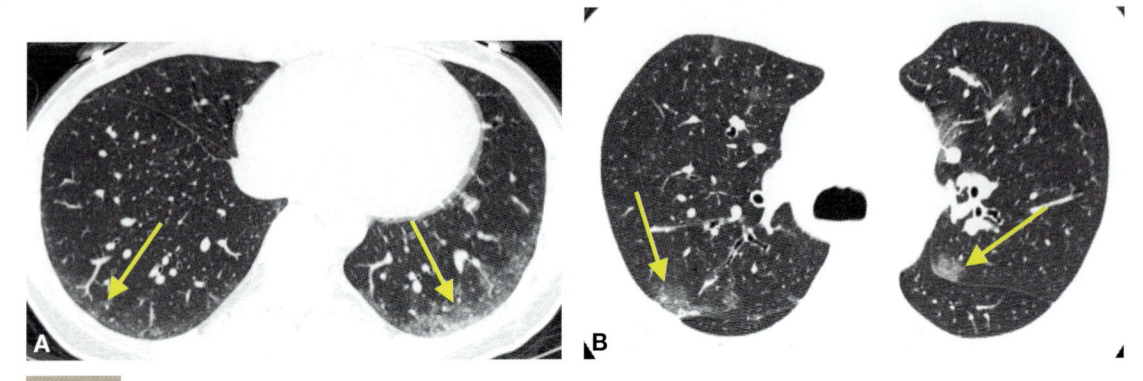

初期病変の検出 HRCT は他の検査と比較して，びまん性肺病変の検出感度が高い．A：全身性硬化症に伴う非特異性間質性肺炎（NSIP）の患者において，軽度の胸膜下すりガラス影（ground glass opacity）が認められる（→）．この患者の胸部単純 X 線写真および肺機能検査は正常である．B：後天性免疫不全症候群で胸部単純 X 線写真は正常の患者．HRCT では，斑状のすりガラス影が認められる（→）．気管支鏡では，*Pneumocystis jirovecii* 感染が確認された．

在を早期に捉え，より適切な治療法の選択や疾患の進行の防止に役立つという利点がある．

さらに，HRCT は，ある症状を引き起こしたり，肺機能検査で異常をきたしうるさまざまな特異的病態の除外診断にも使われる．たとえば，肺高血圧の患者がいたとすると，HRCT はその原因となりうる肺気腫や肺線維症の除外診断に役立つ．また，後天性免疫不全の患者がいたとして，その患者がニューモシスチス肺炎に罹患している可能性がある場合には，もしも HRCT が正常所見ならば，気管支鏡などの検査は不要になる．これは，HRCT の非常に高い陰性適中率（negative predictive value）のためである．

びまん性肺疾患の質的診断

HRCT のおもな目的は，びまん性肺疾患の質的診断を行うこと，また他疾患との鑑別診断を行うために必要な種々の特異的所見を検出することである．HRCT は，病変のパターンや部位に関する情報を与えてくれるし，また，病変が，炎症性なのか，線維性なのか，あるいは気道病変なのか（図 1-2），間質性病変なのか，肺胞性病変なのか（図 1-3），などの判断をするための材料を与えてくれる．

HRCT の所見は，治療方針の選択や予後の推測に

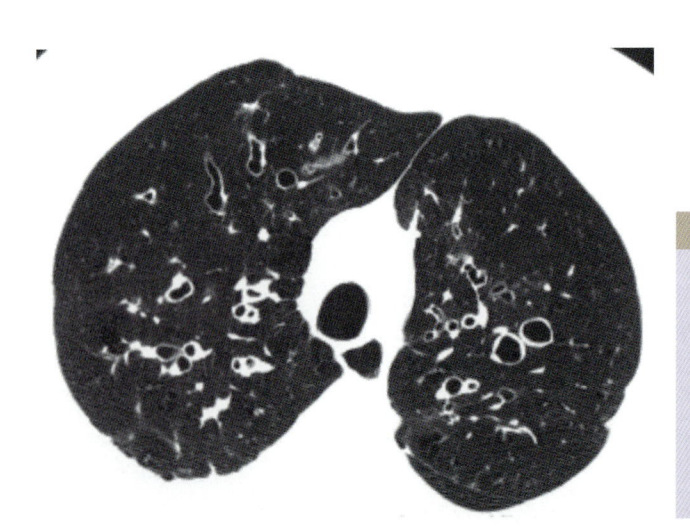

図 1-2

HRCT による肺病変の質的診断 慢性の症状を伴った気道病変の患者において，HRCT は有用な情報を提供する．なお，気道病変は急性病変および慢性病変両者において正確な評価が可能である．この囊胞性線維症の患者においては，気管支拡張，気管支壁肥厚，および気管支内腔の粘液栓が認められる．

1章　HRCT：適応，方法，被曝線量，正常解剖　　5

図 1-3
HRCT による肺病変の質的診断　HRCT は斑状のコンソリデーション〔consolidation：浸潤影（融合影，均等影）〕と air bronchogram を示すようなびまん性の肺胞性病変の評価にも有用である．この器質化肺炎の患者では，斑状の結節性の浸潤影が気管支肺動脈束周囲および胸膜下に分布するのが観察される．

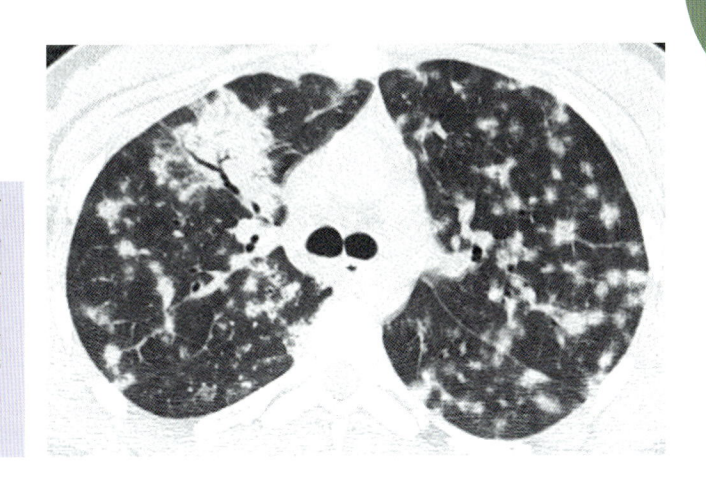

非常に有用である．もしも，HRCT 所見が肺の線維化を強く疑わせるのならば，さまざまな治療反応性は期待できず予後も不良であり，一方，HRCT 所見が炎症性病変を強く疑わせるのならば，改善を期待して積極的な治療を行うことになる．このような判断に HRCT は有用である．

鑑別診断と精密検査の方向付け

びまん性肺疾患の質的診断において，HRCT は，胸部単純 X 線写真，内科的診察，肺機能検査などに比べより特異性に優れ（図 1-4 A, B），いくつかの HRCT 所見が，特定の疾患に結びつくことがある．しかし，それでも，多くの HRCT 上の所見は非特異的であり，複数の鑑別診断を並べなければならないことも事実である．

びまん性肺疾患の診断には，**総合的な（multidisciplinary）アプローチ**が必要である．つまり，臨床情報，HRCT 所見，そして病理所見を組み合わせて総合的に判断することが求められる．これらのうち，ひとつのみで正確な診断にたどり着くことはまれであり，少なくともふたつの組み合わせによって，正確な診断を自信をもって下すことが可能となる．も

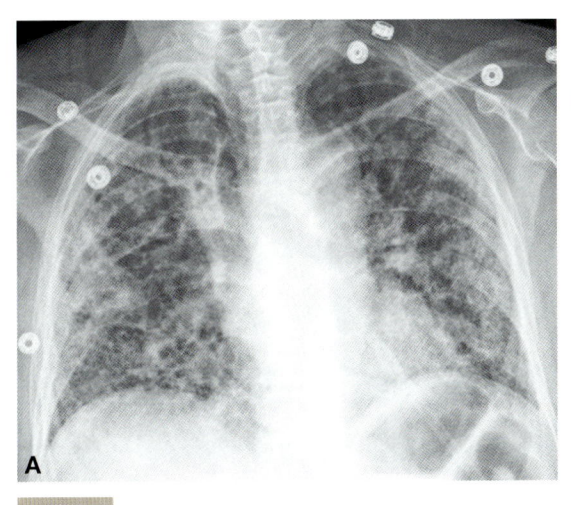

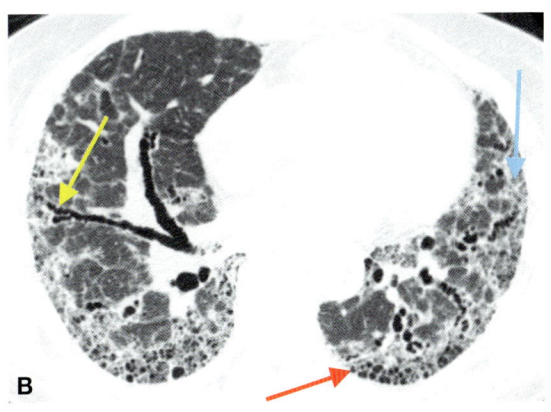

図 1-4
HRCT による特異的診断　A：特発性肺線維症（IPF）の患者の胸部単純 X 線写真では，びまん性の非特異的な陰影が認められる．B：HRCT では，より詳細で特異的な病変の診断が可能である．胸膜下の蜂巣肺（赤→），牽引性気管支拡張（黄→），不整な網状影（青→）などが観察される．既存病変や粉塵吸入などがなければ HRCT 所見は IPF に特異的である．

Section 1 ● 基本的な肺 HRCT 所見

表 1-2　HRCT を読影する際に有用な臨床情報

年齢
症状が急性か慢性か
喫煙歴
さまざまな曝露歴（薬剤，粉塵，有機抗原）
免疫状態
膠原病の有無

しも，HRCT の読影が，臨床所見を参考に行うことができれば，その正診率と特異度は有意に向上する（表 1-2）．びまん性肺疾患の診断に有用な臨床情報としては，年齢，症状の長さ，喫煙歴，吸入あるいは環境曝露歴，免疫状態，薬剤使用の有無，膠原病などの全身性疾患の有無，などがあげられる．

多くの場合，HRCT 所見と臨床情報の組み合わせで，かなり確信度の高い診断にたどり着くことが可能であり（図 1-5 A, B），このような場合の多くは，さらなる精密検査は不要である．たとえば，鳥との接触歴のある患者が，HRCT で小葉中心性のすりガラス状結節を示した場合には，過敏性肺炎の診断を下すことは困難ではない．このような場合，生検は通常，割愛されることが多い．他の例として，肺病変を引き起こしうる病態がなく，また明らかな吸入曝露歴がない場合には，HRCT にて肺底部優位に胸膜下の**蜂巣肺**（honeycombing）の所見が認められれば，IPF（idiopathic pulmonary fibrosis）/UIP（usual interstitial pneumonia）の診断に至ることになり，その場合，生検は通常行われない．

一方，HRCT 所見が非特異的な場合には，考えられる鑑別診断に応じて，行うべき精密検査が選択されることになる．たとえば，**tree-in-bud** パターンの陰影が HRCT で認められれば，喀痰細胞診が有用になることが多い．なぜならば，このパターンは，多くの場合，感染性の細気管支炎に認められ，内腔に滲出物を含んでいることが多いからである．また，リンパ路間質に粒状影が認められれば，診断は気管支鏡下肺生検で可能になることが多くなる．これらの所見は，サルコイドーシスや癌性リンパ管症で多くみられる所見であり（図 1-6），これらふたつの疾患は気道系あるいはその周囲間質を侵すために，経気管支鏡生検の診断的価値が高いからである．経気管支鏡肺生検は感染症の診断にも有用であり，喀痰検査で診断がつかない場合に有用な情報を提供しうる．ただし，経気管支鏡肺生検によって得られる肺標本は，以下に述べるような短所をもち合わせていることも銘記すべきである．それは，この病理標本の大きさが小さく，必ずしも肺で起こって

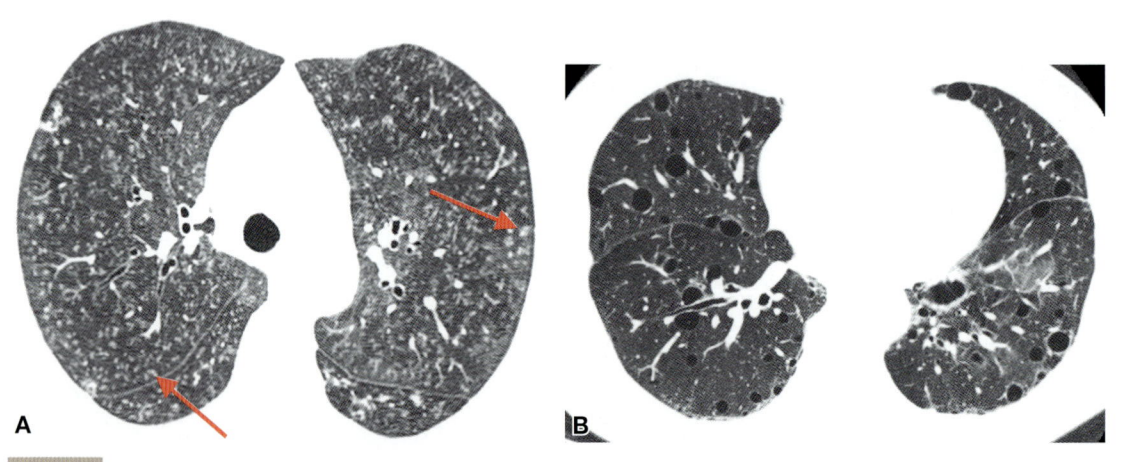

図 1-5
HRCT 所見と臨床情報　A：HRCT ではびまん性の辺縁不明瞭な小葉中心性結節を認める（→）．HRCT のパターンからはいくつかの鑑別診断があげられる．この患者の症状は慢性であり，鳥との繰り返す接触歴があったため，HRCT 所見と臨床情報より過敏性肺炎の可能性が高いと診断された．B：Sjögren 症候群を有する患者の HRCT であるが，散在性の肺嚢胞が認められる．これらの所見は非特異的であるが，膠原病の既往歴を考慮すると，リンパ球性間質性肺炎の可能性が高いと診断される．

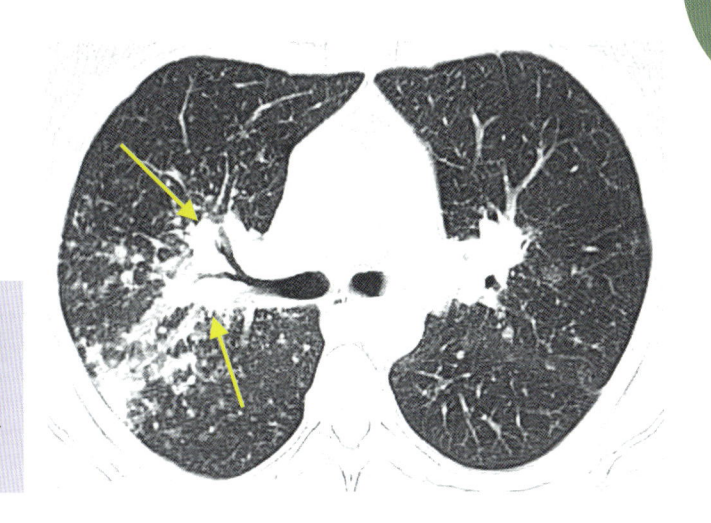

1章　HRCT：適応，方法，被曝線量，正常解剖　　7

図1-6
サルコイドーシス　HRCTでは，中枢側の気管支肺動脈束周囲間質に，粒状影の集簇を認め（→），サルコイドーシスが疑われる所見である．これらの所見は，比較的中枢側の気道周囲に認められ，経気管支鏡生検が確定診断に有用である可能性が示唆される．

いること全体を表しているとは限らないということである．それに比べ，HRCTは，肺野に生じている変化の全体像を把握できるという長所がある（図1-7）．

　一般的に肺生検は臨床情報とHRCT所見が乖離した場合に考慮される．生検のなかでは，VATS生検（video-assisted thoracoscopic surgical biopsy）は比較的大きな検体を複数箇所から採取することが可能なきわめて有用な生検方法であり，HRCTにて非特異的な線維化所見を示している場合は確定診断のためにVATS生検が行われることが多い．この際，HRCTは胸部外科医に適切な生検部位を示すガイドとしても使われることになる．ただし，たとえVATS生検により十分な標本が得られたとしても，その解釈時には必ずHRCT所見を加えて総合的に判断することが重要である．

肺病変の経時的観察

　HRCTは，疾患の治療後や，患者が新しい症状を訴えたとき，症状が増悪したときなどの経過観察に

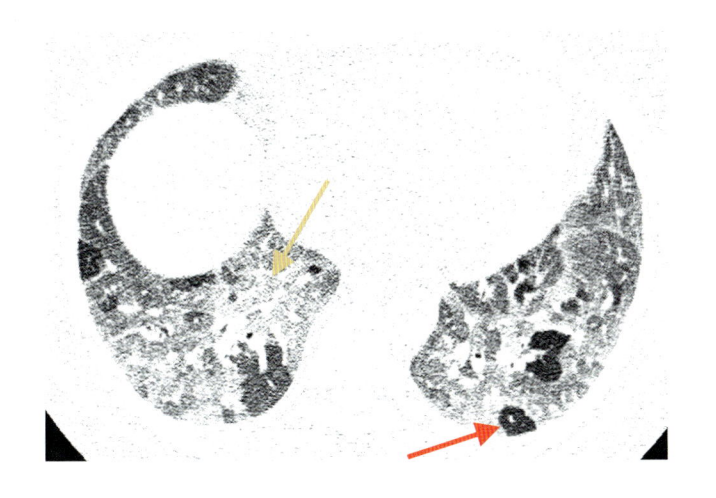

図1-7
肺生検を前提としたHRCT：過敏性肺炎　病理標本は，肺病変のごく一部を表しているのに対して，HRCTは肺全体に生じている情報を与えるという長所がある．時に肺の部分的な組織標本所見が，肺全体に起こっていることを必ずしも表していない場合がある．この患者のHRCTでは，すりガラス影（黄→）とエア・トラッピング（air trapping，赤→）の組み合わせにより，過敏性肺炎の可能性が高いと推測される．病理像は非特異的な間質性肺炎であったが，この画像と合わせると，過敏性肺炎の診断が最も可能性が高いと診断される．

図1-8

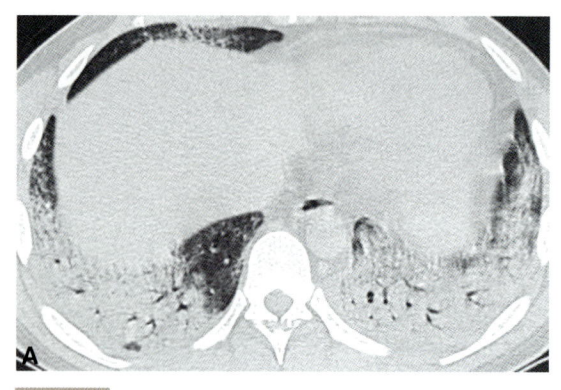

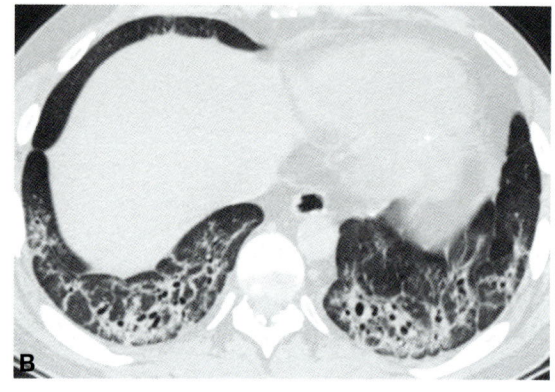

HRCTによる経過観察 A：HRCTは肺底部胸膜下優位のコンソリデーションを示している．B：治療後のCTではコンソリデーションは改善しているが，不整な網状影と牽引性気管支拡張が出現しており，線維化の出現が示唆される．HRCTは陰影内の可逆性の部分(コンソリデーション)と不可逆性の部分(不整な網状影と牽引性気管支拡張)を識別するのに有用である．

有用である．治療後の経過観察のHRCTは，肺野病変が炎症性のものが主体なのか，線維化が主体なのかを判断するのに特に有用である(図1-8 A, B)．経過観察のCTにおいて所見が改善しているということは，最初の画像所見が，可逆性のものであるということになり，特に**すりガラス影**(ground glass opacity)の解析に役に立つ．通常，すりガラス影は，炎症，線維化，あるいはその両者が関係しているが，経過観察のCTは，どの所見が炎症であり，どの所見が線維化であるかということを教えてくれる．

肺疾患の患者の状態が悪化した場合は，その原因は，もともと存在した肺疾患の増悪か，あるいは新たに他の病態が加わったものかのいずれかのことが多く，HRCTはこれらの鑑別にも有用である．

HRCTの方法

HRCTは薄いスライス厚，深吸気での撮像，高分解能アルゴリズムの使用，が原則である．肺病変を正確に評価するためには，薄いスライス厚(0.625〜1.25 mm)が必要であり(表1-3)，画像再構成は，シャープあるいはエッジ強調のアルゴリズムを用いることにより，肺の微細な変化をより正確に描出できる．短いスキャン時間はmotion artifactを軽減し，また自動管電流制御システム〔automatic milli-ampere(mA) adjustment〕は，放射線被曝を軽減するのに役に立つ．

びまん性肺疾患のHRCTには多くの撮像プロトコールが存在するが，どれが正しいというものはない．ほとんどの場合，画像は仰臥位(supine position)，深吸気で撮像される．

Non-helical HRCT vs Volumetric HRCT

本来のHRCTは，non-helicalの撮像による1〜2 cm間隔の非連続画像である(表1-3)．びまん性肺疾患の場合，このような撮像方法でも，十分異常所見の拾い上げは可能であり，診断に支障はない．また，この方法は放射線被曝が少ないという利点もある．

一方，現在の**マルチディテクタースキャナ**(MDCT)は，1回の息止めで胸郭全体のthin-sliceデータを一挙に取得することを可能にしたため，多くの施設では，非連続ではなく，volumetricのthin-section画像を用いるようになってきている(表1-3)．volumetricな画像データを用いることにより，病変を逃す危険性はなくなり(たとえば，肺野の結節病変)，任意の方向での再構成も可能となり，また，さまざまな定量的な解析も可能となった．しかし，volumetricな画像が，びまん性肺疾患の診断能を向上させたか否かについてはまだ結論は出ていない．volumetric HRCTの欠点としては，放射線被曝が増えること，そして従来のHRCT画像よりわずかに画質が劣化することなどがある．

表1-3	HRCT の技術的パラメータと撮像プロトコール

撮像パラメータ
 深吸気
 0.625〜1.25 mm 厚
 高分解能アルゴリズム（エッジ強調）
 速い回転速度
 固定あるいは自動管電流制御

non-helical でのプロトコール
 仰臥位
 撮像時のテーブル移動はなし
 深吸気
 1 cm 間隔
 腹臥位では 1〜2 cm 間隔

volumetric でのプロトコール
 仰臥位
 深吸気
 連続画像
 0.625〜1.25 mm 厚での再構成
 決められたレベルでの腹臥位スキャンあるいは volumetric スキャン

静止的呼気 CT
 仰臥位
 最大呼気呼吸停止時の撮像
 撮像レベル：大動脈弓，気管分岐部，横隔膜直上

dynamic 呼気 CT
 最大呼気時までの連続画像撮像
 0.5 秒間隔で 8 枚の画像撮像
 テーブルは固定.
 撮像レベル：大動脈弓，気管分岐部，横隔膜直上
 速い回転速度
 管電流は 100 mA 以下

腹臥位での撮像

腹臥位での撮像 (prone imaging) は，初回あるいは経過観察の HRCT いずれにおいても行われる手法である．多くの間質性肺疾患は，通常，下肺背側の胸膜下から始まり，特に，UIP, NSIP (nonspecific interstitial pneumonia), DIP (desquamative interstitial pneumonia) などの間質性肺炎がそれに相当する．仰臥位では，背側の胸膜下は重力効果によって濃度が上昇するため，腹臥位の HRCT は，間質性肺疾患の初期像と重力効果を鑑別するのに役立つ

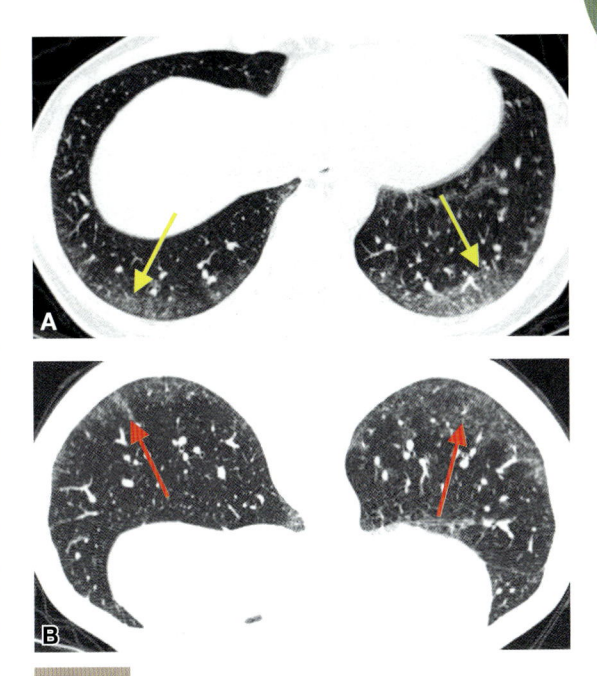

図 1-9

腹臥位での HRCT A：仰臥位の CT では，背側肺野胸膜下にわずかなすりガラス影が認められる（黄→）が，重力効果か早期の間質性肺病変かの判断が難しい．B：しかし，腹臥位 HRCT では，これらの所見は残存しており（赤→），間質性肺疾患の診断が可能となる．

（図 1-9 A, B）．腹臥位では，重力効果は消失するが，初期の間質性肺疾患は残存する．腹臥位は，また，蜂巣肺などの背側肺野胸膜下に好発する病態をより明瞭に描出するのに役立つ．

呼気撮像

呼気撮像（expiratory imaging）は**エア・トラッピング**（air trapping）を検出するのに有用であり，気道病変や慢性閉塞性肺疾患（COPD）が疑われる患者の精査や経過観察で行われる．たとえば，慢性過敏性肺炎では，その吸気の CT 所見は，IPF/UIP のそれに似るが，呼気 CT でエア・トラッピングが認められれば，その可能性がより高くなる．

呼気 CT には，呼気相での静止撮像法と，ダイナミック呼気撮像法がある（**表1-3**）．静止呼気画像は，呼気相後期に決められたスライスレベルを1回スキャンする方法である（撮像は，"息を大きく吸って，吐いて，吐いて，そこで止める"という感じで

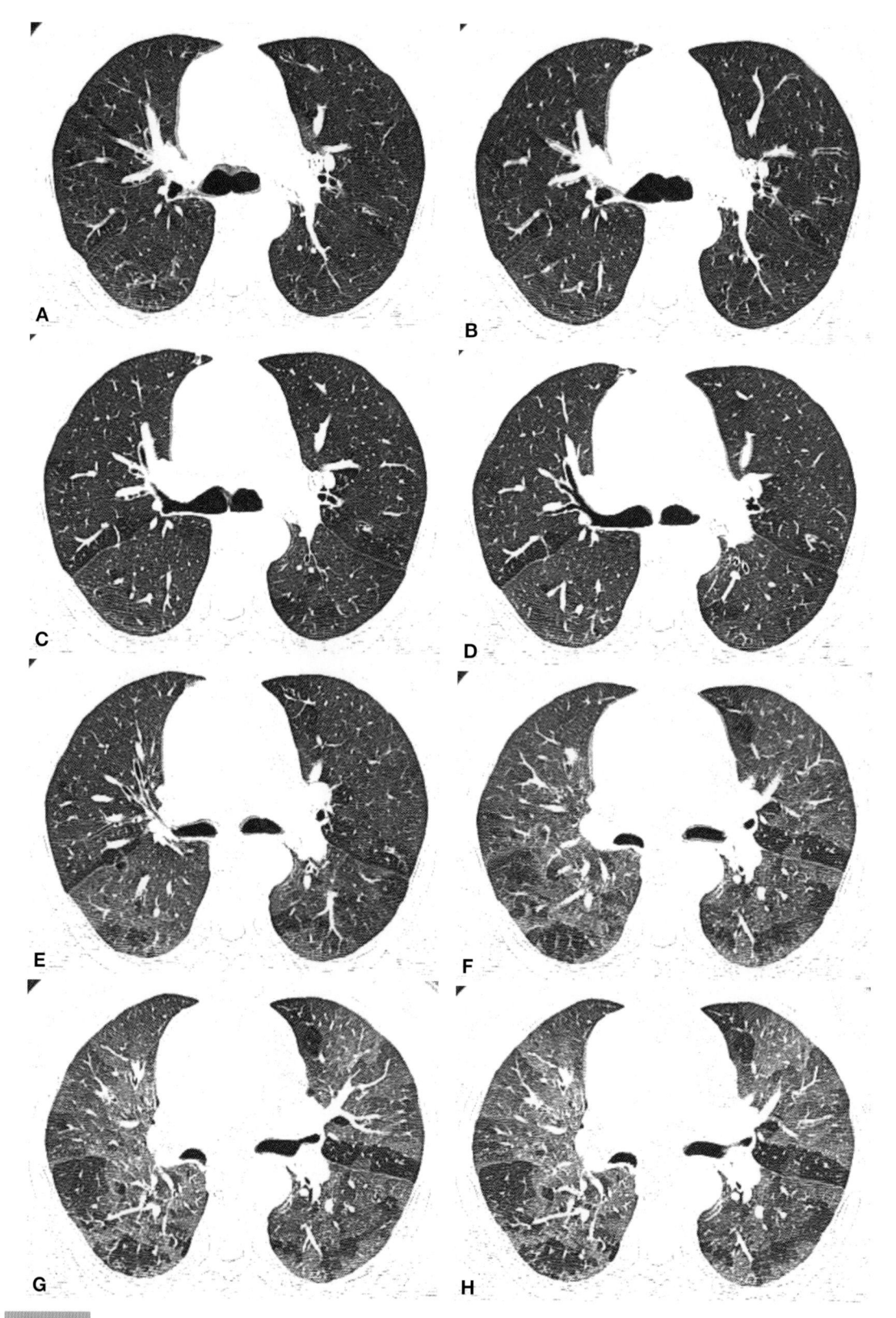

図1-10
ダイナミック呼気CT 気管分岐部レベルの8枚の強制呼気時ダイナミックCT．下げた管電流を用いている．Aは呼気の最初，Hは呼気の最後の相を表す．呼気相において，肺内のいくつかの場所は，濃度の変化がなく，透過性が保たれている．これは，過敏性肺炎におけるエア・トラッピングの所見である．

表1-4 各種の撮影技術における被曝線量の比較

	実効被曝線量(mSv)
年間自然放射線	2.5
胸部単純X線写真立位正面	0.05
HRCT：10 mm 間隔，仰臥位	0.7
HRCT：20 mm 間隔，仰臥位	0.35
低線量 HRCT：スライス間隔あり	0.02〜0.2
volumetric HRCT（300 mA）：仰臥位	4〜7
volumetric HRCT（100 mA）：仰臥位	1〜2

(Mayo JR, Aldrich J, Müller NL：Radiation exposure at chest CT：a statement of the Fleischner Society. Radiology 2003；228：15-21 を改変)

表1-5 正常 HRCT 像

太い肺動脈・気管支
- 肺動脈と気管支の辺縁は平滑で明瞭
- 気管支壁は気管支径の 1/5〜1/10
- 気道内径/肺動脈（B/A 比）は平均 0.7
- 気管支壁の厚さは肺内のどこでも同じ

二次小葉
- 1〜2.5 cm の大きさ
- 小葉間隔壁は非常に薄く，通常みえない
- 小葉中心性の肺動脈は，点あるいは分岐影として胸膜から 5 mm 程度のところに観察される（p.13 の訳者注参照）
- 小葉中心性細気管支は描出されない

胸膜
- 平滑で境界明瞭；葉間裂は薄い
- 線状あるいは小粒状影が接してみられることあり

ある）．ダイナミック呼気撮像は，同じレベルで強制呼気中に連続して（通常6〜8画像）画像を得る方法であり（撮像は，"息を大きく吸って，大きく早く吐いて"という感じである），撮像時間は4〜6秒である（図1-10 A-H）．なお，ダイナミック呼気撮像のほうが，エア・トラッピングの検出感度は高い．

呼気撮像は，通常，大動脈弓，気管分岐部，横隔膜上，の3つのレベルにおいて行われるが，時に5つのレベルで行われることもある．全肺野のvolumetric な呼気撮像の方法もあるが，被曝線量が高い欠点がある．

HRCT と放射線被曝

医療以外での放射線被曝の大部分は自然放射線によるものである．人間が1年間に浴びる自然放射線の量はおおよそ平均で 2.5 mSv である．ちなみに，胸部単純X線写真正面像ではおおよそ 0.05 mSv である．

CT の被曝線量は，個体間，CT の機種間，あるいは HRCT のプロトコールによって大きく異なる（表1-4）．被曝線量は，使用される mA に相関し，通常，胸部では 100〜400 mA が用いられる．患者の体格や吸収度に応じて mA を下げ，被曝を軽減させる方法もある．被曝線量を下げた画像は，ノイズが増加し，解像度が低下するが，多くの場合，診断には支障はない．

HRCT で，100 mA，10 mm 間隔の場合，被曝線量はおおよそ 0.7 mSv である．腹臥位撮像の場合には，その2倍となる．MDCT による volumetric HRCT では，300 mA を使用した場合，被曝線量は4〜7 mSv 程度となる．しかし，この場合でも，100 mA 程度まで線量を下げれば，被曝線量は1〜2 mSv 程度まで低下させることが可能である．同じ線量の場合，非ヘリカルの撮像は，ヘリカルモードよりも画像はややシャープなものになる．

非ヘリカルの撮像方法で 40 mA まで管電流を低下させた低線量 HRCT も行われるが，ノイズが増加し，分解能は低下する．この方法では，被曝線量を 0.02 mSv（スライス間隔をより広くした場合）から 0.2 mSv（2 cm 間隔，仰臥位と腹臥位，呼気ダイナミック撮像）まで下げることが可能である．

HRCT 正常解剖

HRCT 上の異常所見を認識するためには，描出されうる肺の正常解剖を知っておくことが重要である（表1-5）．なかでも，**二次小葉**（secondary pulmonary lobule）の理解が HRCT の読影には不可欠である．二次小葉については，後ほど詳しく述べることにして，そのほかのことをまず学習しよう．

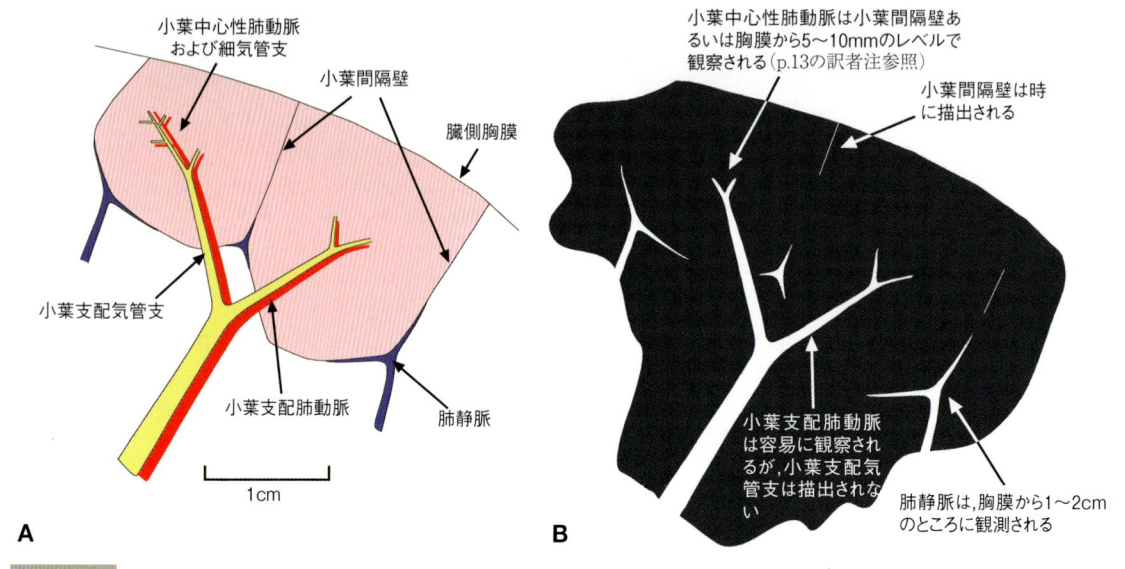

図 1-11

二次小葉：正常構造　A：2つの隣接した二次小葉の図．これらの小葉間は小葉間隔壁によって境され，これは胸膜下結合組織に連続している．小葉支配細気管支と小葉支配肺動脈は小葉内の中心構造を形成し，小葉中心部位として認識される．B：HRCTにて観察される構造

太い気管支と肺動脈

　肺の中枢側では，気管支と肺動脈は密接な関係を有し，並行して走行する．中枢側の肺動脈は，HRCT上，円形あるいは楕円形の断面を示し，薄い壁を有したほぼ同じ径と形を有する気管支が伴走する．これら血管と気管支はほぼ円柱状かあるいは分岐に伴ってわずかに先細りの形状を呈する．ただし，後者については，長い範囲の気管支や血管の走行が断面内に観察されないと認識は難しい．

　肺動脈の外縁は，それが短軸方向あるいは長軸方向に撮像されていたとしても平滑であり，周囲肺との境界は明瞭である．正常では，気管支の内腔径はおおよそ伴走する肺動脈の径の0.7程度であり，この比は，**bronchoarterial ratio（B/A比）**とよばれる．高齢者や高地居住者（Denverなど）では，B/A比が1を超える．

　太い気管支は外縁が肺，内縁が内腔の空気に接し，平滑で均一な壁構造を呈する．一般的に，気管支の壁厚は，気管支の外径の1/5～1/10程度であり，肺内のどの気管支でも共通である．正常の気管支内腔には液体貯留は認められない．

　気管支と肺動脈は共通の**気管支肺動脈周囲間質**（peribronchovascular interstitium）によって囲まれ，この構造は肺門（pulmonary hila）から末梢肺野まで認められる．

気管支肺動脈周囲間質

　気管支肺動脈周囲間質は別名axial interstitiumともよばれ，肺動脈，気管支，リンパ管を包み，肺門から末梢肺まで連続して認められるが，正常ではこの間質を明瞭に観察することはできない．中枢側あるいは肺門周囲の気管支肺動脈束周囲間質は，サルコイドーシス，癌性リンパ管症，そして肺水腫などで侵される．これらでは，気管支肺動脈周囲間質は，平滑あるいは結節状に肥厚する．

小葉（二次小葉）

　二次小葉（secondary pulmonary lobule）あるいは**小葉**（これらは同義）は，HRCTでの異常所見を理解するための鍵となる構造である．小葉は，隔壁に囲まれた肺の最小単位で，多くの肺疾患がこの小葉内の特定の部位に関連して病変を形成する．肺小葉は多角形状で大きさは1～2.5cmまでである．

小葉間隔壁

　小葉は**小葉間隔壁**（interlobular septa）によって囲

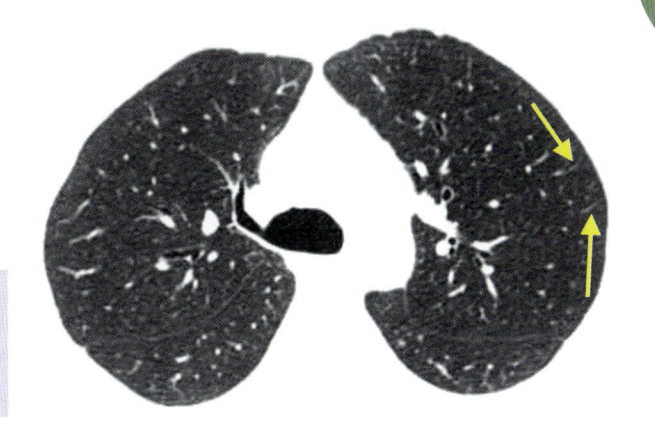

1章 HRCT：適応，方法，被曝線量，正常解剖　13

図 1-12
正常の小葉間隔壁　正常 HRCT 像において，時に小葉間隔壁が認められることがある（→）が，非常に些細な所見である．小葉間隔壁は病的に肥厚すると，容易に観察される．

まれ，隔壁内には，肺静脈やリンパ管を含み，肺内に蜘蛛の巣を張るように存在している．正常では，描出される小葉間隔壁は少なく，見えたとしてもわずかに確認できる程度であり（図 1-11, 12），肺水腫などの病的状態ではじめてその肥厚が認められる（図 1-13）．小葉間隔壁の肥厚には，平滑，結節状，不整な場合などの種類がある．

小葉中心構造
　小葉内肺動脈（lobular artery）と小葉内細気管支（lobular bronchiole）は小葉の中心を走行し，**小葉中心性領域**（centrilobular region）を形成する．小葉内肺動脈は点状あるいは分岐構造として胸膜（あるいは葉間裂）から約 5 mm の距離を置いて観察される[†]．小葉内細気管支は壁が薄く直接描出されることはない．

　細気管支と肺動脈は小葉中心構造として認識され，同時に気管支肺動脈周囲間質が連続して同部にも存在する．

　肺野末梢あるいは葉間部では，小葉中心部はおおよそ胸膜から 5 mm 離れた部位に観察される．small airway disease あるいは血管病変は小葉中心部の異常所見として描出される（図 1-14）．

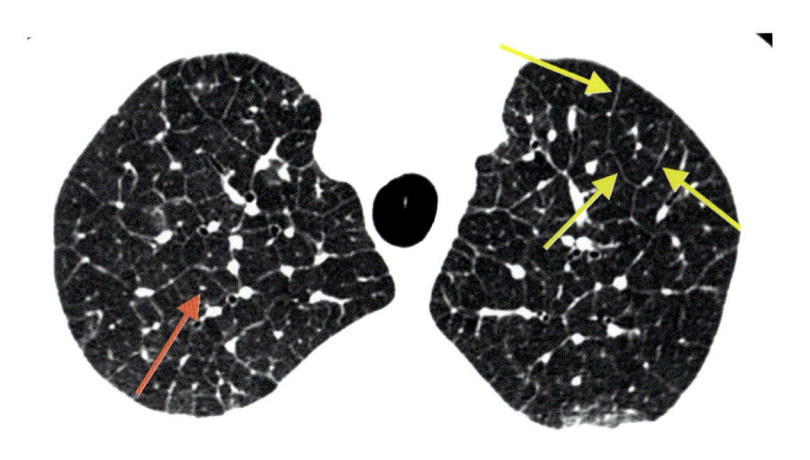

図 1-13
小葉間隔壁の肥厚　肺水腫の患者における小葉間隔壁の肥厚像（黄→）．肺内にびまん性に蜘蛛の巣状，多角形状の線状構造を認め，大きさは 1〜2.5 cm で，これらは二次小葉を表す．小さなドット（点）が小葉の中心部に認められ（赤→），小葉中心部の肺動脈を見ている．

[†]訳者注：CT の分解能にもよるが，小葉中心部の肺動脈先端から胸膜や小葉間隔壁などの小葉辺縁構造までの距離は，通常 2.5 mm 程度である．

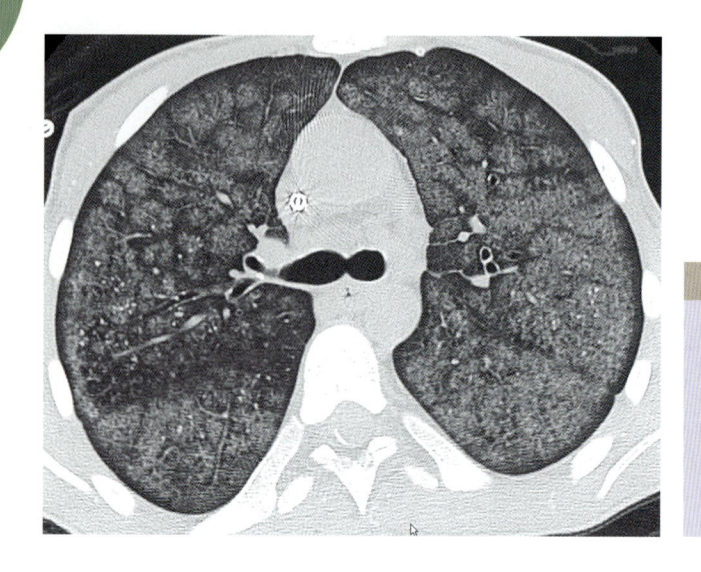

図1-14 小葉中心性病変　小葉性の分布を示すすりガラス影がびまん性に認められる．小葉辺縁部および小葉間隔壁の走行部位は病変がスペアされている．小葉中心性病変は通常，小葉中心性の肺動脈と細気管支の走行に親和性をもって分布する．この患者は，腎不全に伴う異所性石灰化症である

胸膜，葉間裂，胸膜下結合組織

　小葉間隔壁は臓側胸膜下や葉間裂直下に存在する**胸膜下結合組織**(subpleural interstitium)に連続している．胸膜面，葉間裂面は平滑，境界明瞭であるが，いくつかの線状構造(小葉間隔壁)や結節状構造(肺静脈あるいはリンパ濾胞)が接して認められることがある．この結節は小葉間隔壁に接して認められることもある．小葉間隔壁の肥厚は，胸膜下結合組織の肥厚(葉間胸膜の肥厚)を通常伴う．胸膜下結合組織の異常は，胸膜や葉間裂の不整像や結節状の変化として表れる．

小葉内間質

　間質の結合組織の微細なネットワークは，肺内にびまん性に分布し，小葉内にも認められる．小葉内では，小葉間隔壁と小葉中心性の気管支肺動脈束を連結させており，この間質のネットワークは，**小葉内間質**(intralobular interstitium)とよばれる．この小葉内間質は正常では描出されないが，肺線維症や炎症浸潤で顕在化する．

参考文献

- Arakawa H, Webb WR. Expiratory high-resolution CT scan. Radiol Clin North Am 1998；36：189-209.
- Austin JH, Müller NL, Friedman PJ, et al. Glossary of terms for CT of the lungs：recommendations of the Nomenclature Committee of the Fleischner Society. Radiology 1996；200：327-331.
- Elicker B, Pereira CA, Webb R, Leslie KO. High-resolution computed tomography patterns of diffuse interstitial lung disease with clinical and pathological correlation. J Bras Pneumol 2008；34：715-744.
- Gotway MB, Freemer MM, King TE Jr. Challenges in pulmonary fibrosis. 1：use of high resolution CT scanning of the lung for the evaluation of patients with idiopathic interstitial pneumonias. Thorax 2007；62：546-553.
- Gotway MB, Reddy GP, Webb WR, Elicker BM, Leung JW. High-resolution CT of the lung：patterns of disease and differential diagnoses. Radiol Clin North Am 2005；43：513-542.
- Griffin CB, Primack SL. High-resolution CT：normal anatomy, techniques, and pitfalls. Radiol Clin North Am 2001；39：1073-1090.
- Hansell DM, Bankier AA, MacMahon H, et al. Fleischner Society：glossary of terms for thoracic imaging. Radiology 2008；246：697-722.
- Klusmann M, Owens C. HRCT in paediatric diffuse interstitial lung disease：a review for 2009. Pediatr Radiol 2009；39(suppl 3)：471-481.
- Mayo JR. CT evaluation of diffuse infiltrative lung disease：dose considerations and optimal technique. J Thorac Imaging 2009；24：252-259.
- Mayo JR, Aldrich J, Müller NL. Radiation exposure at chest CT：a statement of the Fleischner Society. Radiology 2003；228：15-21.
- Nishino M, Washko GR, Hatabu H. Volumetric expiratory HRCT of the lung：clinical applications. Radiol

Clin North Am 2010 ; 48 : 177-183.
Quigley M, Hansell DM, Nicholson AG. Interstitial lung disease : the new synergy between radiology and pathology. Histopathology 2006 ; 49 : 334-342.
Sundaram B, Chughtai AR, Kazerooni EA. Multidetector high-resolution computed tomography of the lungs : protocols and applications. J Thorac Imaging 2010 ; 25 : 125-141.
Webb WR. High resolution lung computed tomography : normal anatomic and pathologic findings. Radiol Clin North Am 1991 ; 29 : 1051-1063.
Webb WR. Thin-section CT of the secondary pulmonary lobule : anatomy and the image : the 2004 Fleischner lecture. Radiology 2006 ; 239 : 322-338.

2 網状影

　びまん性肺疾患において高分解能 CT（HRCT）における網状影（reticular opacity）の所見は，間質性肺炎や肺線維症の存在を疑わせるものである．基本的に網状影には以下の3種類がある；小葉間隔壁の肥厚，蜂巣肺，そして不整網状影である．

小葉間隔壁の肥厚

　小葉間隔壁の肥厚（interlobular septal thickening）は，びまん性肺疾患のなかでは頻度はそれほど高くはない所見であるが，HRCT での観察は容易である．

HRCT 所見

　小葉間隔壁はさまざまなかたちで小葉を包み込む構造であり（1 章参照），結合組織，肺静脈，そしてリンパ管を含む．小葉間隔壁は1～2 cm の長さで，100 ミクロン程度の厚さである．正常では小葉間隔壁はあまりみえない．

　小葉間隔壁が肥厚すると，蜘蛛の巣状の編み目の構造として描出される．この構造は，小葉の特異的な大きさ（1～2.5 cm）に一致すること，特徴的な多角形上の形状であること，また，その中心に小葉中心性の肺動脈がドット状あるいは分岐影（branching opacity）として認められること，などにより，これらを小葉間隔壁の肥厚と診断するのは困難ではない（図 2-1）．

　小葉間隔壁の肥厚は，小葉内間質の肥厚を伴っていることが多く（1 章参照），これらは小葉内の微細な網状影として描出される（図 2-2）．**小葉内網状影**は，小葉間隔壁によるものよりもさらに小さな編み目のことである．

17

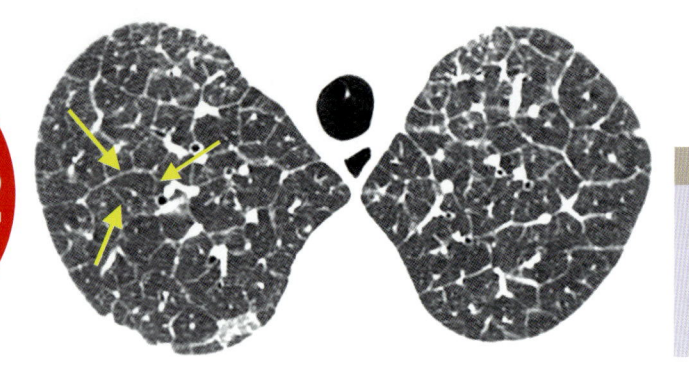

図 2-1
小葉間隔壁の肥厚 肺水腫の患者にみられた平滑な小葉間隔壁の肥厚．薄い，長さ1〜2 cmの線が多角形状の編み目を構成している（→）．これらは二次小葉を表し，中心部の点は肺動脈を見ている．

小葉間隔壁肥厚の意義

軽度の小葉間隔壁の肥厚は，さまざまなびまん性肺疾患において観察され，非特異的な所見である．したがって，小葉間隔壁の肥厚を鑑別診断に用いる場合は，この所見がかなり広範に認められる場合に限られるべきである（図2-3 A, B）．

小葉間隔壁の肥厚には，平滑（多くの場合），結節状，そして不整形のパターンがあり，これらは鑑別診断に有用である（図2-4，表2-1）．

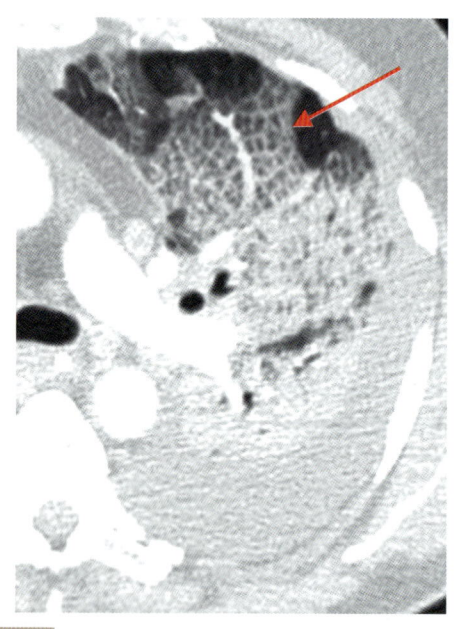

平滑な小葉間隔壁の肥厚

平滑な小葉間隔壁の肥厚は，正常の隔壁がそのまま肥厚した状態と考えればよい（図2-4 A，表2-1）．通常は，肺水腫や癌性リンパ管症で認められる．病理学的には，隔壁内のリンパ管内の液体貯留や腫瘍浸潤が対応している．癌性リンパ管症においては肥厚は平滑なことも結節状のこともあるが，どちらかというと平滑な肥厚のほうが多い．両側肺野の対称性の分布は肺水腫を疑わせるが，非対称の分布は癌性リンパ管症を疑わせる．既存の悪性腫瘍あるいはHRCT上の肺野の悪性腫瘍の存在は，癌性リンパ管症の可能性を高くする．

図 2-2
小葉内網状影 肺水腫の患者のHRCT．小葉間隔壁よりも小さな次元の微細な網状影が認められる（→）．

表 2-1 小葉間隔壁肥厚がおもな異常所見の場合の鑑別診断

性 状	鑑別診断
平滑	肺水腫 癌性リンパ管症 リンパ増殖性疾患 アミロイドーシス（まれ） 肺静脈閉塞性疾患（pulmonary veno-occlusive disease：PVOD）（まれ） リンパ脈管筋腫症（まれ） Erdheim-Chester病
結節状	サルコイドーシス 癌性リンパ管症 リンパ増殖性疾患 アミロイドーシス（まれ）
不整	線維性肺病変

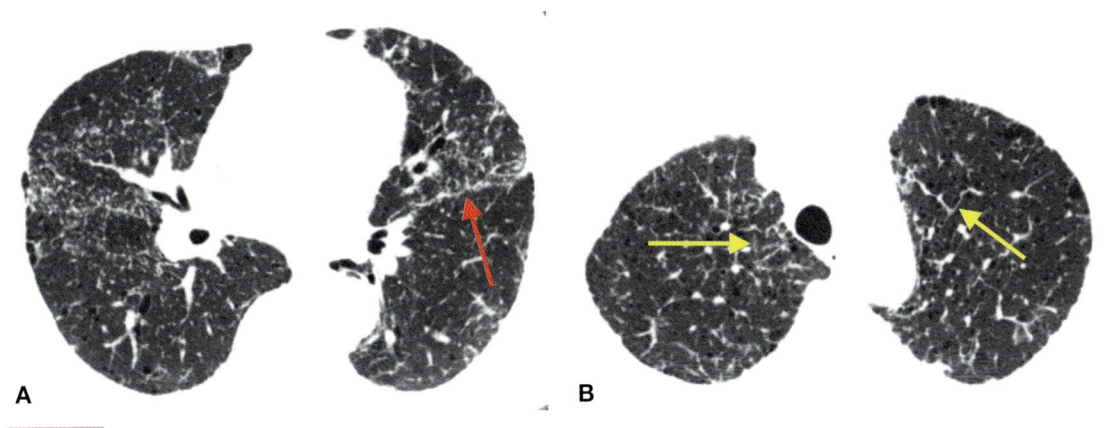

図 2-3
重視しなくてもよい程度の小葉間隔壁肥厚 A：アミロイドーシスの患者の HRCT で，葉間胸膜に沿ったリンパ路に結節影が認められる（赤→）．B：上肺野レベルの HRCT では，小葉間隔壁の肥厚が認められる（黄→）が，これはこの患者の HRCT 像における主病変ではなく，鑑別診断においては重視しなくてもよい．

結節状の小葉間隔壁肥厚

　結節状の小葉間隔壁の肥厚は，サルコイドーシスや癌性リンパ管症で認められる．これらは病理学的には，小葉間隔壁内のリンパ管に関連するさまざまな病態を表し，結節状の所見は肉芽腫や腫瘍の集簇を表している（図2-4 B，表2-1）．サルコイドーシスでは，この結節性病変は，ほぼ例外なく他の気管支肺動脈束周囲間質，小葉中心性構造，あるいは胸膜にも認められる．この分布は，肺内のリンパ管の分布を表しているが，その詳細は3章で述べる．

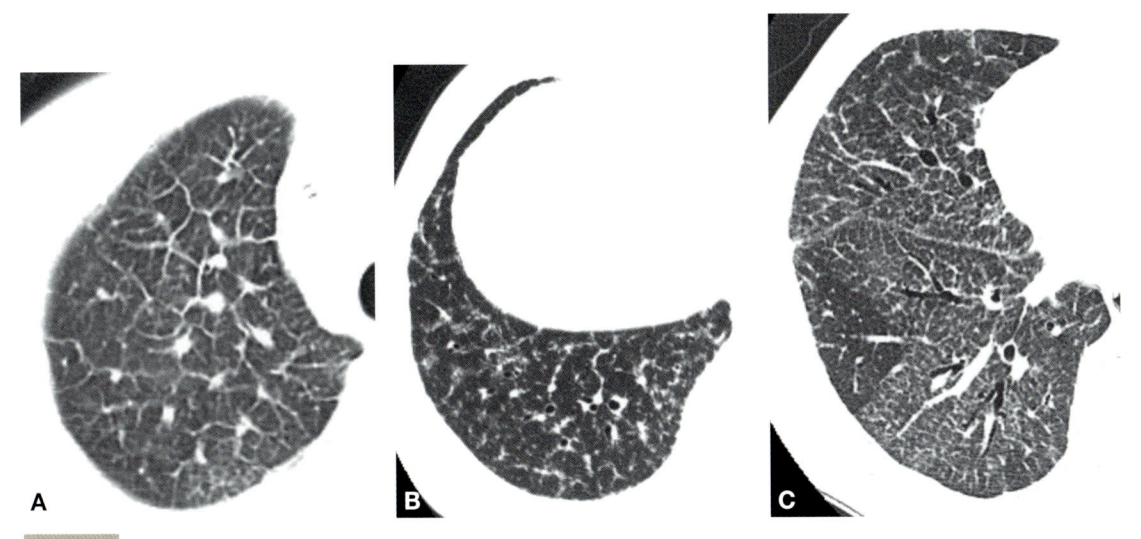

図 2-4
さまざまな小葉間隔壁の肥厚パターン：平滑，結節状，不整 もしも小葉間隔壁の肥厚が HRCT でのおもな所見である場合，その性状が鑑別診断に役立つ．A：**平滑な肥厚** 通常は肺水腫と癌性リンパ管症を考える．図の症例は肺水腫．B：**結節状の肥厚** 通常はサルコイドーシスと癌性リンパ管症を考える．図の症例はサルコイドーシス．C：**不整な肥厚** 通常は線維性肺病変を考える．鑑別診断は不整網状影と同じである．図の症例は膠原病の患者にみられた非特異性間質性肺炎（NSIP）．

不整な小葉間隔壁肥厚

不整な小葉間隔壁肥厚は，通常，肺線維症の存在を疑わせ，後述する不整網状影と同じ意味をもつ．肺の線維化は，小葉間隔壁の辺縁を鋸歯状にし，また不整にゆがめる(図2-4 C，表2-1)．不整な小葉間隔壁の肥厚は肺の線維性病変のほぼすべてで認められるが，蜂巣肺や牽引性気管支拡張の併存が鑑別を行ううえで重要である．

蜂巣肺

蜂巣肺(蜂窩肺 honeycombing)は，肺線維症を示唆する所見であり，その認識は容易で，頻度も高い．

HRCT 所見

病理学的に，蜂巣肺は，間質の線維化による末梢肺構造の破壊と末梢気腔の拡張を表している．HRCT では，蜂巣肺は，明瞭な壁構造を有する，空気を含んだ嚢胞腔(黒い穴)として描出され，3〜10 mm の大きさであるが，これより小さい場合も大き

表2-2 蜂巣肺の HRCT 所見

胸膜下主体の嚢胞
嚢胞の大きさは 3〜10 mm
嚢胞の壁は厚く，明瞭
嚢胞は集簇し，互いに壁を共有(進行すると多層化する)
嚢胞内腔は空気である(CT 上，黒い)
嚢胞内腔は無構造であり，単なる黒い穴
嚢胞は分岐構造を示さない
他の線維化を示唆する所見(牽引性気管支拡張と不整網状影)を伴う

い場合もある．

蜂巣肺は，肺の線維化を表す最も特異的な所見であり，その存在は，患者が線維性の肺疾患を有していることの可能性が高いことを意味する．蜂巣肺を正しく診断するためには，いくつかの HRCT 上の特徴を知っておく必要がある(表2-2，図2-5〜2-8)．

1. **蜂巣肺は常に胸膜下に存在する**．もしも，嚢胞

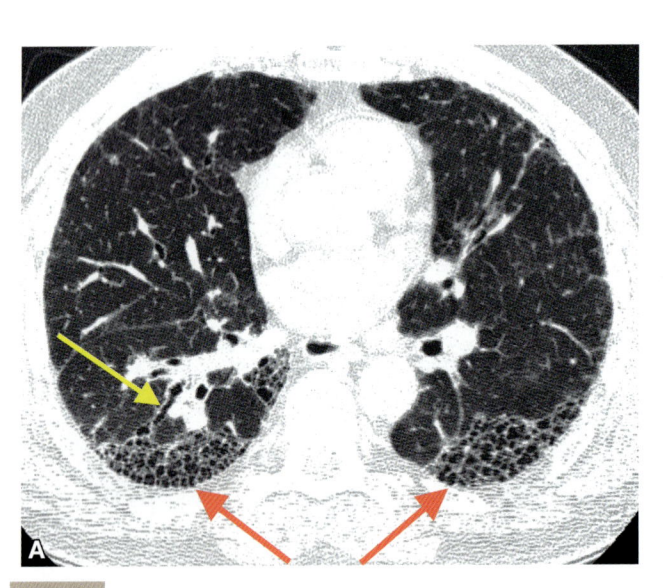

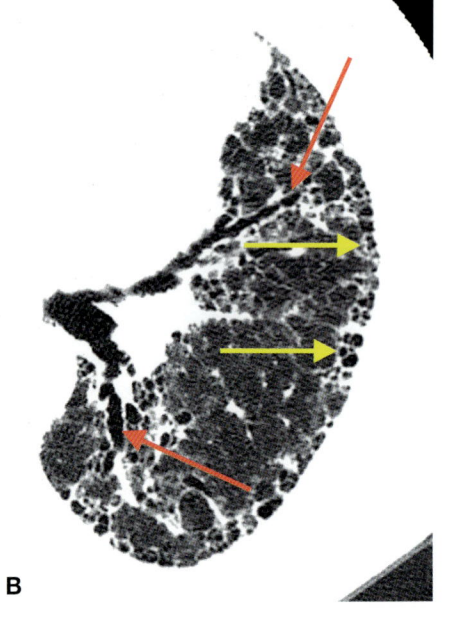

図 2-5 蜂巣肺の特徴：UIP パターンを呈した IPF 患者の 2 例　A：HRCT では，進行した蜂巣肺が描出されている．嚢胞は 3〜10 mm の大きさで，内腔は空気の濃度(黒い)を示し，壁は厚く，互いに共有し，胸膜下に重層化して認められる(赤→)．右下葉には牽引性気管支拡張(traction bronchiectasis)の所見も認められる(黄→)．B：蜂巣肺(黄→)と牽引性気管支拡張(赤→)の所見が認められる．蜂巣肺は，胸膜下に集簇し，多層化して認められる．

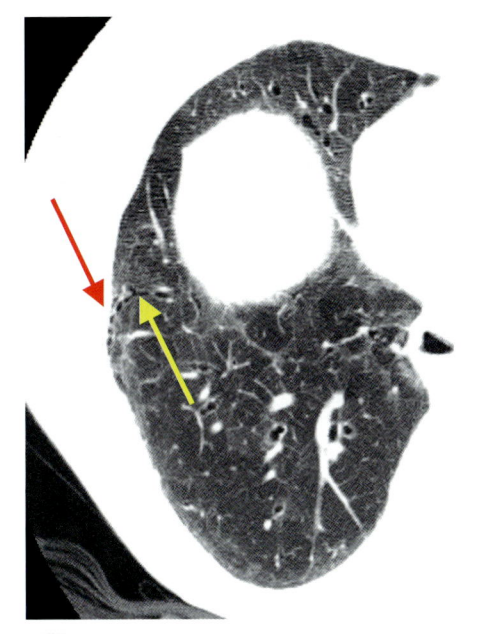

図 2-6
単層化の囊胞として認められる初期の蜂巣肺
混合性結合組織病（MCTD）の患者にみられた初期の蜂巣肺病変．少なくとも3個の，互いに連結した壁の明瞭な，しかも空気を含有した囊胞を胸膜下に認める（赤→）．牽引性気管支拡張も認められる（黄→）．

図 2-7
definite UIP パターンの HRCT 中肺野（A）から肺底部（B）にかけて，肺底部胸膜下に著明な蜂巣肺を認める．すりガラス影，モザイク血流，粒状影などは認められない．

が胸膜直下に存在しない場合，蜂巣肺の可能性は低くなる．

2. 多くの囊胞は 3〜10 mm の大きさであり，また，時にこれより大きい場合や小さい場合がある．
3. 囊胞壁は比較的厚く，明瞭にみえなければならない．これは，肺気腫や胸膜下のエア・トラッピング（air trapping）との鑑別に有用である．
4. 囊胞は胸膜下に重層していなければならない．初期の蜂巣肺は胸膜下の一層のみであったり（図 2-6），あるいは孤立した小さな囊胞の集簇であったりする．単一の囊胞のみでは，蜂巣肺とはいえない．隣り合った囊胞は壁を共有する．

   蜂巣肺が進行すると，より肺門側に進展し，蜂巣肺はさらに多層化し，大きな領域を形成する．この囊胞が積み重なって，壁を共有している様子は，まさに"蜂巣"と表現するのにふさわしくなる．葉間胸膜面にも同様に蜂巣肺は形成されうる．

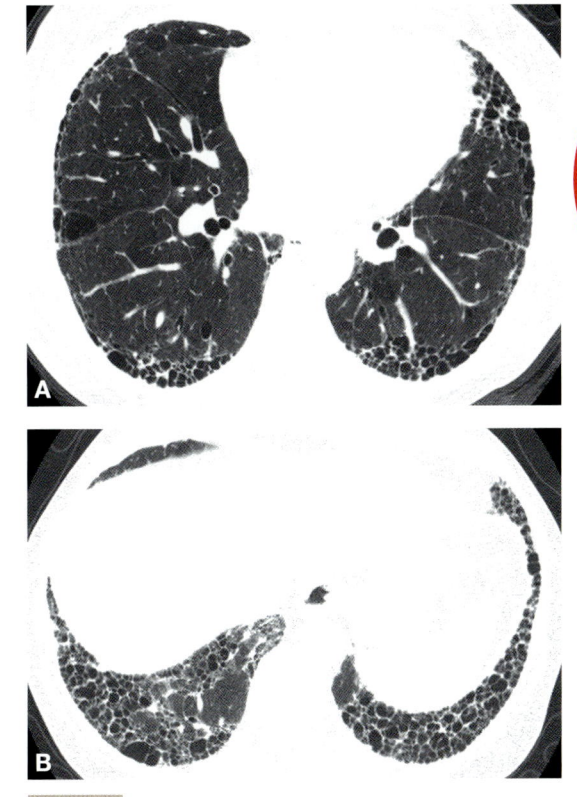

5. 蜂巣肺の囊胞の内腔は空気の濃度でなければならず（CT 上，黒くなければならない），それは気管支内の空気と同じである．
6. 蜂巣肺の内部には，肺の既存構造は存在してはいけない．血管，気管支，隔壁構造などは蜂巣肺の中にはみえず，囊胞は単なる黒い穴である．
7. 蜂巣肺は分岐構造を示さない．分岐する囊胞構造は，これがたとえ胸膜下に認められても，牽引性気管支拡張を示唆する（後述する）．
8. 同じ領域に線維化を疑わせる付随所見を認める．これらには，牽引性気管支拡張，不整網状影，そして容積減少などがある．もしも，囊胞がこれらの線維化を疑わせる所見を伴っていない場合，それらは肺気腫や囊胞性肺病変の可能性が高い．

図2-8

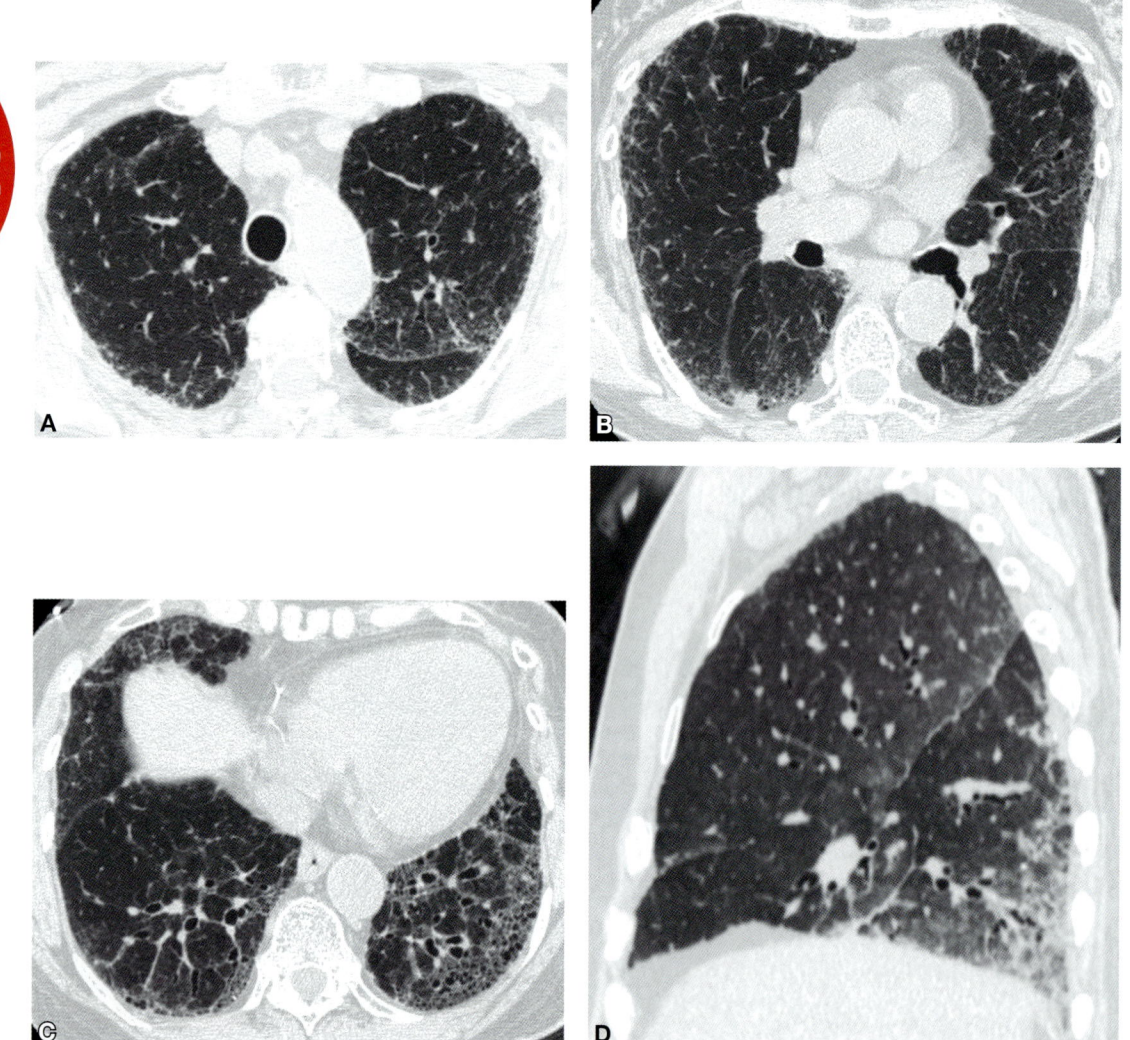

IPF患者におけるdefinite UIPのHRCTパターン 上肺野（A）と中肺野（B）のHRCTでは，不整網状影がおもな所見であるが，肺底部のHRCT（C）では蜂巣肺を伴った線維化の所見が認められる．MPR矢状断像（D）では，病変はおもに肺底部背側に存在し，肋骨横隔膜角にも病変が存在していることがわかる．

"UIPパターン"における蜂巣肺の重要性[†1]

蜂巣肺は**通常型間質性肺炎**（usual interstitial pneumonia：UIP）の組織パターンに一致してしばしば認められ，診断的価値の高い所見である．しかし，蜂巣肺を呈しうる疾患はほかにも多く存在する（表2-3）．

蜂巣肺のみでは，**UIPパターン**（UIPの存在を疑わせるHRCTの種々の所見の組み合わせ）と自信を

[†1] 訳者注：間質性肺炎の記載は，IPF/UIPのように，臨床病理画像的な診断名/病理パターンとして記載するのが正しいが，本書ではそのような正確な記載方法に統一されていない．したがって，たとえば，UIPという用語が病理・画像パターンの意味合いで使われたり，あるいは疾患として使われていたり，あるいはその両者を包含するような使われ方をしている．ただし，多くの場合，UIPのような記載の場合は病理・画像パターンを表していると理解してほしい．

表2-3	HRCT上の蜂巣肺の鑑別診断

特発性肺線維症(IPF)
膠原病
薬剤性肺線維症
石綿肺
過敏性肺炎
サルコイドーシス
非特異性間質性肺炎(NSIP,ただし蜂巣肺は軽度)
石綿肺以外の塵肺
急性呼吸窮迫症候群(ARDS)後の線維化

表2-5	HRCT上UIPパターンを呈しうる疾患の鑑別診断

IPF
膠原病(関節リウマチが多い)
薬剤性肺線維症
石綿肺

表2-4	UIPパターンと自信をもって診断できる所見(以下のすべてが必要)

蜂巣肺(軽度ではなく)
線維化を疑わせる所見の存在(不整網状影,牽引性気管支拡張)
胸膜下・肺底部優位の分布
上肺野・中肺野優位の分布,気管支肺動脈束周囲の分布などがないこと
広範なすりガラス影がないこと
区域性・葉性の浸潤影がないこと
両側性の明らかな嚢胞性陰影(蜂巣肺から離れた)がないこと
明らかなモザイク血流やエア・トラッピング(両側性で3葉以上)がないこと
びまん性の微細粒状影がないこと

もって診断することはできない.UIPにおいては,蜂巣肺など線維化を示唆する所見が下肺野背側の胸膜下に認められ,背側の肋骨横隔膜角がほぼ全例で侵される所見が認められる(図2-8,表2-4).しかも,UIP以外の診断を疑わせる所見,たとえば限局性のすりガラス影(線維化が疑われない領域に認められる),モザイク血流,エア・トラッピング[†2],区域性から葉性のコンソリデーション〔consolidation:浸潤影(均等影,融合影)〕,粒状影などは,原則認められない.正確なHRCTによるUIPパターンの診断は,IPF(特発性肺線維症 idiopathic pulmonary fibrosis)の診断にきわめて重要である(IPFについては9章参照).これらについての詳細な総説は,この章の最後にリストアップしたRaghuらによるものがあるので参照されたい.

もしも,表2-4にあげられた所見すべてが存在したら,UIPの診断は高い確信度で可能である(図2-7,2-8参照).こういった典型的な症例では,

HRCT所見と病理学的所見は非常に相関しており,肺生検は原則行われない.注意しておきたいことは,UIPとは疾患ではなく,組織診断上のパターンのひとつであり,HRCT上の対応する所見(UIPパターン)と相関するということである.

蜂巣肺を伴ったUIPパターンがHRCT上確認できれば,その鑑別診断は自ずと以下の4疾患に限られてくる(表2-5).それは,IPF,膠原病,薬剤性肺線維症,そして石綿肺である.

ここでIPFとは特発性のUIPのことであるが(IPF/UIP),これを膠原病,薬剤性肺線維症,そして石綿肺とHRCT上鑑別することは困難であり(図2-9 A~C),それには臨床情報が必要になる.たとえば,1) 膠原病の患者では,関節症状,筋力低下,発疹,特異的な自己免疫性の血液異常などを伴う.また,2) 薬剤性肺線維症の患者では,さまざまな肺毒性を有する薬剤の服用歴;cyclophosphamide, chlorambucil[†3],ニトロフラントイン,ピンドロール(β遮断薬)がある.3) 石綿肺の患者では,石綿への曝露歴があり,90%以上の患者で胸膜肥厚やプラークを伴っている.

もしも患者がHRCT上UIPパターンを有してお

[†2]訳者注:本来はモザイク血流の原因には,肺血流そのものの低下による場合と,エア・トラッピングによる場合があり,その鑑別のために呼気CTが行われる.本書では,これらが並列に記載されており,IPFの海外のガイドラインにも同様の記載がみられるが,両者は厳密には並列の関係にはない.
[†3]訳者注:慢性リンパ性白血病や悪性リンパ腫の治療薬で本邦未承認.

図 2-9

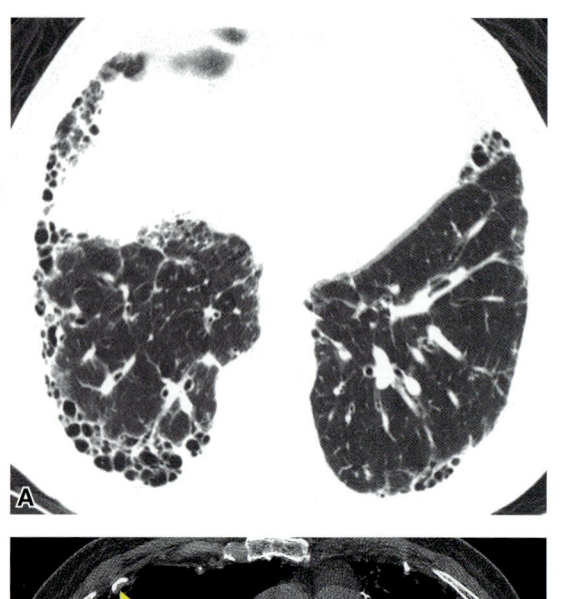

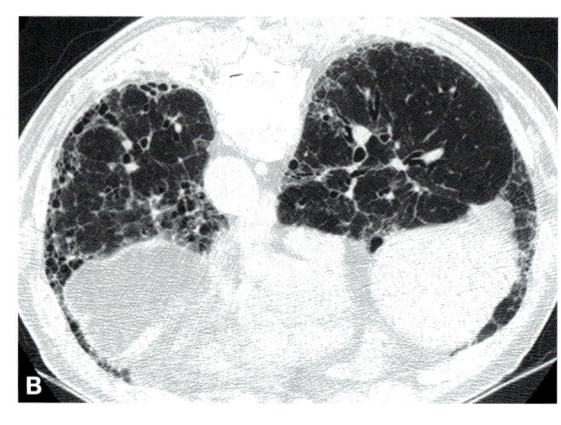

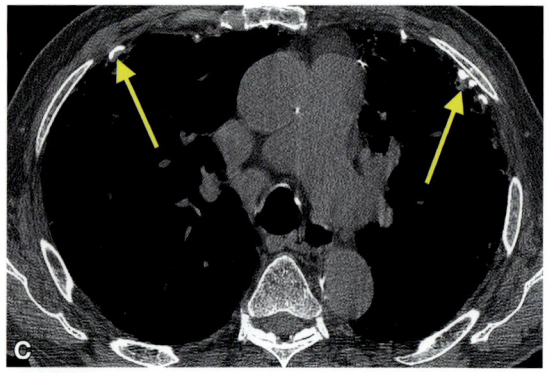

UIP パターンの鑑別診断　A：関節リウマチ関連間質性肺疾患の患者　蜂巣肺を伴った肺底部胸膜下優位の古典的な UIP パターンを認める．B, C：石綿肺の患者　UIP パターンを認めるが IPF との鑑別は困難である．胸膜プラークに注意（C，→）．

り，これら 3 つの病態を疑わせる臨床情報が確認できない場合には，IPF の診断がなされることになる．IPF の診断には HRCT 所見がきわめて重要であるために，個々の患者において UIP パターンを有しているか否かを地道に判断することが重要である．

蜂巣肺の有用性：鑑別診断

HRCT において蜂巣肺が認められたとしても，さまざまな臨床情報，線維化所見の分布，そしてその他の情報などにより，UIP 以外の病態が疑われることもある．

慢性過敏性肺炎（chronic hypersensitivity pneumonitis）は，通常さまざまな有機抗原への曝露が関係している．過敏性肺炎は，肺の中下肺野に好発し，肋骨横隔膜角をスペアすることがこれまで記載されているが，上葉優位に分布することもまれではない．横断像では，びまん性あるいは肺門側に病変が及ぶことが多く，UIP のように胸膜下優位の分布ではない（図 2-10）．言い換えれば，病変は，気管支動脈束優位あるいは肺野全体に分布する．線維化巣が認められる領域以外でのすりガラス影や小葉中心性粒状影，そしてモザイク血流，エア・トラッピングなどは，過敏性肺炎を疑わせる HRCT 所見である（図 2-11）．UIP では，すりガラス影が顕在化することは少ないが，過敏性肺炎では，肺の線維化の所見（蜂巣肺，不整網状影，牽引性気管支拡張など）とす

図2-10
過敏性肺炎における斑状線維化巣と蜂巣肺 蜂巣肺(→)は存在するが、線維化の分布は斑状であり、肺門側にも病変が及んでいる。胸膜下優位の所見ではなく、上肺にも病変が認められ、これらはUIPパターンとしては非典型的な所見である。この患者は肺生検にて過敏性肺炎と診断された。

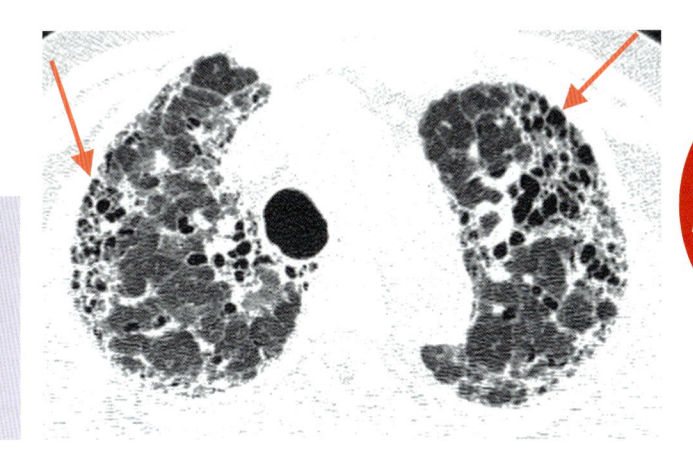

りガラス影が併存している場合がよくみられる。加えて、過敏性肺炎のひとつのパターンであるNSIP(non-specific interstitial pneumonia：非特異性間質性肺炎)パターンでは、広範なすりガラス影と胸膜下のスペアを認め、これらはUIPでは認められない所見である。

サルコイドーシス(sarcoidosis)は、上肺野優位、肺門側気管支肺動脈束周囲に優位の分布を示す。

珪肺などの**塵肺**(pneumoconioses)では、サルコイドーシスのように、上葉および気管支肺動脈束周囲優位の分布を呈する。大きな腫瘤様の線維化領域つまり進行性線維化巣(progressive massive fibrosis：PMF)は、塵肺によくみられるが、UIPでは認められない。

急性呼吸窮迫症候群(acute respiratory distress syndrome：ARDS)後の肺の線維化は胸膜下を中心に認められるが、分布は中肺野腹側の分布が特徴的である[†4]。

UIPの可能性が低いと判断できる他の状況としては、著明な肺線維化があるにもかかわらず蜂巣肺が少ない場合があげられる(図2-12)。もしも肺線維症の重症度が、蜂巣肺の程度と不釣り合いな場合には他の原因を考えるべきである。NSIPはUIPとよく似た病変の分布(胸膜下、肺底部優位)を示し、蜂巣

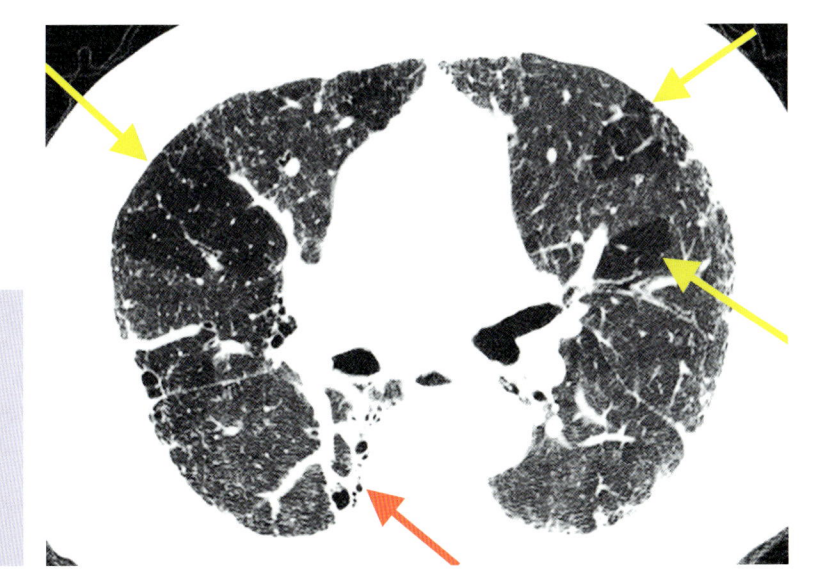

図2-11
過敏性肺炎におけるモザイク血流を伴った蜂巣肺 軽度の蜂巣肺形成が右下葉に認められる(赤→)が、その他の肺野には著明なモザイク血流が認められる(黄→)。この所見の組み合わせは、過敏性肺炎を強く疑わせるものである。

[†4] 訳者注：ARDS後の線維化の分布が腹側優位なのは、ARDSの肺は通常、仰臥位にて背側が含気が乏しいことが多く、ここに高濃度酸素が曝露すると、背側の肺野には酸素毒性の効果が生じにくいためと考えられている。

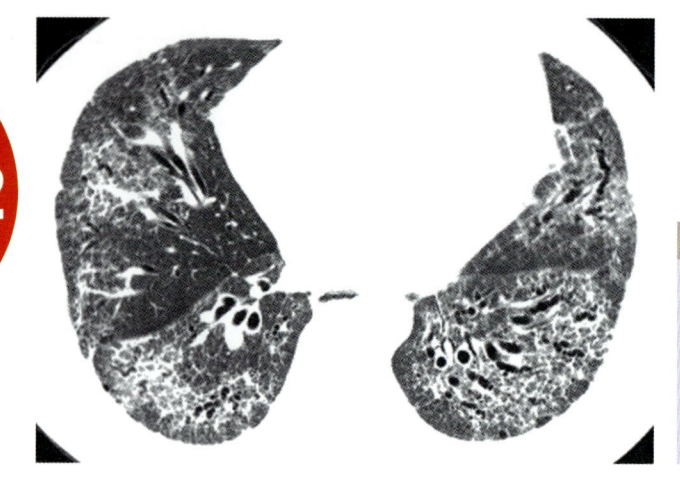

図 2-12
NSIP における強い線維化病変 広範な不整網状影と牽引性気管支拡張が肺底部に認められ，蜂巣肺形成は軽度である．蜂巣肺形成が少ないこと，そして胸膜下のスペアが認められることなどは，NSIP の可能性を高くする所見である．

肺も呈しうるが，蜂巣肺は多くの場合軽度であり，他の線維化を示す所見，たとえば網状影あるいは牽引性気管支拡張などがUIPよりも著明である．胸膜下のスペアはNSIPにおいてより多く認められ，UIPではあまり認められない．

しかし，IPF が非特異的な所見を呈しうることは忘れてならない．もしもHRCTの所見がdefinite UIP パターンに厳密に一致しなくても，IPF は鑑別診断に含まれるべきである（図 2-13 A, B）．

IPF 以外の疾患が，組織学上 UIP パターンを呈することはありうることであり，肺生検において特に線維化の強い場所が偶然採取されたような場合にこのようなことは起こりうる．しかし，HRCT はこのような場合でも，UIP に合致しないさまざまな所見を描出しうる（表 2-6）．

蜂巣肺に関するピットフォール

傍隔壁性肺気腫（paraseptal emphysema）は，胸膜下に存在するために蜂巣肺に似ているが，いくつかの鑑別点が存在する（表 2-7, 図 2-14 A, B）．傍隔壁性肺気腫は通常，胸膜下の単層の病変であり，しばしば小葉中心性肺気腫を合併するが，蜂巣肺は通常，多層性の病変である．傍隔壁性肺気腫の腔は通常，蜂巣肺よりも大きいことが多く，数cmにも及

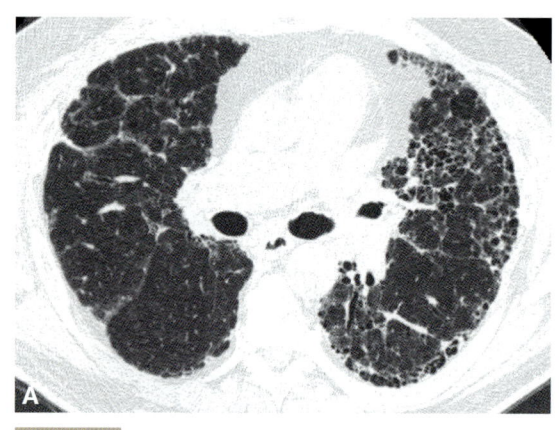

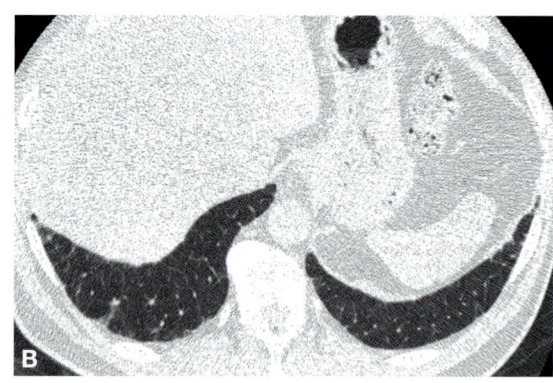

図 2-13
IPF における非典型的な UIP パターン 非典型的な UIP パターンを呈した IPF 患者の HRCT．A：蜂巣肺は存在するが，分布は斑状であり，非対称的で，また胸膜下に強いわけではない．B：後部肋骨横隔膜角はスペアされ，これも UIP パターンとはいえない．しかし，このような非典型的な HRCT 所見を呈していたとしても，IPF は鑑別から除外することはできない．

表 2-6　蜂巣肺がある場合でも UIP パターンとは考えにくい HRCT 所見

HRCT 所見	可能性のある疾患
線維化の部位以外のすりガラス影	NSIP，過敏性肺炎
モザイク血流，エア・トラッピング	過敏性肺炎
小葉中心性結節	過敏性肺炎
リンパ路結節	サルコイドーシス，塵肺
蜂巣肺の少ない胸膜下線維化像，胸膜下のスペア	NSIP
上肺優位の分布	サルコイドーシス，塵肺，過敏性肺炎
肺門側気管支肺動脈束周囲の分布	NSIP，過敏性肺炎，サルコイドーシス，塵肺
下肺野優位の分布，胸膜下優位ではない	過敏性肺炎

表 2-7　傍隔壁性肺気腫と蜂巣肺

	傍隔壁性肺気腫	蜂巣肺
層	常に単層	単層〜多層
壁厚	とても薄い	厚い
合併する所見	± 小葉中心性肺気腫	牽引性気管支拡張，不整網状影
分布	上葉	下葉
大きさ	大	小
肺全体の容積	増大	減少
網状影，牽引性気管支拡張の併存	なし	あり

ぶことがある．蜂巣肺は，牽引性気管支拡張，不整網状影，容積減少などの線維化を示唆する所見を伴うが，傍隔壁性肺気腫ではそのような所見は伴わない．蜂巣肺は通常，下葉優位に認められるが，傍隔壁性肺気腫は上葉優位である．ただし，傍隔壁性肺気腫と蜂巣肺は併存することがあることも知っておかなければならない．このような場合，結果として囊胞性変化が肺尖部から肺底部まで認められることになる．

胸膜下の不整網状影の一部の辺縁が明瞭な円形の境界線を形成した場合には，蜂巣肺と形態学的に似ることがあるが，この場合，その中心部の濃度は空気の透過性を示さず，血管構造を含有する(図2-15)．

蜂巣肺と確実に診断するためには，それらは必ず胸膜下に存在しなければならない．もしも，胸膜下に認められない場合，他の肺気腫，気管支拡張，牽引性気管支拡張，その他の囊胞性肺疾患などを疑わなければならない(図 2-16)．

まれに，**リンパ球性間質性肺炎**(lymphoid interstitial pneumonia：LIP)などの囊胞を形成しうる肺病変で，胸膜下優位の分布を呈する(図2-17)ことがあり，蜂巣肺との鑑別が難しいこともある．しかし，LIP の患者は通常，膠原病やさまざまな免疫不全の病態に合併することが鑑別に役立つ．また，周囲の肺野に線維化の所見を伴わないことが蜂巣肺との鑑別に役立つ．

図 2-14

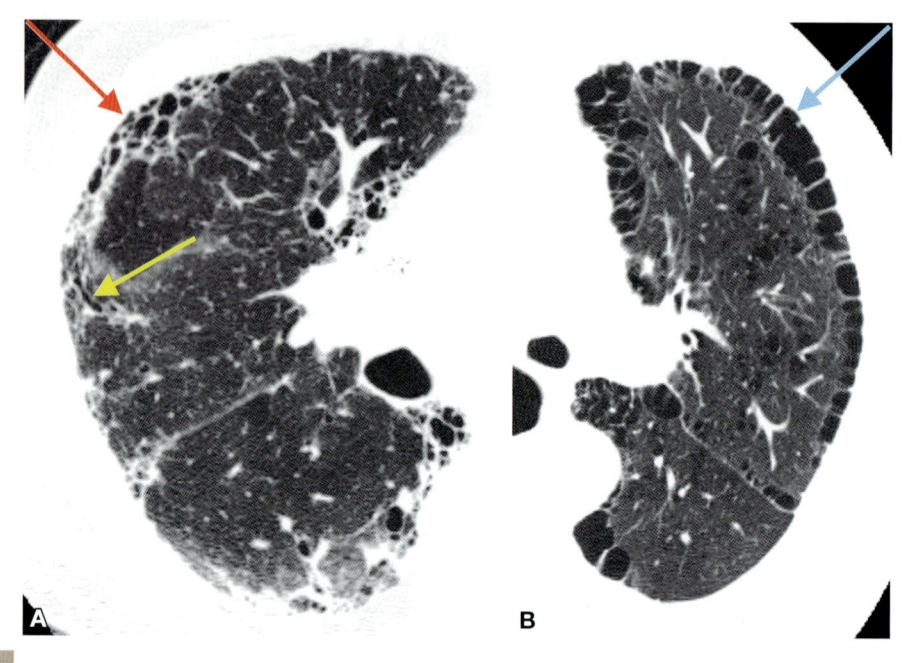

傍隔壁性肺気腫 vs 蜂巣肺 蜂巣肺（A）と傍隔壁性肺気腫（B）の比較．いずれも胸膜下に存在するという点では同じである．蜂巣肺（A，赤→）は，集簇し，多列に重層化し，厚い壁を有し，網状影や牽引性気管支拡張（A，黄→）を伴う．傍隔壁性肺気腫（B，青→）は，それに対して，単層で，腔は大きく，壁は薄い．また，小葉中心性肺気腫を伴うことが多い，などの違いがある．

不整網状影

不整網状影（irregular reticulation）は非特異的な所見である．簡単にいえば，不整網状影とは，小葉間隔壁の肥厚や蜂巣肺などとは異なった肺野の網状影ということができるが，これらとは併存してもよい．

不整網状影の範疇に入る陰影には，さまざまな別の呼び名があるが（たとえば，小葉内網状影，肺実質索状影，胸膜下線状影など），診断をするうえでこれらを使い分けることのメリットは少ない．

不整網状影は，肺野の線維化を疑わせるのに比較

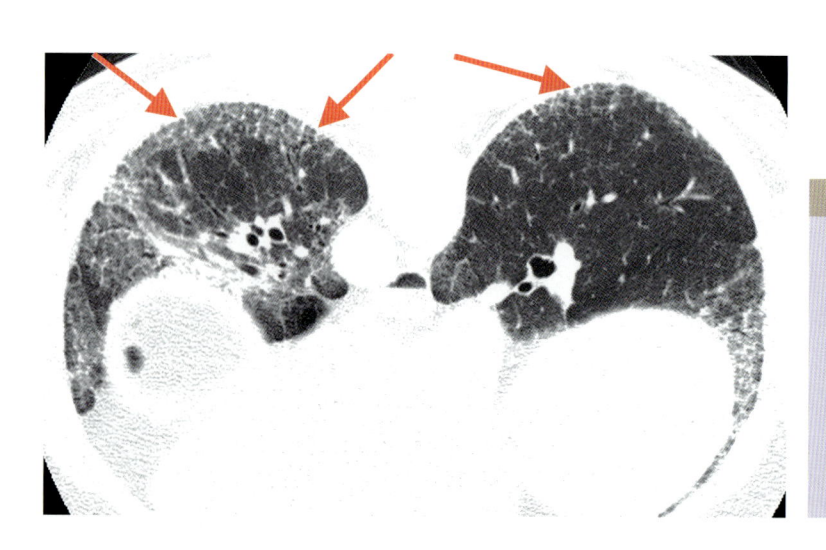

図 2-15

蜂巣肺と紛らわしい胸膜下網状影（subpleural reticulation） 胸膜下に不整網状影を呈した NSIP．網状影の一部の辺縁は円形の構造を呈しており（→），一見，蜂巣肺に似るが，囊胞の内部は空気の透亮性ではなく（黒くない），蜂巣肺ではないことがわかる．

2 章　網状影　29

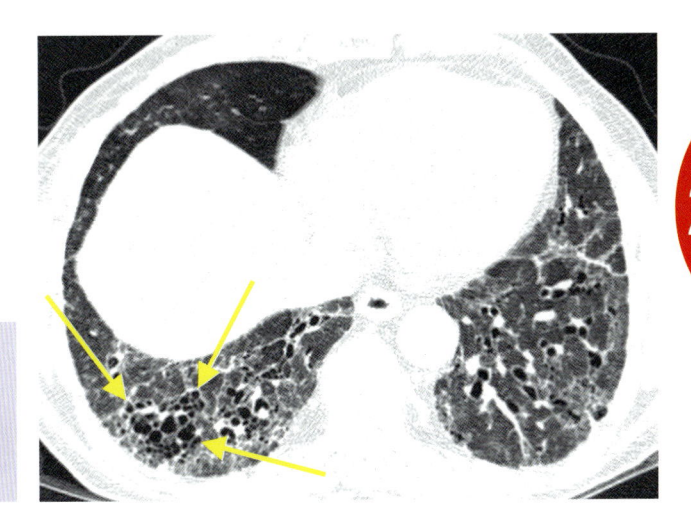

図 2-16
蜂巣肺と紛らわしい牽引性気管支拡張
空気を含む囊胞の集簇を肺底部に認め（→），一見，蜂巣肺に似ている．しかし，分布は胸膜下優位ではない．NSIP の病変分布の典型像である．

的特異的な陰影であるが，肺水腫やさまざまな炎症性病変でも認められることがある．

HRCT 所見

不整網状影を形成する線は，細いもの・太いもの，線状なもの・曲がっているもの，などさまざまで，また肺の既存構造の改変を伴うもの・伴わないもの，いずれもありうる．

もしも，不整網状影が蜂巣肺と併存する場合には，線維化を伴っているものと推測される．この場合，蜂巣肺の存在が鑑別診断にきわめて有用な所見となる．

そのほか，不整網状影に併存しうる所見として**牽引性気管支拡張**(traction bronchiectasis)があるが，この組み合わせも線維化を疑わせるものである．一方，不整網状影が，すりガラス影と併存し，牽引性気管支拡張を欠く場合には，浸潤性・炎症性疾患が最も考えられることとなる．

牽引性気管支拡張を伴う不整網状影

牽引性気管支拡張は，線維化の存在を疑う非常に特異性の高い所見である．これは気管支壁そのものの異常によるものではなく，周囲の肺の線維化によって受動的に拡張する病態である．牽引性気管支

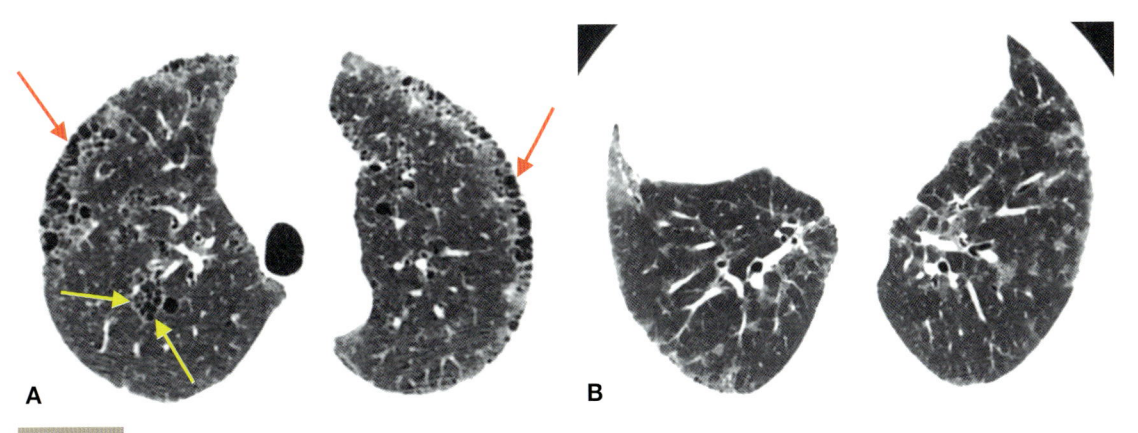

図 2-17
蜂巣肺と紛らわしい胸膜下の囊胞性疾患　A：関節リウマチの患者にみられたリンパ球性間質性肺炎(LIP)のHRCT．胸膜下に囊胞が多発し(赤→)，蜂巣肺に似ている．しかし，線維化を示唆する他の所見が認められないこと，一部の囊胞が肺の中心部にも認められること(黄→)などより，蜂巣肺は否定的である．B：肺底部レベルでは，線維化の所見を伴わないすりガラス影を認める．

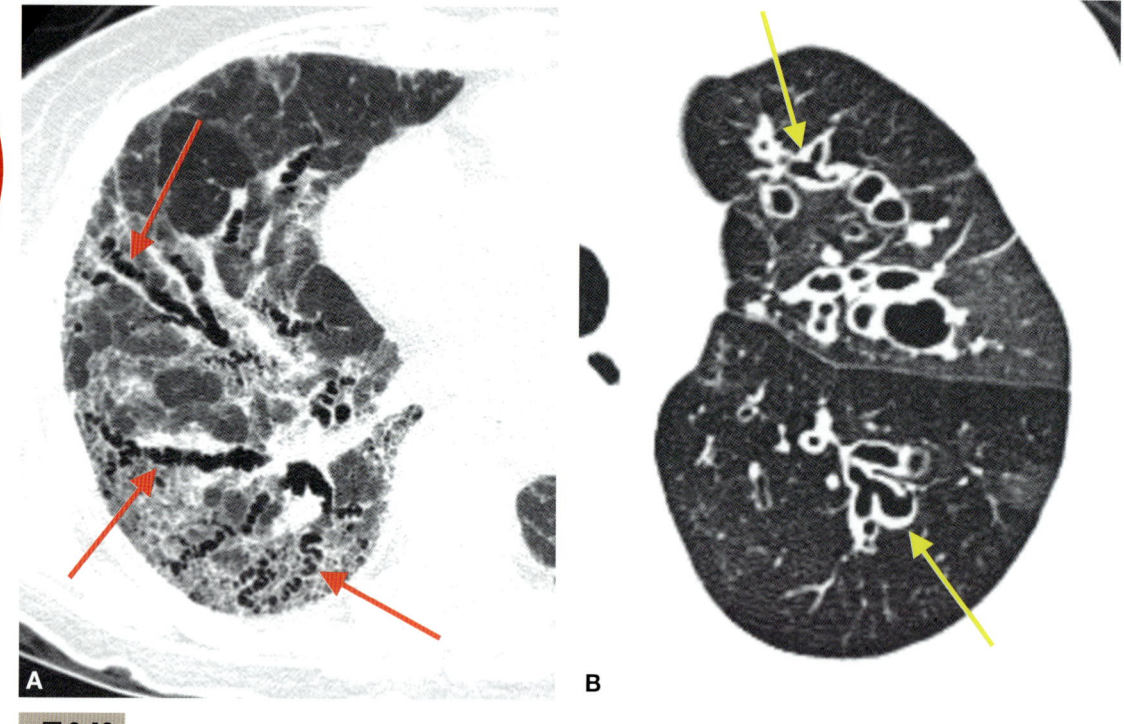

図 2-18

牽引性気管支拡張 vs 炎症性気管支拡張　A：牽引性気管支拡張においては気管支の辺縁は不整でコルクスクリュー様（赤→）であり，壁の肥厚や粘液貯留などの炎症所見は認めない．B：一方，炎症性の気管支拡張では，全体に気管支壁は肥厚し（黄→），粘液貯留の所見を認め，線維化を示唆する所見は認めない．

拡張では，気管支は不整に拡張し，コルクスクリュー様の形状を示す（図 2-12, 2-16 参照）．牽引性気管支拡張には，粘液栓が認められないこと，壁肥厚がないこと，そして不整網状影を伴うことなど，通常の炎症性気管支拡張との違いがある（図 2-18 A, B）．もしも，牽引性気管支拡張が認められたなら，蜂巣肺の併存の有無を丁寧に確認すべきである．蜂巣肺の併存は，鑑別診断に有用であるからである．

牽引性気管支拡張は多くの線維性病変で認められる所見であり，蜂巣肺よりも鑑別診断を行ううえで特異性に劣る．もしも，著明な牽引性気管支拡張が認められるが，明らかな蜂巣肺が併存しない場合には，UIP の可能性は低くなり，他のサルコイドーシス，過敏性肺炎（hypersensitivity pneumonia：HP）あるいは NSIP などの可能性を考えるべきである（図 2-12, 2-16 参照, 2-19）．もしも，不整網状影と牽引性気管支拡張が認められ，その患者に膠原病の存在が明らかな場合には NSIP の可能性が高くなり，時にこのような場合には生検を考慮すべきである．

すりガラス影に重なった不整網状影

このパターンの鑑別診断においては，患者の症状の把握が重要である（4 章参照）．もしも，急性の症状で，すりガラス影と網状影が認められた場合には，肺水腫，感染，びまん性肺胞傷害（diffuse alveolar damage：DAD），あるいは肺胞出血を考えるべきである．また，もしも症状が慢性であれば，最も可能性のある病態は過敏性肺炎あるいは NSIP である．このような慢性の症状で，膠原病が否定的である場合には，肺生検の適応となる．不整網状影とすりガラス影は適切な治療が行われれば，改善することもある（図 2-20 A, B）．

まれに，UIP においても，不整網状影とすりガラス影が主体で蜂巣肺や牽引性気管支拡張を伴わないことがある．このような場合，これらの陰影は，

図 2-19
NSIPにおける牽引性気管支拡張 全身性硬化症の患者のHRCT. 不整網状影と牽引性気管支拡張(→)が認められるが, 明らかな蜂巣肺は認めない. 時に, 蜂巣肺の存在しないUIPがあるが, この患者のHRCT像はよりNSIPに特異的である.

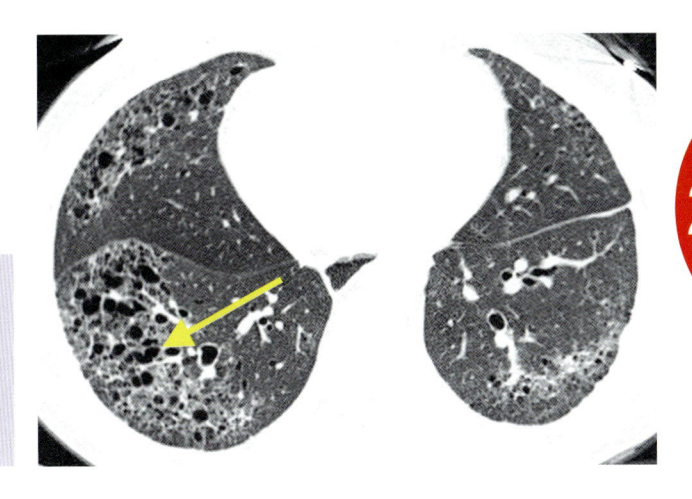

HRCTの分解能以下の線維化病変を表している.

不整網状影のみを呈する場合

もしも, 不整網状影が, 明らかな蜂巣肺, 牽引性気管支拡張, すりガラス影を伴わない場合は, 非特異的な所見として認識され, 鑑別には, IPF/UIP(図2-21 A), NSIP, 過敏性肺炎(図2-21 B), サルコイドーシス, あるいは他の線維性, 浸潤性, 炎症性病変などが含まれ, 肺生検が必要になることが多い.

線維性肺病変の一般的な診断方法

びまん性肺疾患(diffuse lung disease)のHRCTにおいて, 線維化の存在を慎重に判断することは重要

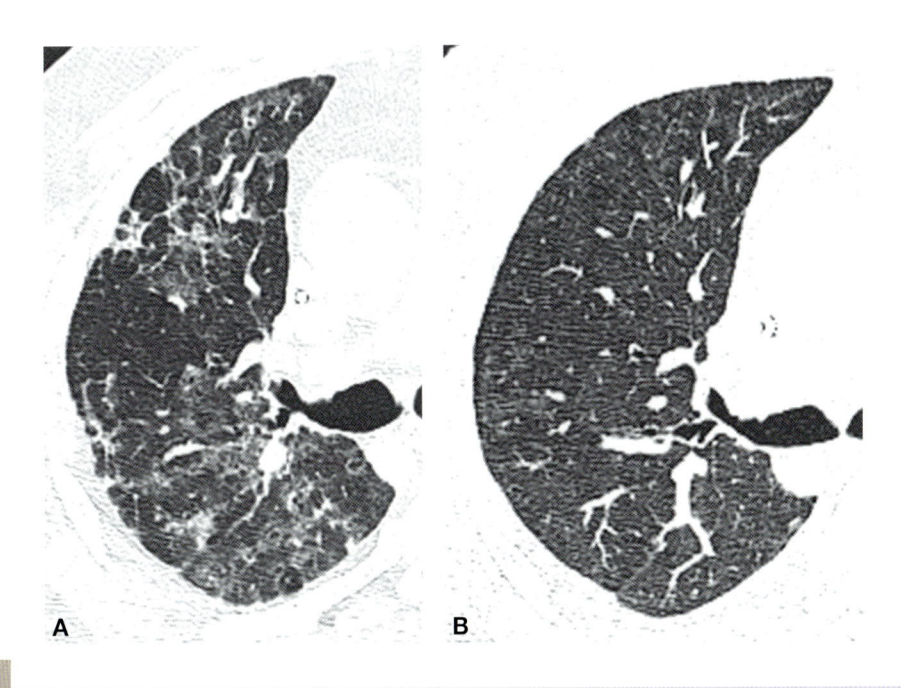

図 2-20
すりガラス影を伴った不整網状影 同じスライスレベルのHRCTにおける3か月間の経過. A:ブレオマイシンによる薬剤性肺障害の患者のHRCTで, すりガラス影を伴った不整網状影が認められる. B:治療後の経過観察のHRCTでは病変はほぼ完全に改善している. 不整網状影は通常, 線維化を表す所見であるが, 蜂巣肺や牽引性気管支拡張が存在しない場合には, 炎症性病変を表していることもある.

図 2-21

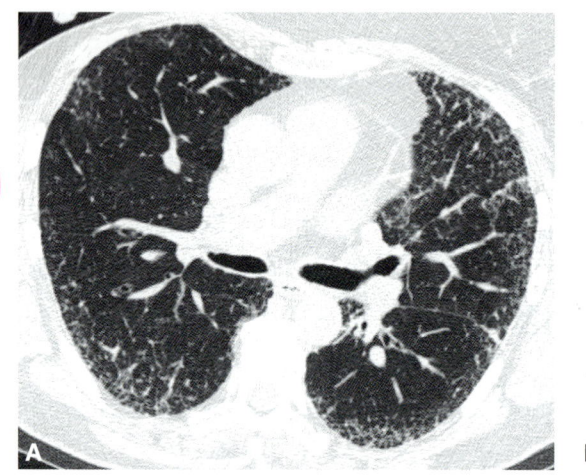

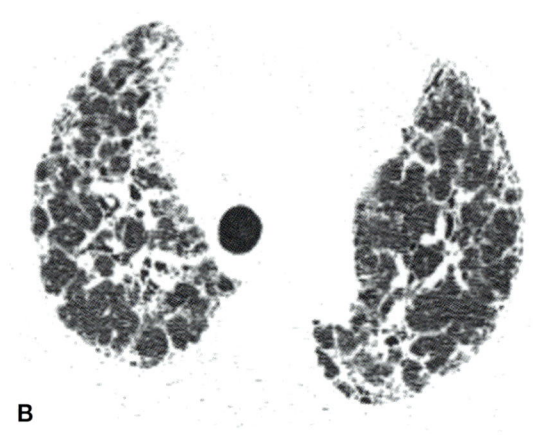

不整網状影がおもな所見の場合　A：軽度の胸膜下網状影が認められるが，他の線維化を示唆する所見は認められない．この所見のみでは，特異的な診断には迫れないが，間質性肺炎のひとつであろうことは推測される．肺生検では，UIPと診断され，最終的にIPFの診断がなされた．B：この患者では，さらに広範に不整網状影が認められ，牽引性気管支拡張も伴っている．しかし，これだけ広範な不整網状影が認められるにもかかわらず，蜂巣肺が認められないのはUIPとしては非典型的であり，この患者も最終的には過敏性肺炎と診断された．

なステップである．この判断は，診断のみならず，患者の予後，治療反応性の推測にも大きな意義をもつからである．たとえば，IPFのような病態では線維化の程度が強く，剥離性間質性肺炎（desquamative interstitial pneumonia：DIP）のような病態では線維化は存在しないか軽微である．たとえこのような特異的な診断がなされていない病態においても，HRCT上の強い線維化を疑わせる所見は，それらがない場合と比べ予後は不良であり，治療への反応性も悪い．

HRCTにおいて肺の線維性病変の鑑別をする場合には，以下のようなさまざまな陰影の性状を総合的に捉えて診断するべきである；たとえば蜂巣肺の有無，陰影の分布，エア・トラッピングなどの付随所見の有無，などである．

線維化のHRCT所見

線維化（fibrosis）の存在を示唆するいくつかのHRCT所見がある．このうち最も重要なものが**蜂巣肺，牽引性気管支拡張**，そして**不整網状影**である（図2-22 A～C）．蜂巣肺はこれらのうち最も特異的な所見で，もしこれが存在すれば，線維化の存在を自信をもって診断することができる（図2-7 参照）．牽引性気管支拡張も線維化に特異的な所見であり，特に，不整網状影を伴っている場合にその可能性が高くなる．しかし，すりガラス影に関しては，その中の牽引性気管支拡張は，治療によって改善する場合があり注意が必要である．不整網状影は，線維化に中等度に特異的な所見であるが，時にそれは線維化ではなく，浸潤あるいは炎症を表している場合があり，治療によって改善することがある．すりガラス影は非特異的な所見であり，HRCTの分解能以下のさまざまな微細変化を表しており，そのなかには線維性変化も含まれている．

線維化に対する step by step 診断

Step 1：線維化は存在するか？

まず最初に判断しなければならないポイントである．線維化の存在は診断のみならず，患者の予後，そして治療反応性に深く関係するからである．注意深く線維化を疑わせる所見を探さなければならない．つまり蜂巣肺，牽引性気管支拡張，そして不整網状影である（図2-23 A, B）．

Step 2：蜂巣肺が存在するか？

蜂巣肺は最も重要なHRCT所見であり，蜂巣肺の有無を詳細に評価することが必要である（図2-24）．

図 2-22

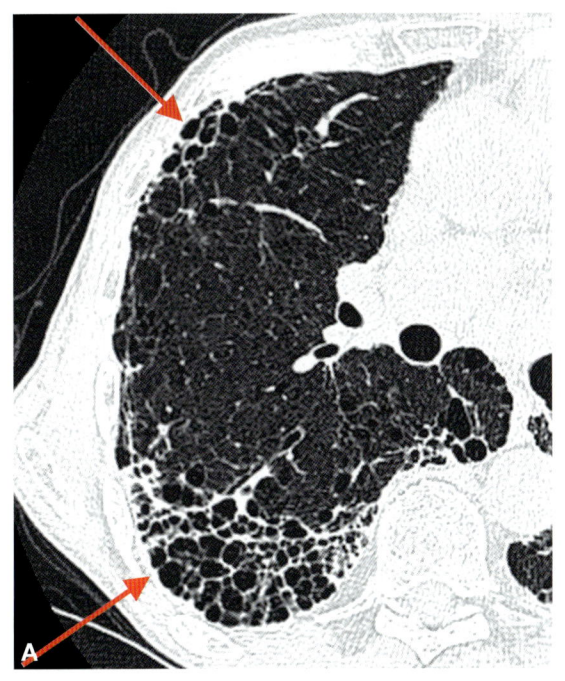

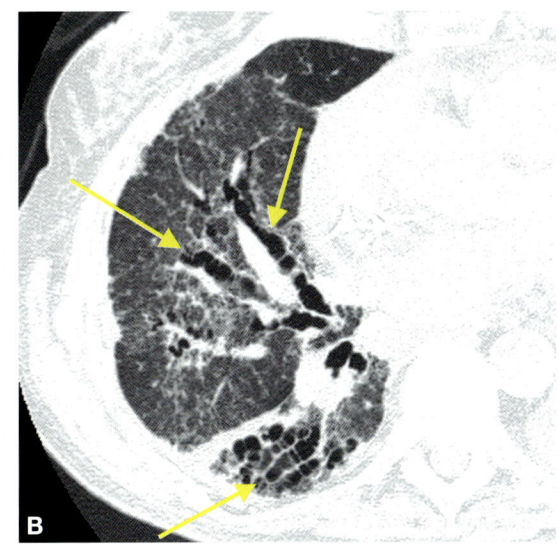

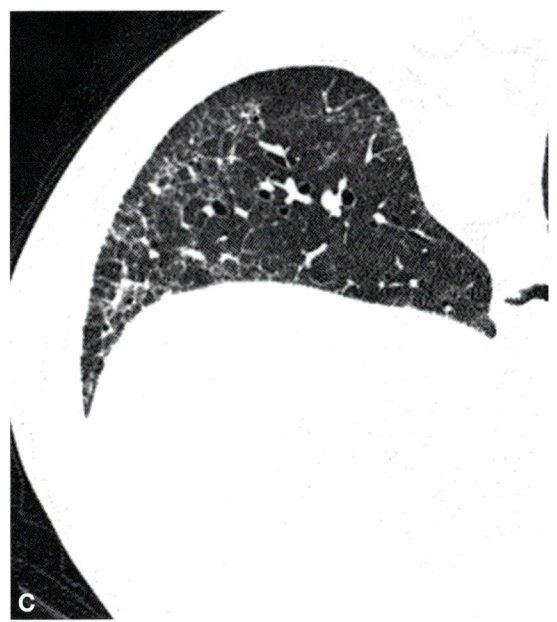

HRCT 上の線維化(fibrosis)のサイン　A：蜂巣肺
胸膜下に重層し，比較的厚い壁を有した囊胞であることが特徴である（赤→）．線維化を強く疑う所見であり，牽引性気管支拡張などの他の線維化所見を高率に合併する．**B：牽引性気管支拡張**　不整でコルクスクリュー様（黄→）の線維化を伴った気道拡張であり，気管支壁肥厚などの気道炎症の所見を伴わない．線維化に非常に特異的な所見である．**C：不整網状影**　構造のゆがみを伴った不整な線状網状影．線維化を反映するが，時に（細胞性）NSIP などのように炎症性変化を反映していることもある．

蜂巣肺は，線維化に異常に特異的な所見であり，IPF を含んだ UIP パターンに高頻度に合併する所見である．

Step 3：肺病変は上肺優位か？　下肺優位か？

びまん性肺疾患（diffuse lung disease）の分布に関してはいくつかの分類方法がある．いくつかの疾患は上肺優位の傾向があり，いくつかの疾患は中下肺野優位の傾向がある（表 2-8）．上肺野優位の病変としては，サルコイドーシス，肺結核感染後の肉芽腫性病変，塵肺，放射線肺線維症，そして強直性脊椎炎などがある．一方，下肺優位の病変としては，IPF，膠原病肺，薬剤性肺線維症，石綿肺，過敏性肺炎，慢性誤嚥に伴う肺病変などがある．

図 2-23

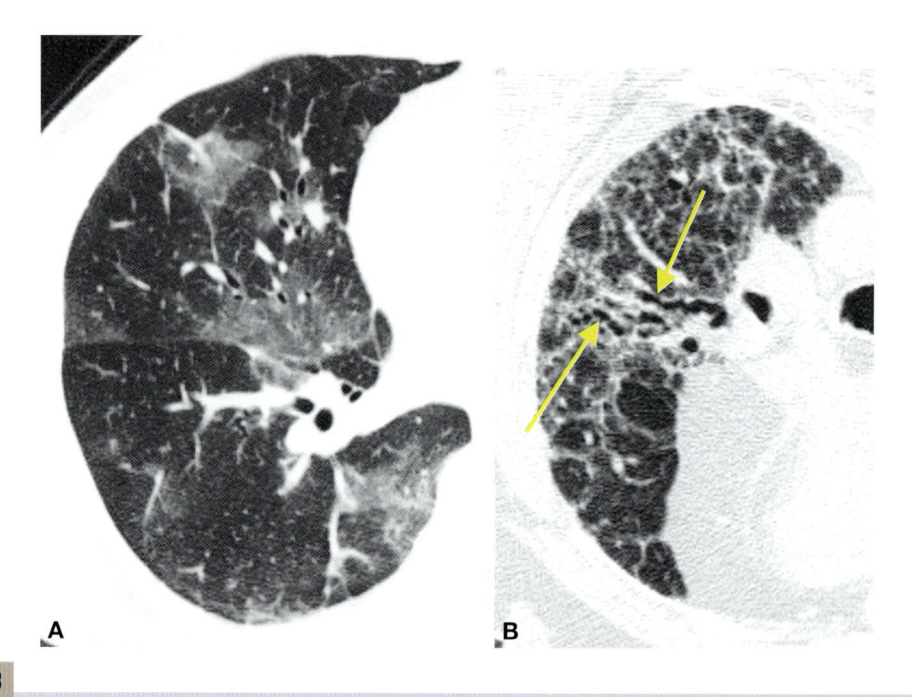

線維化診断のアプローチ法　step 1：線維化は存在するか？　A：すりガラス影のみで，線維化所見は存在しない　亜急性期の過敏性肺炎のHRCT．すりガラス影は認められるが，線維化を疑わせる所見は認めない．これは通常，炎症性変化を表し，治療によって改善することが多い．B：強い線維化所見の存在　慢性過敏性肺炎の患者の腹臥位HRCT．牽引性気管支拡張（→）と不整網状影を認める．これは通常，線維化を表し，また非可逆性であることを意味する．

　肋骨横隔膜角を侵すか否かの情報は有用である．一般的に，UIP，NSIP，DIPなどの特発性間質性肺炎（idiopathic interstitial pneumonia）は，背側の肋骨横隔膜角を侵すことが多い．ARDS後の線維化は，腹側の胸膜下に好発する．そして，そのほかの多くの疾患は，肺底部から肋骨横隔膜角の肺野がスペアされる傾向がある（図2-25 A～C）．特に過敏性肺炎は，中下肺野優位に病変を形成し，肋骨横隔膜角をスペアするために，特発性間質性肺炎の分布とは異なり，鑑別に有用である．

Step 4：肺病変は胸膜下優位か？　中枢側優位か？

　横断面での病変の分布も鑑別に有用である（図2-26 A, B，表2-9）．つまり，病変が，胸膜下優位か，肺門側優位か，あるいは気管支肺動脈束周囲の分布か，などである．間質性肺炎は，胸膜下に分布することが特徴であり，葉間胸膜に接した末梢肺野にも同様に病変が形成される．そのほかの疾患では中枢側の肺野が侵されたり，あるいはびまん性に陰影が形成される．

Step 5：診断に役立つ付加的な所見があるか？

　線維化の所見に付随する所見が診断に役立つことがある．たとえば，**モザイク血流，エア・トラッピング**，そして**結節影**などである．線維化所見にモザ

表2-8　上下の病変分布からの鑑別診断

上肺優位	下肺優位
サルコイドーシス	IPF
肺結核後状態	膠原病
真菌感染後状態	薬剤性肺線維症
放射線肺線維症（例：頭頸部癌）	石綿肺
塵肺（珪肺，炭坑夫肺，ベリリウム肺，タルク肺）	過敏性肺炎
硬直性脊椎炎	慢性誤嚥

2章 網状影　35

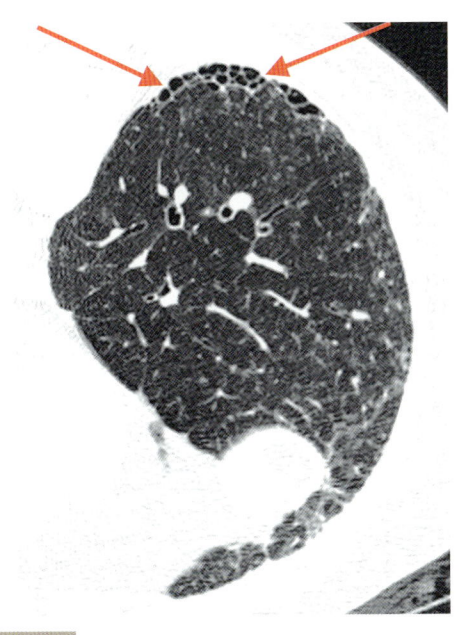

図 2-24
線維化診断のアプローチ法　step 2：蜂巣肺は存在するか？　IPFの患者の腹臥位HRCT．胸膜下に蜂巣肺が認められる（→）．この所見はさまざまな病態で認められるが，なかでもUIPを強く示唆するものであり，非可逆性の線維化を表す．

表 2-9　横断面における病変分布からの鑑別診断

胸膜下優位	びまん性あるいは中枢側優位
IPF	サルコイドーシス
膠原病	塵肺
薬剤性肺線維症	過敏性肺炎
石綿肺	慢性誤嚥
ARDS後の線維化	結核・真菌感染後

表 2-10　各種線維化をきたしうる疾患と臨床情報

年齢＞50歳	IPF，薬剤性肺線維症，石綿肺，塵肺，過敏性肺炎
年齢＜50歳	サルコイドーシス，膠原病，過敏性肺炎
喫煙歴	IPF，DIP
粉塵曝露歴	珪肺，炭坑夫肺，タルク肺，その他の塵肺
有機抗原曝露歴	過敏性肺炎
膠原病	NSIP，UIP

イク血流やエア・トラッピングが併存した場合には，過敏性肺炎を疑わせる（図2-27 A, B）．線維化所見にリンパ路結節を伴っている場合には，サルコイドーシスの可能性が高くなる．注意すべきは，これら副次的所見の程度であり，それが軽度ならば鑑別には役に立たない．たとえば，IPFの患者のCTでも，多少のエア・トラッピングは存在する（図2-28 A, B）．しかし過敏性肺炎の場合には，中等度から高度のエア・トラッピングの併存が認められる．

Step 6：線維化所見があった場合，それはおもな異常所見か？

線維化所見がみられた場合，それがその患者の肺病変の主病変なのか否かを判断することは重要である（図2-29）．たとえば，IPFにおいては当然のことながら線維化所見が主病変である．もしも，それらとは別に，すりガラス影，コンソリデーション（浸潤影），結節などが認められた場合には，線維化の程度はそれほど強くはないと推定され，治療によっての改善が期待できる炎症性病変の可能性が高くなる．

Step：7　役に立つ臨床情報があるか？

患者の臨床情報は，HRCTの所見を解釈するうえで重要である．特に患者の年齢は，鑑別を行ううえで非常に有用である（表2-10）．たとえば，IPFは50歳以下ではまれであるが，50歳以上では肺に線維化を起こす病態のひとつとして重要な疾患である．50歳以上によくみられる他の病態としては，薬剤性肺線維症，石綿肺，そして種々の塵肺などがある．サルコイドーシスや膠原病は40歳以下で多い病態である．しかし，過敏性肺炎はこれらとは関係なく幅広い年齢層に認められる．

喫煙者にみられる肺の線維化の多くはUIPやDIPなどである[†5]．粉塵曝露歴があれば塵肺の可能性が

[†5] 訳者注：近年，高度喫煙者にみられる肺線維化病変としてCPFE（combined pulmonary fibrosis and emphysema）という病態が注目されている．上肺野に肺気腫，肺底部に線維化巣が認められ，肺高血圧や肺癌発生の頻度が高い．

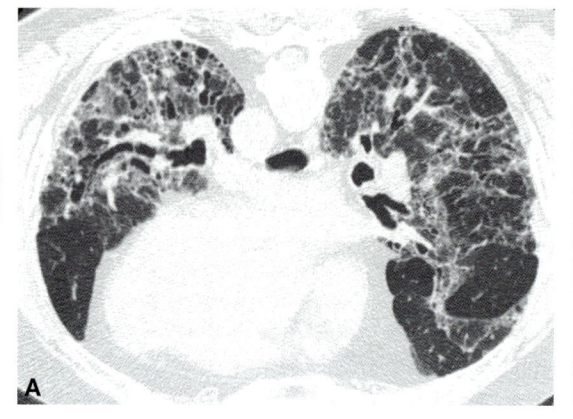

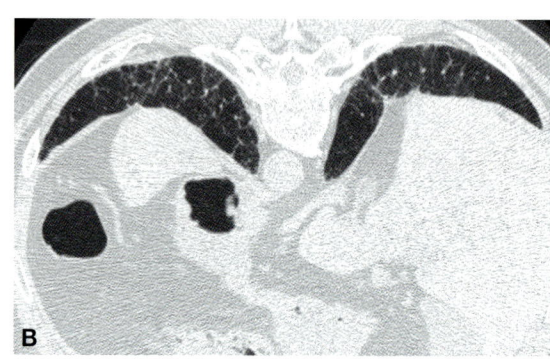

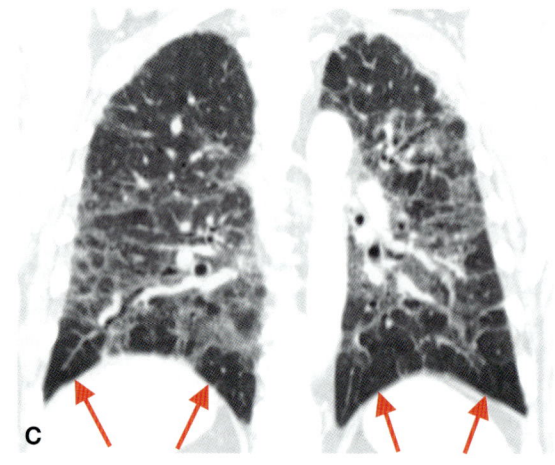

図 2-25
線維化診断のアプローチ法　Step 3：肺病変は上肺優位か？　下肺優位か？　慢性過敏性肺炎の腹臥位 HRCT．中肺野レベル（A），下部肋骨横隔膜角レベル（B），MPR 冠状断（C）．陰影は中肺野優位で，肋骨横隔膜角がスペアされている（C，→）．このスペアは，UIP や NSIP にはみられることは少なく，他の線維化病変の可能性を考えるべきである．

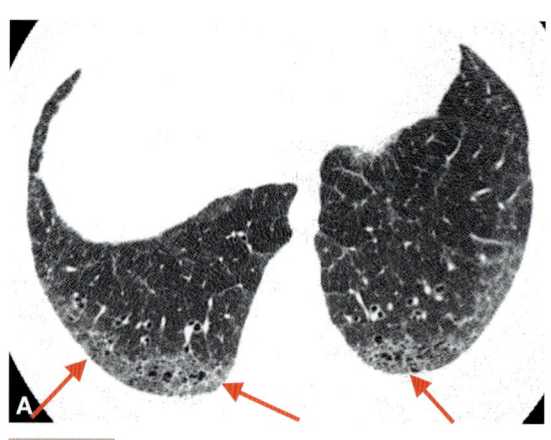

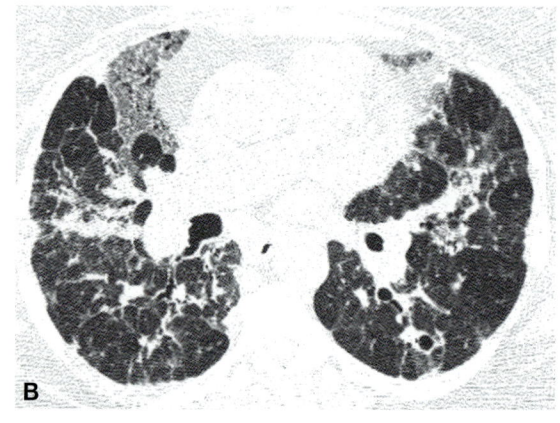

図 2-26
線維化診断のアプローチ法　Step 4：肺病変は胸膜下優位か？　中枢側優位か？　A：NSIP における胸膜下優位分布　HRCT では，胸膜下優位の（→）すりガラス影，不整網状影，牽引性気管支拡張を認める．この分布は，強く間質性肺炎（UIP，NSIP，DIP）を示唆するものである．**B：過敏性肺炎におけるびまん性分布**　UIP，NSIP，DIP などとは異なり，他の線維性肺疾患は，中枢側優位あるいはびまん性分布を示す．この過敏性肺炎の患者では，胸膜下と中枢側両方の陰影分布を認める．

図 2-27

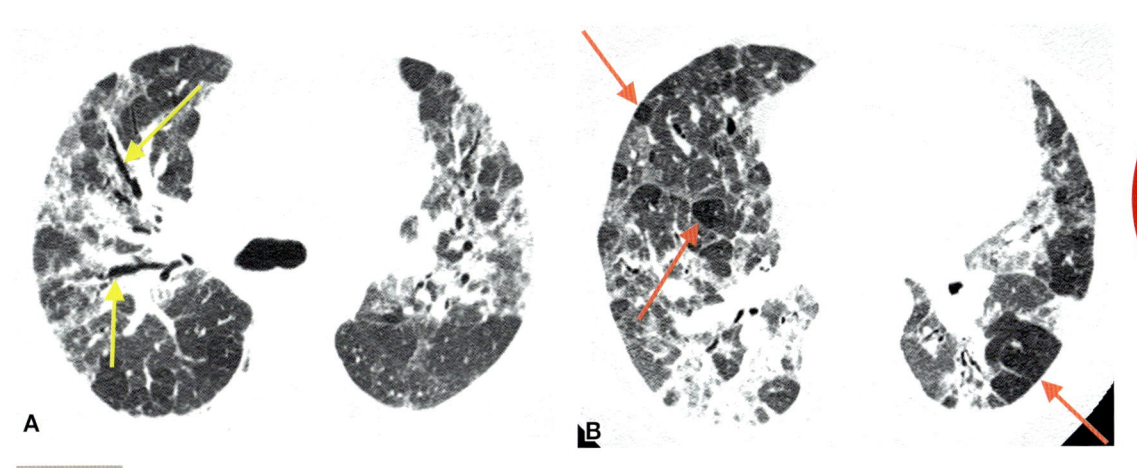

線維化診断のアプローチ法　Step 5：診断に役立つ付加的な所見があるか？　線維化を疑わせる付加的な所見が有用である場合がある．線維化の所見と著明なモザイク血流やエア・トラッピングの所見は，過敏性肺炎を強く疑わせる．斑状の不整網状影と牽引性気管支拡張（A，黄→），呼気 CT における著明なエア・トラッピング（B，赤→）を認める．

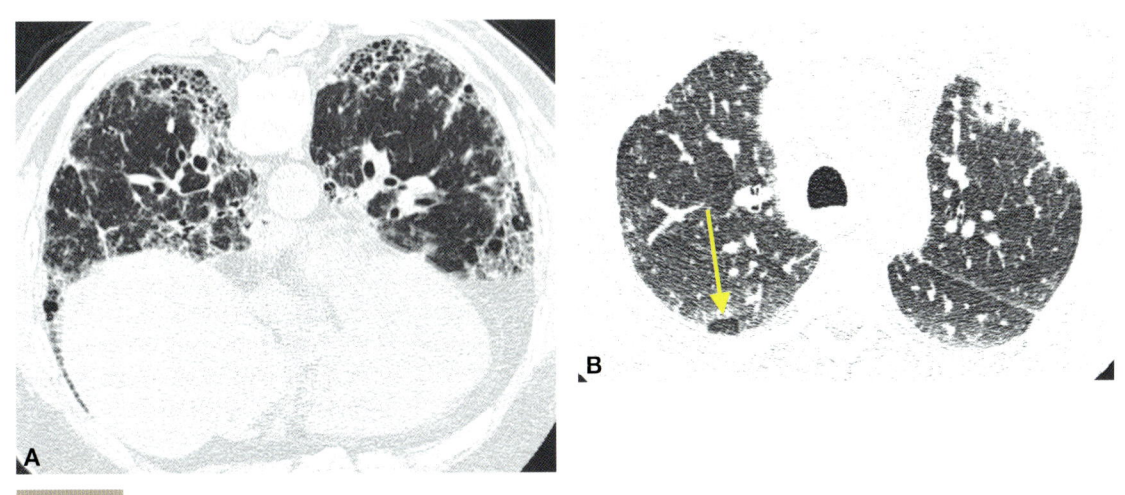

図 2-28

線維化診断のアプローチ法　Step 5：診断に役立つ付加的な所見があるか？　IPF の患者では通常エア・トラッピングは軽度である．これを診断で重要視するためには，所見にはある程度の強さが求められる．この IPF の患者では，下葉胸膜下に蜂巣肺が認められ（A），UIP パターンに典型的であるが，右上葉背側のエア・トラッピング（B，→）は軽度であり，無視できる所見である．

高く，有機抗原の曝露があれば過敏性肺炎の可能性が高くなる．膠原病は多くの場合 NSIP を合併するが，UIP パターンも認められることがある．薬剤の服用歴は，薬剤性肺炎を疑わせるが，なかでも，肺線維症を惹起しうる薬剤としては，抗癌剤，循環器薬，そして抗菌薬がある．

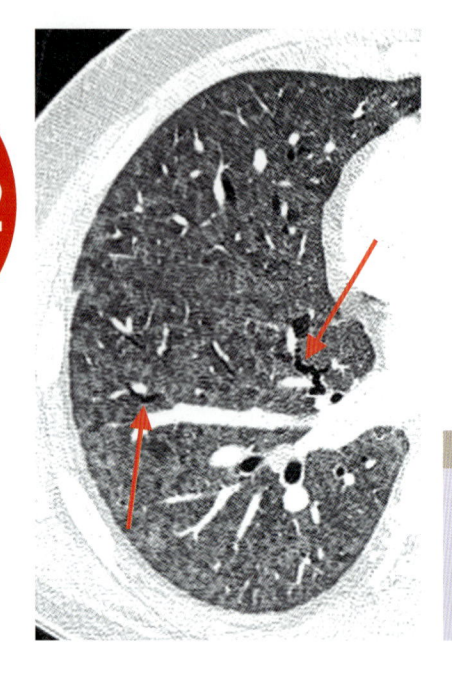

図2-29 線維化診断のアプローチ法　Step 6：線維化所見があった場合，それはおもな異常所見か？　HRCT 上，広汎なすりガラス影と軽度の牽引性気管支拡張（赤→）を認める．後者によって，多少の線維化の存在が示唆されるが，それはこの患者のおもな異常所見ではなく，このCT からは可逆性の炎症所見の存在をむしろ疑うべきである．

文献

- Andreu J, Hidalgo A, Pallisa E, Majo J, Martinez-Rodriguez M, Caceres J. Septal thickening：HRCT findings and differential diagnosis. Curr Probl Diagn Radiol 2004；33：226-237.
- Austin JH, Müller NL, Friedman PJ, et al. Glossary of terms for CT of the lungs：recommendations of the Nomenclature Committee of the Fleischner Society. Radiology 1996；200：327-331.
- Collins J. CT signs and patterns of lung disease. Radiol Clin North Am 2001；39：1115-1135.
- Elicker B, Pereira CA, Webb R, Leslie KO. High-resolution computed tomography patterns of diffuse interstitial lung disease with clinical and pathological correlation. J Bras Pneumol 2008；34：715-744.
- Gotway MB, Freemer MM, King TE Jr. Challenges in pulmonary fibrosis. 1：use of high resolution CT scanning of the lung for the evaluation of patients with idiopathic interstitial pneumonias. Thorax 2007；62：546-553.
- Gotway MB, Reddy GP, Webb WR, Elicker BM, Leung JW. High-resolution CT of the lung：patterns of disease and differential diagnoses. Radiol Clin North Am 2005；43：513-542.
- Hansell DM, Bankier AA, MacMahon H, et al. Fleischner Society：glossary of terms for thoracic imaging. Radiology 2008；246：697-722.
- Kang EY, Grenier P, Laurent F, Müller NL. Interlobular septal thickening：patterns at high-resolution computed tomography. J Thorac Imaging 1996；11：260-264.
- Lynch DA, Travis WD, Müller NL, et al. Idiopathic interstitial pneumonias：CT features. Radiology 2005；236：10-21.
- Müller NL, Miller RR. Computed tomography of chronic diffuse infiltrative lung disease：part 1. Am Rev Respir Dis 1990；142：1206-1215.
- Müller NL, Miller RR. Computed tomography of chronic diffuse infiltrative lung disease：part 2. Am Rev Respir Dis 1990；142：1440-1448.
- Primack SL, Hartman TE, Hansell DM, Müller NL. End-stage lung disease：CT findings in 61 patients. Radiology 1993；189：681-686.
- Raghu G, Collard HR, Egan JJ, et al. An official ATS/ERS/JRS/ALAT statement：idiopathic pulmonary fibrosis：evidence-based guidelines for diagnosis and management. Am J Respir Crit Care Med 2011；183：788-824.
- Souza CA, Müller NL, Flint J, Wright JL, Churg A. Idiopathic pulmonary fibrosis：spectrum of high-resolution CT findings. AJR Am J Roentgenol 2005；185：1531-1539.
- Suh RD, Goldin JG. High-resolution computed tomography of interstitial pulmonary fibrosis. Semin Respir Crit Care Med 2006；27：623-633.
- Webb WR. High resolution lung computed tomography：normal anatomic and pathologic findings. Radiol Clin North Am 1991；29：1051-1063.
- Webb WR. Thin-section CT of the secondary pulmonary lobule：anatomy and the image-the 2004 Fleischner lecture. Radiology 2006；239：322-338.
- Woodhead F, Wells AU, Desai SR. Pulmonary complications of connective tissue diseases. Clin Chest Med 2008；29：149-164.

3 結節性肺病変

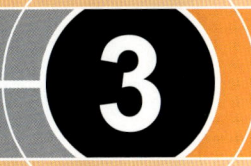

両側肺野にびまん性に小結節影(1 cm 以下)をきたす疾患の鑑別診断は多岐にわたる．高分解能 CT (HRCT)は，鑑別診断の絞り込みに加え，次の精密検査へのガイドとなる役割を有する．また，いくつかの疾患では HRCT 所見が特異的なひとつの診断に結びつく場合もある．

HRCT による結節性肺病変の評価は，次に述べるようないくつかの形態学的な特徴やパターンを用いて行われる．それらは，a) 結節病変の上下肺野の分布，b) 結節の形状および濃度，c) 肺既存構造と結節性病変の関係，などである．

結節性病変の上下肺の分布

結節影の上下肺の分布は鑑別診断に有用である(表 3-1)．サルコイドーシスや他の肉芽腫性肺疾患などは上肺優位に分布する傾向があるが(図 3-1 A～C)，一方，血行性肺転移の多くは下肺野に分布する(図 3-2 A, B)．しかし，これら上下の分布のみで鑑別診断を行うのは不可能であり，他の画像所見と併せて判断する必要がある．なぜなら同じ疾患においても肺病変の分布には違いがあり，また同じ疾患においても患者によって分布が違うことがあるからである．

結節の形状と濃度

結節影の形状は，これらが間質性か肺胞性(気腔性)かの判別に有用である(表 3-2, 図 3-3 A, B)．間

表 3-1 上下肺の分布からの結節性肺病変の鑑別

上肺優位の結節	下肺優位の結節	上下肺に分布
サルコイドーシス 塵肺(例；珪肺，炭坑夫肺，ベリリウム肺) Langerhans 細胞組織球症 呼吸細気管支炎	血行性肺転移	癌性リンパ管症 過敏性肺炎 感染の経気道散布 浸潤性粘液性腺癌 粟粒結核 粟粒真菌感染 濾胞性細気管支炎

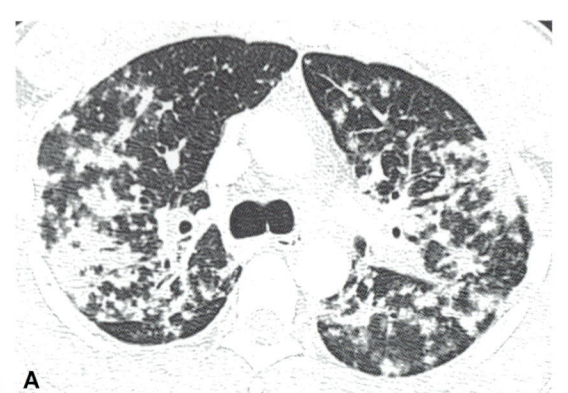

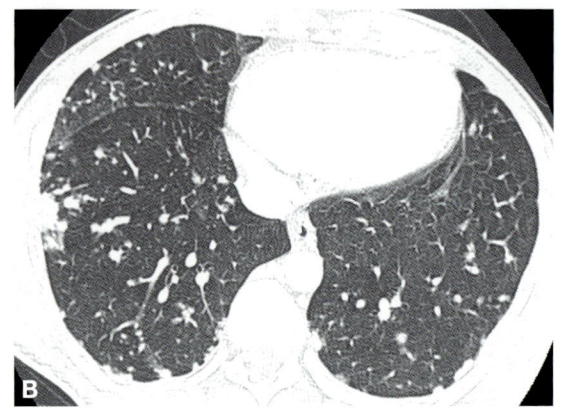

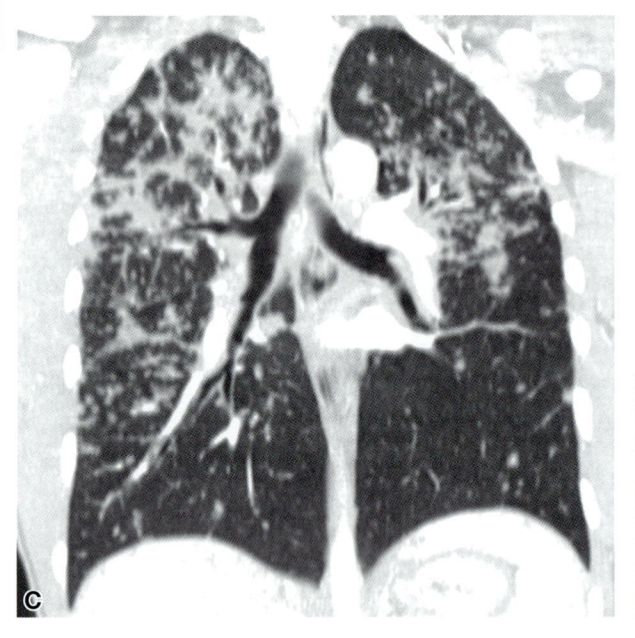

図3-1
サルコイドーシスにおける上肺優位の結節
A,B：サルコイドーシスの患者におけるHRCT．結節性病変が上肺野(A)にて，下肺野(B)より多く，サイズも大きいことがわかる．冠状断再構成像(C)では，上肺優位の分布がよく示されている．

質性の結節(interstitial nodules)は辺縁が明瞭であり，軟部組織濃度を有している．血行性肺転移がそのよい例であり，小さな結節でさえ，辺縁は比較的明瞭である．一方，多くの**肺胞性の結節(気腔性の結節)**〔alveolar(or airspace)nodules〕は辺縁が不明瞭である．たとえば，経気道性の感染症(気管支肺炎)は感染が隣接する肺胞に進展し，その程度が不均一なために，結節の辺縁は不明瞭になる傾向がある．肺胞性の結節は軟部組織濃度あるいはすりガラス影(ground glass opacity)を呈する．軟部組織濃度の結節は細菌感染に比較的特徴的であり，一方，すりガラス状の結節は非定型的な感染あるいは炎症を示唆する．

ただし，他の画像所見を考慮せず，結節の形状のみで鑑別診断を行うことはできない．なぜならば，そこには例外が多く存在するからである．たとえば過敏性肺炎(hypersensitivity pneumonitis：HP)は，基本的には，間質性肺疾患(interstitial lung disease：ILD)の範疇に入るものであるが，結節の辺縁は不明瞭なことが多い．同様に，他の多くの疾患で，間質性と肺胞性の両方の要素が混在している場合がある．

肺の既存構造と結節性病変の関係

　HRCTを用いてびまん性の結節性病変の評価を行う際に最も大切なことは，肺の既存構造と結節の関係を解析することである．この方法によって，鑑

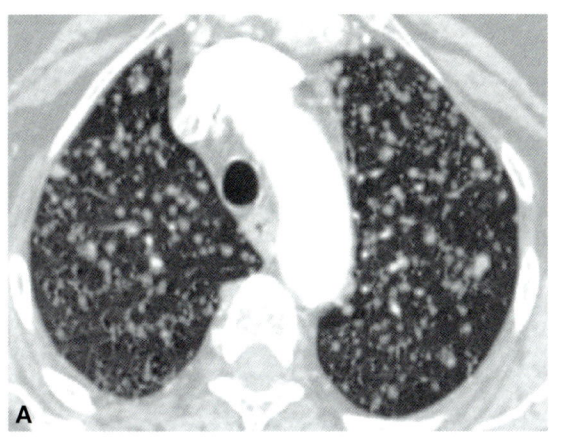

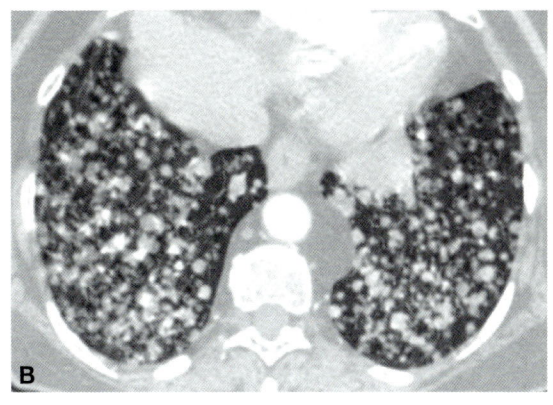

図 3-2
転移性肺腫瘍における下肺野優位の分布　A, B：甲状腺癌，血行性肺転移の HRCT．下肺野（B）が，上肺野（A）に比べて，結節の密度が高く，サイズも大きいことに注意．この差は上肺野と下肺野の血流量の差が反映されている．

表 3-2　辺縁の性状による結節性肺病変の鑑別診断

境界明瞭	境界不明瞭	明瞭・不明瞭いずれもあり
サルコイドーシス 肺転移 粟粒感染 アミロイドーシス	過敏性肺炎 呼吸細気管支炎 濾胞性細気管支炎 感染 浸潤性粘液性腺癌 誤嚥 肺水腫 肺出血 肺高血圧 異所性石灰化症	Langerhans 細胞組織球症 リンパ球性間質性肺炎 塵肺

別診断が容易となり，また病変分布の病態生理を考慮した診断が可能となる．患者の臨床情報，上下肺の病変分布，そして結節の形状などの情報を併せて総合的に考えることにより，特異的な診断が可能となる．また，たとえ，最終的な診断にたどりつかない場合でも，HRCT 所見は次の精密検査へのガイドとなりうる．

　HRCT において，小結節影と既存構造との関係を解析する際には，以下の 3 つの分布を考慮する．a) **リンパ路性分布**，b) **ランダム分布**，そして c) **小葉中心性分布**，である．結節性肺病変の患者の HRCT の読影において，その分布がこれらのいずれかに相当するのかの判断はその基本である．HRCT は，これらのパターン診断と最終診断において 90〜95％ の正確性を有する．

リンパ路性結節

　リンパ路に沿った陰影を形成している場合には，その疾患は肺のリンパ管そのものを侵しているか，あるいはリンパ管を介して病変が進展していることが多い．たとえば，サルコイドーシスは，リンパ路に沿って肉芽腫の集簇を形成するし，珪肺や炭坑夫肺では，吸入された粉塵はリンパ管がその排出経路となり，初期の病変を形成する．

図 3-3

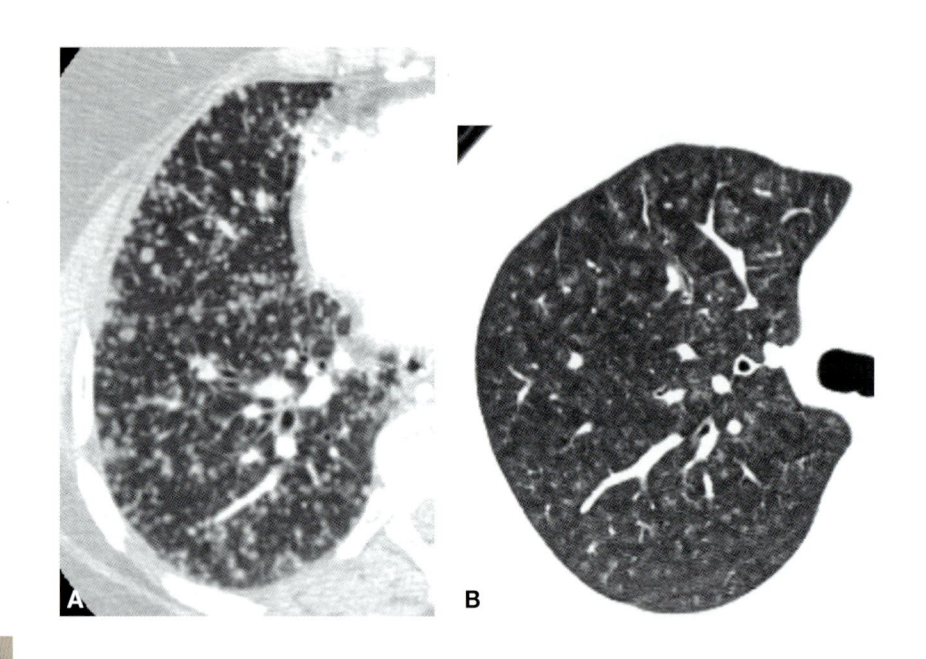

結節性病変のさまざまなパターン　間質性および肺胞性の結節の HRCT 上の違い．**A**：血行性肺転移は肺の間質を侵し，辺縁は明瞭である．**B**：ウイルス性肺炎におけるすりガラス様結節は，肺胞腔への進展を反映して，辺縁は不明瞭である．

　肺のリンパ管は，解剖学的に 4 つの種類がある．1) 肺門周囲の気管支肺動脈束周囲間質，2) 胸膜下間質，3) 小葉間隔壁，4) 小葉中心性気管支肺動脈束周囲間質，である．HRCT では，リンパ路性病変は，これらのひとつあるいはそれ以上のリンパ管に沿って結節を形成する（図 3-4）．

　気管支肺動脈束周囲間質の結節（peribronchovascular nodules）は，肺門側の太い気管支や血管に沿って認められる（図 3-4 A，緑の結節）．気管支や血管の壁が結節状となり，時に結節の集簇も認められる．**胸膜下間質の結節**（subpleural nodules）は，胸膜や葉間胸膜に沿って，結節の集簇が"プラーク"や腫瘤として認識される（図 3-4 A，黄の結節）．**小葉間隔壁性の結節**（interlobular septal nodules）は，隔壁を数珠状に肥厚させる（図 3-4 A，赤の結節）．**小葉中心性気管支肺動脈束周囲間質の結節**（centrilobular peribronchovascular nodules）は，小葉中心部の小気道や小血管に親和性を示す．小葉中心部の血管はゴツゴツとした，あるいは数珠状の形状を示し，小葉中心部に結節の集簇を形成する（図 3-4 A，青の結節）．これらの部位のリンパ路はすべて侵される必要はなく，また同じ程度で侵される必要もない．個々の二次小葉レベルでは，リンパ路病変は，通常，小葉中心部と小葉間隔壁の結節として認識される．

　4 つのリンパ路のうち 2 つのものが侵されていた場合には，一般にリンパ路病変として認識される．肺全体としてみると，結節はこれらの特異的なリンパ路に病変が局在して形成されるために，リンパ路病変の結節は決して均一ではなく，斑状に不均一に分布する陰影として認識され，一部の肺野は異常所見を示すが，一部の肺野は正常にみえることがある（図 3-4 A）．

　リンパ路に結節を形成する最も頻度の高い病変として，a) サルコイドーシス（図 3-4 B，C，3-5 A〜D），b) 癌性リンパ管症，そして c) 塵肺（珪肺，炭坑夫肺，ベリリウム肺，タルク肺，レアアース塵肺など）がある（表 3-3）．このほか，まれな病態として，リンパ球性間質性肺炎（LIP）とアミロイドーシスがある．

　リンパ路結節の分布や結節が生じやすい部位には，疾患間でも，あるいは同じ疾患でも患者間でバリエーションがある．これらのバリエーションについては後に述べる．

3章 結節性肺病変　43

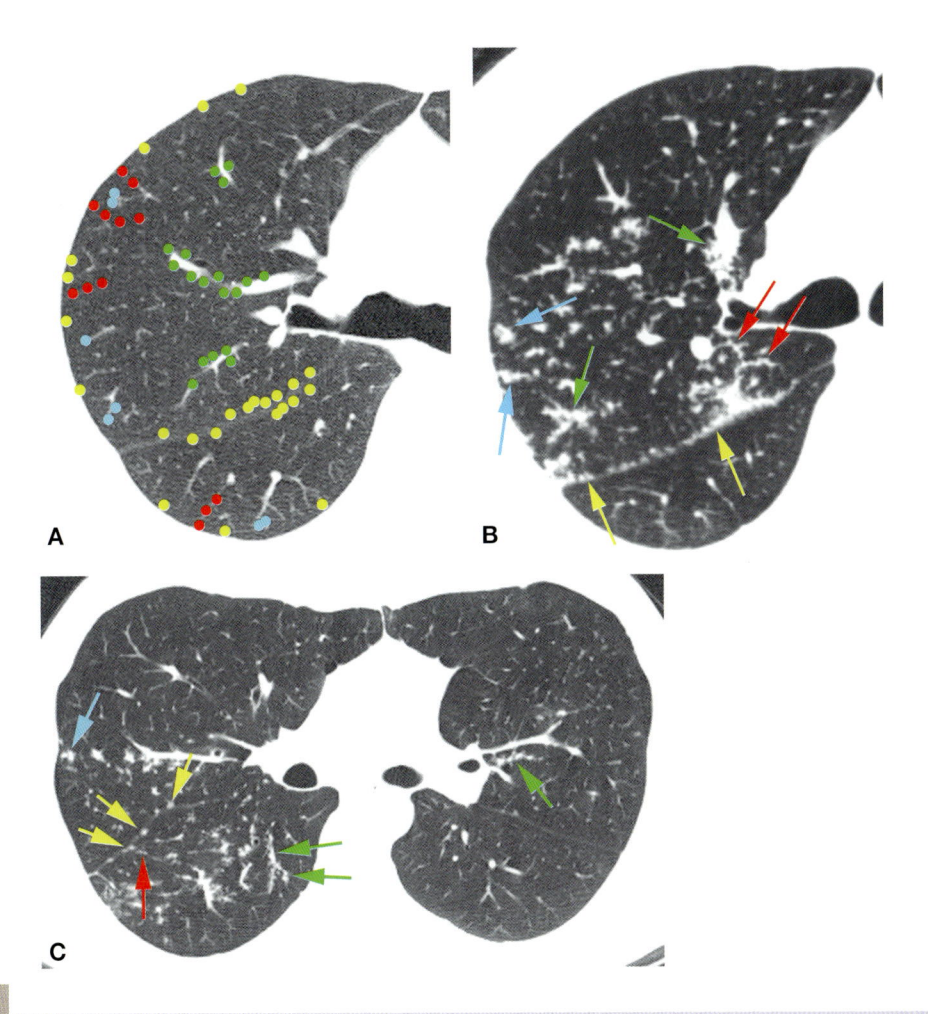

図 3-4
リンパ路性結節　A：リンパ路パターンにおいては，結節は，気管支肺動脈束周囲間質（緑ドット），胸膜下間質（黄ドット），小葉中心部（青ドット），そして小葉間隔壁（赤ドット）などに親和性をもって分布する．リンパ路結節の分布は通常，斑状のことが多いが，実際には，結節の分布は疾患ごとあるいは患者ごとに異なることが普通である．B，C：リンパ路性結節を示す2人のサルコイドーシスの患者のHRCT．Aのように結節は気管支肺動脈束周囲間質（緑→），胸膜下間質（黄→），小葉中心部（青→），そして小葉間隔壁（赤→）などに親和性をもって分布する．肺野全体として結節の分布は斑状であり，病変が認められる領域と正常肺野が混在している．

表 3-3　リンパ路性結節の鑑別診断

サルコイドーシス（高頻度）
癌性リンパ管症，悪性リンパ腫／白血病
塵肺の一部（例：珪肺，炭坑夫肺，ベリリウム肺，タルク肺，レアアース肺）
リンパ性間質性肺炎（まれ）
アミロイドーシス（まれ）

HRCTを読影する際には，臨床所見を参考にすることが，リンパ路結節性病変の鑑別に役立つ．

サルコイドーシス

　サルコイドーシスはリンパ路性間質性病変のなかで最も頻度の高いものである（12章参照）．HRCTでは結節は肺門周囲の気管支肺動脈束周囲と胸膜下におもに分布する（図3-4 B, C, 3-5 A〜D）．個々の結節は通常，境界が明瞭で，軟部組織濃度を呈し，数mm大の結節でも明瞭に観察される．気管支肺動脈

図 3-5

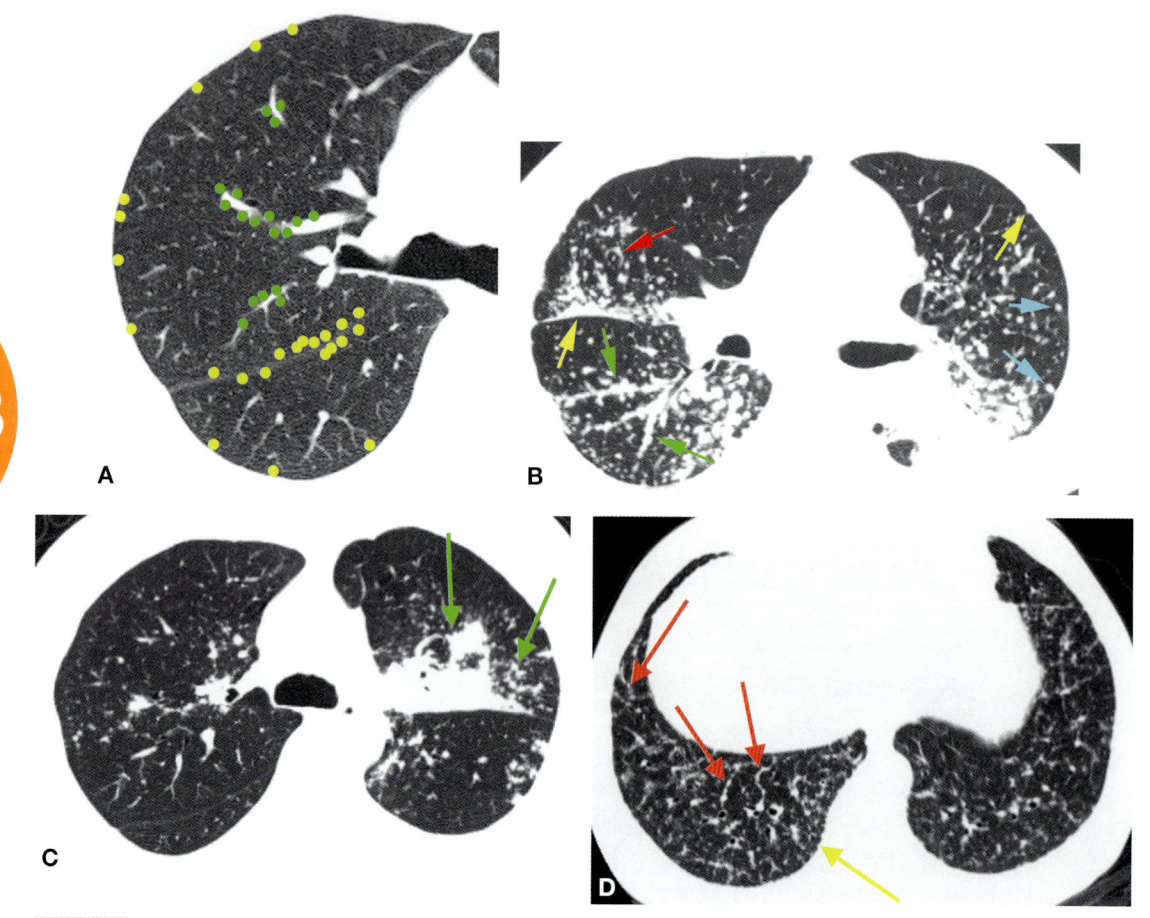

サルコイドーシスにおけるリンパ路性結節 A：サルコイドーシスにおける典型的なリンパ路性結節の分布．サルコイドーシスでは，結節は典型的には気管支肺動脈束周囲間質（緑ドット），胸膜下間質（黄ドット）におもに分布するが，小葉中心や小葉間隔壁に沿っての分布も認められる．B：サルコイドーシスの患者における古典的なリンパ路性結節の分布．中枢側の気管支肺動脈束周囲（緑→）と胸膜下（黄→）に斑状に集簇した結節が認められる．結節は小葉中心性の気管支肺動脈束周囲（青→）と小葉間隔壁（赤→）にも認められる．左肺では集簇した結節も認められる．C：サルコイドーシスにおける"CT galaxy sign"．異なる患者ではあるが，このHRCTでは，左上葉肺門周囲の腫瘤様の集簇した結節病変を認める．腫瘤は，気管支肺動脈束周囲の集簇した結節を表している．小さな"衛星様の（satellite）"結節が，集簇した腫瘤様の陰影の周囲に認められる（緑→）．この所見は，肺門周囲によくみられ，"galaxy sign"とよばれる．galaxy signは，珪肺やタルク肺などのほかの疾患でも認められる．この症例のような非対称性はサルコイドーシスではよく認められる．D：サルコイドーシスにおける小葉間隔壁の結節．サルコイドーシスの患者において小葉間隔壁に沿って多数の結節が認められる（赤→）．多くの胸膜下結節（黄→）も認められる．

束周囲の結節は，数が少ないことが多いが，時に集簇し癒合する．HRCTでは，気管支肺動脈束性に散見される結節，あるいはそれらがより集簇した結節，または癒合した結節によって形成される肺門周囲の腫瘤性病変，などが認められる（図3-5C）．大きな腫瘤の中には気管支内腔の空気像（air bronchogram）が認められる．大きな腫瘤性病変の辺縁には小さな結節性病変が観察され，これらは**衛星結節**（satellite nodules）とよばれ，大きな腫瘤性病変の周囲の小さな結節の組み合わせをサルコイドーシスの"galaxy sign"とよぶ（図3-5C）．胸膜下結節は肺の末梢あるいは葉間胸膜に接して認められる．これら

の結節は個々に明瞭に独立して認められるが，時に集簇し，胸膜下プラーク(plaque)や腫瘤としても観察される．

小葉間隔壁と小葉中心性の気管支血管束周囲結節の所見の頻度は高くはないが，時にこれらが顕在化する場合もある(図 3-5 B, D)．縦隔，肺門リンパ節の腫脹が認められるが，これらはサルコイドーシスの診断をするうえで必須ではない．

サルコイドーシスは典型的には上肺優位の分布を呈するが，例外もある．陰影は両側性に認められるが，必ずしも対称性ではない．

他のリンパ路性間質性病変に比べて，サルコイドーシスはより若い患者にみられる傾向がある．しばしば広範な結節性病変があるにもかかわらず，患者は比較的無症状のことがあり，HRCT での所見と患者の症状との乖離が認められることが多い．サルコイドーシスの患者発生には地域差が認められ，赤道近辺やアジアにおいて米国よりも少ないとされる．

サルコイドーシスが HRCT にて疑われた場合，次の診断手法としては経気管支肺生検(transbronchial biopsy)が行われる．なぜならば，結節は，しばしば気管支肺動脈束周囲間質に存在し，経気管支生検による診断率が高いからである．

腫瘍のリンパ行性進展

癌やリンパ腫などのリンパ行性進展は，HRCT では小葉間隔壁，気管支肺動脈束周囲間質，胸膜下間質の平滑な肥厚として認められることが多い(17 章参照)．少数の患者では結節性病変が形成される場合があるが，それらも小葉間隔壁，肺門周囲の気管支肺動脈束周囲間質，そして胸膜下間質に認められる(図 3-6 A〜E)．平滑な間質の肥厚と結節性病変の併存も起こりうるが，サルコイドーシスではこの所見の組み合わせは少ない．縦隔および肺門リンパ節の腫脹もしばしば伴う．サルコイドーシスでは少ないが，胸水も認められる．

腫瘍のリンパ行性進展では，結節性病変は境界が明瞭で，軟部組織の濃度を呈する．結節の肺内の分布はさまざまである．上肺優位，下肺優位いずれも認められ，結節は，片側肺優位のことも，両側性に認められることもある．

腫瘍のリンパ行性進展を伴った患者は，悪性腫瘍の既往を有することが多く，通常，サルコイドーシスよりも年齢が高く，有症状のことが多い(呼吸困難など)．サルコイドーシスと同様，診断は経気管支肺生検によってしばしばなされる．

珪肺，炭坑夫肺

珪肺(silicosis)や炭坑夫肺(coal worker's pneumoconiosis：CWP)を疑った場合には，職歴が非常に重要である(16 章参照)．珪肺や炭坑夫肺の患者は通常，鉱業，採石業，石割業，砂吹き業などへの長い従事歴がある．珪肺と炭坑夫肺は異なった粉塵を吸入し，組織像も異なっているが，HRCT 上はよく似た所見を呈する．

珪肺と炭坑夫肺は，小葉中心性の結節(細気管支周囲のリンパ路における粉塵の沈着と線維化形成)を認め，また粉塵の排出系路としてのリンパ路がある小葉間隔壁あるいは胸膜下に結節病変を形成する(図 3-7 A, B)．リンパ路結節性病変を形成する他の疾患と比べて，塵肺では，小葉中心性結節がより多く認められる傾向がある．

肺門周囲に大きな腫瘤性病変を形成する場合があり，通常これらは，炭坑夫肺では結節性病変の集簇によって形成され，珪肺では結節の集簇と線維化(**進行性塊状線維化巣** progressive massive fibrosis)を表している(図 3-7 B)．これらの腫瘤性病変が増大すると，肺野の結節影は全体として減少するようにみえる．腫瘤周囲の衛星結節はよく認められ，また末梢肺の気腫性変化もよく認められる．

珪肺および炭坑夫肺とも結節性病変は上肺優位の分布を呈し，また背側肺に多い傾向がある．分布は通常，対称性である．結節は 2〜3 mm の径を有し，軟部組織濃度で，珪肺は炭坑夫肺よりも境界が明瞭である．

まれな疾患

リンパ球性間質性肺炎(LIP) は，膠原病や免疫不全(HIV 感染や一般的な免疫不全状態)(9 章および 17 章参照)などで疑う必要がある．LIP の HRCT 所見はさまざまであるが，胸膜下，小葉間隔壁，および小葉中心性の結節影がさまざまに混在することが多い(図 3-8)．アミロイドーシス(amyloidosis)は，多発性骨髄腫に二次性に発生したり，あるいは特発性のこともある(18 章参照)．胸膜下および小葉間隔壁の結節が最も典型的である．

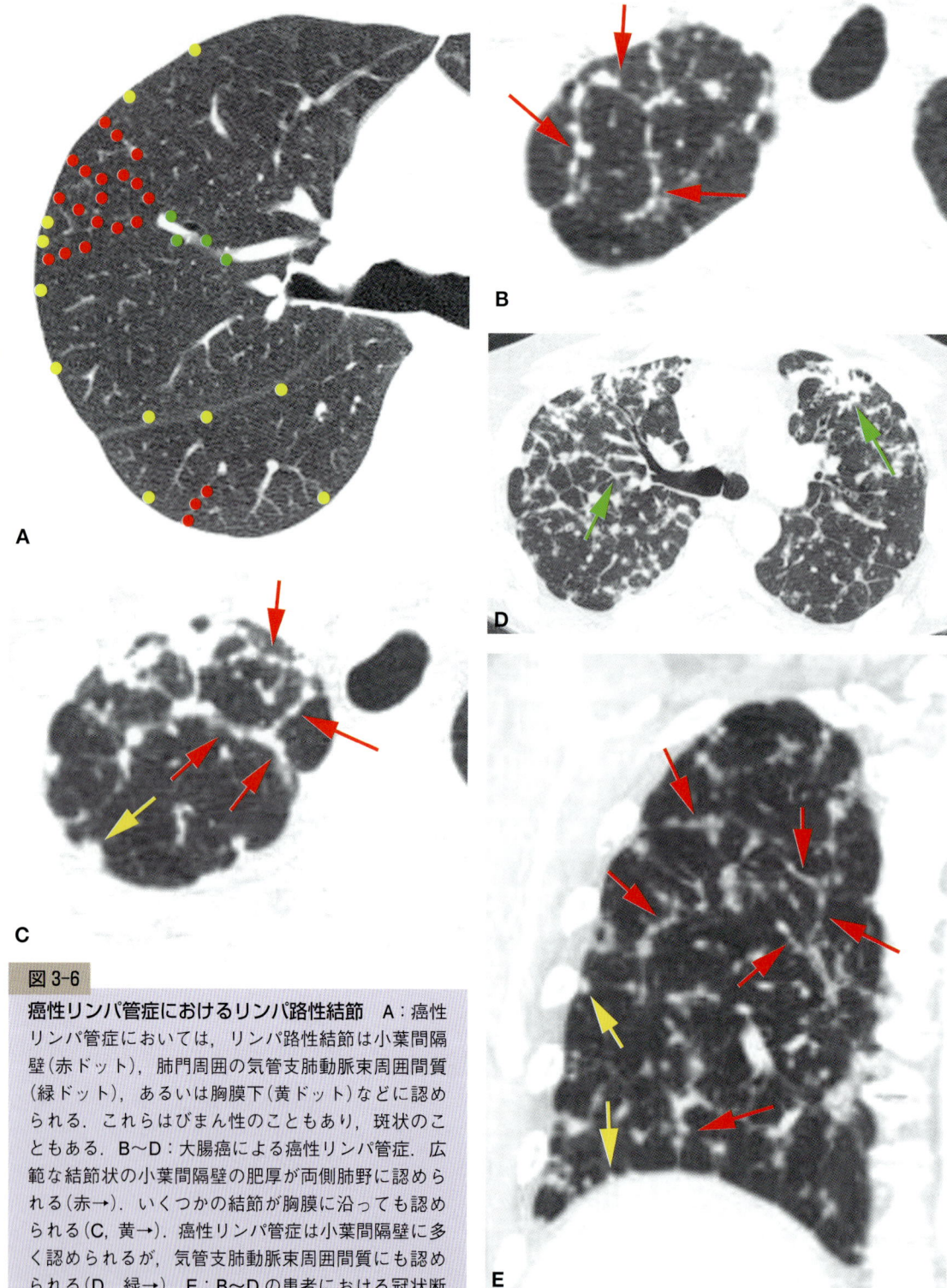

46　Section 1 ● 基本的な肺 HRCT 所見

図 3-6

癌性リンパ管症におけるリンパ路性結節　A：癌性リンパ管症においては，リンパ路性結節は小葉間隔壁（赤ドット），肺門周囲の気管支肺動脈束周囲間質（緑ドット），あるいは胸膜下（黄ドット）などに認められる．これらはびまん性のこともあり，斑状のこともある．B～D：大腸癌による癌性リンパ管症．広範な結節状の小葉間隔壁の肥厚が両側肺野に認められる（赤→）．いくつかの結節が胸膜に沿っても認められる（C，黄→）．癌性リンパ管症は小葉間隔壁に多く認められるが，気管支肺動脈束周囲間質にも認められる（D，緑→）．E：B～D の患者における冠状断再構成像では，小葉間隔壁の結節状の肥厚（赤→）と胸膜下の結節（黄→）を認める．

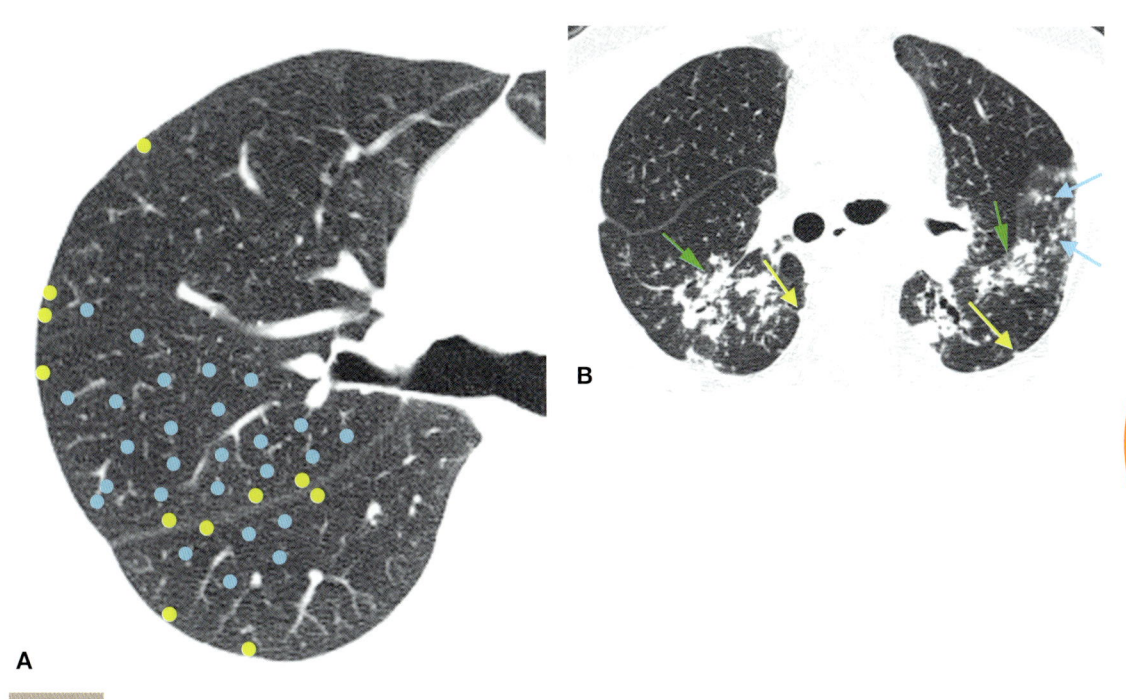

3章 結節性肺病変　47

図 3-7
珪肺におけるリンパ路性結節　A：珪肺では，結節は通常，小葉中心性（青ドット）と胸膜下（黄ドット）に認められる．肺の背側優位であることが多い．B：珪肺におけるHRCTでは，胸膜下（黄→）と小葉中心性（青→）に結節が認められる．気管支肺動脈束周囲の結節（緑→）も認められる．

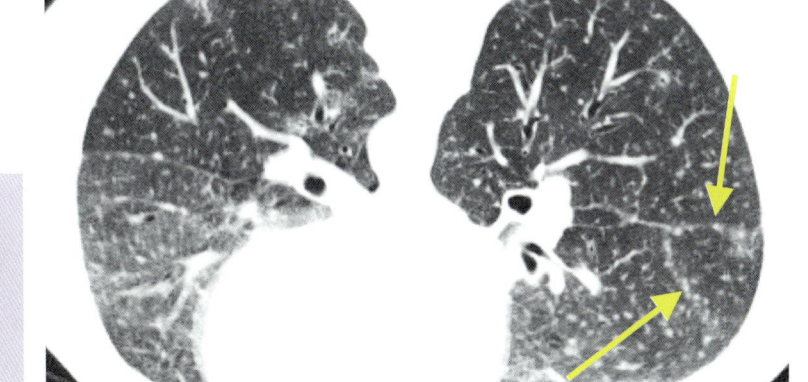

図 3-8
リンパ球性間質性肺炎におけるリンパ路性結節　ヒト免疫不全ウイルス（HIV）患者の腹臥位HRCTでは，斑状分布の小結節が認められる．結節はリンパ路性分布を反映して，胸膜下間質（→）に沿って分布している．

ランダム分布の結節

　ランダム分布の結節とは，肺の既存構造や小葉構造と一定の関係をもたない状態である（図3-9）．びまん性で均一な分布を呈し，結節は，肺のいずれの部分にも認められうる．胸膜下結節はランダムパターンでも認められるが，リンパ路性病変のようにその程度は強くない．基本的にランダム分布はびまん性で均一であり，リンパ路性病変はより斑状の不

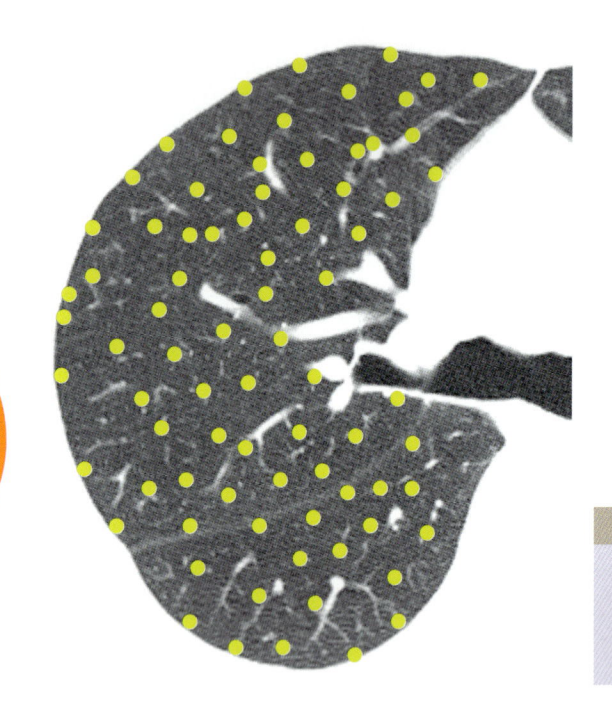

図 3-9
ランダム分布の結節 結節はびまん性で均一に分布している．胸膜下結節も存在するが，その分布が主体ではないことが，リンパ路性結節とは異なる点である．

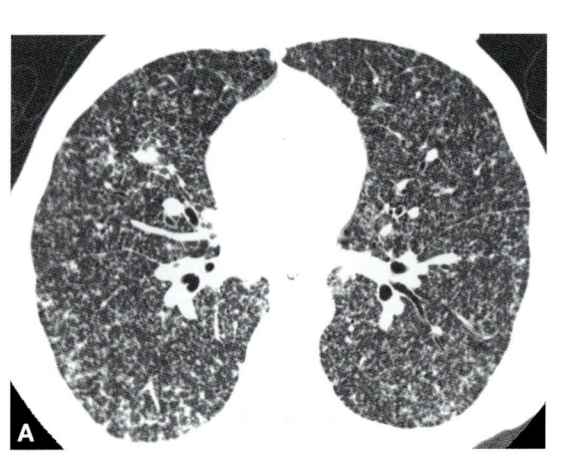

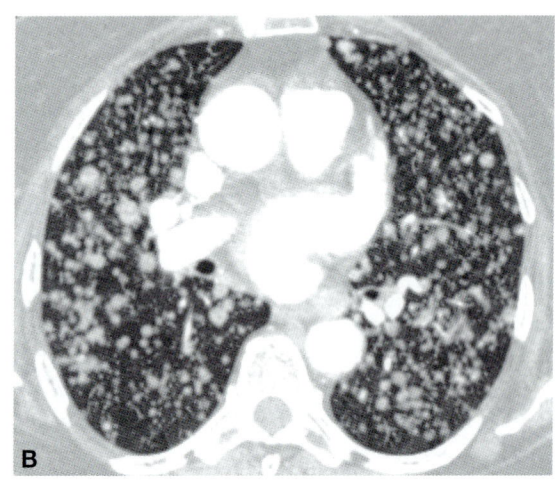

図 3-10
ランダム性結節 粟粒結核（A）と血行性肺転移（B）におけるランダム分布の結節．結節はびまん性で均一に分布し，胸膜面にも接している点に注意．

規則な分布を呈する傾向がある．ランダム結節は，通常，軟部組織濃度であり，境界は明瞭で，2〜3 mmの大きさのものでも明瞭に認識できる．ランダム分布の結節は，しばしばサルコイドーシスの結節よりも小さい(1〜2 mm)．

ランダムパターンは**血行性進展**の場合に認められる所見である(図 3-10 A, B)．これは肺の血流が比較的均一であり，このために，散布された結節が均一にびまん性に分布するからである．肺底部では，肺血流が相対的に多いために，ランダム分布は肺底部で密度が高く，サイズも大きい傾向がある．一方，粟粒結核は，上肺野に多い傾向があるが，これは上

肺の高い酸素濃度が結核菌の生育に適しているからである．

ランダム分布を示す結節の鑑別診断としては，粟粒結核，粟粒性感染症(ヒストプラズマ，コクシディオイデスなど．14章参照)，そして腫瘍性病変の血行散布である(表3-4)．

時にリンパ路性分布を示す疾患(サルコイドーシスなど)において，結節が非常に多数存在する場合に，ランダム分布を示す場合がある．しかし，この場合でも鑑別診断に役立つヒントがある．それは，このような場合，詳細にHRCTを観察すると，かなり多くの結節が，葉間胸膜や，気管支肺動脈束周囲間質に分布している点である(図3-11)．また，肺転移の患者では時にランダム分布と，リンパ路性分布が混在している場合があり，これは腫瘍性病変のそれぞれの経路での進展が混在しているからである．

結節の大きさが鑑別診断に役に立つことがある．数mmの小さな結節は粟粒結核の可能性が高く，一方，これより大きな結節は腫瘍性病変の可能性が高い．しかし，これらにはオーバーラップがあることに注意しなければならない．粟粒結核においても結節が5mm以上になることはありうる．

病歴も鑑別診断に役立つ場合がある．もしも患者に腫瘍性病変の既往があれば，血行性肺転移の可能性が高くなるし，感染症の所見があれば(発熱，白血球増多)，粟粒結核や真菌感染の可能性が高くなる．ひとつ注意しなければならないことは，粟粒結核においても，患者が高齢であったり，著しく衰弱して

表3-4 ランダム分布を示す結節の鑑別診断
粟粒結核
粟粒真菌感染
血行性肺転移
リンパ路性進展病変(時にランダムにみえる)

いる場合には，症状が非常に乏しいことがある点である．粟粒結核あるいは腫瘍性病変のいずれにおいても，経気管支肺生検によって，診断に至ることが多い．

小葉中心性結節

小葉中心性結節(centrilobular nodule)は，小葉中心部の細気管支，肺動脈，あるいはリンパ管に病変が形成された場合に認められる．小葉中心性肺結節の鑑別診断は非常に多岐にわたり，きわめて多くの疾患の病態やカテゴリーが含まれる．しかし，small airway diseaseが小葉中心性結節の原因としては最も多い．

小葉中心性結節のパターンは，以下に示すようなさまざまなHRCT所見によって他のパターンと区別される．1)胸膜下領域がスペアされること，2)隣り合った結節との距離がほぼ等間隔であること，などである(図3-12)．

最も末梢の小葉中心性肺結節は通常，胸膜から数mmの距離を有する．胸膜下結節は通常伴わない(図3-13)．しかし，結節が大きくなると胸膜に接し

図3-11
リンパ路性結節がランダム分布に似たサルコイドーシスの症例 一見すると，結節はランダム分布にもみえるが，大葉間裂に多くの結節が分布しており(→)，病変がリンパ路性の分布を呈していることがわかる．

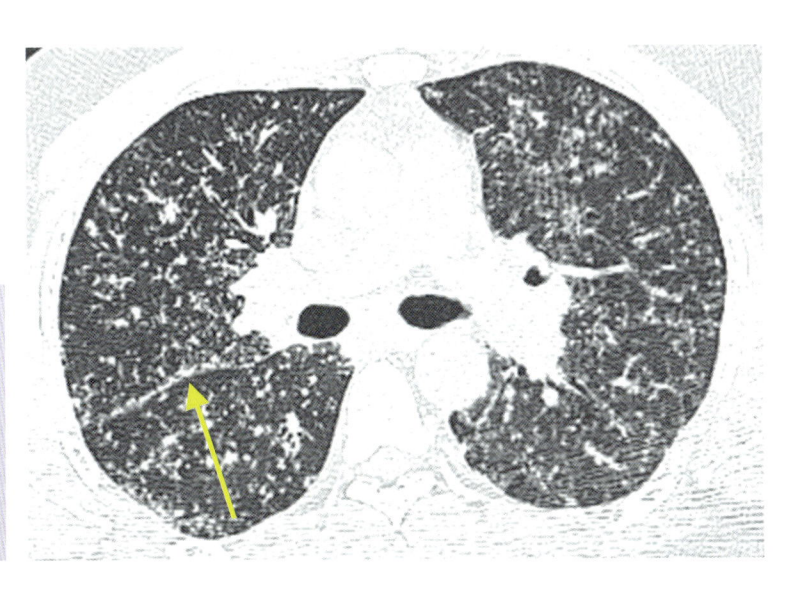

図 3-12

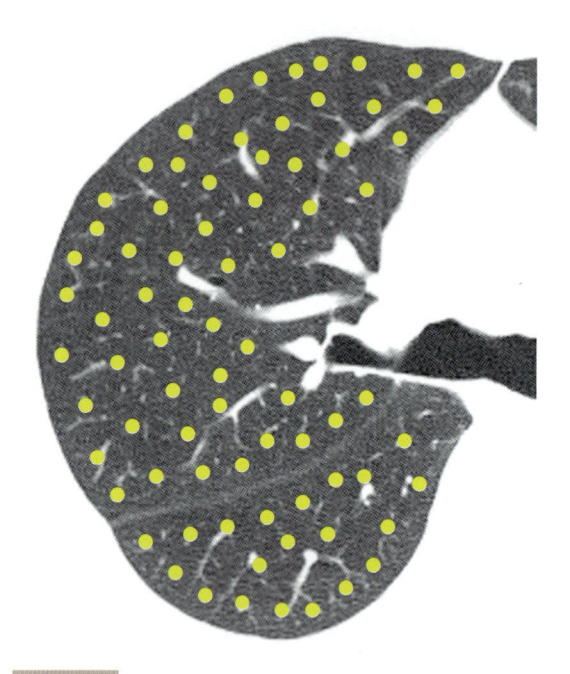

小葉中心性結節 小葉中心性結節では，最外層の結節は胸膜から数 mm の距離を有し，胸膜に接する結節は認められない．結節の分布は均一であり，全体の広がりとしてはびまん性（この写真のように）あるいは斑状である．

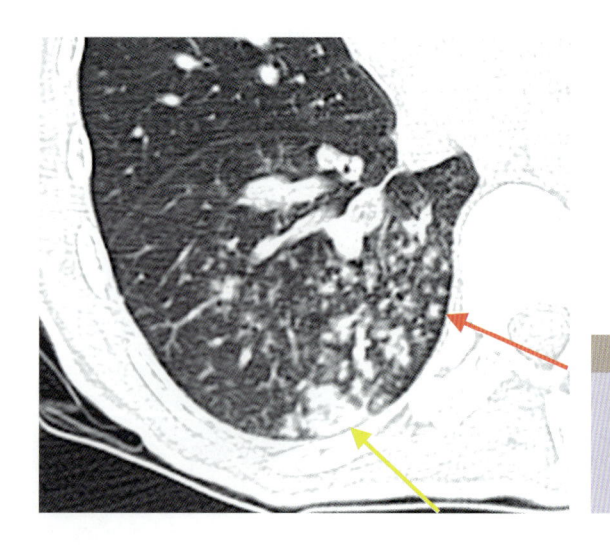

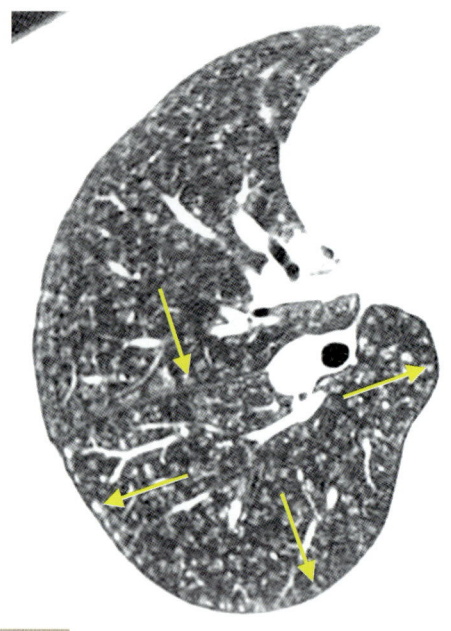

図 3-13

過敏性肺炎における小葉中心性結節 結節の分布はびまん性である．肺野末梢や葉間胸膜に近い結節は，胸膜面から数 mm の距離が認められる（→）．胸膜に接した結節は認められない．結節の分布は均一である．

たり，あるいは小葉内を埋め尽くすようなかたちになることはある（図 3-14）．小葉内では，小葉中心性結節（あるいは結節の集簇）は，小葉中心部の肺動脈に接するが，小葉間隔壁とは接しない．

小葉の大きさは肺内でほぼ均一なために，隣り合った小葉中心部との距離は肺内でほぼ均一である．言い換えれば，小葉中心性肺結節の分布は肺内で均一であるということになる．

図 3-14

細菌性気管支肺炎における小葉中心性結節 右下葉に小葉中心性結節が認められる．これらは胸膜から数 mm 程度の距離を有する（赤→）．病変の程度が強い場所では，小葉性の陰影を形成している（黄→）．

小葉中心性結節の鑑別診断は，以下に述べるようなさまざまな付加的所見によって変わってくる．たとえば，1) 結節の濃度(すりガラス濃度か，あるいは軟部組織濃度か)，2) 結節の分布(たとえば，びまん性か，対称性か，斑状か)，3) tree-in-bud を伴っているかどうか，などである．

すりガラス濃度の小葉中心性結節

すりガラス濃度(ground glass opacity：GGO)の小葉中心性結節は，通常，気道病変か血管病変によって生じる(表3-5)が，頻度としては気道病変のほうが多い．この陰影は，肺胞充満性機転を伴わない，気道周囲の炎症，細胞浸潤あるいは線維化を反映している．

過敏性肺炎は，吸入された有機抗原に対する反応であり，気道周囲の炎症所見や辺縁不明瞭な肉芽腫を形成する(13章参照)．過敏性肺炎は小葉中心性のすりガラス結節を形成する最も代表的な疾患である(図3-15)．びまん性のすりガラス結節の診断においては，臨床情報が非常に重要である．有機抗原への曝露歴があり，HRCTにおいてびまん性の小葉中心性のすりガラス結節が認められた場合，過敏性肺炎の診断は容易であり，肺生検は通常，割愛される．一方，このような曝露歴が確認できない場合には，さらなる何らかの付加的検査が必要となる．過敏性肺炎の症状は通常，亜急性から慢性である．

呼吸細気管支炎(respiratory bronchiolitis：RB)あるいは**呼吸細気管支炎関連間質性肺疾患**(RB-ILD)は，喫煙歴のある患者にびまん性のすりガラス結節

表3-5	すりガラス濃度の小葉中心性結節の鑑別診断
気道病変	過敏性肺炎 呼吸細気管支炎(呼吸細気管支炎関連間質性肺疾患) 濾胞性細気管支炎 Langerhans 細胞組織球症 塵肺(例：炭坑夫肺，鉄肺) 感染(特に，非定型肺炎，ウイルス性肺炎)
血管性病変	肺水腫 肺出血 肺高血圧 異所性石灰化症

がみられたときに最も考えなければならない病態である(図3-16，11章参照)．呼吸細気管支炎は，喫煙者の肺にほぼ普遍的に観察される炎症性の細気管支炎である．呼吸細気管支炎関連間質性肺疾患は，呼吸細気管支炎の病態に呼吸困難などの症状が加わった時の病態を指す．喫煙者にみられる Langerhans 細胞組織球症も時にすりガラス結節を伴う．これらの喫煙関連疾患の症状は通常，亜急性から慢性である．

濾胞性細気管支炎(follicular bronchiolitis)は，リンパ濾胞の形成を伴った炎症性の細気管支炎であり，CTにてびまん性のすりガラス状結節を認める(図3-17，10章，17章参照)．患者は通常，膠原病あるいは免疫不全状態を合併している．LIP の患者

図3-15
亜急性期過敏性肺炎におけるすりガラス濃度の小葉中心性結節　びまん性のすりガラス濃度の小葉中心性結節が認められる．胸壁や葉間胸膜から一定の距離があることに注意．ペットとしての鳥類接触などの明らかな原因曝露がある場合，過敏性肺炎の可能性が高くなる．それが明らかでない場合には，しばしば肺生検が必要となる．

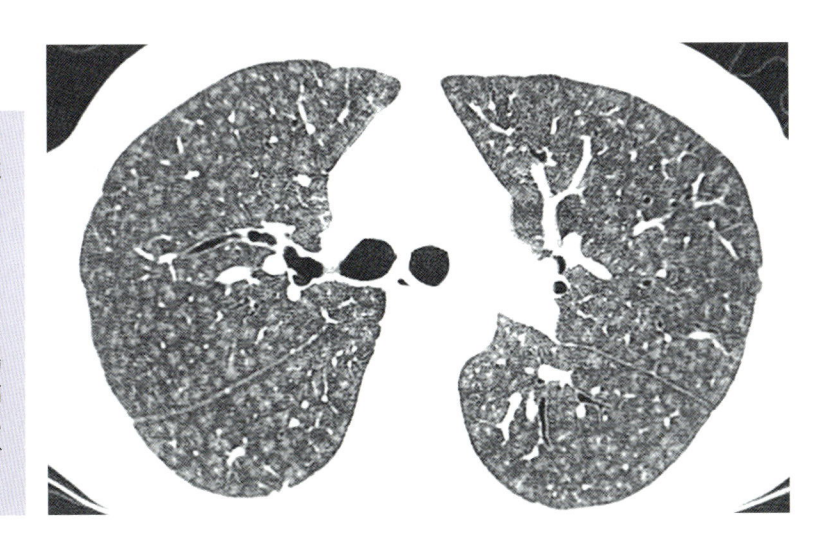

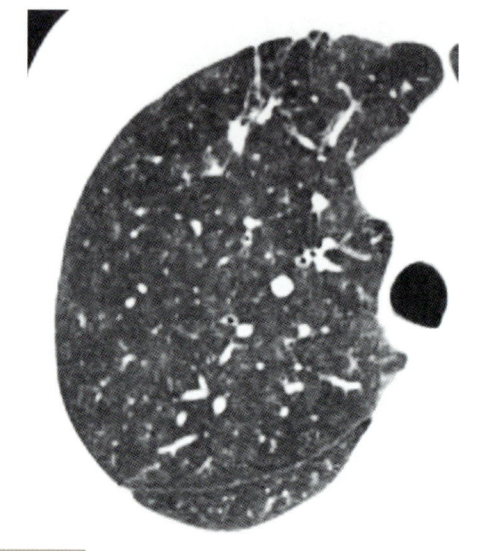

図 3-16
呼吸細気管支炎関連間質性肺疾患(RB-ILD)におけるすりガラス濃度の小葉中心性結節　HRCTでは，辺縁不明瞭なすりガラス濃度の小葉中心性結節が認められ，胸膜下がスペアされている．この患者は軽度の呼吸困難を伴った喫煙者である．

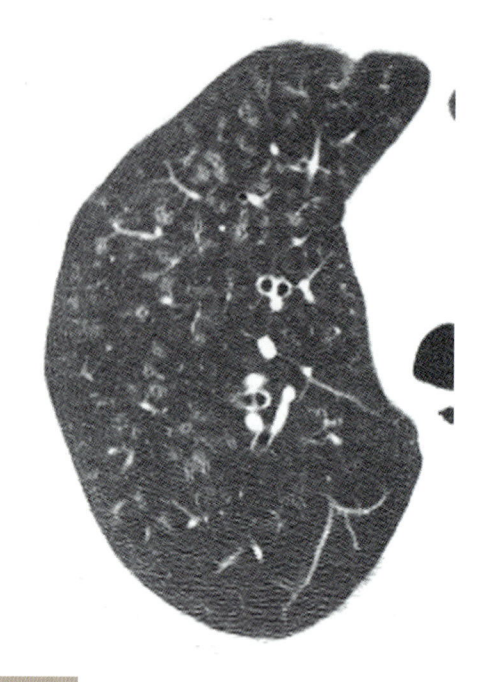

図 3-17
濾胞性細気管支炎における小葉中心性結節　HRCTでは，すりガラス濃度の小葉中心性結節を認める．多くの結節は壁が肥厚した気道と関係している．生検で濾胞性細気管支炎と診断された．

の一部では，この濾胞性細気管支炎が唯一の肺病変であることもある．

　塵肺(pneumoconiosis)では，細気管支周囲の吸入粉塵の沈着や，軽度線維化形成を反映して，小葉中心性のすりガラス結節を示すことがある(16章参照)．塵肺において，すりガラス状の結節がおもな所見の場合には，対応する病理像は，炭坑夫肺や鉄肺などのように，珪肺と比べ，強い線維化を伴っていない場合が多い．いうまでもなく，粉塵曝露歴の情報は非常に重要である．

　血管性病変も小葉中心性のすりガラス影を呈しうる；たとえば，肺水腫，肺出血(図3-18)，異所性石灰化症(血中のカルシウムとリンの異常を示す患者において小血管に関連して石灰化が起こる病態)，

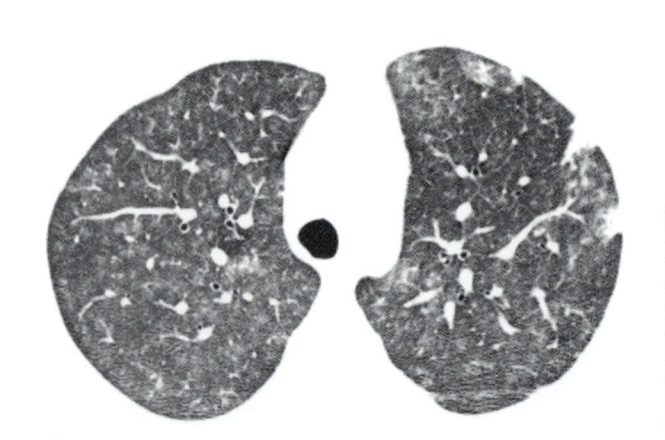

図 3-18
喀血を呈した全身性エリテマトーデスの患者における肺出血　HRCTでは，両側性，びまん性に小葉中心性のすりガラス濃度の結節が認められる．この所見は非特異的ではあるが，出血や肺水腫を呈した血管性病変で認められる．

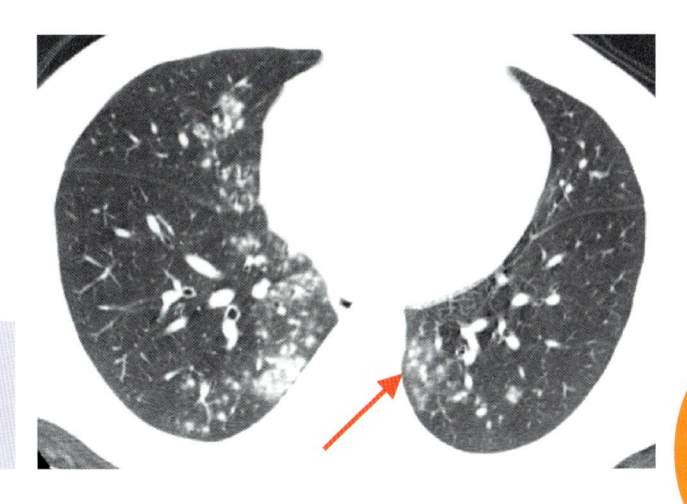

図 3-19
細菌性気管支肺炎の経気道散布 HRCTでは，斑状で，非対称性分布を示す軟部組織濃度の小葉中心性結節を認める．結節は，胸膜直下をスペアしていることに注意（→）．

肺高血圧などである（7章参照）．肺高血圧症における結節性病変の原因は明らかではないが，おそらく血管周囲の浮腫や出血あるいはその瘢痕などが関連しているのではないかと推測されている．一般に，これら血管性病変が関与した場合，陰影はびまん性，両側性である．

以上のほかに，すりガラス結節を呈しうる疾患としては以下のようなものがある；細菌・抗酸菌・真菌感染，浸潤性粘液腺癌（以前の粘液性細気管支肺胞上皮癌，17章参照）などである．しかし，これらの結節は通常，すりガラス結節よりも軟部組織濃度の場合のほうが多く，また，分布もびまん性ではなく斑状の傾向がある．

症状が慢性で，びまん性のすりガラス結節がみられた場合，最も考えやすい病態は，過敏性肺炎，呼吸細気管支炎，そして濾胞性細気管支炎などである．

症状が急性で，びまん性のすりガラス結節がみられた場合，異型肺炎（ウイルス，ニューモシスチス），肺水腫，肺出血などを考えるべきである（8章，14章参照）．過敏性肺炎は時に急性の経過を辿ることがある．

軟部組織濃度の小葉中心性結節

均質な軟部組織濃度の小葉中心性結節は，気管支肺動脈束周囲の肺胞領域の炎症や浸潤性変化，あるいは気道周囲の線維化を表す（図3-19）．細気管支内腔の充満も認められる．病態が進行すると，小葉全体が侵されるようになる．

軟部組織濃度の小葉中心性結節の鑑別診断としては，気管支肺炎，誤嚥や腫瘍（浸潤性粘液腺癌）な

表 3-6 軟部組織濃度の小葉中心性結節の鑑別診断

感染症の経気道散布（細菌，抗酸菌，真菌，ウイルス）
腫瘍の経気道感染（浸潤性粘液性腺癌）
誤嚥
Langerhans 細胞組織球症
肺水腫
肺出血

どの経気道散布性の病態が含まれる（表3-6，図3-20）．

気管支肺炎（bronchopneumonia）は，細菌，抗酸菌（結核や非結核性），真菌，時にウイルスによって惹起されるが，軟部組織濃度の小葉中心性結節の原因としては最も多い（14章参照）．症状は通常，急性で，結節の分布はびまん性であることは少なく，限局性あるいは斑状である．

浸潤性粘液性腺癌（invasive mucinous adenocarcinoma）は，多巣性あるいは斑状で，時に大きな浸潤影やすりガラス濃度を伴う．多肺葉性あるいは両側性に病変が認められる．

Langerhans 細胞組織球症（Langerhans cell histiocytosis）は，初期には小葉中心性結節を伴う．結節は，細気管支周囲の Langerhans 細胞や他の炎症性細胞の集積あるいは細気管支周囲の線維化を表す（11章参照）．

血管性病変の小葉中心性結節は，すりガラスのことも軟部組織濃度のこともありうるが，これらは病勢の程度，あるいは肺胞性病変がどの程度含まれて

図 3-20

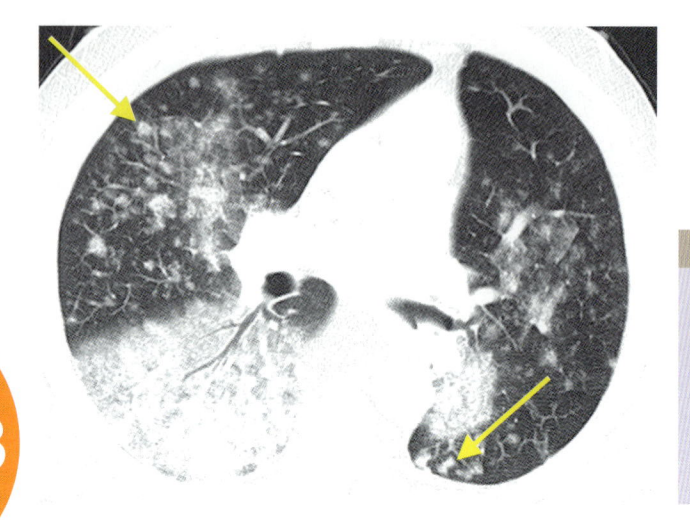

浸潤性粘液性腺癌　広範に斑状分布を呈するコンソリデーション（consolidation）と軟部組織濃度の小葉中心性結節（→）を認める．結節は均一に分布し，胸膜下はスペアされている．これは腫瘍の経気道散布を反映したものである．すりガラス濃度の小葉中心性結節も認められる．

表 3-7　小葉中心性結節：病変分布からみた鑑別診断

びまん性分布
過敏性肺炎
呼吸細気管支炎（呼吸細気管支炎関連間質性肺疾患）
濾胞性細気管支炎
非定型肺炎・ウイルス性肺炎
塵肺
肺水腫
肺出血
肺高血圧
上肺野・中肺野分布
過敏性肺炎
呼吸細気管支炎（呼吸細気管支炎関連間質性肺疾患）
Langerhans 細胞組織球症
塵肺
異所性石灰化症
斑状分布
経気道性感染（細菌，抗酸菌，真菌）
浸潤性粘液性腺癌
誤嚥
Langerhans 細胞組織球症

結節の分布による鑑別：びまん性，対称性，斑状

小葉中心性結節の分布は，結節の濃度と併せ，疾患の鑑別に役立つ（表 3-7）．

一般的に，びまん性，両側性の小葉中心性結節の場合は，過敏性肺炎（HP），呼吸細気管支炎（RB），呼吸細気管支炎関連間質性肺疾患（RB-ILD），濾胞性細気管支炎，非定型肺炎，塵肺，肺水腫，そして他の血管性病変などを考える．

上中肺野主体で両側性の分布の場合には，過敏性肺炎，呼吸細気管支炎，Langerhans 細胞組織球症，塵肺（炭坑夫肺，珪肺，鉄肺など），そして異所性石灰化症，などを考える．

斑状あるいは多巣性の結節の場合には，気道散布性の感染症（細菌，抗酸菌，真菌），浸潤性粘液性腺癌，誤嚥，Langerhans 細胞組織球症，などを考える．これらの場合，結節の分布は通常，非対称性である．

tree-in-bud（TIB）

TIB は小葉中心性の分布を示す．小葉中心性結節を伴うことが多い（14 章参照）．HRCT では，TIB は 1〜2 mm の長さと厚みを有する分岐影であり，先端やその周囲に小粒状影を伴う[†]．TIB の HRCT 所見は，小葉中心部の細気管支が膿や粘液によって充満，拡張し（線），細気管支周囲の炎症や線維化（芽）を伴う．TIB は木の芽吹きの様相に似ており，特徴的な所見である（図 3-21 A〜E）．

TIB は，それが明らかな場合には，ほぼ常に感染が存在することより，非常に特異性の高い重要な所

いるのかによって異なる．肺水腫と肺出血は軟部組織濃度の小葉中心性結節を呈する代表的なものである．

3章 結節性肺病変　55

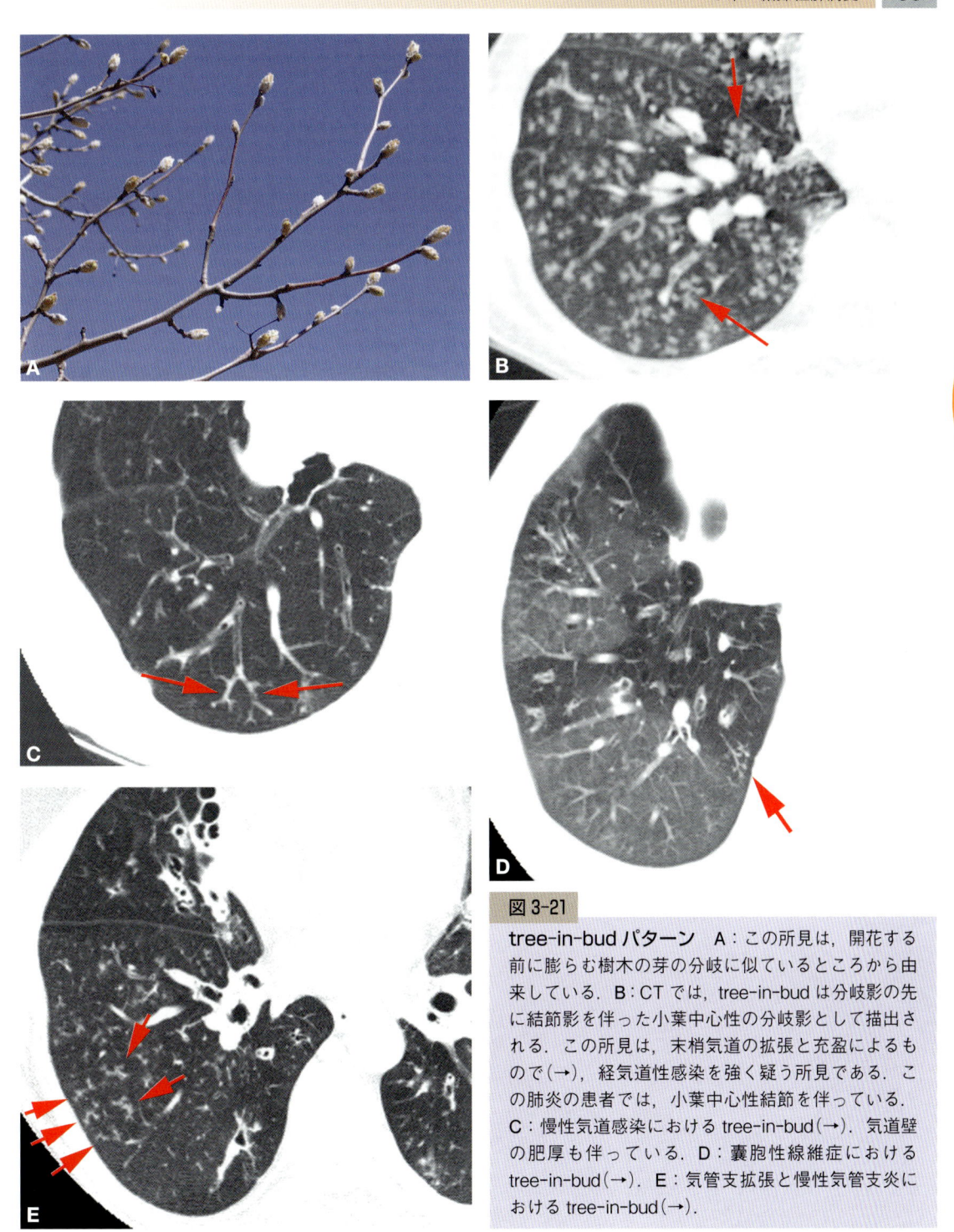

図3-21

tree-in-bud パターン　A：この所見は，開花する前に膨らむ樹木の芽の分岐に似ているところから由来している．B：CT では，tree-in-bud は分岐影の先に結節影を伴った小葉中心性の分岐影として描出される．この所見は，末梢気道の拡張と充盈によるもので（→），経気道性感染を強く疑う所見である．この肺炎の患者では，小葉中心性結節を伴っている．C：慢性気道感染における tree-in-bud（→）．気道壁の肥厚も伴っている．D：囊胞性線維症における tree-in-bud（→）．E：気管支拡張と慢性気管支炎における tree-in-bud（→）．

†訳者注：tree-in-bud の考え方については，本邦と欧米の研究者の間で若干の認識の違いがある．本来，tree-in-bud は，肺結核において，高次呼吸細気管支から肺胞管レベルの乾酪壊死物質の充盈によって生じる細葉辺縁の微細分岐陰影として定義されたが，欧米の研究者は，この言葉の響きもあり，小葉中心性粒状影とそれをつなぐ分岐線状影の所見に拡大解釈している傾向がある．したがって，tree-in-bud の鑑別診断には，感染症をはじめとした多くの疾患が含まれている．tree-in-bud は，本来は肺結核を代表とする感染症において認められる微細な分岐影を指すと考えるべきであり，小葉中心性粒状影＋分岐線状影という広い捉え方はするべきではないと考える．これらの齟齬はあるものの，この教科書では，欧米の放射線科医の考え方を認識する意味もあり，原書に忠実に訳した．

表 3-8	tree-in-bud およびそれに相似した所見の鑑別診断

感染
  細菌感染
  抗酸菌感染
  真菌感染
  ウイルス性感染

感染関連疾患
  嚢胞性線維症
  線毛異常
  免疫不全
  汎細気管支炎
  アレルギー性気管支肺アスペルギルス症

非感染性細気管支病変
  浸潤性粘液性腺癌
  濾胞性細気管支炎
  誤嚥

血管性病変
  タルク肺
  血管内性転移

リンパ路性病変
  サルコイドーシス

見である(表 3-8).少しでも TIB の所見を見つけることが,感染症の診断を確実にするとになる.TIB によって感染症の種類に迫れるわけではないが,通常,細菌性,抗酸菌性感染の頻度が高いとされる.原因や経過にもよるが,気道の拡張や壁肥厚を伴うこともある(図 3-21 C～E,図 3-22).

TIB の存在は感染症の存在を表す所見であるために,この所見を記載する際には,本当にそれが TIB であるかどうかの判断が重要である.決して TIB を過剰に診断してはいけない.

感染症以外で,TIB を伴った細気管支の異常陰影を呈する疾患があるが,比較的まれであり,非典型的な所見である.それらは,たとえば,浸潤性粘液性肺腺癌の経気道散布,濾胞性細気管支炎(多くの患者は膠原病を有する),喘息やアレルギー性気管支肺アスペルギルス症における粘液栓,そして誤嚥などである.

時に,小葉中心性の血管病変が TIB と似ることがある.たとえば,破砕した薬剤の静脈内投与によるタルク肺があり(図 3-23),小血管周囲に線維化が生じる.また,小血管内腔に散布された転移性病変も同様に TIB に似た画像を呈しうる.

サルコイドーシスなどリンパ路病変も,時に小葉中心部位に小さな粒状影の集簇を形成することがある.小葉中心性の分岐影に小結節が附着して認めら

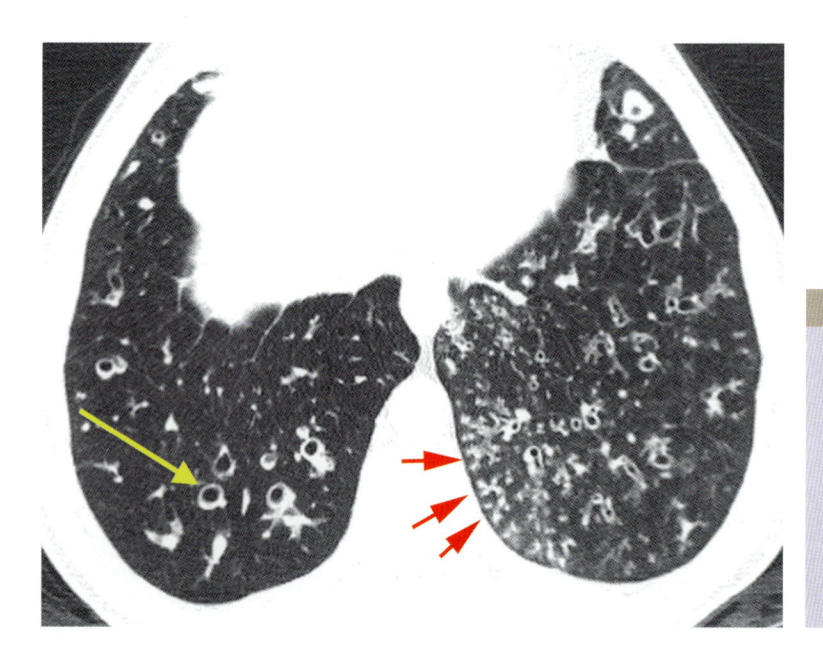

図 3-22
原発性線毛運動異常症(primary ciliary dyskinesia)における tree-in-bud 気管支拡張や気管支壁肥厚など,広範な太い気管支の炎症性所見が認められる(黄→).末梢の気道の慢性感染と粘液充満が tree-in-bud として描出されている(赤→).

れた場合，TIBパターンに似ることがある．しかし，このほかの部位，たとえば肺門周囲の気管支肺動脈束周囲間質および胸膜下間質などの小結節の併存の所見からは，サルコイドーシスの診断を下すことは比較的容易である（図3-24）．

　小葉中心性結節がみられた場合，HRCTは次の診断手法を決定する際に有用な情報を与えてくれる．もしも，軟部組織濃度の小葉中心性結節が斑状に分布していたり，TIBパターンを呈していた場合には，感染の頻度が最も高いことより，喀痰検査や気管支鏡下の肺胞洗浄（BAL）が診断に有用である，ということになる．

　急性の症状を呈した患者にすりガラス結節が出現している場合には，多くは臨床的にさらなる精査が必要となる．たとえば，感染症が疑わしい場合には気管支鏡が必要となる．喀痰検査は小葉中心性のすりガラス結節の患者では多くの場合，有効ではない．慢性の症状ですりガラス結節を呈している場合に，確定診断のためにビデオ胸腔鏡下生検（video-assisted thoracoscopic surgical biopsy：VATS）生検が行われことが多い．

結節性肺病変：診断へのアプローチ方法

　HRCT上の結節性病変は，それらを以下に述べる3つのパターンにまず分けることが，正確な診断および鑑別診断に役立つ．図3-25 A〜Dおよび表3-9にそれら3種類の結節性病変の分布パターンの比較を示す．また，結節性病変の簡便な診断アルゴリズムを図3-26に示す．

　以下は，結節性肺病変のパターンを評価する際に注意すべきいくつかの重要なポイントである．

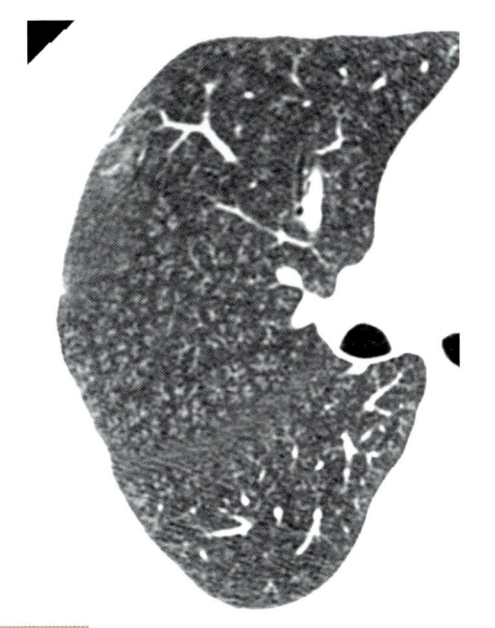

図 3-23

タルク肺：血管性の小葉中心性結節　ステロイドの錠剤を粉砕して注射していたボディービルダーの右肺HRCT．tree-in-budによく似た分岐影を認める．病変分布はびまん性であり，経気道感染としては非典型的である．葉間や胸壁の胸膜下はスペアされている．タルク肺は，血行性の無機質の沈着が，小葉中心性に線維化を形成することによって起こる．

図 3-24

小葉中心性パターンを呈したリンパ路性結節　サルコイドーシスの患者にみられた集簇性の小葉中心性気管支肺動脈性結節がtree-in-budに似ている（赤→）．しかし，サルコイドーシスのようなリンパ路性病変では，胸膜下（黄→）や肺門周囲の気管支肺動脈束周囲間質などの他の部位にも結節が形成される点が異なっている．

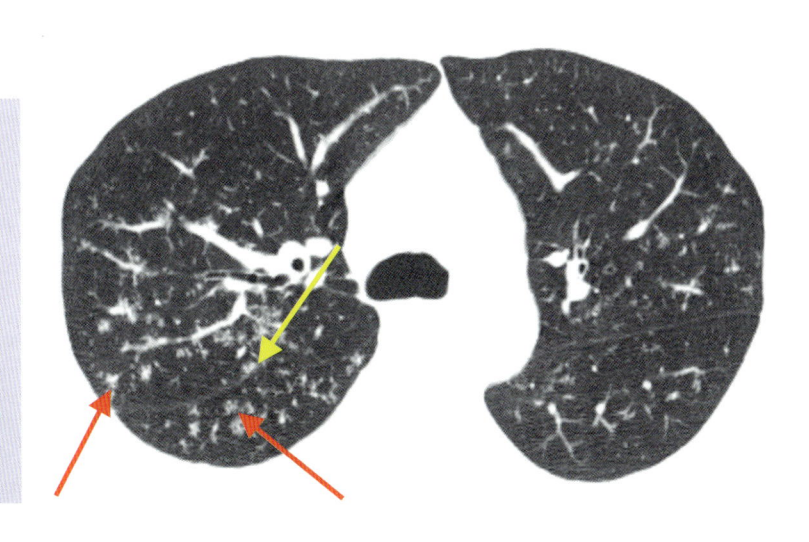

図 3-25

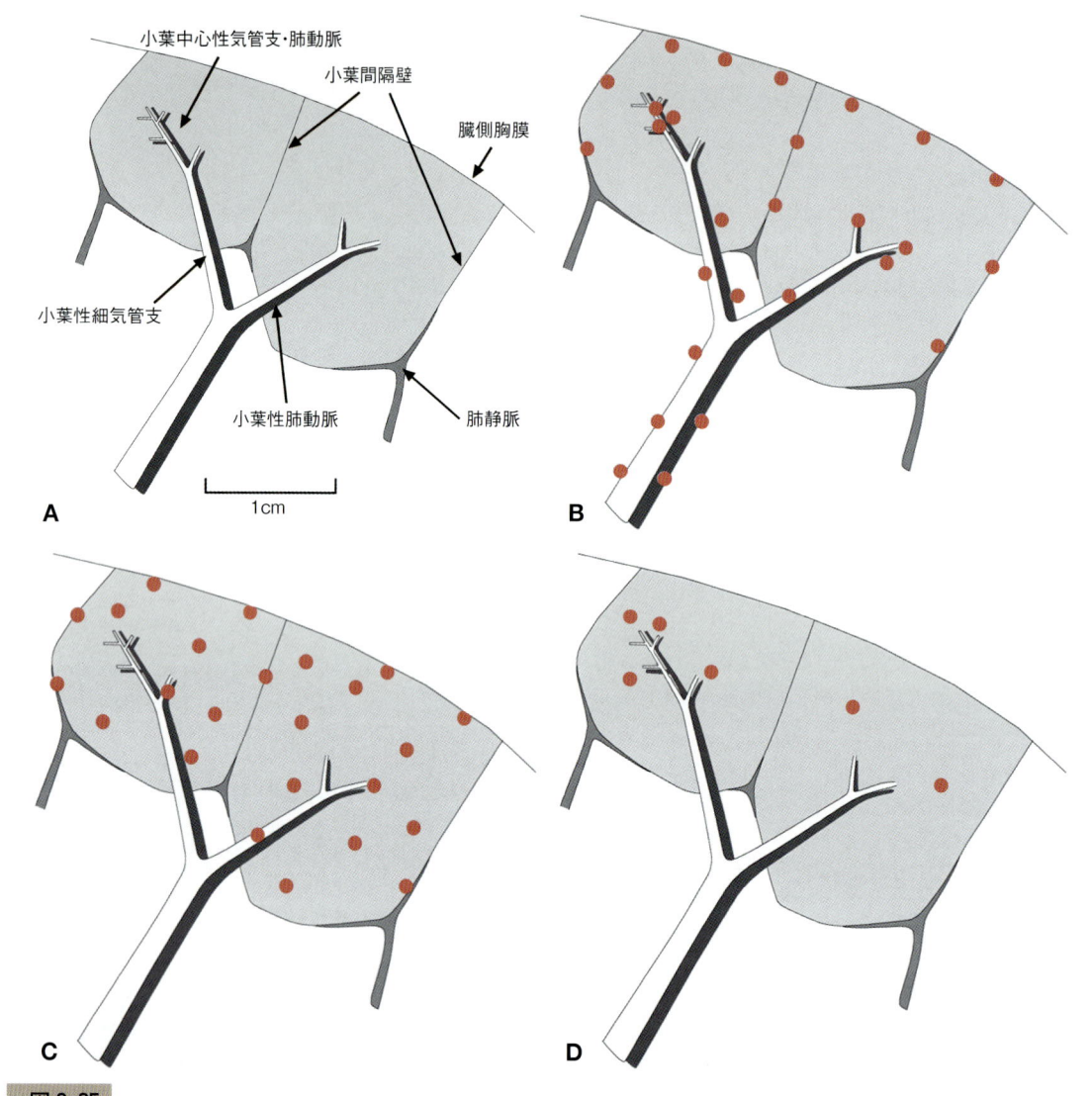

二次小葉と結節　**A**：二次小葉の正常解剖．**B**：リンパ路性結節．胸膜下，小葉間隔壁，小葉中心性気管支肺動脈束にみられる．**C**：ランダム結節．小葉間隔壁や胸膜にも接するが，小葉構造とは一定の関係をもたない．**D**：**小葉中心性結節**：小葉の中心部にのみ結節が認められる．

1) 胸膜下結節は，リンパ路パターンおよびランダムパターンのいずれでも認められる．しかし，小葉中心性結節を有する患者の場合は通常認められない．もしも分布の判断が難しい場合，葉間胸膜と末梢胸膜を観察し，これらの部位に結節が存在するかどうかを確認すべきである．

2) ランダムパターンでは通常びまん性の分布を示すが，リンパ路性分布においては斑状の分布を示すことが多い．小葉中心性の結節は，原因疾患によって，びまん性および斑状いずれの分布もとりうる．たとえば過敏性肺炎は，通常，びまん性の分布をとり，感染の経気道性散布は通常，斑状の分布をとる．

3) 小葉中心性結節が認められたらTIBが併存しているかどうかを確認する必要がある．もしもTIBが併存する場合，それは感染の可能性が非常に高いことを意味する．もしも存在しない場合は，結節の濃度や分布によってさらなる鑑別

表 3-9　肺の既存構造や小葉構造に関連した分布からみた結節の特徴

	リンパ路性	ランダム	小葉中心性
病態生理	原発性のリンパ管性病変あるいはリンパ管からの排出	血行性散布	細気管支・小血管・リンパ管性病変
結節の分布	気管支肺動脈束，胸膜下，小葉間隔壁，小葉中心	傾向なし	小葉中心性
特徴	斑状，集簇状	びまん性，均一	胸壁，葉間裂と一定の距離，均一な広がり，びまん性あるいは斑状
胸膜に接した結節	あり	あり	なし
代表的な疾患	サルコイドーシス，癌性リンパ管症	粟粒結核，真菌感染，血行性肺転移	経気道性感染，経気道性腫瘍，過敏性肺炎，呼吸細気管支炎，肺水腫

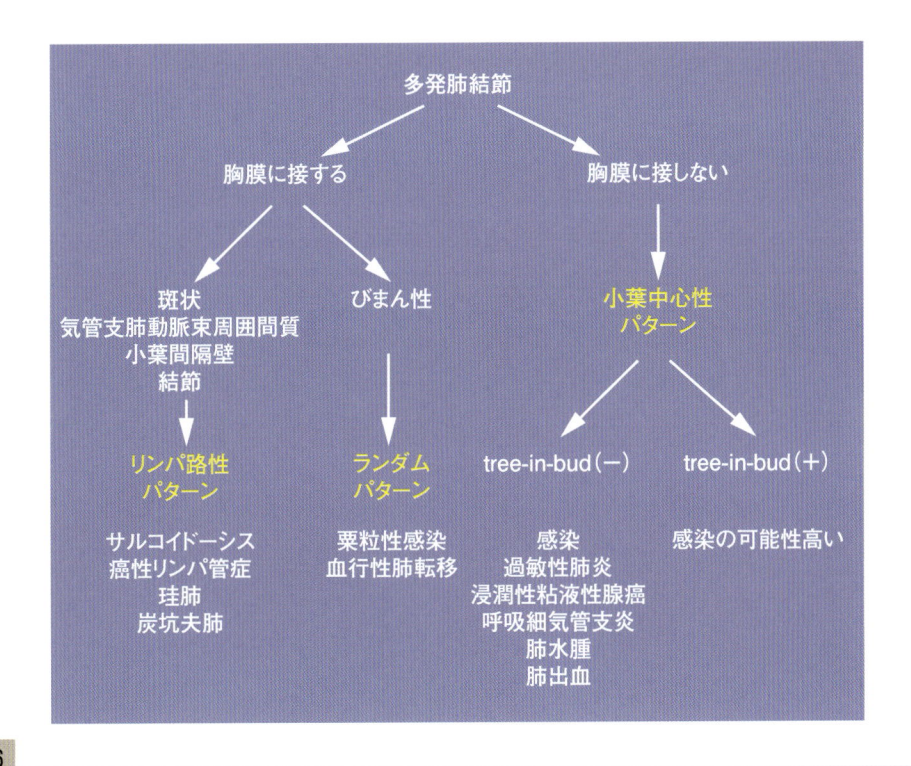

図 3-26
HRCT における小結節の分布解析による診断アルゴリズム

を行うことになる．この場合，患者の症状は鑑別に非常に有用である．

文献

Aquino SL, Gamsu G, Webb WR, Kee SL. Tree-in-bud pattern：frequency and significance on thin section CT. J Comput Assist Tomogr 1996；20：594-599.

Bendeck SE, Leung AN, Berry GJ, Daniel D, Ruoss SJ. Cellulose granulomatosis presenting as centrilobular nodules：CT and histologic findings. AJR Am J Roentgenol 2001；177：1151-1153.

David M. Hansell, Alexander AB, et al. Fleischner Society：glossary of terms for thoracic imaging. Radiology 2008；246：697-722.

Elicker B, Pereira CA, Webb R, Leslie KO. High-resolution computed tomography patterns of diffuse interstitial lung disease with clinical and pathological correlation. J Bras Pneumol 2008；34：715-744.

Gruden JF, Webb WR, Naidich DP, McGuinness G. Multinodular disease：anatomic localization at thin-section CT-multireader evaluation of a simple algorithm. Radiology 1999；210：711-720.

Gruden JF, Webb WR, Warnock M. Centrilobular opacities in the lung on high-resolution CT：diagnostic considerations and pathologic correlation. AJR Am J Roentgenol 1994；162：569-574.

Lee KS, Kim TS, Han J, et al. Diffuse micronodular lung disease：HRCT and pathologic findings. J Comput Assist Tomogr 1999；23：99-106.

Müller NL, Miller RR. Diseases of the bronchioles：CT and histopathologic findings. Radiology 1995；196：3-12.

Murata K, Itoh H, Todo G, et al. Centrilobular lesions of the lung：demonstration by high-resolution CT and pathologic correlation. Radiology 1986；161：641-645.

Okada F, Ando Y, Yoshitake S, et al. Clinical/pathologic correlations in 553 patients with primary centrilobular findings on high-resolution CT scan of the thorax. Chest 2007；132：1939-1948.

Webb WR. High resolution lung computed tomography：normal anatomic and pathologic findings. Radiol Clin North Am 1991；29：1051-1063.

Webb WR. Thin-section CT of the secondary pulmonary lobule：anatomy and the image－The 2004 Fleischner lecture. Radiology 2006；239：322-338.

4

肺野濃度の上昇：すりガラス影とコンソリデーション

　肺野濃度の上昇は，その程度によって次の2つに分けられる：すりガラス影とコンソリデーション．これらはいずれも非特異的な所見であり，それぞれに多くの鑑別診断がある．臨床情報，特にその経過はこれらの陰影が存在していた場合の鑑別に有用である．

すりガラス影

　高分解能CT（HRCT）において，すりガラス影（ground glass opacity：GGO）とは，内部の血管が認識できる程度の肺野濃度の上昇と定義される（図4-1）．しかし，すりガラス影の原因となるべき病理像をHRCTで直接観察することはできない．すりガラス影は，肺胞性病変のこともあれば，間質性病変のこともあり，また，それらが混在している場合もある．そして，病理像は，肺の浸潤性変化（infiltration），活動性のある炎症性変化（inflammation），そして線維化（fibrosis）とさまざまである（図4-2）．すりガラス影が，容積減少性の病変（atelectasis）を表していることもある．

　すりガラス影の鑑別診断は広く，さまざまなカテ

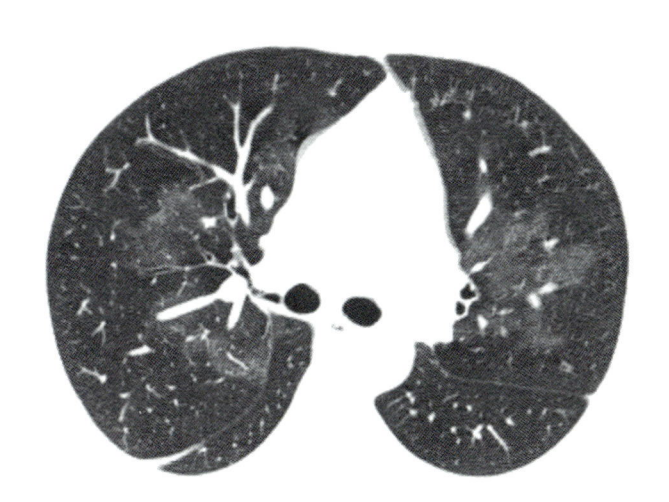

図 4-1

すりガラス影　Wegener肉芽腫症（GPA）による急性肺出血の患者．肺門周囲に肺野濃度の上昇を認めるが，内部の血管は透見できる．これがすりガラス影の定義である．

（GPAについては，p.71の訳者注2を参照）

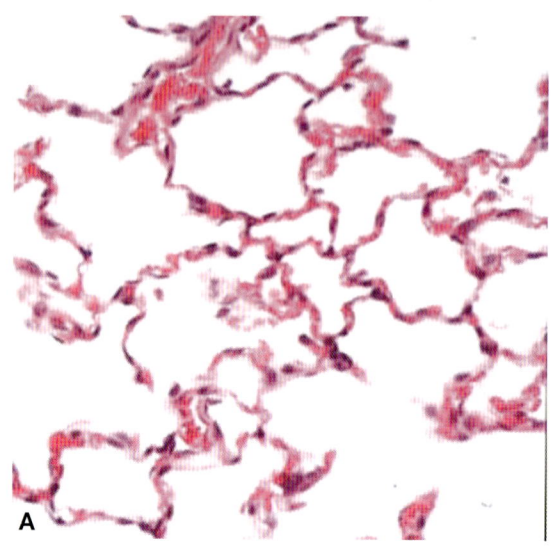

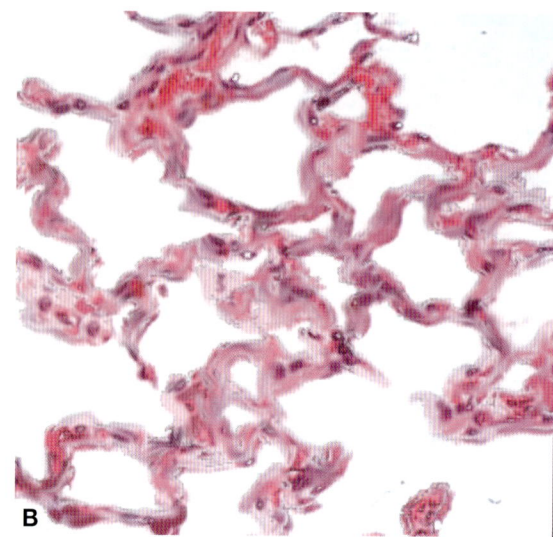

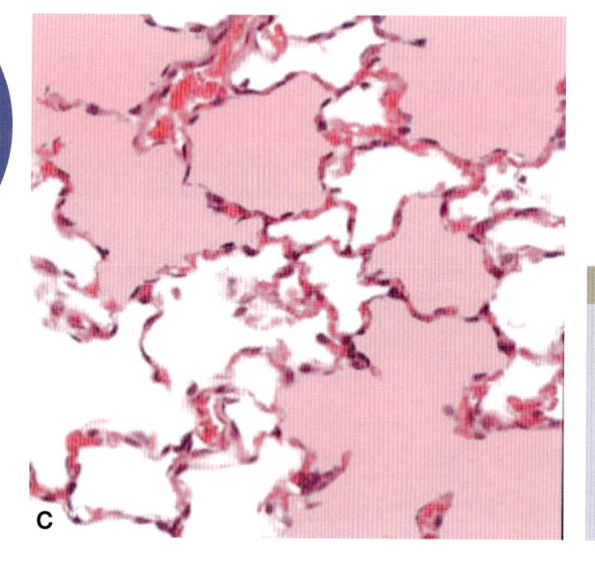

図 4-2
すりガラス影の成因 A：正常肺．B：間質性肺炎における肺胞隔壁の肥厚をシミュレーションした．単位容積内の組織含有量が増加し，すりガラス影の原因となる．C：肺胞内に液体が貯留した肺胞性病変のシミュレーション．肺野濃度は上昇するが，いくつかの肺胞の含気は保たれるために，コンソリデーションとはならない．

ゴリーにおけるさまざまな疾患が含まれる．症状の経過（急性か，慢性か）は鑑別診断を行ううえで重要である（表 4-1）．一般に，急性とは 2〜3 週間以内のことを指し，慢性とは 6 週間以上の経過を指す．

急性症状におけるすりガラス影

急性の症状を有する患者の場合，最も多いすりガラス影の原因は，1) 感染症：ウイルス性肺炎やニューモシスチス肺炎などの非定型肺炎，あるいは非特異的な細菌感染（レジオネラ，肺炎マイコプラズマ，肺炎クラミジア），2) 肺水腫：心原性および非心原性，3) びまん性肺胞傷害（急性呼吸窮迫症候群に対応する病理像），4) 肺出血，そして 5) 誤嚥などである（表 4-1）．以上に加えて，6) 過敏性肺炎の急性期や 7) 急性好酸球性肺炎も含まれる．

急性発症の場合，すりガラス影の原因を画像所見のみから鑑別することは不可能である．陰影の分布（びまん性，対称性，斑状，結節状，限局性）もあまり鑑別の役には立たない（図 4-3）．比較的均一な性格の病変，たとえば肺水腫を考えてみても，通常は対称性あるいはびまん性ではあるが，斑状，限局性あるいは結節状の分布を呈することもある（図 4-4）．したがって，急性の症状を呈しているすりガラス影の鑑別は，病歴（例：免疫不全，AIDS，曝露歴，心疾患の既往）と特徴的な症状（例：発熱，喀痰，喀血）によってなされることが多い．

4章 肺野濃度の上昇：すりガラス影とコンソリデーション　63

表4-1 病状の発現形態とすりガラス影の鑑別診断

急　性	慢　性
感染(非定型が多い)	過敏性肺炎
肺水腫	非特異性間質性肺炎(NSIP)
びまん性肺胞傷害	剝離性間質性肺炎(DIP)/呼吸細気管支炎(RB)
肺出血	リンパ球性間質性肺炎(LIP)/濾胞性細気管支炎
誤嚥	浸潤性粘液性腺癌
過敏性肺炎(急性)	器質化肺炎
急性好酸球性肺炎	好酸球性肺炎
	サルコイドーシス
	リポイド肺炎
	肺胞蛋白症

ただし，画像が役に立つ場合もあり，小葉間隔壁の平滑な肥厚所見(smooth interlobular septal thickening)がその一例である．もしも，この所見がすりガラス影とともに顕在化している場合には，考えるべきは肺水腫である(図4-5)．また，すりガラス影に囊胞が併存している場合には，*Pneumocystis jirovecii*(ニューモシスチス・イロベッチ)感染を疑うこととなる．

慢性症状におけるすりガラス影

慢性症状にすりガラス影がみられた場合，鑑別診断は異なり，多岐にわたる．可能性としては，過敏性肺炎(HP)，非特異性間質性肺炎(NSIP)，剝離性間質性肺炎(DIP)，呼吸細気管支炎(RB)，リンパ球性間質性肺炎(LIP)，濾胞性細気管支炎，浸潤性粘液性腺癌，器質化肺炎(organizing pneumonia：OP)，好酸球性肺炎，サルコイドーシス，リポイド肺炎，そして肺胞蛋白症などである．いくつかの所見が鑑別診断に役立つ(表4-2)．

すりガラス影の分布

もしもすりガラス影の分布が明らかに末梢性の場合は，間質性肺炎の可能性が高くなり，NSIPやDIPを特に疑う(図4-6)．ただし，好酸球性肺炎やOPも同様の分布を呈しうることに注意が必要である．末梢性分布のなかでも，胸膜直下がスペアされる場合には，NSIPの可能性が高くなる(図4-7)．

斑状あるいは地図状分布の場合で，肺の中枢側が侵されている場合には，一般的に間質性肺炎(NSIP，DIP，LIP，OPなど)は考えにくいが，ただし，膠原病に伴うNSIPやLIPではこのような分布を呈することがある．このような分布は，過敏性肺炎などの疾患でも比較的よくみられる(図4-8)．

モザイク血流，エア・トラッピングの併存

すりガラス影に著明な**モザイク血流**(mosaic perfusion)あるいは**エア・トラッピング**(air trapping)が併存していた場合(3葉以上で，複数の小葉において)，過敏性肺炎の可能性が非常に強くなる(図4-9

図4-3

肺水腫を伴った急性薬剤性肺障害とびまん性すりガラス影　すりガラス影の鑑別診断は非常に多い．急性経過では，すりガラス影の肺内分布の解析は鑑別にあまり役に立たない．この患者では，悪性リンパ腫の治療によって薬剤性肺障害が生じたが，このような病歴の評価がむしろ診断には重要である．

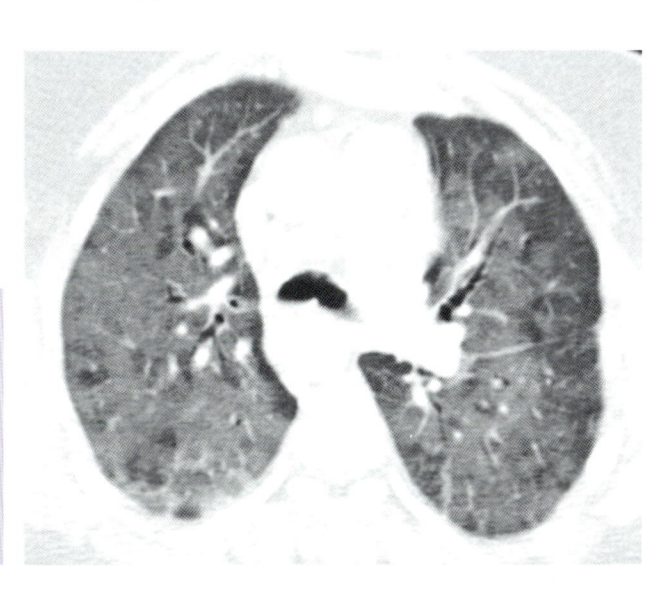

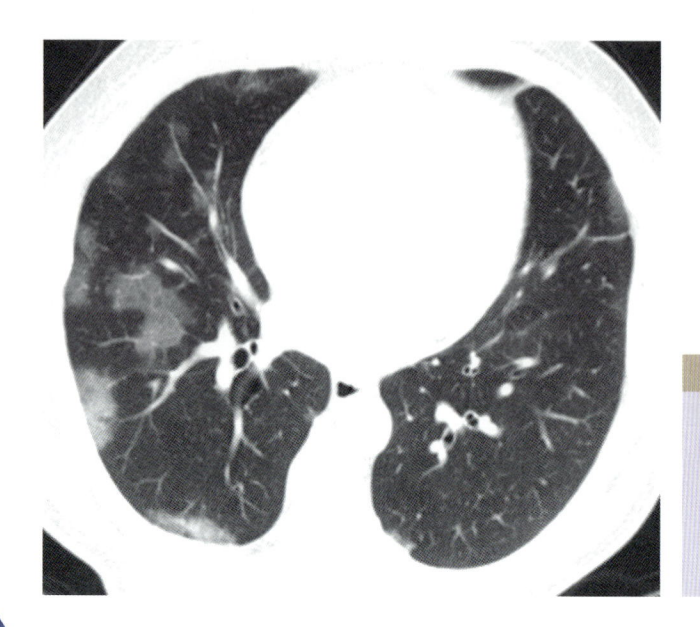

図 4-4
斑状のすりガラス影を呈した急性肺水腫 急性症状を伴った場合のすりガラス影の分布は，あまり診断の役には立たない．肺水腫のように，古典的にびまん性あるいは両側性と考えられている病態でも，時に限局性あるいは斑状であることがある．

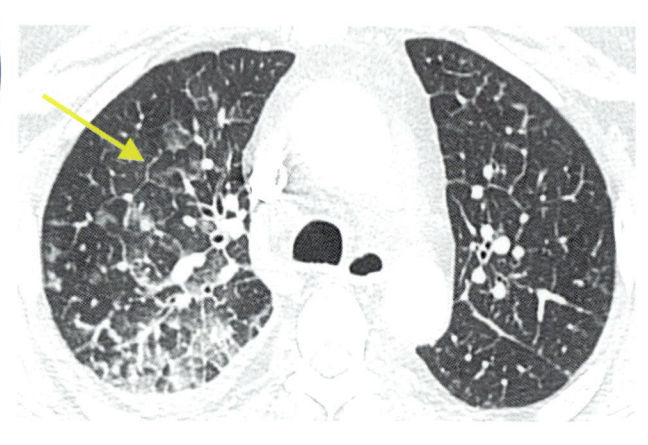

図 4-5
すりガラス影と小葉間隔壁の肥厚を伴った肺水腫 急性期症状における GGO の所見は非特異的であるが，小葉間隔壁の肥厚（→）が著明な場合，肺水腫が最も考えられる所見である．

表 4-2　慢性経過におけるすりガラス影：特異的な診断を行うために役立つ付加的な所見

HRCT 所見	考えられる疾患
線維化の所見（蜂巣肺，牽引性気管支拡張，不整な網状影）	NSIP，過敏性肺炎，通常型間質性肺炎（UIP）
末梢性分布	NSIP，剥離性間質性肺炎（DIP）
胸膜直下のスペア	NSIP
斑状，地図状分布	過敏性肺炎，NSIP
著明なモザイク血流，エア・トラッピング	過敏性肺炎
小葉中心性結節	過敏性肺炎，呼吸細気管支炎（RB），DIP，濾胞性細気管支炎，リンパ球性間質性肺炎（LIP），浸潤性粘液性腺癌
小葉間隔壁の肥厚	肺胞蛋白症，浸潤性粘液性腺癌，リポイド肺炎

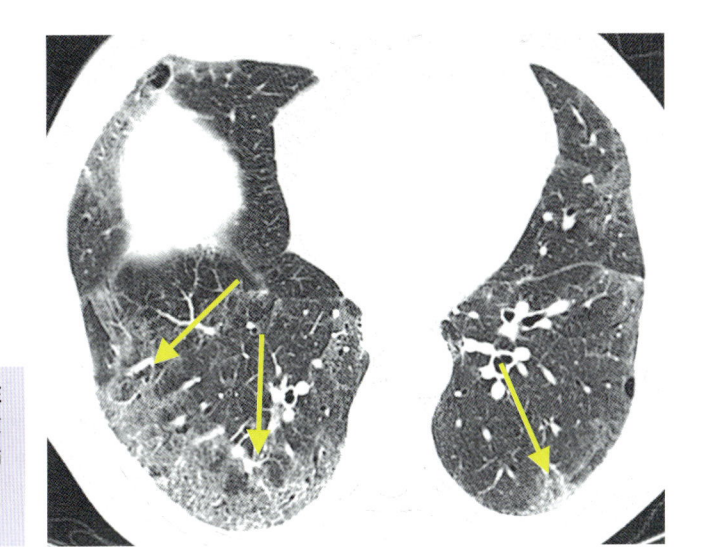

4章 肺野濃度の上昇：すりガラス影とコンソリデーション　65

図 4-6
剥離性間質性肺炎（DIP）における末梢性分布のすりガラス影　慢性症状において末梢性分布のすりガラス影（→）は，間質性肺炎，特に NSIP，DIP，UIP などを疑わせる．この患者は DIP を呈した高度喫煙者である．

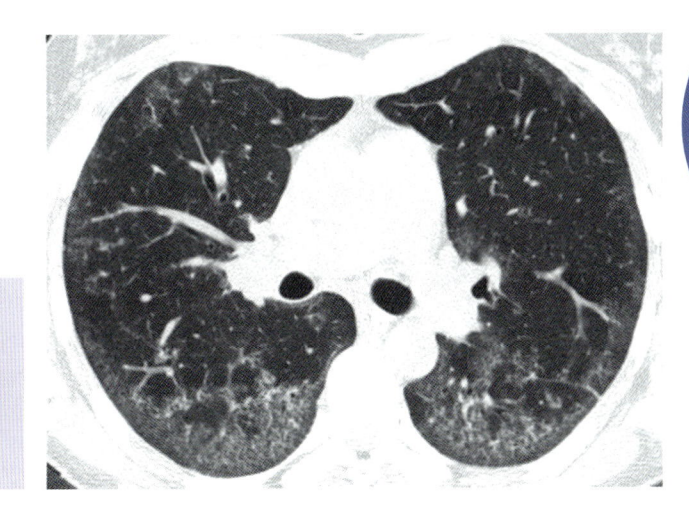

図 4-7
末梢性分布で胸膜直下のスペアを伴った非特異性間質性肺炎（NSIP）のすりガラス影　NSIP においては，すりガラス影は胸膜下優位に分布するが，特に胸膜直下の部分がスペアされることが多い．この所見はNSIP に比較的特異的な所見である．

図 4-8
斑状あるいは地図状のすりガラス影の分布を呈した過敏性肺炎（HP）　過敏性肺炎では，すりガラス影は末梢性の分布を呈することは少なく，これは過敏性肺炎によくみられる分布である．

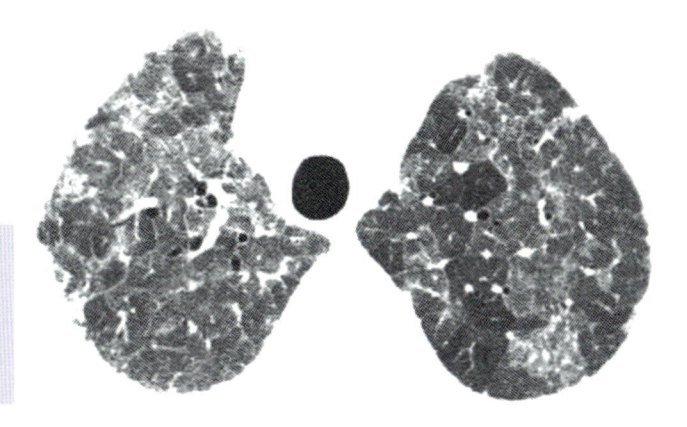

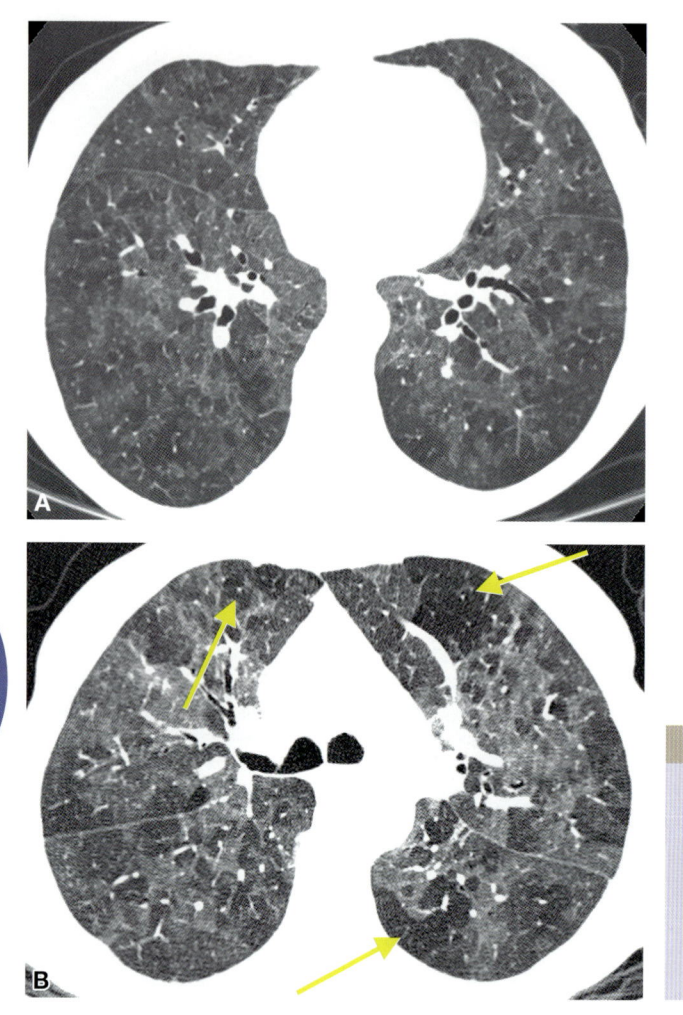

図 4-9
斑状のすりガラス影とエア・トラッピングを呈した過敏性肺炎 慢性経過の患者のHRCT (A) であるが，非特異的な斑状のすりガラス影を呈している．呼気CT (B) では，斑状のエア・トラッピングを呈している (→)．これらの所見の組み合わせは，過敏性肺炎を強く示唆するものである．

A, B)．すりガラス影に小葉中心性の結節が併存していた場合は，過敏性肺炎 (図 4-10)，呼吸細気管支炎，濾胞性細気管支炎，そして浸潤性粘液腺癌の可能性が高くなる．

crazy-paving
すりガラス影に平滑な小葉間隔壁が overlap した所見を"crazy-paving"とよぶ[†1]．この言葉は，英国式の庭園などによくみられる不規則な形状の敷石に基づいている．

もともと肺胞蛋白症 (pulmonary alveolar proteinosis) に特異的なHRCT所見として報告されたが (図 4-11)，現在は，この所見は非特異的なものであり，多くの異なる疾患のすりガラス影において認められるとされている．急性の経過の患者においては，その鑑別診断は，すりガラス影そのものとほぼ同じであり，肺水腫，非定型肺炎 (図 4-12)，びまん性肺胞傷害，出血，過敏性肺炎，急性好酸球性肺炎などが含まれる．慢性の経過の患者においても，その鑑別診断はすりガラス影のものとほぼ同じである．そのなかでも肺胞蛋白症は非常にまれな疾患ではあるが，鑑別には必ず含ませるべき病態である (図 4-11)．

[†1] 訳者注：当初は，crazy-paving の網状影は小葉間隔壁の平滑な肥厚と考えられていたが，その後の研究により，これは小葉間隔壁のみならず，小葉構造よりもさらに小さな単位 (細葉) の辺縁なども表していることが報告されている．

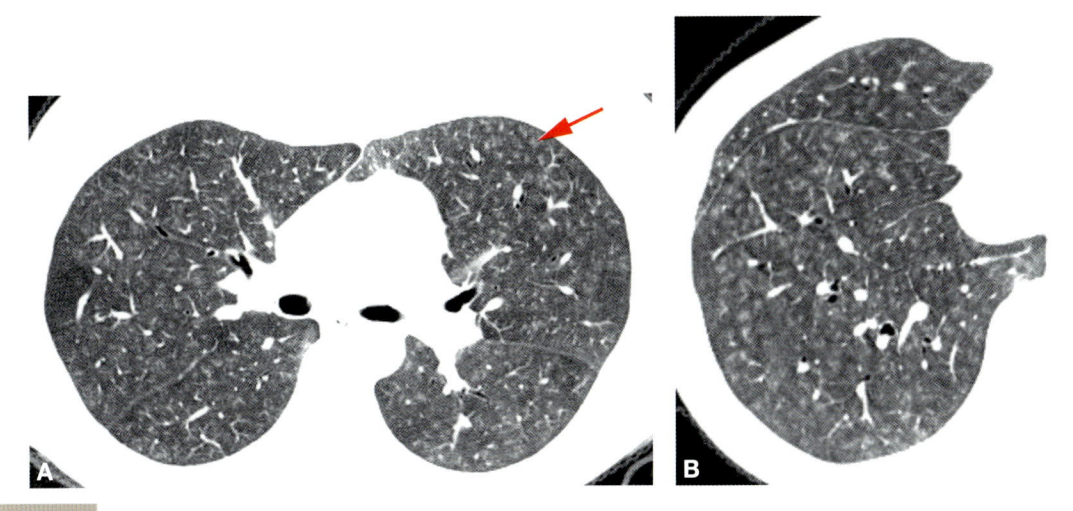

図 4-10
すりガラス影と小葉中心性結節を呈した過敏性肺炎　慢性のすりガラス影が小葉中心性結節を伴った場合（A，→），鑑別すべきものは過敏性肺炎，呼吸細気管支炎，濾胞性細気管支炎，そして浸潤性粘液腺癌である．無数のすりガラス濃度の小葉中心性結節を認める（B）．

図 4-11
crazy pavingを呈した肺胞蛋白症　すりガラス影に小葉間隔壁が重合した所見を"crazy paving"とよぶ[†2]．慢性の経過の場合，鑑別すべき疾患には，まれではあるが肺胞蛋白症を第一に考える必要がある．

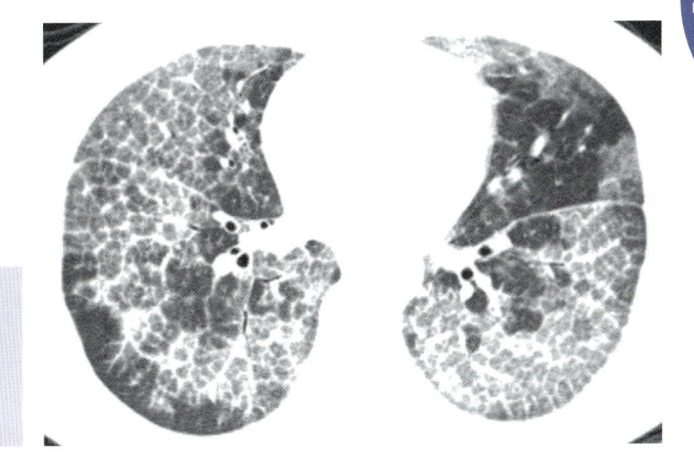

図 4-12
crazy pavingを示したニューモシスチス肺炎　急性の経過におけるcrazy pavingの鑑別診断は，すりガラス影のそれと同じであり，肺水腫，非定型肺炎，びまん性肺胞傷害，そして肺胞出血である．

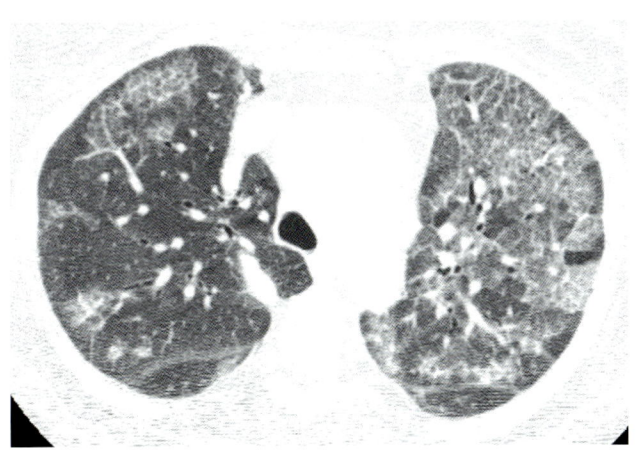

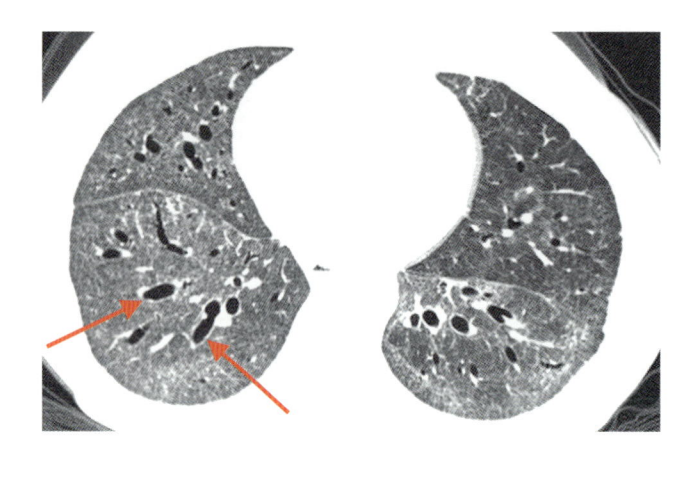

図 4-13
すりガラス影と牽引性気管支拡張を呈したNSIP　すりガラス影が，牽引性気管支拡張（→）や網状影を伴っている場合，全身性硬化症に伴う線維性NSIPなどの慢性間質性肺疾患を考える必要がある．

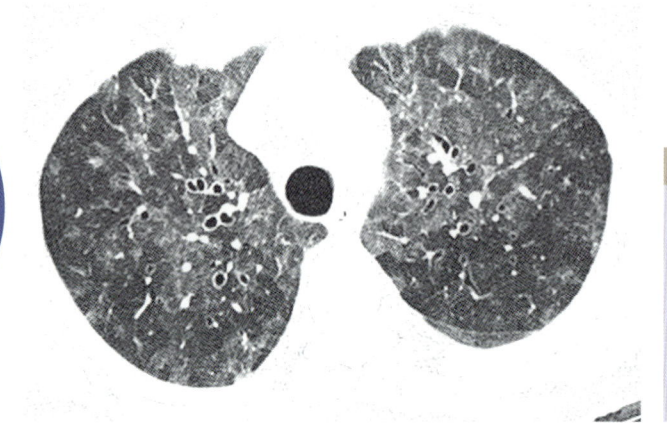

図 4-14
慢性経過にすりガラス影がみられた過敏性肺炎　この慢性の経過を有する患者においては，肺門周囲および胸膜下にも斑状のすりガラス影が認められる．慢性経過の患者ですりガラス影を呈する最も頻度の高い病態は，過敏性肺炎，NSIP，そしてDIPである．

線維化の併存

　慢性の症状を呈していた場合，すりガラス影は2つの鑑別診断を考える必要がある．ひとつは活動性の炎症あるいは浸潤性病変であり，もう一つは，微細な顕微鏡学的な肺の線維化である．もし，すりガラス影が牽引性気管支拡張，不整な網状影，あるいは蜂巣肺などの線維化を示唆するHRCT所見を伴っていなかった場合，炎症性変化あるいは浸潤性変化が考えやすい．一方，すりガラス影が，同時に線維化の所見を伴っていた場合，顕微鏡学的な肺の線維化を考える必要がある（図4-13）．時に炎症性病変と線維化が併存している場合もある．

　過敏性肺炎や膠原病，薬剤に関係した非特異性間質性肺炎（NSIP）は，HRCTにおいてすりガラス影を示すびまん性の線維性病変として最も頻度の高いものである（図4-14）．通常型間質性肺炎（UIP）もすりガラス影を呈しうるが，これらの場合，線維性病変がより顕在化していることが多い．

コンソリデーション

　HRCTにおけるコンソリデーション〔consolidation 浸潤影（均等影，融合影）〕とは，血管の走行を確認できない均一な肺野濃度の上昇と定義される（図4-15）．air bronchogram（気管支透亮像）をしばしば伴う．すりガラス影と同様に，肺胞性病変あるいは間質性病変いずれでも認められるが，肺胞充満性病変が原因であることがほとんどである．すりガラス影と同様に，鑑別診断は多岐にわたるが，症状の経過（表4-3），陰影の分布がその判断に有用である．

急性経過におけるコンソリデーション

　急性経過におけるコンソリデーションの鑑別診断は，急性経過におけるすりガラス影とほぼ同じであるが（表4-3），コンソリデーションは，より肺炎や誤嚥において多い傾向がある．このほかの原因とし

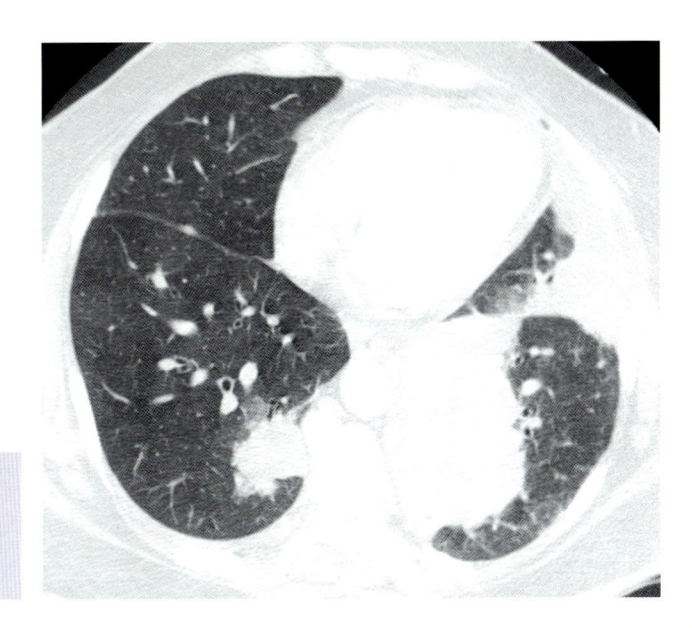

図 4-15　コンソリデーション　浸潤性粘液性腺癌の患者のCTでは，両側性に斑状のコンソリデーションが認められる．病変部では内部に血管の走行が確認できないことに注意．

ては，肺水腫，びまん性肺胞傷害，肺出血などがあるが，これらの状態では，どちらかというと，すりガラス影を示すことのほうが多い．

　時に間質性肺疾患が急性の症状を呈し，コンソリデーションを呈する場合があるが，これは過敏性肺炎や急性好酸球性肺炎において認められる．しかし，これらの疾患においても，すりガラス影がより優勢である．

分　布

　びまん性のコンソリデーションは，肺水腫，びまん性肺胞傷害(急性呼吸窮迫症候群における病理像，図 4-16)，感染症，肺出血，そして急性好酸球性肺炎などでみられる．感染症では，ウイルス肺炎，異型肺炎(レジオネラ，肺炎マイコプラズマ，肺炎クラミジア)，そしてニューモシスチス肺炎などがびまん性のコンソリデーションを呈しうる代表的なものであるが，これらの多くの典型像はすりガラス影であることに注意すべきである．このほかの感染症(細菌，真菌，抗酸菌)は限局性あるいは斑状の分布を示す傾向がある(図 4-17)．誤嚥は限局性あるいは斑状の陰影を呈し，下葉あるいは上葉背側に多い．

慢性経過におけるコンソリデーション

　慢性経過の患者のなかで，コンソリデーションの最も多い原因は器質化肺炎(organizing pneumo-

表 4-3　経過の違いによるコンソリデーションの鑑別診断

急　性	慢　性
感染	器質化肺炎
肺水腫	好酸球性肺炎
びまん性肺胞傷害	浸潤性粘液性腺癌
肺胞出血	サルコイドーシス
誤嚥	悪性リンパ腫(多くは再発性)
過敏性肺炎	リポイド肺炎
急性好酸球性肺炎	過敏性肺炎

nia：OP)，慢性好酸球性肺炎，サルコイドーシス，浸潤性粘液性腺癌，悪性リンパ腫，過敏性肺炎，そしてリポイド肺炎などである．コンソリデーションの分布や他の併存する所見が鑑別を絞るのに役に立つ．

分　布

　陰影の分布は鑑別診断を絞り込むのに有用である(表 4-4)が，それだけでひとつの診断に至ることはできない．慢性的なコンソリデーションは通常，斑状で両側性の分布をとる．

　広範でびまん性のコンソリデーションは浸潤性粘液性腺癌に特異的であり，器質化肺炎(OP)がそれに続く．単発性，限局性のコンソリデーションは，

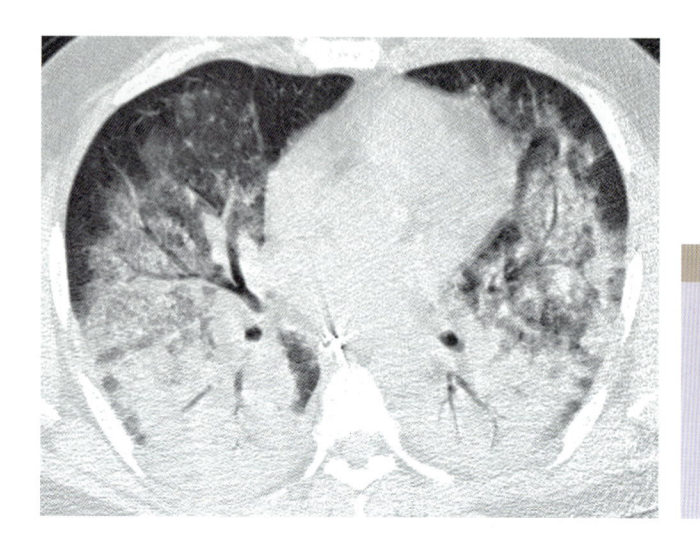

図 4-16
びまん性のコンソリデーションを呈した急性呼吸窮迫症候群　急性に出現したびまん性のコンソリデーションは非特異的な所見であり，感染，びまん性肺胞傷害（急性呼吸窮迫症候群），肺水腫，肺出血などでみられる．これらの疾患の画像による鑑別は原則として困難である．

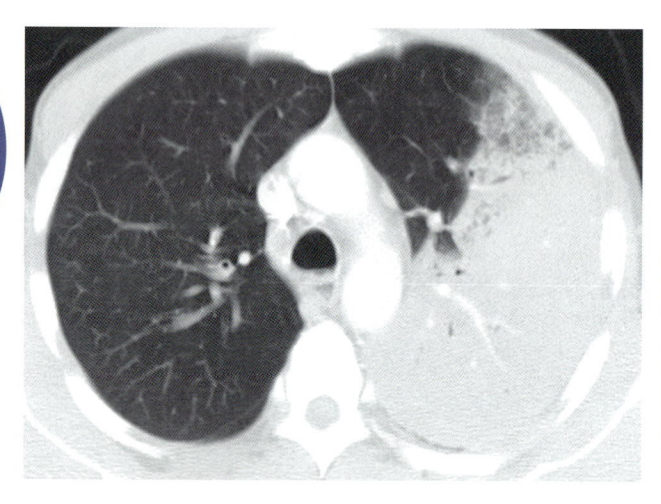

図 4-17
限局性コンソリデーションを呈した細菌性肺炎　急性に出現した限局性コンソリデーションは，肺炎，誤嚥，出血などで認められる．起炎菌の推定は困難であるが，最も可能性の高いのは細菌性，抗酸菌性，そして真菌性の肺炎である．

浸潤性粘液性腺癌，悪性リンパ腫，リポイド肺炎，まれに器質化肺炎で認められる．リポイド肺炎は典型的には，両側肺背側主体の斑状の陰影を呈する．気管支肺動脈束周囲の分布は，サルコイドーシス，器質化肺炎，慢性好酸球性肺炎などで認められる．末梢性の分布は，慢性好酸球性肺炎，器質化肺炎，特に多発性筋炎/皮膚筋炎においてよく認められる．

"atoll sign あるいは reversed halo sign"と器質化肺炎

"atoll sign"は，すりガラス影を輪状のコンソリデーション（しばしば不完全）が囲んだものである（図 4-18）．この呼び名は，陰影の形状が珊瑚環礁（coral atoll）に似ていることから由来しており，周囲が珊瑚礁，内部が礁湖（lagoon）に対応する．このサインは，別名，"reversed halo sign"とよばれる．これは，よく知られた halo sign（中心部が濃い結節で周囲がすりガラス影）の反対の形状になるからである．atoll sign も reversed halo sign も，器質化肺炎やそれに関連した疾患に非常に特異的な所見である（表 4-5）．

器質化肺炎（OP）は，器質化した炎症性反応であり，6 週間以上続く息切れと発熱が特徴的である（9 章参照）．特発性のものは，特発性器質化肺炎とよばれるが，また多くの原因疾患による二次的なものも多い．たとえば，薬剤性障害，膠原病，有毒ガス吸入，免疫不全，移植片対宿主病（graft versus host disease：GVHD）などである．また，病理学的にその一部に器質化肺炎を含むものも多く，たとえば，好酸球性肺炎，過敏性肺炎，Wegener 肉芽腫症[†2]あ

4章　肺野濃度の上昇：すりガラス影とコンソリデーション

表4-4　陰影の分布による慢性のコンソリデーションの鑑別診断

分　布	慢性のコンソリデーションの原因
斑状	すべての疾患でこの分布を呈しうる
単発性, 限局性	浸潤性粘液性腺癌 悪性リンパ腫 リポイド肺炎 器質化肺炎
びまん性	浸潤性粘液性腺癌 器質化肺炎
気管支肺動脈束周囲	サルコイドーシス 器質化肺炎 慢性好酸球性肺炎
末梢性	慢性好酸球性肺炎 器質化肺炎（多発性筋炎/皮膚筋炎）

表4-5　器質化肺炎の鑑別診断

器質化肺炎の原因	器質化肺炎を伴いうる疾患
特発性器質化肺炎 薬剤 膠原病 有毒ガス吸入 免疫異常, GVHD	慢性好酸球性肺炎 過敏性肺炎 感染（例：真菌感染） Wegener 肉芽腫症（GPA）[†2]

"galaxy sign" とサルコイドーシス

　サルコイドーシス（sarcoidosis）は、コンソリデーションを呈することがある．これは、肉芽腫が集簇したものを見ており、air bronchogram を伴うこともある．コンソリデーションは、限局性で斑状あるいは腫瘤様の形態をとる．時にこういった病態が、"肺胞性サルコイドーシス（alveolar sarcoidosis）"と呼称されることがあるが、この表現は基本的には誤りである（肺胞充填性の病変ではない）．

　多くの場合、コンソリデーション周囲に小粒状影（**衛星結節** satellite nodules）を伴い（図4-20）、サルコイドーシスを疑わせる根拠となる．このような限局性のコンソリデーションあるいは腫瘤と衛星結節の組み合わせは、"galaxy sign"とよばれる．ただし、この所見は、他の肉芽腫性肺疾患、感染症、珪肺、あるいは炭坑夫肺でも認められることがある．

るいはいくつかの種類の感染症（多くは真菌とウイルスである）などである（図4-19）．

　器質化肺炎は両側性に、胸膜下あるいは気管支肺動脈束周囲に斑状のコンソリデーションを呈する．atoll sign あるいは、reversed halo sign は、器質化肺炎の20％にみられる．

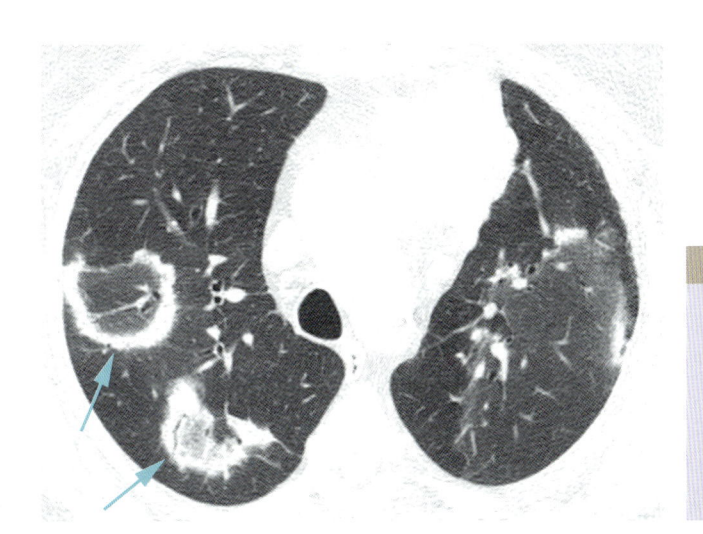

図4-18

atoll sign あるいは reversed halo sign を伴った器質化肺炎　atoll sign あるいは reversed halo sign とは、中心のすりガラス影が辺縁の浸潤影に囲まれている所見である（→）．この所見は、器質化肺炎に非常に特異性が高い．この症例は化学療法後の器質化肺炎である．

[†2] 訳者注：多発性血管炎性肉芽腫症（allergic granulomatous angiitis：GPA）という名称に最近変更された．

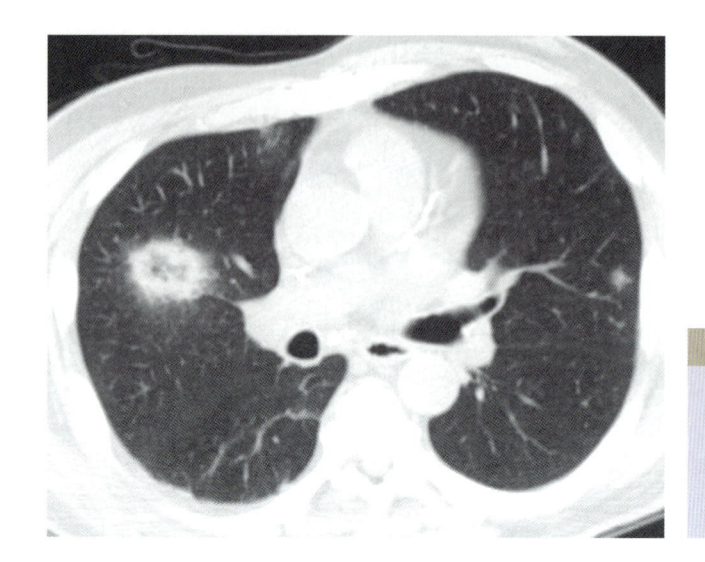

図 4-19
atoll sign を呈した真菌感染　atoll sign は器質化肺炎に特徴的な所見であるが，器質化肺炎はほかにもさまざまな原因で出現する．感染症もそのうちのひとつで，なかでも多いのは真菌とウイルスである．

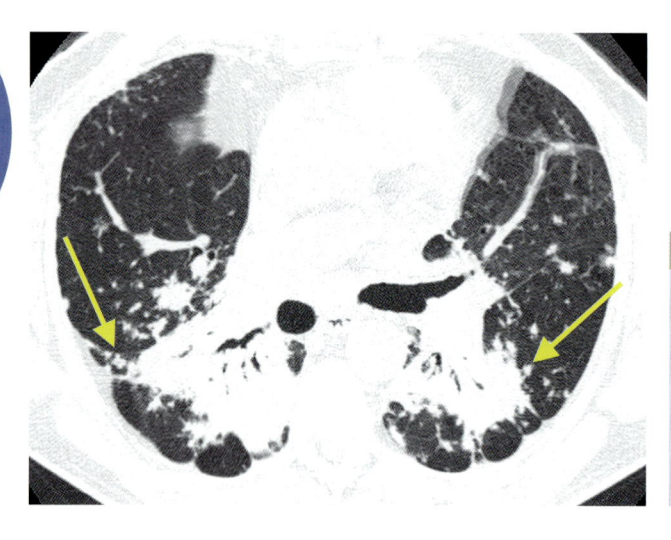

図 4-20
"alveolar sarcoid"　air bronchogram を伴った腫瘤様のコンソリデーションが両側上肺野に認められる．これらは，間質性の肉芽腫が集簇したものである．この陰影の辺縁に小結節陰影が認められ（→），この腫瘤様のコンソリデーションが小さな肉芽腫の集簇であることを疑わせる．

リポイド肺炎と低吸収のコンソリデーション

　リポイド肺炎（lipoid pneumonia）は，コンソリデーションを形成するまれな病態である．脂肪を含んだ液体の反復性の誤嚥によって生じるとされる．コンソリデーションは，通常，背側肺にみられ，不整形の形状で，しばしば−30 HU 程度の低い（脂肪性の）吸収値を示す（図 4-21）．この所見は，リポイド肺炎に特徴的なものである．

すりガラス影あるいはコンソリデーションと鑑別診断

　この章で論じた多くの疾患がすりガラス影かコンソリデーションを呈するが，いくつかの疾患では，そのどちらか一方の陰影を呈しやすいという特徴がある（表 4-6）．

　非定型感染，肺出血（図 4-22），肺水腫，過敏性肺炎，急性好酸球性肺炎，NSIP，DIP，肺胞蛋白症などは，典型的にはすりガラス影を呈する．

　細菌性肺炎，真菌性肺炎，マイコプラズマ肺炎，誤嚥性肺炎，器質化肺炎，好酸球性肺炎，浸潤性粘液性腺癌，悪性リンパ腫（図 4-23），サルコイドーシスなどでは通常はコンソリデーションを呈する．

　びまん性肺胞傷害は，通常は，すりガラス影とコンソリデーションの両者を呈しうるが，それらの優劣は病勢の強さによって異なる．

　すりガラス影とコンソリデーションは多くの場合，混在して出現する．たとえば，器質化肺炎では

図4-21

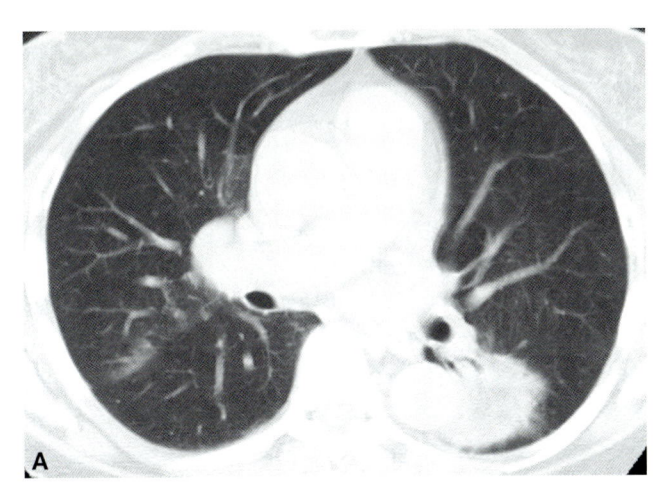

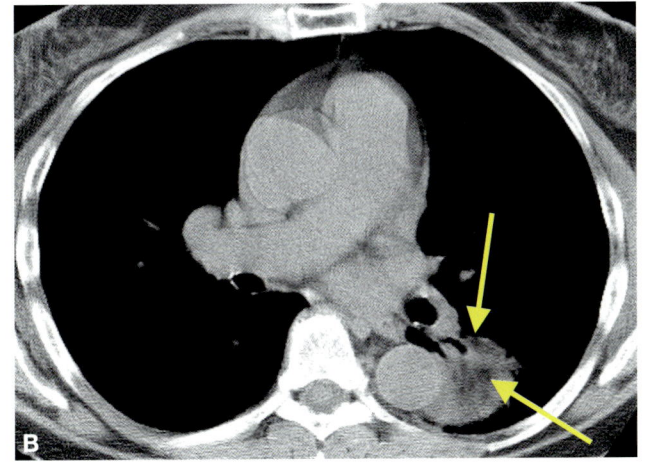

リポイド肺炎，脂肪性のコンソリデーション 肺野条件(A)では，非特異的なコンソリデーションのみの所見であるが，軟部組織条件(B)では，内部に脂肪性の低吸収域を認め(→)，リポイド肺炎に合致する所見である．

コンソリデーションが主体であるが，時にすりガラス影が主体の場合もあり，特に免疫不全の場合にその傾向が強い(図4-24)．これに対して，過敏性肺炎では，多くの場合，すりガラス影が主体であるが，時に病理学的な器質化肺炎の併存によって斑状のコンソリデーションを呈しうる(図4-25)．

表4-6 陰影の性状による鑑別診断：すりガラス影，コンソリデーション

すりガラス影	コンソリデーション
ウイルス，非定型，ニューモシスチス感染	細菌・真菌・抗酸菌感染
肺出血	誤嚥
肺水腫	浸潤性粘液性腺癌
過敏性肺炎	器質化肺炎
NSIP	好酸球性肺炎
DIP	サルコイドーシス
肺胞蛋白症	悪性リンパ腫
急性好酸球性肺炎	

図 4-22

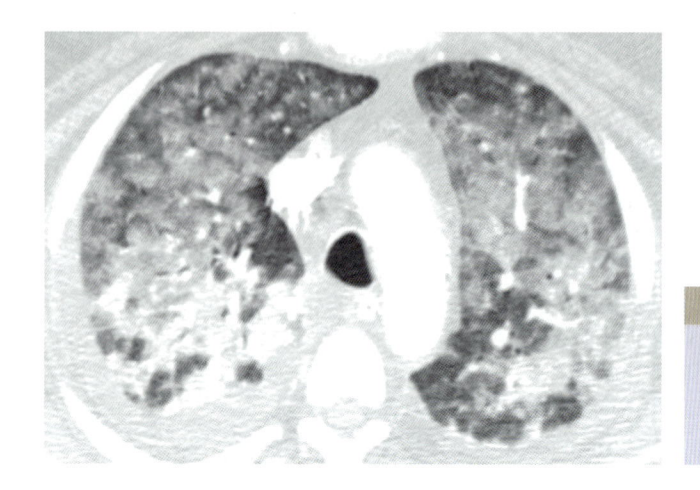

肺出血；びまん性すりガラス影 この僧帽弁狭窄に伴う肺出血の症例では，すりガラス影とコンソリデーションが混在しているが，すりガラス影がより優勢である．

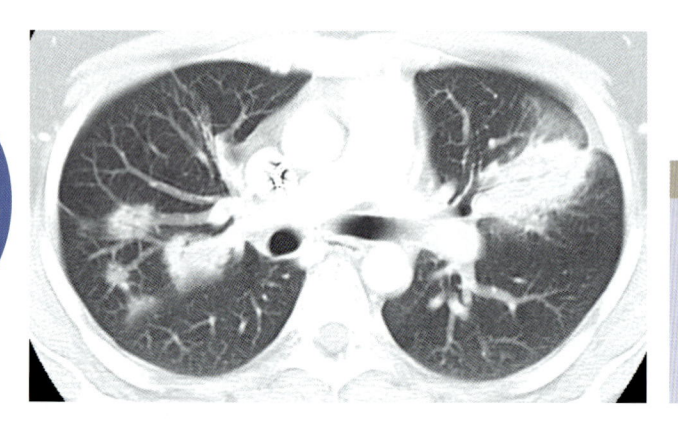

図 4-23

斑状の浸潤影を呈した再発性の非 Hodgkin リンパ腫 慢性のコンソリデーションを呈しうる悪性腫瘍には，浸潤性粘液性腺癌と悪性リンパ腫がある．悪性リンパ腫がコンソリデーションとして描出されている場合，多くは初回治療後の再発である．

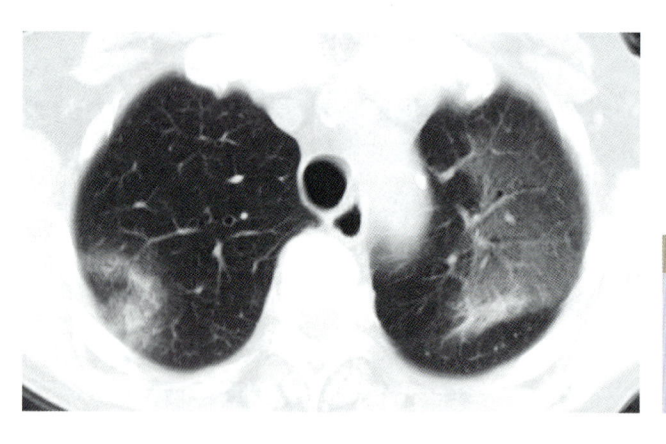

図 4-24

斑状のすりガラス影を呈した器質化肺炎 器質化肺炎は通常，コンソリデーションを呈するが，免疫抑制状態などの時にはすりガラス影を呈することがある．

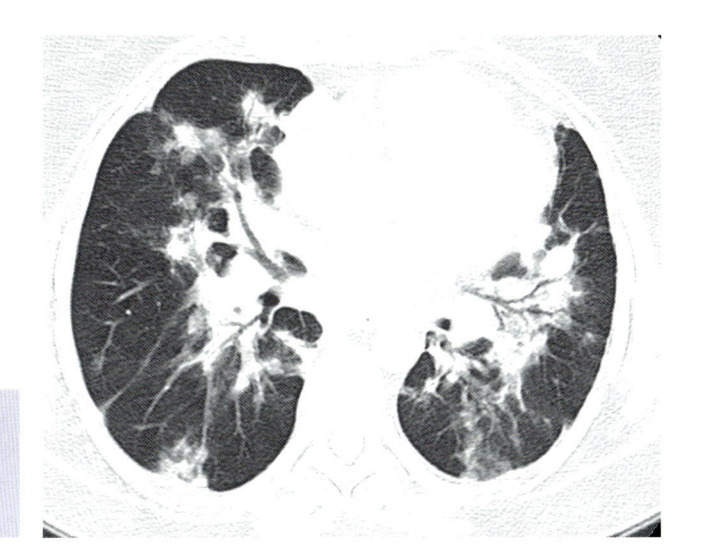

図 4-25
斑状のコンソリデーションを呈した過敏性肺炎 過敏性肺炎は通常すりガラス影を呈するが，時に器質化肺炎を伴い，コンソリデーションとして描出される．

文献

- Austin JH, Müller NL, Friedman PJ, et al. Glossary of terms for CT of the lungs : recommendations of the Nomenclature Committee of the Fleischner Society. Radiology 1996 ; 200 : 327-331.
- Collins J. CT signs and patterns of lung disease. Radiol Clin North Am 2001 ; 39 : 1115-1135.
- Elicker B, Pereira CA, Webb R, Leslie KO. High-resolution computed tomography patterns of diffuse interstitial lung disease with clinical and pathological correlation. J Bras Pneumol 2008 ; 34 : 715-744.
- Engeler CE, Tashjian JH, Trenkner SW, Walsh JW. Ground-glass opacity of the lung parenchyma : a guide to analysis with high-resolution CT. AJR Am J Roentgenol 1993 ; 160 : 249-251.
- Flaherty KR, Martinez FJ. Nonspecific interstitial pneumonia. Semin Respir Crit Care Med 2006 ; 27 : 652-658.
- Hansell DM, Bankier AA, MacMahon H, et al. Fleischner Society : glossary of terms for thoracic imaging. Radiology 2008 ; 246 : 697-722.
- Lee KS, Kim EA. High-resolution CT of alveolar filling disorders. Radiol Clin North Am 2001 ; 39 : 1211-1230.
- Leung AN, Miller RR, Müller NL. Parenchymal opacification in chronic infiltrative lung diseases : CT-pathologic correlation. Radiology 1993 ; 188 : 209-214.
- Lynch DA, Travis WD, Müller NL, et al. Idiopathic interstitial pneumonias : CT features. Radiology 2005 ; 236 : 10-21.
- Miller WT Jr, Shah RM. Isolated diffuse ground-glass opacity in thoracic CT : causes and clinical presentations. AJR Am J Roentgenol 2005 ; 184 : 613-622.
- Nowers K, Rasband JD, Berges G, Gosselin M. Approach to ground-glass opacification of the lung. Semin Ultrasound CT MR 2002 ; 23 : 302-323.
- Polverosi R, Maffesanti M, Dalpiaz G. Organizing pneumonia : typical and atypical HRCT patterns. Radiol Med 2006 ; 111 : 202-212.
- Remy-Jardin M, Giraud F, Remy J, Copin MC, Gosselin B, Duhamel A. Importance of ground-glass attenuation in chronic diffuse infiltrative lung disease : pathologic-CT correlation. Radiology 1993 ; 189 : 693-698.
- Travis WD, Brambilla E, Noguchi M, et al. International Association for the Study of Lung Cancer/American Thoracic Society/European Respiratory Society International Multidisciplinary Classification of lung adenocarcinoma. J Thorac Oncol 2011 ; 6 : 244-285.
- Travis WD, Hunninghake G, King TE Jr, et al. Idiopathic nonspecific interstitial pneumonia. Am J Respir Crit Care Med 2008 ; 15(177) : 1338-1347.
- Webb WR. High resolution lung computed tomography : normal anatomic and pathologic findings. Radiol Clin North Am 1991 ; 29 : 1051-1063.

5

肺野濃度の低下：
肺気腫，モザイク血流，
囊胞性肺病変

限局性あるいは局所性の肺野濃度の低下(decreased lung attenuation，すなわち透亮性の亢進 increased lung lucency)には多くの原因があり，HRCT所見も多彩である．これらには，肺気腫による肺構造の破壊，肺血流の低下，囊胞形成，そして気道拡張などがある．このうち，気道拡張(airway dilatation)あるいは気管支拡張(bronchiectasis)は，通常，特徴的な画像所見を呈し，これについては次の章で述べることとする．

肺気腫

肺気腫(emphysema)は肺の破壊がその本態であり，喫煙，酵素欠損あるいは薬物濫用などのさまざまな原因によって生じる．肺気腫は，二次小葉内の分布によって，**小葉中心性**，**汎小葉性**，そして**傍隔壁性**と分類される．これらは，それぞれ異なったHRCT像を示し，その原因も異なる(表5-1)．

小葉中心性肺気腫

小葉中心性肺気腫(centrilobular emphysema：CLE)は頻度が高く，喫煙ときわめて強い関連がある．一般的に，肺気腫の重症度は，喫煙歴の長さと喫煙量に相関する．喫煙は，small airwayの壁あるいは周囲に慢性の炎症性変化を惹起する(呼吸細気管支炎 respiratory bronchiolitis)．このsmall airwayは小葉中心部に存在するために，喫煙関連の肺気腫は小葉中心性の分布を示す．肺の破壊がより進行すると，肺気腫は二次小葉全体にみられるように

表5-1 肺気腫の各病型の比較

	小葉中心性	汎小葉性	傍隔壁性
分布	上肺野，内層	下肺野，内外層	胸膜下
HRCT所見	壁構造を有しない限局性透亮像	全体の肺野透過性亢進	限局性・円形・境界明瞭・単層性・薄壁の囊胞
原因	喫煙	$α_1$-アンチトリプシン欠損，喫煙，Ritalin[†1]の静脈注射	喫煙あるいは特発性

図 5-1

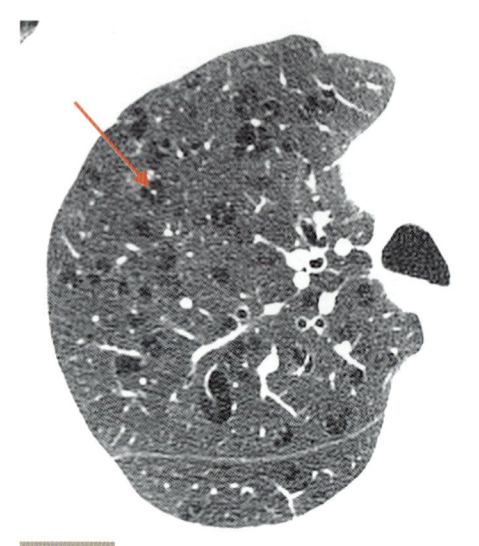

小葉中心性肺気腫 喫煙者の HRCT では，上肺野優位に明らかな壁構造を有さない低吸収域を認める．これらの透亮像の中心には小葉中心部の肺動脈が認められる部分もある(→)．

なる．

HRCT では，CLE は，限局性の空気の濃度の嚢胞性透亮像として描出され，数 mm〜1 cm 程度の大きさで，明らかな壁構造を有していない．上葉優位に分布し，肺内層がより強い．小さな CLE は，点状の小葉中心部を走行する肺動脈に接してみられる(図 5-1)．

この HRCT 所見は CLE に特異的であり，患者の喫煙歴が確認されれば，肺生検は不要である．HRCT は，ごく早期の CLE を検出することが可能であり，しばしば呼吸機能検査よりも鋭敏である．

汎小葉性肺気腫

汎小葉性肺気腫(panlobular emphysema：PLE)は，α_1-アンチトリプシン欠損症への合併がよく知られているが，喫煙や経口のリタリン(Ritalin)[†1]の静脈注射などでもみられる．PLE は，二次小葉内を同じ程度に均一に侵す．このために，HRCT では，小葉中心性肺気腫(CLE)のように限局性の低吸収域を示さず，その代わり，肺野全体の透過性の亢進と肺血管の狭小化を認める．肺容積は増加する．つまり PLE の特徴は，大きく明るい肺野と，肺血管の狭小化である．局所性の濃度の異常は示さないために，早期の PLE の診断はほぼ困難である．

PLE は，びまん性に認められるが，下肺野優位である(図 5-2 A, B)．

傍隔壁性肺気腫

傍隔壁性肺気腫(paraseptal emphysema：PSE)は喫煙と関連するものもあるが，特発性のものもある．HRCT 上は，PSE は数 mm〜2 cm までの径の空気濃度の嚢胞で，胸膜下に一層で認められる(図 5-3)．縦隔や葉間胸膜に接した末梢肺野にも認められる．PSE の嚢胞は薄く，明瞭な壁によって囲まれている．この壁の形成は小葉間隔壁に由来する．喫煙歴がある場合，PSE は CLE と併存する．

2 章でも述べたように，PSE は蜂巣肺に似てはいるが，それらと混同してはならない．そこには以下に述べるようないくつかの鑑別点がある．

PSE は単層である一方，蜂巣肺(honeycombing)はしばしば多層性である．PSE の壁は蜂巣肺よりも薄く，嚢胞腔は蜂巣肺よりも大きい傾向がある．蜂巣肺によく併存する牽引性気管支拡張や不整な網状影などの線維化を示唆する所見は，PSE には併存しない．蜂巣肺は肺底部優位であるが，PSE は上葉に強い傾向がある．ただし，注意すべきは，PSE と蜂巣肺は混在することがあることである．

ブラ性肺気腫

"ブラ性肺気腫(bullous emphysema)"に対応する特異的な病理学的所見は存在しないが，この用語は，大きなブラ(bulla)を伴った肺気腫を表現するのによく使われる．ブラは，HRCT 上，1 cm 以上の大きさの気腫性変化で，境界が明瞭なものと定義され，その壁は明瞭である．

ブラは PSE や CLE によく合併するが，PLE には少ない傾向がある．ブラ性肺気腫はしばしば非対称性の分布を呈する．

[†1] 訳者注：メチルフェニデート．中枢神経刺激薬でナルコレプシーなどの治療に用いられる．

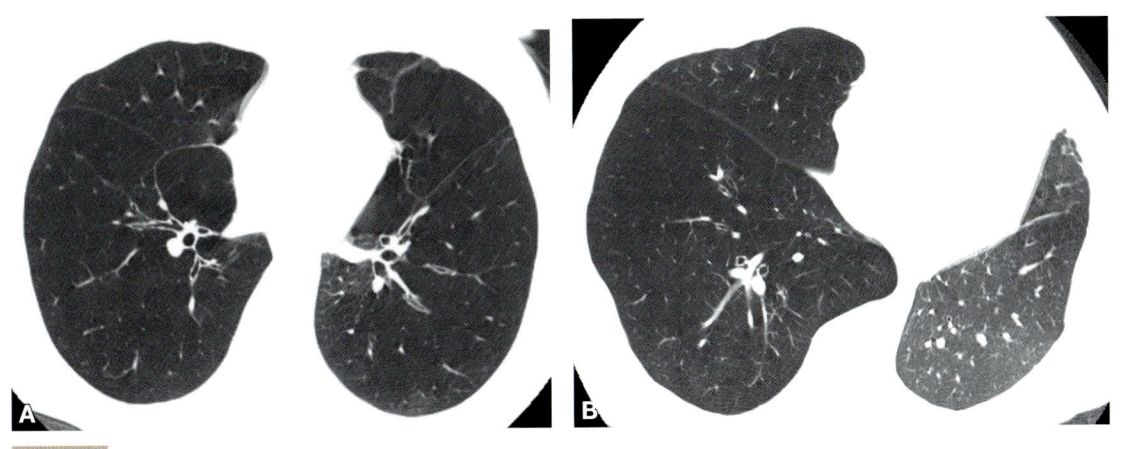

5章 肺野濃度の低下：肺気腫，モザイク血流，嚢胞性肺病変　79

図 5-2
汎小葉性肺気腫　A：$α_1$-アンチトリプシン欠損症の患者の HRCT．肺底部優位のびまん性の透過性亢進を認め，肺血管は狭小化している．汎小葉性肺気腫に特徴的な所見である．B：汎小葉性肺気腫のために左肺の移植をした患者．著明に過膨張となっている右肺と移植された左の正常肺との差が明瞭である．

モザイク血流

　モザイク血流(mosaic perfusion)は，局所の血流の不均一性によって地図状に肺野濃度の差が出現する所見である．

　おおよそ肺野濃度の 50％ は血液の存在によって決定されている．したがって，ある領域の肺血流が減少すれば，HRCT 上はその部位の濃度が低下する．濃度が低下した部分の濃度は，正常肺と空気の間の中間の濃度となる．

　モザイク血流は，気道病変かあるいは血流病変のいずれかで起こるが，頻度としては気道病変による場合が多い．慢性肺動脈塞栓症(chronic pulmonary embolism)などの血流病変では，血流の低下は肺動脈分枝の狭窄や閉塞で生じるが，気道病変の場合，気道の狭窄や閉塞が換気の低下と低酸素化を惹起し，これが血管の攣縮をきたし，血流の低下を招くとされる．

　モザイク血流においては，透過性の亢進した領域内の血管は，正常部のそれよりも狭細化してみえる．この所見は，肺野濃度にムラがある場合に，それがモザイク血流によるものであると診断するうえ

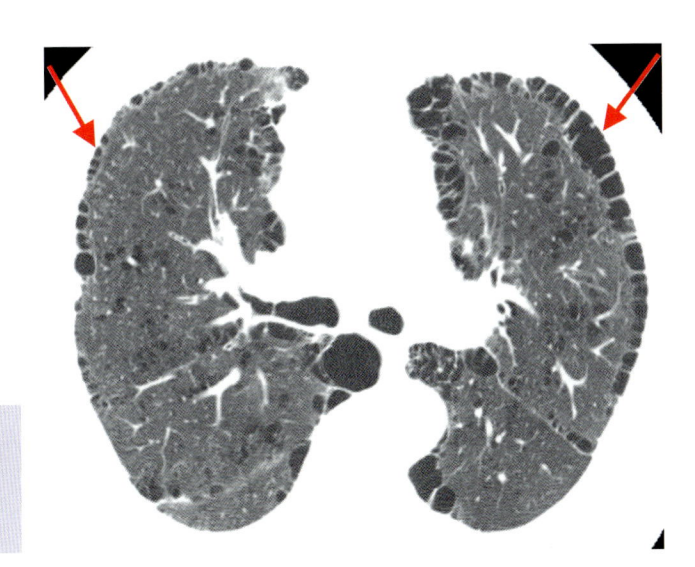

図 5-3
喫煙歴のある患者の傍隔壁性肺気腫　胸膜下に単層で配列する嚢胞を認める(→)．これらの壁は非常に薄いことに注意．内層には小葉中心性肺気腫も認められる．

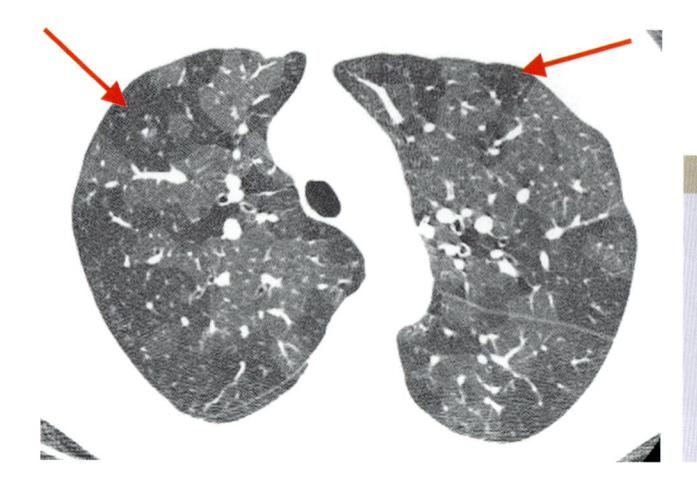

図 5-4
モザイク血流 神経内分泌性過形成（neuroendocrine hyperplasia）による閉塞性細気管支炎の患者における地図状の肺野濃度の低下（→）．これらの濃淡の間の境界が鮮鋭な線を形成している場合，濃度の低下している部分が異常であることが多い．濃度の低下している部分の血管は，濃度の高い部分よりも狭細化している．

で重要である．

モザイク血流 vs すりガラス影

　肺野が HRCT 上，斑状あるいは地図状（いわゆる"モザイクパターン"）である場合，異常は，濃度が上昇した領域なのか，低下した領域なのか，を判断する必要がある．濃度が上昇した部分が異常とすると，異常所見はすりガラス影（ground glass opacity）ということになる．一方，低下した領域が異常とすると，それはいわゆるモザイク血流の所見ということになる．これらの鑑別には，以下のようないくつかのヒントがある．

地図状の肺野濃度の低下

　モザイク血流においては，不均一な肺野濃度の広がりは，地図状の分布を示し，またその境界は明瞭な傾向にある（図5-4）．病的な肺野（比較的透過性が亢進している）と正常の肺野（相対的に濃度が高い）の境界部は通常，明瞭な線で境され，これらは血流支配の分布に一致する．一方，一般的なすりガラス影は，間質や肺胞のさまざまな程度の病変形成を反映して，通常，不明瞭な辺縁を有する（図5-5）．

　しかし，時にすりガラス影が地図状の分布を呈する場合がある．たとえば，ウイルス感染あるいは肺胞蛋白症などは，すりガラス影が地図状の分布を形成する（図5-6）．モザイク血流においては，異常部位と正常部位における肺野濃度の差が少ないのに対して，これらの病態ではその濃度差が大きい傾向にある．

透過性が亢進した肺野における血管の狭細化

　モザイク血流は，肺血流の局所における差を見て

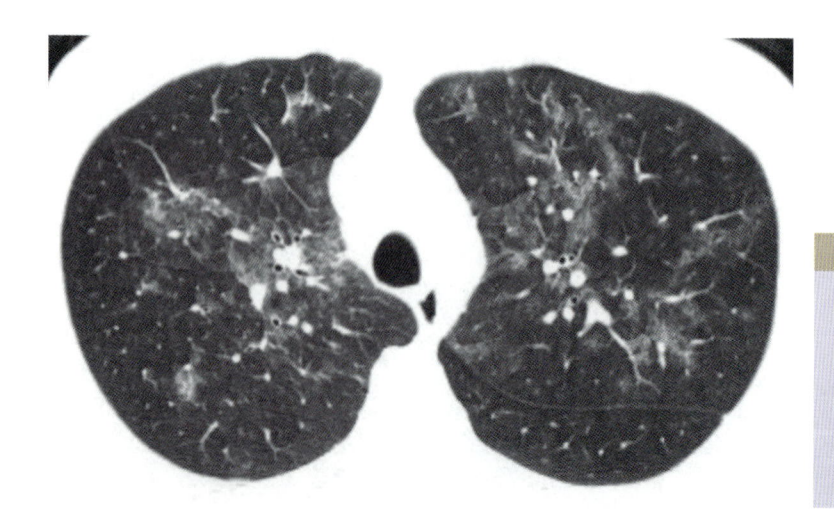

図 5-5
モザイク状のすりガラス影
ニューモシスチス肺炎における肺門周囲の斑状の濃度上昇．すりガラス影の辺縁は明瞭に境されておらず不明瞭である．肺野濃度の異なる領域の間で血管の径に差はない．

5章　肺野濃度の低下：肺気腫，モザイク血流，囊胞性肺病変　　81

図 5-6
ウイルス感染症における地図状のすりガラス影　地図状の不均一な肺野濃度はモザイク血流によることが多いが，時にモザイク血流によらないすりガラス影も明瞭な境界線を形成することがある．この症例では，異常な領域と正常な領域の濃度差がモザイク血流としては大きすぎ，また一部コンソリデーション（consolidation）も認められる．

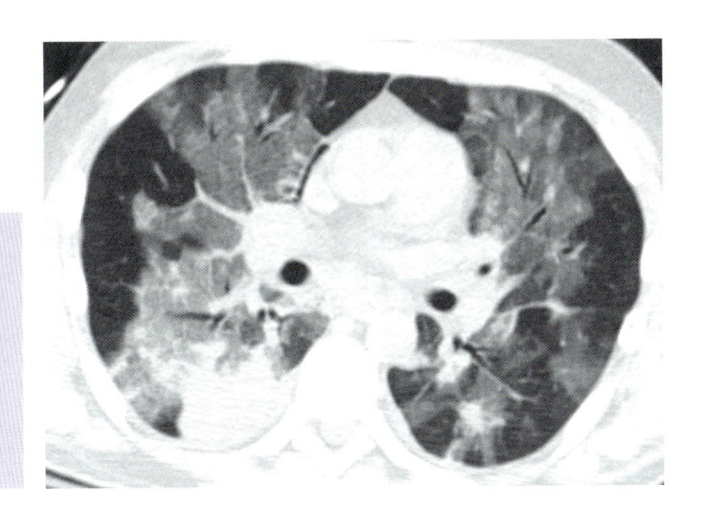

いるために，異常部位の血管は正常部位よりも細い傾向にある（図5-7）．この所見は，血管病変においてより顕在化し，その重症度に相関する．ただし，血管径の差が明らかではない場合でも，モザイク血流を否定することはできない．

呼気 CT におけるエア・トラッピング

モザイク血流が気道病変によって生じる場合，濃度が低下した領域は呼気 CT においてエア・トラッピング（air trapping）を示す（図5-8 A, B）．呼気時には，正常肺は 100〜200 HU 程度の濃度上昇を示す．気道病変が存在すると，エア・トラッピングの領域の CT 値は呼気 CT においても上昇しないか，あるいは軽度の上昇を示すだけである．血管病変によるモザイク血流は呼気 CT においてエア・トラッピングを示さず，この現象は肺血栓症において認められる．

経過によって変化しないモザイク血流

すりガラス影は，それが線維化によるものでなければ，経過によってその分布や強さが変化する．一方，モザイク血流は経過の HRCT において変わらないことが多い．もしも，繰り返す HRCT において肺野の不均一な濃度分布が変わらない場合には，通常その原因はモザイク血流と考えられる（図5-9 A, B）．

鑑別診断

モザイク血流の鑑別診断は多岐にわたり，多くの

図 5-7
慢性肺動脈塞栓症におけるモザイク血流　地図状に肺野濃度の上昇が認められる．正常肺野内の血管（赤→）と比べて，透過性の亢進した肺野内の血管（黄→）が著明に狭細化している．

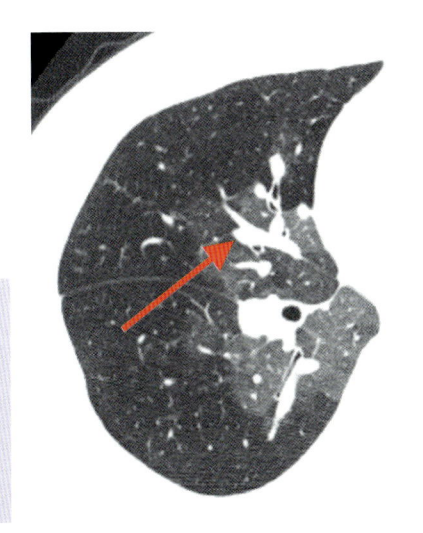

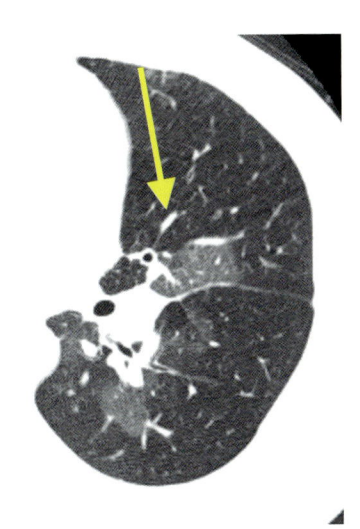

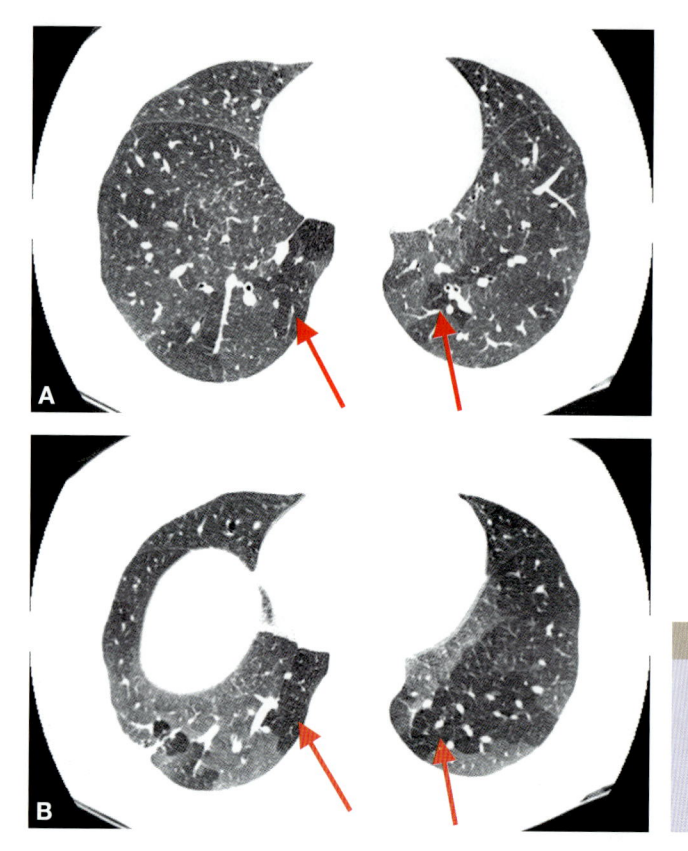

図 5-8　過敏性肺炎におけるモザイク血流　A：吸気のCTでは，地図状に肺野濃度が低下している．B：呼気CTでは，正常肺（濃いほう）は濃度の上昇を示すが，モザイク血流の部分の濃度は低下したままである（→）．

気道病変や肺血管病変を含む（表 5-2）．さらに特異的な診断に迫るためには，結節，tree-in-bud，気管支拡張，気道壁肥厚，エア・トラッピング，肺高血圧などの他の所見を参考にすることが必要である（図 5-10 A, B）．

モザイク血流がおもな所見で，他の所見があまり明瞭ではない場合，鑑別診断には，喘息，過敏性肺炎，閉塞性細気管支炎，慢性肺動脈塞栓，そして血管炎などが可能性として考えられる．

表 5-2	モザイク血流のみが認められる場合，あるいはモザイク血流がおもな所見の場合の鑑別診断

喘息
過敏性肺炎
閉塞性細気管支炎
慢性肺動脈塞栓
血管炎

モザイク血流における気道病変と血管病変の鑑別

多くの場合，モザイク血流の原因が気道病変か血管病変かの鑑別は難しくはない．太い気道病変が併存している場合（たとえば，気管支拡張，気道壁肥厚など）には気道病変が原因の可能性が高く，また肺動脈の拡張などが存在していたら血管病変が原因の可能性が高い．

前述したように，血管病変は呼気CTにおいてエア・トラッピングの所見を示さない（図 5-11 A, B）．

少なくともひとつの領域の透過性の亢進があり，それが二次小葉の広がりを呈していた場合，気道病変の可能性を考える必要がある．多くの気道病変では小葉支配気管支の閉塞を伴うからである．これに対して，血管病変においては，小葉の大きさ以上の広い胸膜下の濃度低下を示す傾向がある（図 5-12 A, B）．

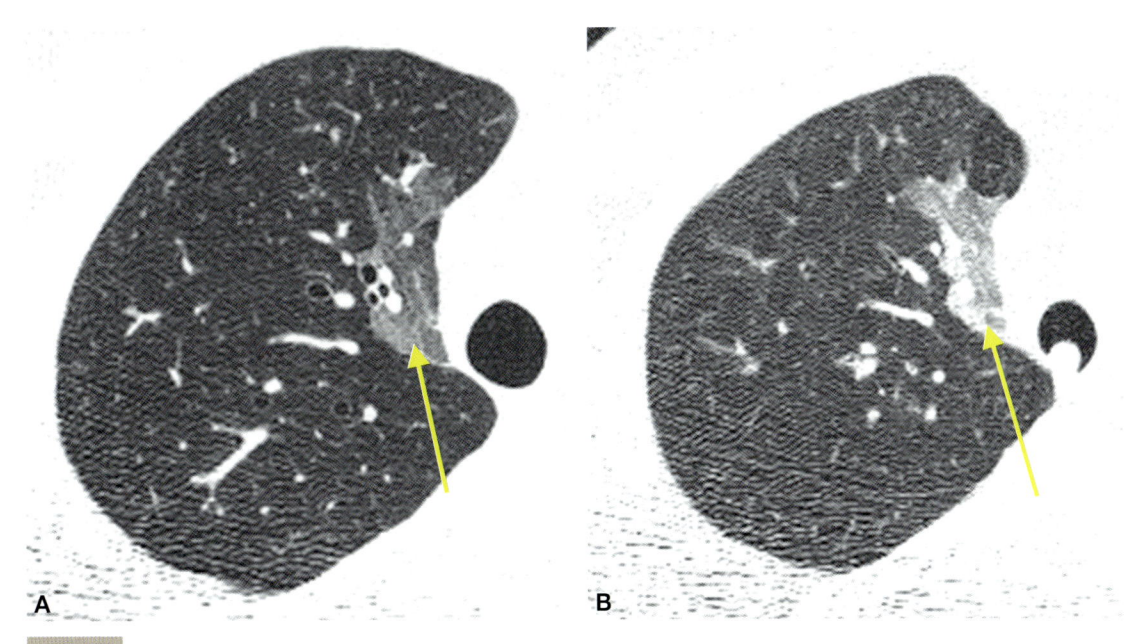

5章 肺野濃度の低下：肺気腫，モザイク血流，嚢胞性肺病変　83

図 5-9
経時的な変化に乏しいモザイク血流　この患者では HRCT 上，不均一な広がりのすりガラス影を認めた．6 か月後の CT（A）でも陰影は不変であった．呼気 CT（B）では，透過性の亢進した領域はエア・トラッピングを示し，→の領域は濃度の上昇を認めた．移植片対宿主病（GVHD）による閉塞性細気管支炎の症例として矛盾しない所見である．

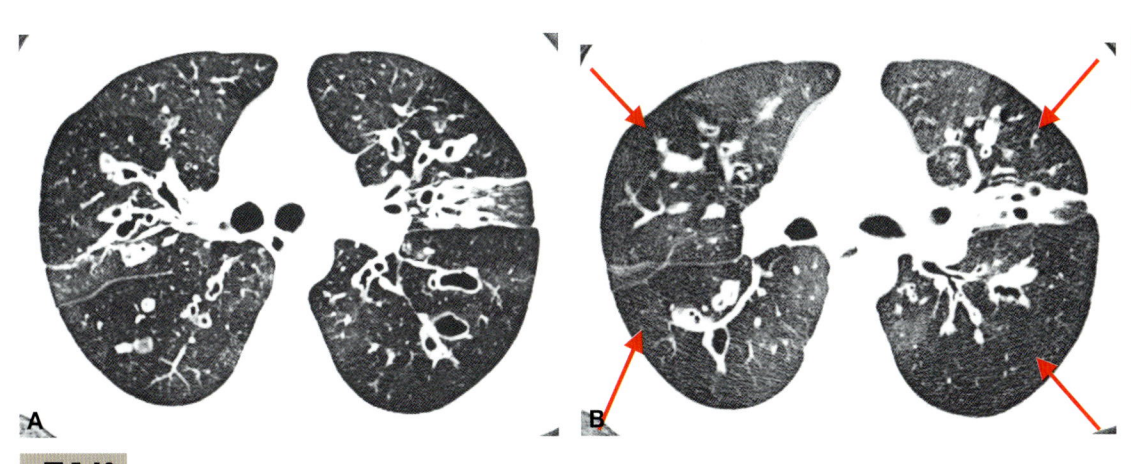

図 5-10
嚢胞性線維症におけるモザイク血流　A：吸気の HRCT では，肺野濃度は不均一である．気道の壁肥厚や拡張などが認められる．B：呼気の HRCT では，斑状のエア・トラッピングが認められる（→）が，気管支拡張と気管支壁の肥厚像が顕著である．この症例の鑑別診断においては，太い気道の明らかな異常に注目すべきであり，モザイク血流の存在はあまり重要ではない．

図 5-11

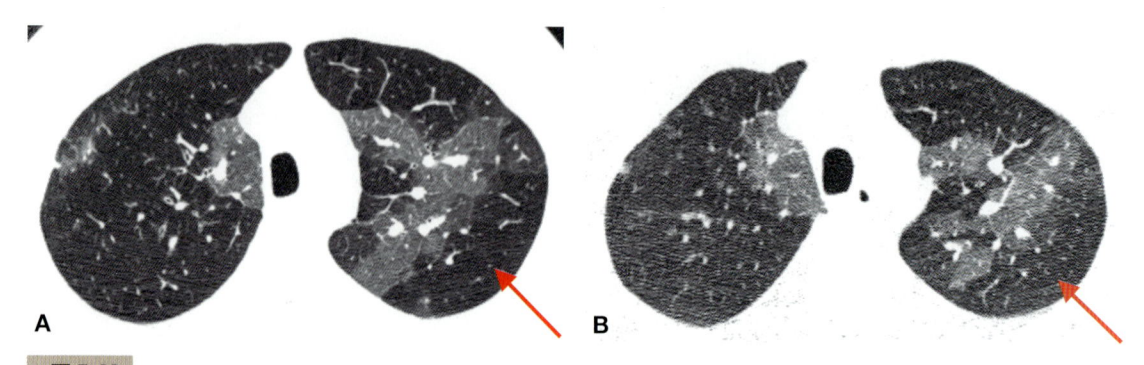

慢性肺動脈塞栓におけるエア・トラッピングを伴わないモザイク血流　モザイク血流を伴った場合のエア・トラッピングは気道病変の存在を疑わせる．しかし，血管病変によるモザイク血流の場合には，この慢性肺動脈塞栓の患者のようにエア・トラッピングは通常認められない．呼気CT（**B**）では，透過性の亢進した肺野の濃度が吸気のCT（**A**）と比べ上昇している（→）．

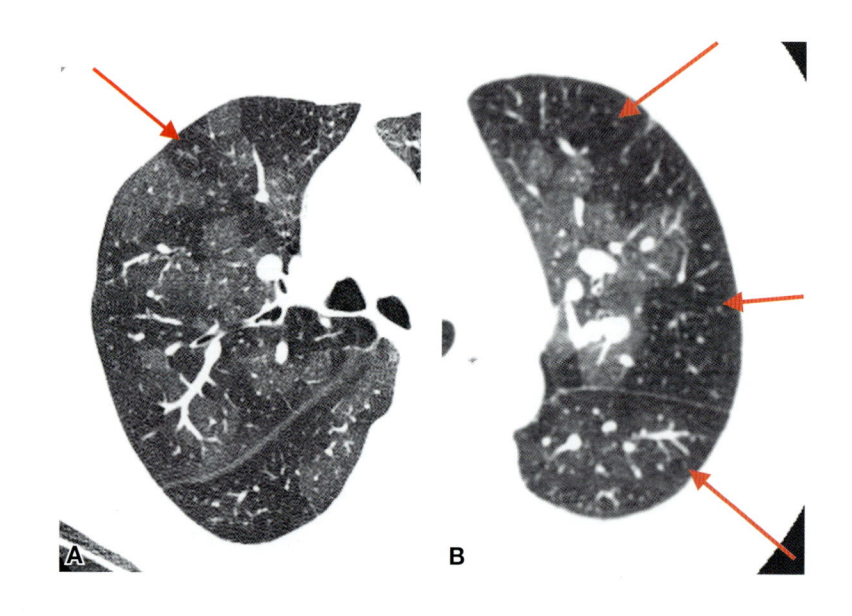

図 5-12

モザイク血流：気道病変 vs 血管病変　モザイク血流のなかで，透過性の亢進した領域の形状は気道病変と血管病変で異なる．気道病変（**A**）では透過性の亢進した領域は小葉大の広がりを呈する（→）傾向があるが，血管病変（**B**）ではそれはより大きく，小葉構造に一致しない広がりを呈する（→）．

headcheese sign

　すりガラス影とモザイク血流の併存は，"headcheese sign"とよばれる．これは，同名の冷製の調理済み肉ソーセージに似ていることから由来している．headcheeseは，動物（多くは豚であるが）の頭の部分を刻み茹でてつくるソーセージであり，その割面が，色や性状が異なる種類の肉によってモザイク状にみえる．

　headcheese signでは，3つあるいはそれ以上の濃度が混じり合うことになる．つまり，1）正常肺，2）濃度が上昇した肺（すりガラス影），そして3）透過性の亢進した肺（モザイク血流）である（図5-13）．HRCTなので，白黒の濃淡にはなるものの，地図状に異なった肺野濃度が混在する様子がheadcheeseに似ているためにこうよばれる．これらの肺野の濃

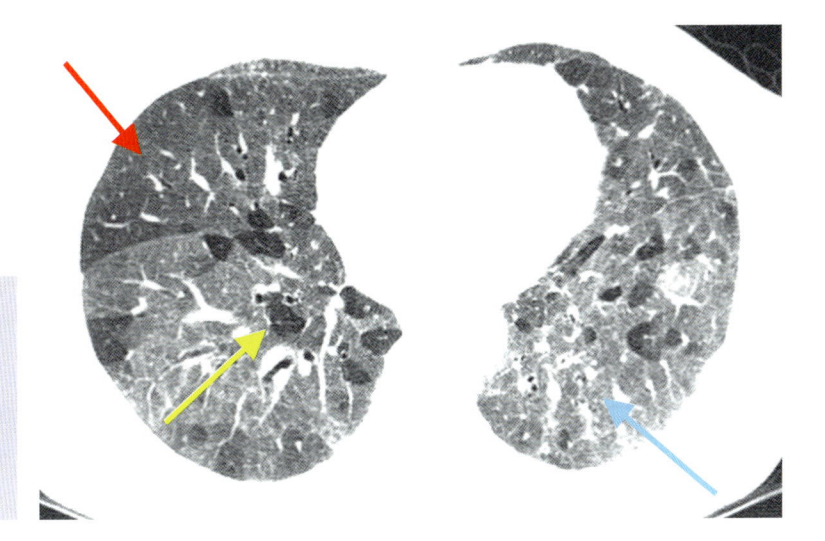

5章 肺野濃度の低下：肺気腫，モザイク血流，嚢胞性肺病変　85

図 5-13
過敏性肺炎における"head-cheese" sign　肺野には3種類の濃度が混在している；すりガラス影（青→），モザイク血流（黄→），正常肺（赤→）．過敏性肺炎を強く疑わせる所見である．

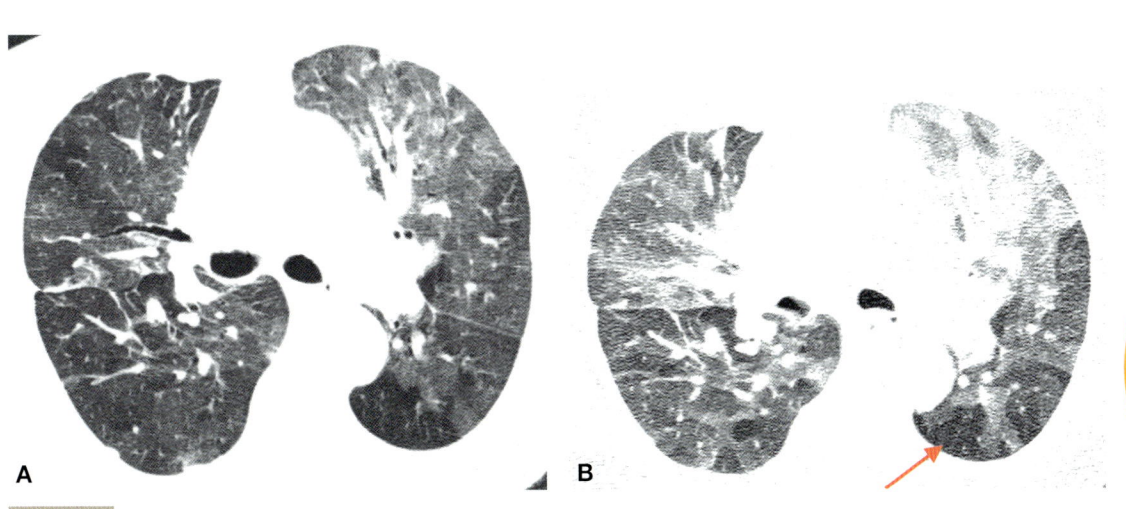

図 5-14
headcheese sign　headcheese sign を示した過敏性肺炎の患者における吸気(A)，呼気(B)のHRCT．呼気時(B)には透過性の亢進した領域の濃度は不変である（→）が，正常肺とすりガラス影の部分は濃度が上昇している．

表 5-3　"headcheese" sign の鑑別診断

過敏性肺炎（最も多い）
呼吸細気管支炎/剥離性間質性肺炎
濾胞性細気管支炎/リンパ球性間質性肺炎
非定型肺炎（例：ウイルス）
サルコイドーシス
異なる2種類の病変の混在（例；肺水腫と喘息）

度差は呼気CTにおいてより強調されることになる．つまり，正常肺とすりガラス影は濃度が上昇する一方，モザイク血流の部分は透過性が亢進したままとなるからである（図 5-14 A, B）．

　headcheese sign は，閉塞性の機転と浸潤性の病変が混在する患者に認められる．閉塞性の異常はsmall airway disease によって生じるモザイク血流を生じるし，浸潤性の異常はすりガラス影を生じる．
　実際には，明らかな閉塞性病変と浸潤性病変が混在する病態は多くはない（表 5-3）．これらには，過

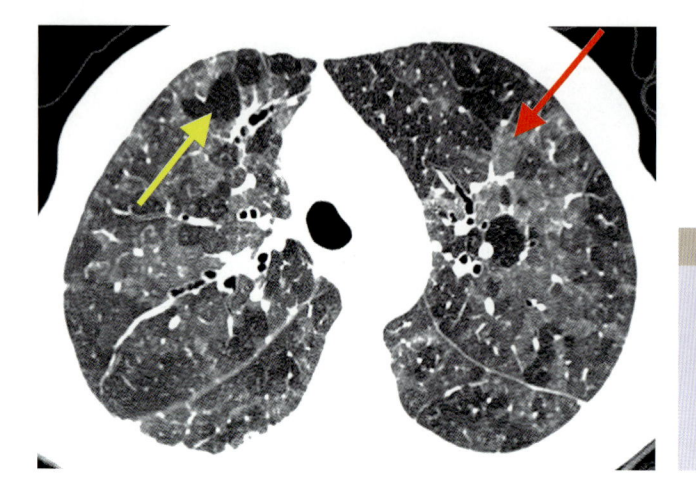

図 5-15
過敏性肺炎における headcheese sign
すりガラス影（赤→）とモザイク血流（エア・トラッピング，黄→）の組み合わせは，過敏性肺炎を強く疑わせる．ほかにも headcheese sign の原因疾患はあるが，頻度は高くない．

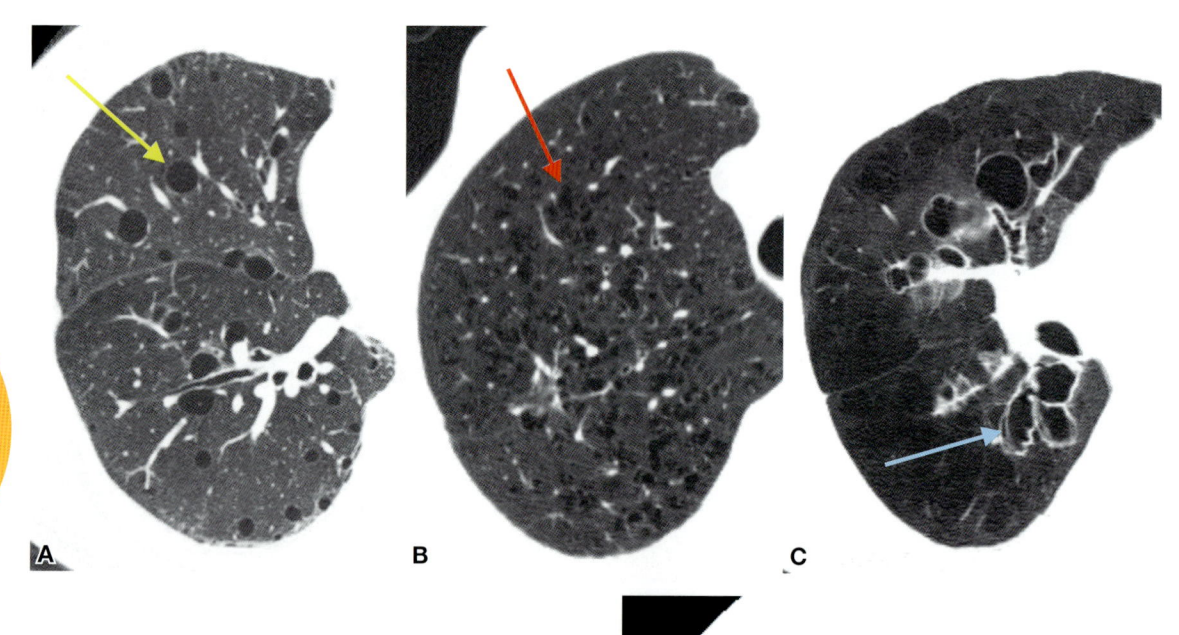

図 5-16
囊胞性肺疾患とその類似病変　A：リンパ球性間質性肺炎（LIP）の患者に認められた囊胞性肺病変．囊胞は円形で境界明瞭な薄壁を有し（→），蜂巣肺や汎小葉性肺気腫と異なり，胸膜下には認められない．B：小葉中心性肺気腫では，明らかな壁構造を伴わない（→）．C：気管支拡張症（bronchiectasis）では，その気管支に直交したスライスでは囊胞性に描出されるが，円柱状（→）あるいは分岐状の形状も確認できる．D：蜂巣肺は常に胸膜下に存在し，多層性で（→），単純な囊胞よりも壁は厚い．

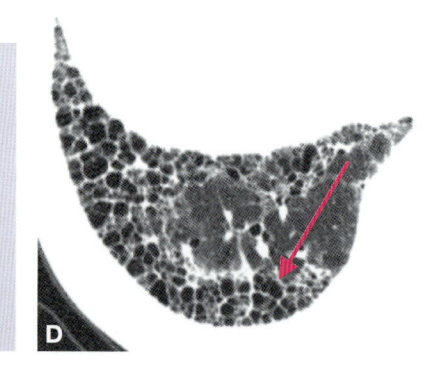

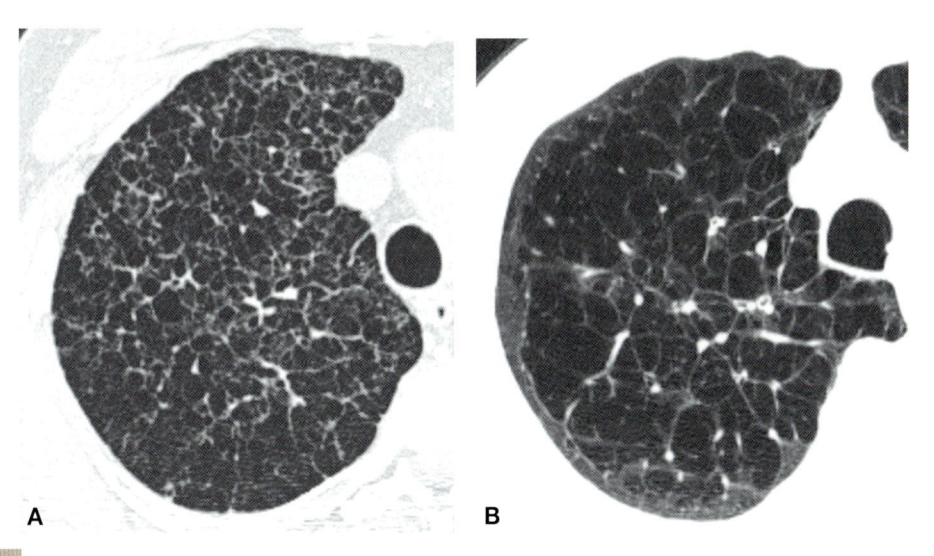

5章 肺野濃度の低下：肺気腫，モザイク血流，囊胞性肺病変　87

図 5-17

囊胞性肺疾患 vs 肺気腫　囊胞性肺病変が広範であると，小葉中心性肺気腫との鑑別が困難になることがある．しかし，明瞭な壁構造の存在が囊胞性肺病変を疑わせる．**A**：Langerhans 細胞組織球症の患者の囊胞は明瞭な壁構造を示す．**B**：小葉中心性肺気腫では明らかな壁構造を有さない透亮像を示す．部分的には薄い壁を有するものもあるが，それらはおそらく小葉間隔壁を見ているものと思われる．

敏性肺炎，呼吸細気管支炎，剥離性間質性肺炎，濾胞性細気管支炎，リンパ球性間質性肺炎（LIP），サルコイドーシス，そして非定型肺炎がある．また，headcheese sign は，全く異なる 2 つの病態が併存する場合にも認められる．たとえば肺水腫と喘息などのように．

重要なことは，このサインを呈する患者の大部分が過敏性肺炎であるということである（図 5-15）．鑑別診断に含まれる他の疾患がこのサインを呈する頻度は低く，もし呈したとしても，すりガラス影かモザイク血流のどちらかの広がりや程度がそれほど顕著ではないことが多い．

表 5-4　囊胞性肺病変の鑑別診断

Langerhans 細胞組織球症
リンパ脈管筋腫症
リンパ球性間質性肺炎
感染後のニューマトシール（pneumatocele）
囊胞性肺転移の治療後
良性転移性平滑筋腫（benign metastasizing leiomyoma）
肺乳頭腫症（papillomatosis）
神経線維腫症（neurofibromatosis）
Birt-Hogg-Dubé 病

囊胞性肺病変

肺囊胞（lung cyst）は，円形で，空気の濃度を含み，1 cm 以上の大きさで，薄い壁を有した構造と定義される．

HRCT において，健常者の肺に 2，3 個の囊胞がみられることはある．しかし，それ以上の数の囊胞がみられたときには，囊胞性の肺疾患を考える必要がある．囊胞性肺病変はまれであり，ブラ性肺気腫，蜂巣肺，そして気管支拡張などの他の囊胞を形成しうる頻度の高い疾患と間違えてはならない（図 5-16 A～D）．

囊胞性肺病変はさまざまな病型を呈しうる．いかなる囊胞性肺病変も，胸膜腔に穿破すれば自然気胸（spontaneous pneumothorax）となる．囊胞性肺病変が広範で正常肺を圧排すれば，呼吸困難など他の慢性肺疾患と同様の症状を呈する．病変がびまん性で正常肺野がほとんどなくなってしまった場合には，広範な肺気腫との鑑別が難しくなる（図 5-17 A，B）．

図 5-18

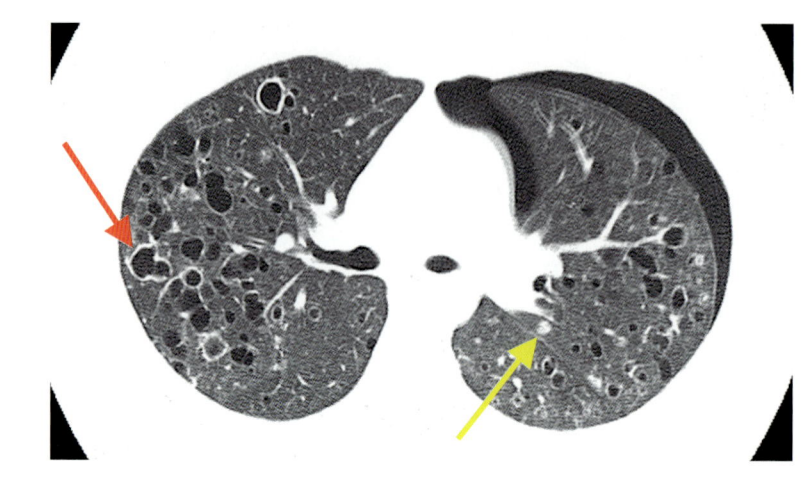

Langerhans 細胞組織球症
不整な形状の囊胞が認められ，それらの一部は薄壁，また一部は厚い壁を有している（赤→）．結節も認められる（黄→）．気胸を伴っている．

　一般的に囊胞が明瞭な壁を有するのに対し，小葉中心性肺気腫はそれをもたないが，肺気腫の辺縁に圧排された肺組織や小葉間隔壁が存在している場合には，囊胞（壁）様の所見となる．囊胞性肺疾患が重症の場合には，肺高血圧も生じうる．

鑑別診断

　囊胞性肺疾患の鑑別診断には以下のようなものがある；Langerhans 細胞組織球症（LCH），リンパ脈管筋腫症（lymphangioleiomyomatosis：LAM），リンパ球性間質性肺炎（LIP），ニューモシスチス肺炎などの先行感染後のニューマトシール（pneumatocele），治療後の囊胞性肺転移，良性転移性平滑筋腫，神経線維腫症，スキューバダイバーの気圧外傷（barotrauma），肺乳頭腫症（pulmonary papillomatosis），そして Birt-Hogg-Dubé 病などである（表5-4）．これらの疾患の詳細は別の章で詳しく述べる．Langerhans 細胞組織球症（LCH）と LAM は特に広範な病変を形成し，時に肺野のほとんどの部分が囊胞によって置換されることがある．

　LCH は喫煙者にみられ，HRCT では囊胞とともに結節影が描出される．囊胞は不整形の形状で，上肺優位に認められ，壁は厚い場合も薄い場合もある．結節は充実性のことも空洞性のこともある（図5-17 A, 図5-18）．

　LAM は生殖可能年齢の女性にみられ，結節は原則として認めない．囊胞は円形で，薄壁があり，肺野の分布はびまん性である．LAM は結節性硬化症，特

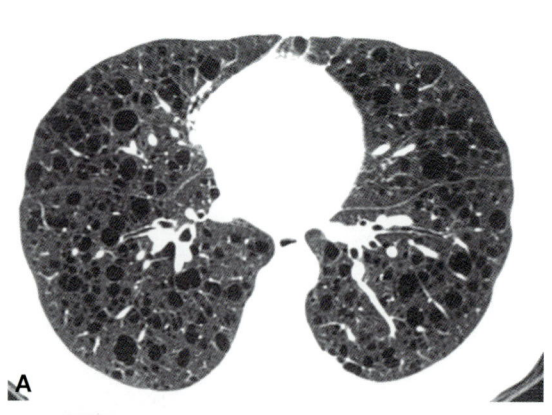

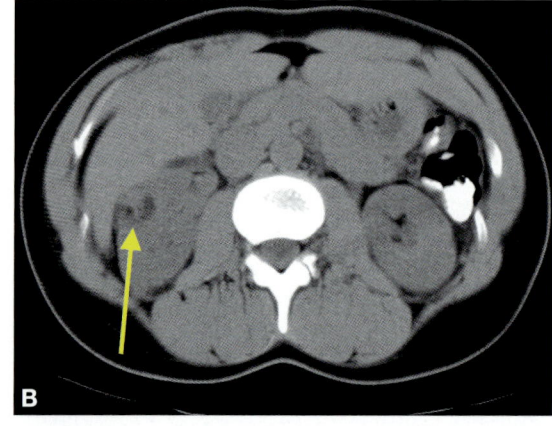

図 5-19

リンパ脈管筋腫症（LAM）　A：結節性硬化症の患者．HRCT ではびまん性の円形で境界明瞭な囊胞を認め，介在する肺野に明らかな結節性病変は認められない．B：血管筋脂肪腫が右腎に認められる（→）．

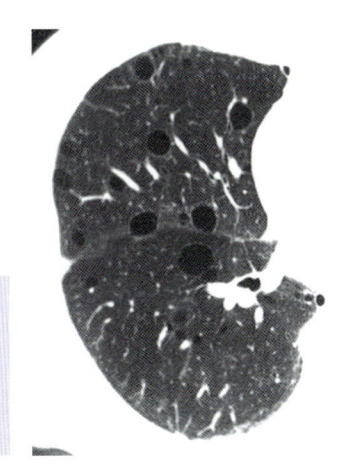

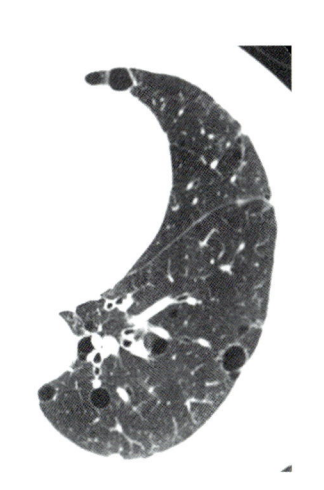

図 5-20
リンパ球性間質性肺炎(LIP) リンパ球性間質性肺炎の囊胞は，Langerhans 細胞組織球症やリンパ脈管筋脂肪腫症などのように数が多くはない．膠原病のなかでは，Sjögren 症候群と関連した LIP が最も囊胞を呈しやすい．

に女性の患者で認められる(図 5-19 A, B)．胸水は LAM でよく合併するが，LCH ではまれである．LAM では，腎臓の血管筋脂肪腫を合併することがある．

LIP や他の囊胞性肺疾患においては，肺にみられる囊胞の数は多くはない．LIP は，通常，膠原病の既往や免疫不全の状態にみられることが多い．Sjögren 症候群では，特に囊胞のみが所見である場合もある(図 5-20)．囊胞はしばしば肺血管に親和性を有する．

文献

- Arakawa H, Webb WR. Air trapping on expiratory high-resolution CT scans in the absence of inspiratory scan abnormalities：correlation with pulmonary function tests and differential diagnosis. AJR Am J Roentgenol 1998；170：1349-1353.
- Arakawa H, Webb WR, McCowin M, Katsou G, Lee KN, Seitz RF. Inhomogeneous lung attenuation at thin-section CT：diagnostic value of expiratory scans. Radiology 1998；206：89-94.
- Austin JH, Müller NL, Friedman PJ, et al. Glossary of terms for CT of the lungs：recommendations of the Nomenclature Committee of the Fleischner Society. Radiology 1996；200：327-331.
- Foster WL Jr, Gimenez EI, Roubidoux MA, et al. The emphysemas：radiologic-pathologic correlations. Radiographics 1993；13：311-328.
- Hansell DM, Bankier AA, MacMahon H, et al. Fleischner Society：glossary of terms for thoracic imaging. Radiology 2008；246：697-722.
- Im JG, Kim SH, Chung MJ, Koo JM, Han MC. Lobular low attenuation of the lung parenchyma on CT：evaluation of forty-eight patients. J Comput Assist Tomogr 1996；20：756-762.
- Lynch DA. Imaging of small airways disease and chronic obstructive pulmonary disease. Clin Chest Med 2008；29：165-179.
- Müller NL, Miller RR. Diseases of the bronchioles：CT and histopathologic findings. Radiology 1995；196：3-12.
- Padley SPG, Adler BD, Hansell DM, Müller NL. Bronchiolitis obliterans：high-resolution CT findings and correlation with pulmonary function tests. Clin Radiol 1993；47：236-240.
- Park CS, Müller NL, Worthy SA, et al. Airway obstruction in asthmatic and healthy individuals：inspiratory and expiratory thin-section CT findings. Radiology 1997；203：361-367.
- Sherrick AD, Swensen SJ, Hartman TE. Mosaic pattern of lung attenuation on CT scans：frequency among patients with pulmonary artery hypertension of different causes. AJR Am J Roentgenol 1997；169：79-82.
- Thurlbeck WM, Müller NL. Emphysema：definition, imaging, and quantification. AJR Am J Roentgenol 1994；163：1017-1025.
- Webb WR. Thin-section CT of the secondary pulmonary lobule：anatomy and the image—The 2004 Fleischner lecture. Radiology 2006；239：322-338.
- Worthy SA, Müller NL, Hartman TE, Swensen SJ, Padley SP, Hansell DM. Mosaic attenuation pattern on thin-section CT scans of the lung：differentiation among infiltrative lung, airway, and vascular diseases as a cause. Radiology 1997；205：465-470.

SECTION 2

各種病態の肺HRCT所見

6

気道病変

　気道病変の原因は多岐にわたる；有機あるいは無機粉塵の吸入,全身性疾患,感染,腫瘍,そして先天性などである.気道病変は大きく分類して large airway disease と small airway disease に分類される.

　気管支(bronchi)は large airway であり,その壁に軟骨を含む.small airway あるいは細気管支(bronchioles)は,3 mm 以下の径の気道で,軟骨を欠く.これらの気道病変は混在することもあるが,多くの疾患はどちらか一方の病変が優位である.この章は,気道病変の HRCT 所見,気道病変の典型的パターン,そして頻度の高い疾患についての説明に焦点を当てることとする.

large airway diseases
HRCT 所見
　large airway disease の HRCT 所見としては,気道拡張,気道の炎症や細胞浸潤による壁肥厚,そして粘液栓(mucoid impaction)などがある.

気道拡張
　気管支の非可逆性の拡張は**気管支拡張**(bronchiectasis)とよばれる.気管支拡張は,**気管支/肺動脈の径比**(bronchoarterial ratio：**BA 比**,後述)の増加,あるいは拡張した気道の特異的な形状変化によって診断される.気管支拡張には多くの原因があり,感染,慢性炎症,気管支閉塞,あるいは先天性などの気管支の形状そのものの異常などがある(表 6-1).

　無気肺や炎症性肺病変の内部には一過性の気管支拡張がみられることもあり,言葉の定義からいえばやや矛盾はしているが,"可逆性の気管支拡張(reversible bronchiectasis)"といわれる.

BA 比と "signet ring sign"
　気管支の内腔の径と伴走する肺動脈の外径の比を BA 比と呼ぶ.正常の BA 比はおおよそ 0.7 程度である.

　BA 比が 1.0 以上の場合が異常所見として考えられる(図 6-1)が,この程度の BA 比は,高齢者や高地に居住する患者〔例：Denver,標高が約 1 マイル(約 1609.344 メートル)に位置することから,the mile-high city とよばれる〕においても観察される.

表6-1 気管支拡張の鑑別診断

感染（ウイルス，細菌，抗酸菌，真菌）
喘息
誤嚥
閉塞性細気管支炎
膠原病
アレルギー性気管支肺アスペルギルス症（ABPA）
嚢胞性線維症
免疫不全
原発性線毛運動障害
Marfan症候群
炎症性腸疾患
$α_1$-アンチトリプシン欠損症
黄色爪リンパ浮腫症候群
Young症候群
tracheobronchomegaly（巨大気管気管支）
Williams-Campbell症候群

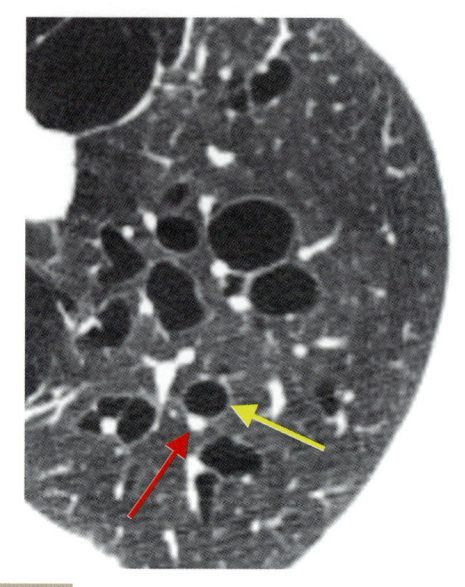

図6-1

気管支拡張　BA比＞1.5　気管支軟骨の異常がある患者．気管支の内腔の径（黄→）は伴走する肺動脈（赤→）のそれより著明に大きい．BA比は正常でも時に1～1.5を示す場合があるが，1.5以上であれば，ほぼ異常と考えられる．

BA比が1.5以上の場合は，通常は気道が異常に拡張している状態を意味する．もしも，BA比が，1.0～1.5の範囲内の場合は，気道壁の肥厚，粘液栓，モザイク血流，そしてエア・トラッピング（air trapping）の併存，などが気道病変であることの傍証となる．"signet ring sign"は，気道の拡張によってBA比が著しく増加している状態を指す．ringは気道の拡張を表し，印環（signet）あるいは宝石は伴走する狭小化した肺動脈を指す．

注意点：BA比は，気道が正常でも，肺動脈が狭小化すれば上昇する．これは，$α_1$-アンチトリプシン欠損症や慢性の肺動脈塞栓で観察される．

形態学的所見による気管支拡張の診断

気管支拡張は，気道拡張の程度およびその形状により3つのタイプに分類される．これらの特異的な形態学的変化を知っておくことは気管支拡張の診断に有用である．

1. **円柱状気管支拡張**（cylindrical bronchiectasis，図6-2 A, B）は，気管支拡張のなかでも最も軽微なものであり，比較的軽度の気管支の拡張として認識される．拡張した気管支の辺縁は平滑で，気腔は円柱状である．気管支の壁は平行な線として描出され，肺野末梢に向かっても先細りがみられない．このタイプの気管支拡張は非特異的な変化ともいえ，ほとんどの気道病変にみられる変化でもある．時には，このタイプの気管支拡張は改善することがあり，いわゆる"可逆性の気管支拡張"の所見でもある．

2. **静脈瘤様気管支拡張**（varicose bronchiectasis，図6-3）は，より重度の病型で，慢性化あるいは再発性の気道損傷の結果としてみられることが多い．気管支の辺縁は不整で，拡張部位と狭窄部位が混在する．このタイプの気管支拡張も，多くの普遍的な気管支拡張の原因によって生じ，それには慢性の感染症，慢性炎症，そして肺線維症などが含まれる．いわゆる"真珠の首飾り（string of pearls）"様所見を示す．

3. **嚢胞状気管支拡張**（cystic bronchiectasis，図6-4）は，気道拡張の最も重症なかたちで，長期で高度な気道炎症があった場合にのみ認められる．形態学的には，比較的大きな気道の嚢状拡張が特徴的であり，液面形成（air-fluid level）がみられることもある．変化はびまん性のこともあれば，限局性のこともある．嚢胞状気管支拡張の鑑別診断は限定的であり，太い気道に重度で慢性

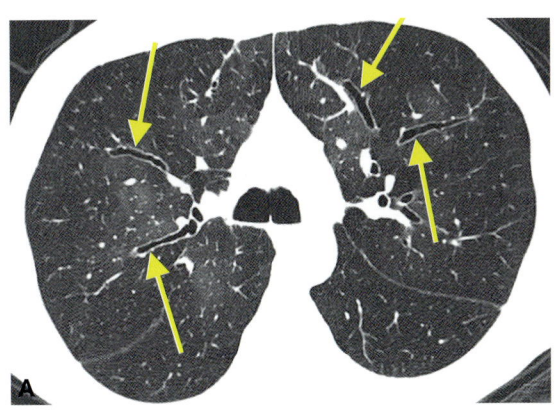

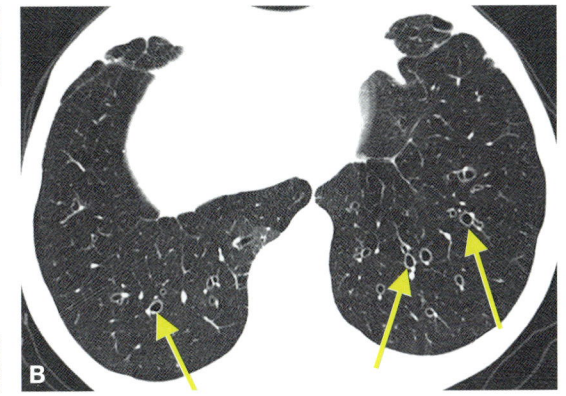

図6-2
円柱状気管支拡張 軽度の気管支拡張が認められ,気道の狭小化や囊状拡張は認められない.気管支がスライス面内に存在すれば(A),平行な二本の線による管状の構造として描出される(→).スライス面に垂直に走行する場合には(B),円として描出され(→),signet ring sign が認められる.

の炎症を起こすいくつかの疾患に限られる.時に"ブドウの房(cluster of grapes)"様と表現される.

壁肥厚を伴った気道炎症

気道の壁肥厚は気管支拡張の患者ではよくみられる所見である.気腔の拡張を伴わない壁肥厚は,感染や炎症による急性あるいは慢性の気管支炎でみられる(図6-5).

正常では,気管支の壁は薄く,気道径に対しての比率はおおよそ 0.1〜0.2 程度である.この比率が高くなると,気管支壁が肥厚しているということになる.注意しなければならないのは,気管支の拡張がある場合(いわゆる気管支拡張症 bronchiectasis)には,壁が肥厚していてもこの比率が正常と計算されてしまうことがある,ということである.

多くの場合,気道壁の肥厚の有無の判断は,経験に基づいたり,あるいは,他の部位との比較による主観的な評価によってなされる.気道の変化を示す部位は時に斑状に分布しており,正常肺との比較が行いやすい側面もある.

気道の充満性変化〔いわゆる粘液栓(airway impaction)〕

気道の充満性変化とは,気道内腔が分泌物,感染に伴う物質などによって満たされてしまう状態であ

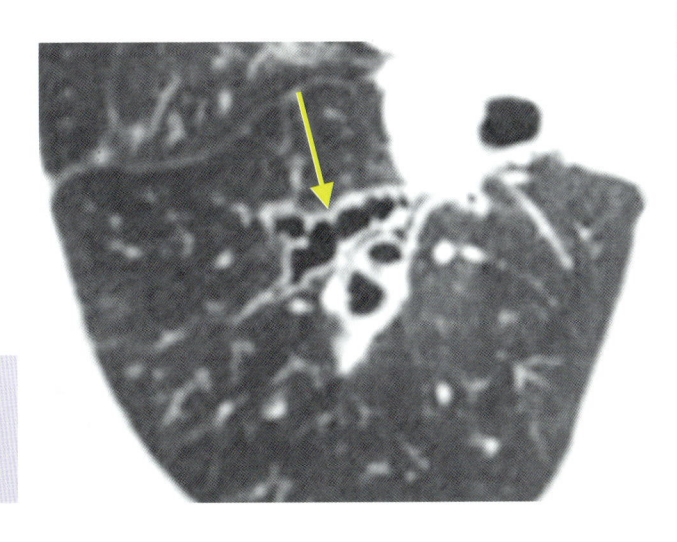

図6-3
静脈瘤様気管支拡張 不整な辺縁と壁の肥厚を伴った気管支拡張が認められる(→).この所見は,非特異的なものではあるが,高度で慢性の病態を反映している.

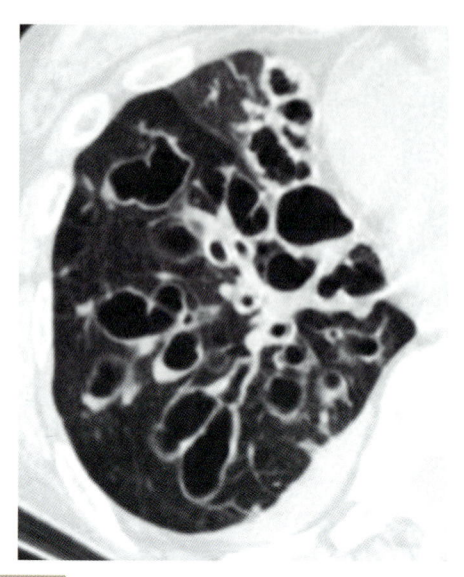

図6-4
囊胞状気管支拡張 気管支は著明に拡張し，囊胞状の拡張が多発し，液面形成も認められる．この所見は，高度で慢性の気道炎症を表し，頻度は高くない．

る．気道とCTのスライス方向との関係によって，充満された気道は，肺門の太い気道に連続性を有しながら，円形にみえたり，あるいは円柱状にみえたりする(図6-6 A, B)．

large airway diseaseや気管支拡張の特異的要因

太い気管支の病変には多くの鑑別診断が存在する(表6-1参照)．ここでは，両側性に広範な病変形成を呈しうる特異的な気道疾患に限定して述べる．

感染性疾患
感染はlarge airway diseaseの最も多い原因である．いかなる感染も，気道の拡張と炎症を惹起するが，細菌と抗酸菌の感染が最も多い原因である．小児期の感染が気管支拡張の原因として頻度が高い．

細菌，抗酸菌，あるいは真菌感染による気道の異常は，通常，斑状のコンソリデーション〔consolidation：浸潤影(融合影，均等影)〕，小葉中心性結節，tree-in-bud(TIB)などを呈する．ウイルス感染は，太い気道の異常のみのこともあれば(図6-7)，肺野病変を伴う場合もある．活動性のある感染症，あるいは以前に感染症に罹患した場合，それに伴う気管支拡張はしばしば肺葉性，多肺葉性，あるいは斑状の分布をとる．

多くの症例では，急性の感染症に伴ったlarge airway diseaseは軽度なことが多く，可逆性である．より広範で重度な病変，たとえば静脈瘤様気管支拡張の存在は，以前の(小児期の)感染か，あるいは異なる原因を考える必要がある．

重度で慢性の気道炎症は，肺結核や非結核性抗酸菌症(図6-8 A, B)，慢性の誤嚥，あるいは先天性・後天性の免疫不全や線毛運動異常(後述)などでみられる．閉塞性細気管支炎は慢性の気道感染と粘液貯留を惹起する．

アレルギー性気管支肺アスペルギルス症(ABPA)
アレルギー性気管支肺アスペルギルス症(allergic bronchopulmonary aspergillosis：ABPA)は，おもに喘息や囊胞性線維症の患者に認められる病態である．気道内腔に寄生したアスペルギルスに対する過敏性の反応と考えられており，肺野への浸潤性病変

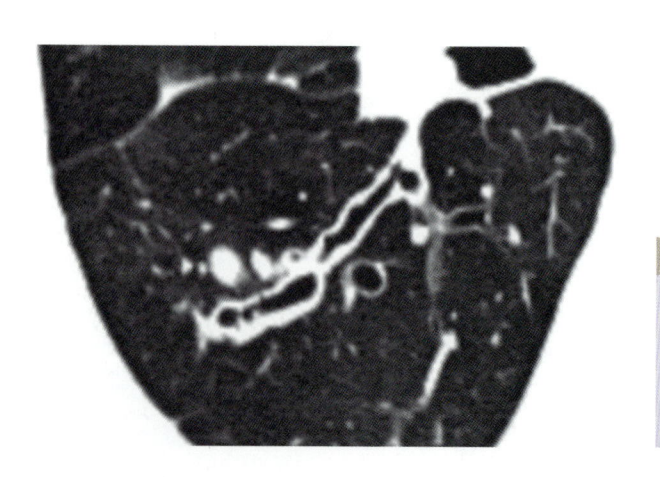

図6-5
静脈瘤様気管支拡張における気道壁肥厚 非結核性抗酸菌症の患者における気管支壁肥厚．最大のところで5 mm以上の肥厚を示す．部分的には，壁厚/内腔の空気径の比が1：1を超える．

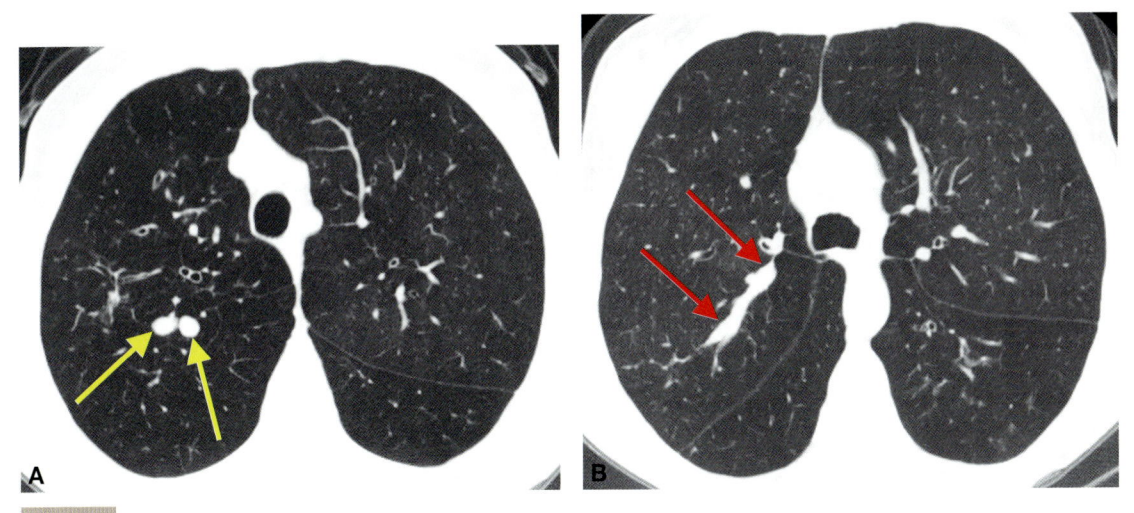

図6-6
粘液栓 気道が粘液で満たされた場合，そのCT所見は気道の走行によって異なる．A：スライス面に垂直な場合には，円形(→)に描出される．B：スライス面に平行な場合には，円柱状に描出される(→)．

は原則伴わない[†1]．ABPAの診断はおもに臨床的に行われるが，典型的なHRCT所見も診断には有用である．

　ABPAの最も特徴的なHRCT所見は，片側性あるいは非対称性で中心性(肺門周囲)の円柱状あるいは静脈瘤様の気管支拡張であり，粘液栓を合併する(図6-9)．中肺野から上肺野が好発部位である．**高吸収(100 HU)の粘液栓**が特に診断に有用とされる．この所見はABPAの患者の25%程度に認められる

とされ，真菌によるカルシウム塩と金属イオンの濃縮によるものとされる．

　ABPAは太い気道が主体ではあるが，末梢気道も侵される場合がある．この場合，細気管支拡張，小葉中心性結節，そしてtree-in-bud(TIB)などが認められる．

囊胞性線維症(CF)
　囊胞性線維症(cystic fibrosis：CF)は，気管支腺

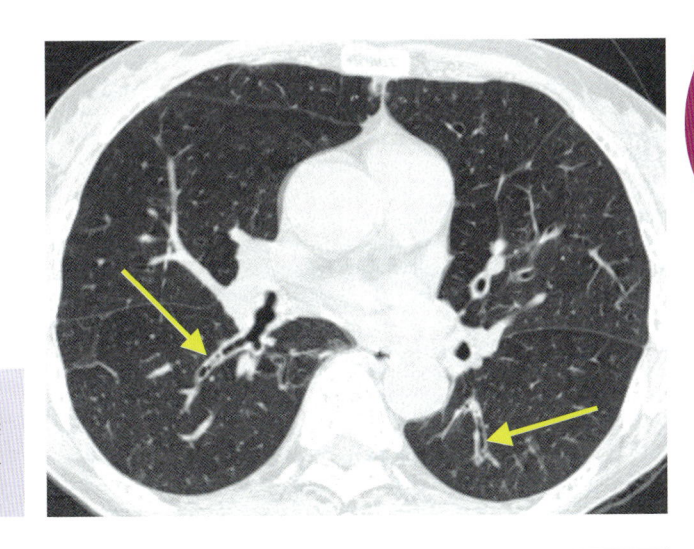

図6-7
気管支の拡張と壁肥厚を呈したウイルス感染症 感染症のなかで，ウイルス感染は，拡張や壁肥厚(→)などの太い気道の異常所見を呈することの多い病原体である．

[†1] 訳者注：早期に好酸球性肺炎としての浸潤影を呈することはある

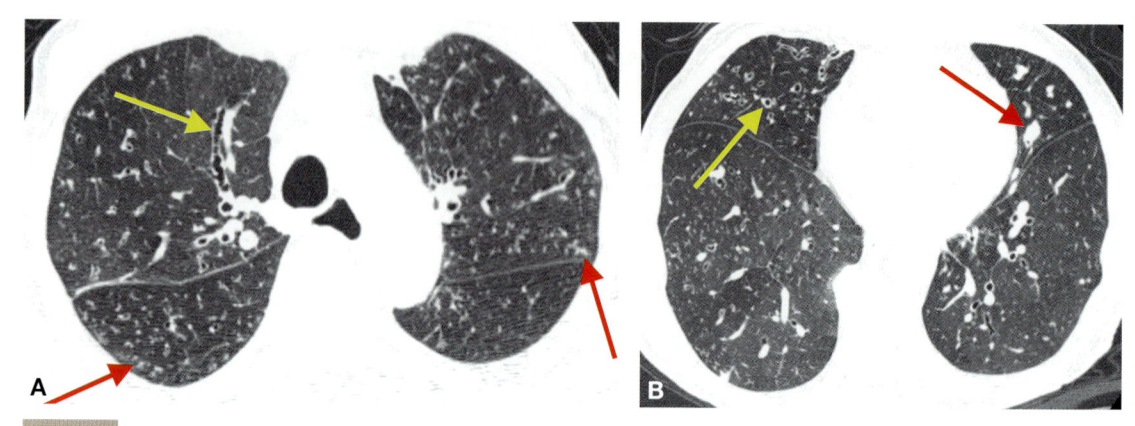

図 6-8
非結核性抗酸菌症 A：静脈瘤様気管支拡張（黄→）が小葉中心性結節や tree-in-bud（赤→）とともに認められる．
B：気管支拡張（黄→）と粘液栓（赤→）は，通常，右中葉と左舌区に好発する．

分泌物のクリアランスの異常を特徴とする先天的な病態である．結果として，粘液貯留と気道感染が生じやすくなる．古典的には患者の年齢は若いとされる（20歳未満）が，さまざまな遺伝子の変異や，また，さまざまな遺伝の浸透率が解明されるに伴い，必ずしも若い患者のみの発病ではないことがわかってきた．治療方法の改善により，多くの若い CF の患者が長期生存するようにもなりつつある．

典型的な HRCT 所見は，対称性で，上葉中枢側優位の気管支拡張・気管支壁肥厚，そして気道の充満性変化（粘液栓）である（図 6-10 A, B）．右上葉がしばしば最初に侵され，より高度の変化を示す．気管支拡張の形態はさまざまであるが，進行した症例では，静脈瘤様あるいは囊胞状のものが特徴的である．末梢気道の異常（細気管支拡張，小葉中心性結節，TIB）を伴うこともある．モザイク血流とエア・トラッピングは通常，認められる．肺門構造の拡大は，反応性のリンパ節腫大あるいは肺動脈の拡張による．

免疫不全

先天性あるいは後天性の免疫不全の状態は，気道の慢性感染を起こしやすい．気道病変を起こしやすい先天性の免疫不全として，無γグロブリン血症，低γグロブリン血症，その他の一般的な免疫不全状態がある．所見は他の慢性の気道病変と似ており，気管支拡張（しばしば囊胞性），気道壁肥厚，そして粘液栓などである．分布は，対称性であり，下葉が優位である．

気道病変を生じる最も頻度の高い後天性疾患は，後天性免疫不全症候群（acquired immunodeficiency syndrome：AIDS）である．**AIDS 関連気道疾患**は，

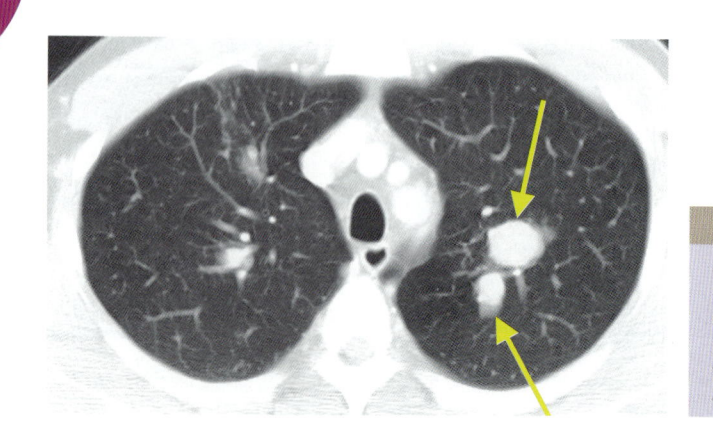

図 6-9
ABPA 非対称性の中枢側気管支の拡張と粘液栓が上葉に認められる（→）．下葉には明らかな異常所見は認められない．この静脈瘤様あるいは囊胞状の気管支拡張は ABPA と結核によくみられる．

6章 気道病変　99

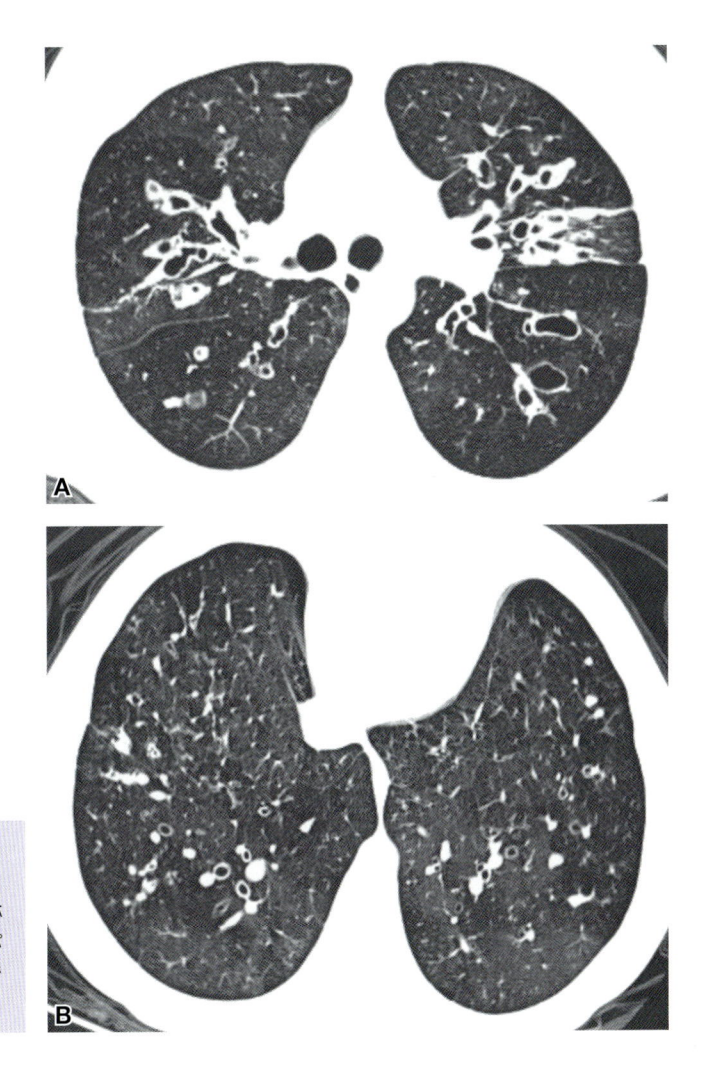

図 6-10

囊胞性線維症　上葉に，広範な静脈瘤様，囊胞状の気管支拡張が認められ，壁肥厚と粘液栓を伴っている（**A**）．この所見は対称性であり，下葉は変化が少ない（**B**）．このパターンは囊胞性線維症にきわめて典型的である．

化膿性病原体の慢性感染がその本態である．画像では，両側対称性で，通常，下葉優位の気管支拡張，気管支壁肥厚，そして粘液栓を示す．囊胞状の気管支拡張はまれで，静脈瘤様の気管支拡張が多いが，これは病変の慢性の経過を反映している．

原発性の線毛運動障害

原発性線毛運動障害（primary ciliary dyskinesia）あるいは**線毛不動症候群**（immotile cilia syndrome）は，線毛運動を低下あるいは消滅させる先天性の病態である．線毛運動によるクリアランス障害が肺，副鼻腔，内耳，そして生殖器に起こる．内臓逆位（situs inversus）が50％の症例で認められ，このような状態を**Kartagener症候群**とよぶ．気道の粘液線毛クリアランスの障害は，慢性の粘液停滞を招き，再発性の感染と気管支拡張を起こす．

HRCT所見は先天性の免疫不全の症例に似る．病変は通常，両側性で下葉が侵される．囊胞状あるいは静脈瘤様の気管支拡張が特徴的であり，気道壁肥厚や粘液栓を伴う．末梢気道病変を伴う場合もあるが，必ずしも著明ではない．Kartagener症候群は内臓逆位を伴う（図6-11 A，B）．

Williams-Campbell症候群

Williams-Campbell症候群は，4～6次気管支の軟骨の欠損を特徴とする，まれな先天性疾患である．通常は小児での発症であるが，まれではあるが成人発症もみられる．軟骨の支持がなくなるために，気管支の脆弱性と拡張が生じ，その後，慢性の粘液の停滞と感染が生じる．

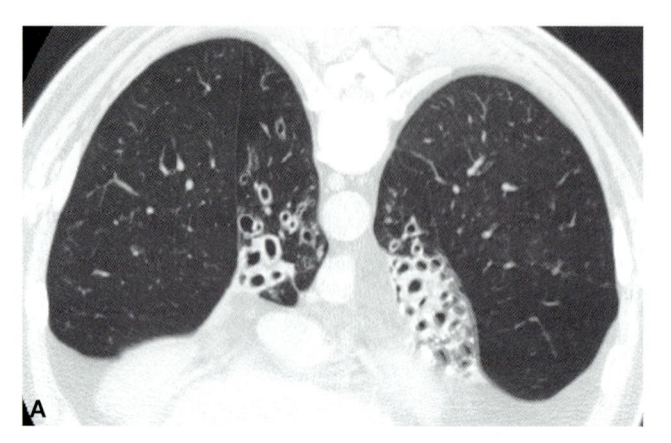

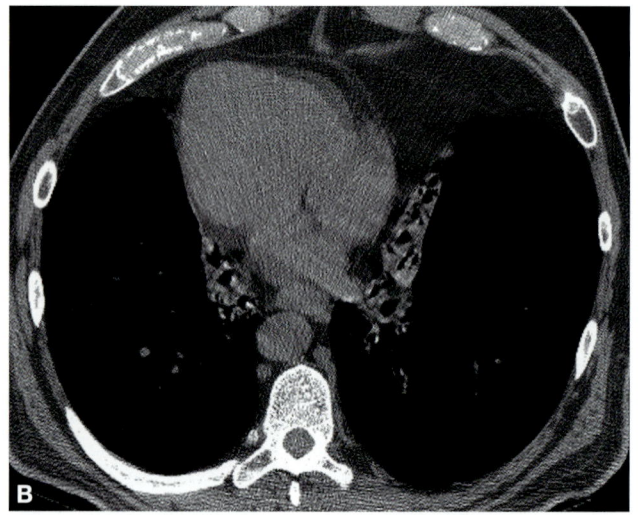

図6-11
Kartagener症候群　腹臥位のHRCT（A）では，両側下葉の高度な囊胞状気管支拡張と肺葉の虚脱を認める．背臥位のHRCT（B）では，内臓逆位を認める．

　中肺野の囊胞状気管支拡張が特徴的である．限局性の中肺野の気管支拡張が認められるが，中枢から末梢に至るような，より広範な気管支拡張が認められることもある．他の軟骨性疾患と同様に，気道炎症に乏しい重度の囊胞状気管支拡張も生じうる．気道は，典型的には吸気では径が著明に拡張し，呼気では虚脱する．これらは免疫不全症候群や原発性線毛病変ではみられない．

tracheobronchomegaly

　tracheobronchomegalyあるいは**Mounier-Kuhn症候群**は，気管・気管支壁の萎縮が生じるまれな病態である．

　典型的なHRCT所見は，気管，気管支の壁の菲薄化である．気道は拡張し，呼気時には虚脱する．軟骨輪の部分は拡張が阻害されるために，結果として気道の辺縁は波打つような形状となる（図6-12 A, B）．Williams-Campbell症候群と同様に，かなり高度の拡張においても炎症性の異常を伴うことは少ない．

他のlarge airway disease

　太い気道にびまん性，両側性に病変を生じる原因は多く，膠原病，繰り返す慢性誤嚥，囊胞性線維症，Marfan症候群，α_1-アンチトリプシン欠損症，黄色爪リンパ浮腫症候群，そしてYoung症候群などがある．これらのほとんどは非特異的な所見を呈し，診断は通常，臨床所見でなされる．繰り返す慢性の誤嚥はしばしば肺野背側のコンソリデーションや線維化を呈する．Marfan症候群では，年齢に不相応なブラ性肺気腫を呈する．α_1-アンチトリプシン欠損症では，下肺野優位のびまん性の透過性亢進を認める．

図6-12

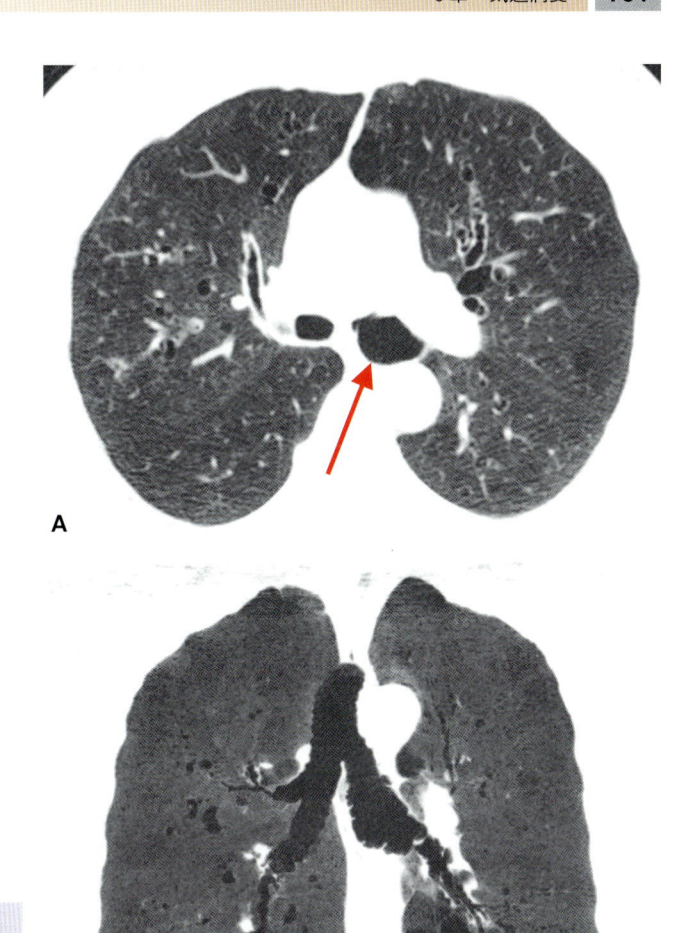

tracheobronchomegaly 左主気管支の著明な拡張(赤→)を認め，中枢側気管支の拡張も認める(A)．気道の壁肥厚や炎症性変化には乏しい．冠状断MIP画像(B)では，気管壁の膨隆と中枢側気管支の壁の菲薄化を伴った拡張を認める．

large airway diseaseと気管支拡張のHRCT診断

いくつかのHRCT所見が特異的な診断に結びついたり，あるいは鑑別の絞り込みに用いられる．

円柱状気管支拡張(cylindrical bronchiectasis)は非特異的な所見であり，この所見が認められた場合には，診断は通常，臨床所見，喀痰検査，そして病理学的検査でなされる．

静脈瘤様気管支拡張(varicose bronchiectasis)は慢性病変を疑わせ，原則としてウイルス感染などの急性病変では認められない．この形態の気管支拡張をきたす疾患としては，抗酸菌感染，慢性誤嚥，肺線維症(牽引性気管支拡張)などがある．静脈瘤様気管支拡張は，ABPAや囊胞性線維症で比較的よくみられる．

囊胞状気管支拡張症(cystic bronchiectasis)の鑑別診断はより限定され，それには気管支拡張の分布が役立つ．上中肺野の分布を示す囊胞状気管支拡張は，囊胞性線維症，ABPA，そして結核を疑う(図6-13)．下肺優位の場合には，長期のあるいは以前の感染，囊胞性線維症，原発性線毛運動障害(図6-14)，免疫不全，そしてtracheobronchomegalyやWilliams-Campbell症候群のような軟骨病変がある．

HRCTは，さまざまな気管支拡張の原因を特定する点で限界があるものの，以下のようないくつかの付加的な所見が役に立つ．気管支拡張の内腔の高吸

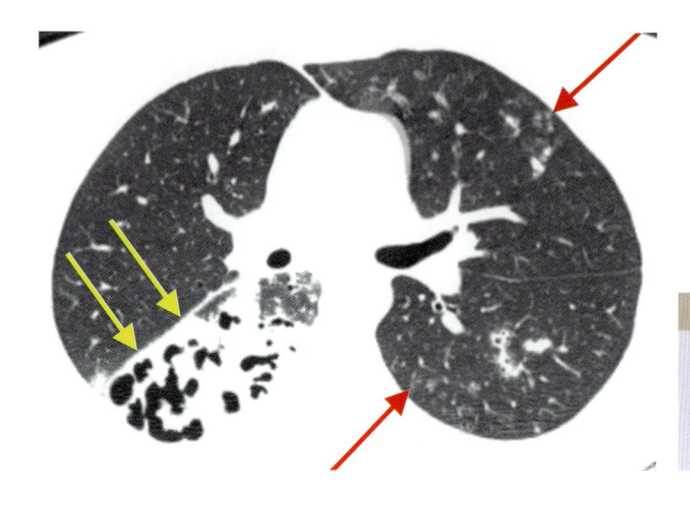

図 6-13
結核 右下葉 S_6 領域に限局性の囊胞状気管支拡張が認められる（黄→）。小葉中心性結節の集簇が散在し（赤→），結核の経気道散布を表している。

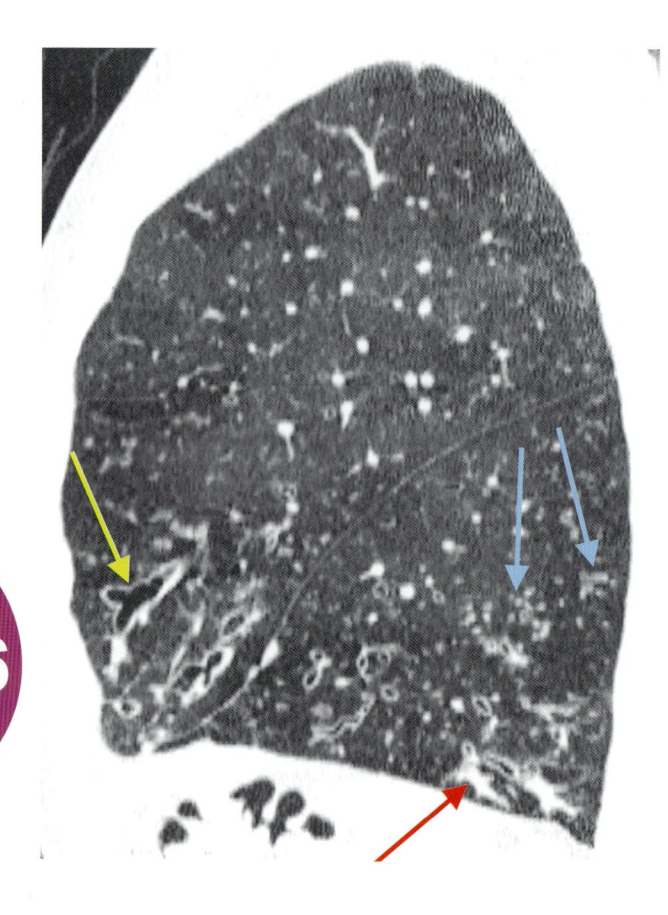

図 6-14
原発性線毛運動障害 HRCT 矢状断再構成像では，下葉優位の気管支拡張（黄→），粘液栓（赤→），そして小葉中心性結節（青→）が認められる．この病変分布は，閉塞性細気管支炎，免疫不全，原発性線毛運動障害，そして先天性の軟骨異常などに特徴的である．

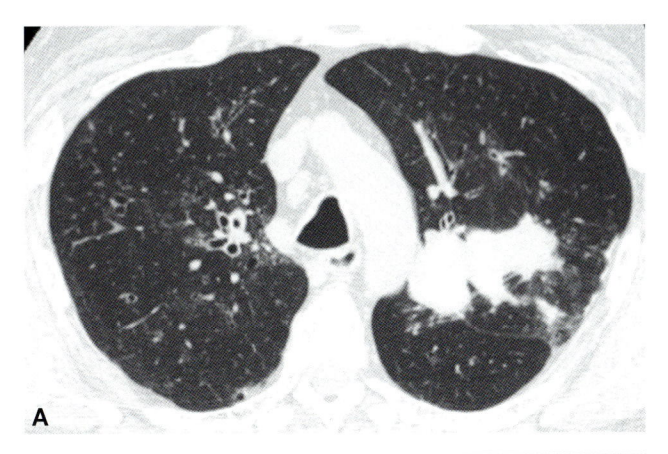

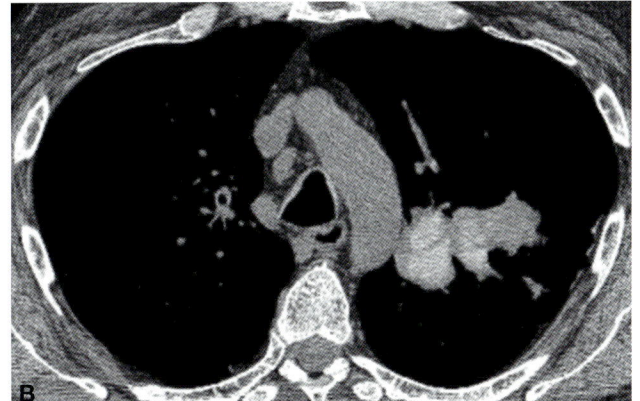

図 6-15
ABPA A：肺野条件では，左上葉に気管支拡張と粘液栓を反映した管状の分岐影を認める．B：縦隔条件では，拡張した気道内の粘液栓は高吸収を呈している．この所見はABPAを強く疑わせる．

収の粘液はABPAを示唆する（図6-15 A, B）．内臓逆位は原発性線毛運動障害を疑わせる．著明な気管支拡張があるにもかかわらず気道の炎症所見が乏しい場合には，囊胞性線維症や軟骨病変を疑わせる（図6-16）．

図 6-16
Williams-Campbell症候群 Williams-Campbell症候群の患者のHRCTで，左肺は移植術後．右肺は，広範な囊胞性気管支拡張を呈し，肺野のびまん性の透過性の亢進を認める．気管支壁の炎症や肥厚は認められないことに注意．

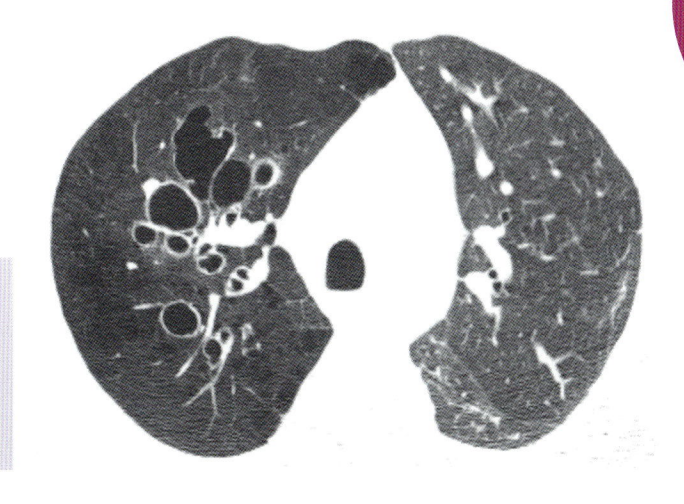

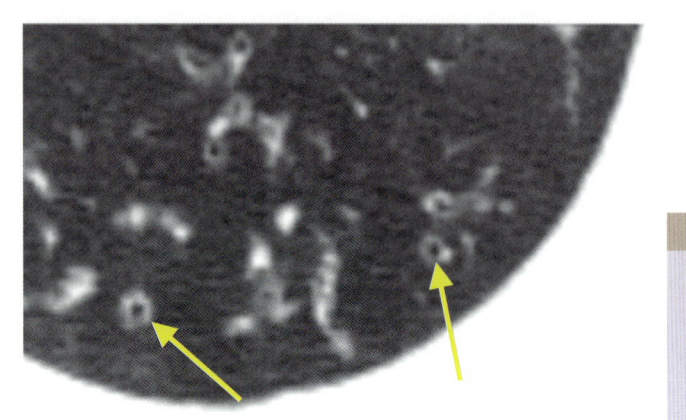

図6-17
細気管支拡張 嚢胞性線維症の患者に認められた末梢気道の拡張(→). 気道が胸膜から1〜2 cm以内に認められた場合には異常と考えるべきで, その径は伴走する肺動脈よりも拡張している.

small airway diseases

HRCT所見

　large airway diseaseのように, HRCT上のsmall airway diseaseを疑わせる所見としては, 細気管支拡張, 細気管支壁肥厚を伴った炎症所見, そして細気管支の充盈像(tree-in-bud：TIB)などがある. このほかのsmall airway diseaseを疑わせる所見としては, 小葉中心性粒状影, モザイク血流, そしてエア・トラッピングなどがある. small airway diseaseの患者では, 通常は太い気道の異常も伴っていることに注意すべきである.

細気管支拡張とTIB

　細気管支拡張(bronchiolectasis)とはsmall airwayの拡張と定義される(図6-17). HRCT上の細気管支拡張の基準はないが, 正常の気道は胸膜下1〜2 cmのレベルでは通常, 描出されず, この部位で気道が描出された場合には, 細気管支拡張が存在している場合が多い.

　拡張した細気管支は空気か分泌物によって満たされている. 内腔が炎症性の物質によって充盈されている場合は, "TIB(tree-in-bud)"の様相を呈する. TIBはsmall airway diseaseを疑わせる重要な所見である.

小葉中心性結節

　small airwayの内腔の充盈(impaction)および周囲への病変波及は, 軟部組織濃度の小葉中心性結節として描出される(図6-18). 細気管支の感染あるいは炎症性病変は, 細気管支周囲の肺組織に浸潤性病変を形成し, これが小葉中心性結節として捉えられる. 結節は軟部組織濃度のこともあり, また, すりガラス濃度(ground glass opacity)のこともある.

モザイク血流とエア・トラッピング

　モザイク血流(mosaic perfusion)は肺の一部の血流が低下することによって生じる. 気道疾患の場合

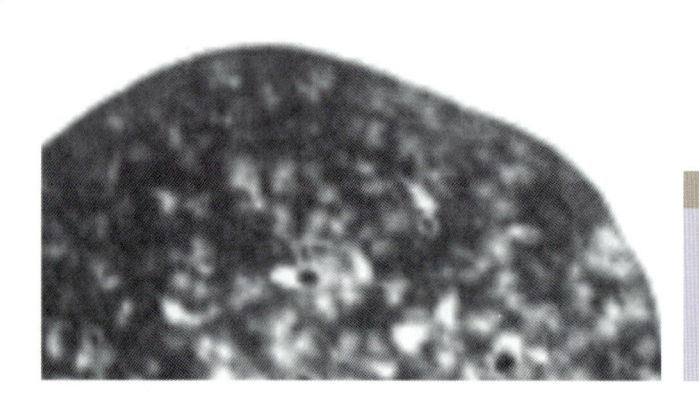

図6-18
軟部組織濃度の小葉中心性結節 軟部組織濃度の小葉中心性結節は, 経気道進展の感染・腫瘍, 誤嚥などでみられる. 胸膜直下の肺野はスペアされている. この患者は細菌性の気管支肺炎である.

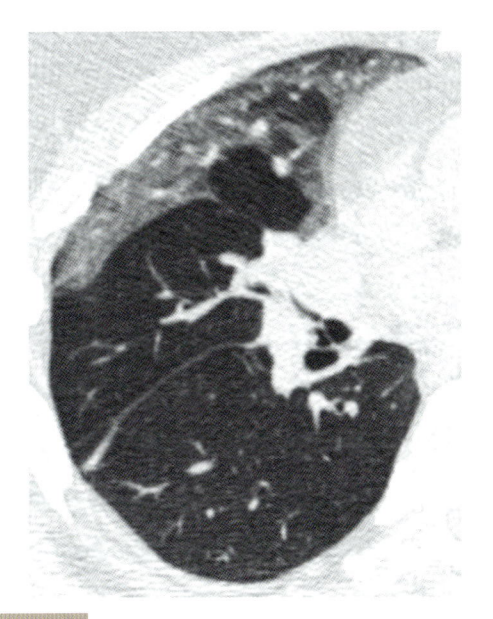

図 6-19
中枢気道の狭窄によるエア・トラッピング 中間気管支幹の狭窄を伴った肺移植後患者の呼気 CT において，右中下葉のエア・トラッピングが認められる．上葉の腹側は呼気時における正常の濃度上昇を示す．区域，肺葉，肺全体のエア・トラッピングの存在は，large airway disease を疑わせる所見である．

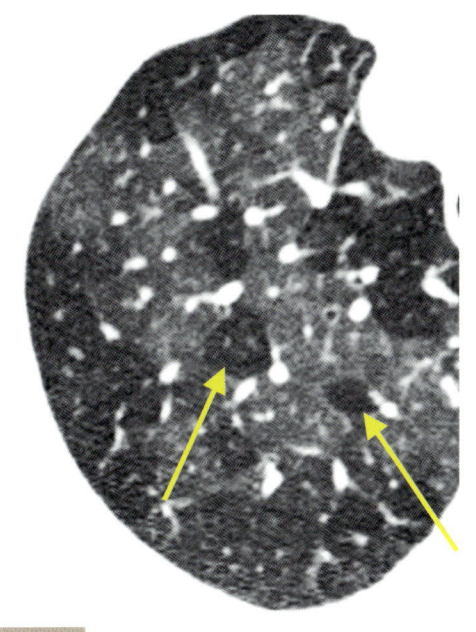

図 6-20
small airway disease によるモザイク血流 閉塞性細気管支炎の患者の吸気の HRCT では，境界が明瞭な小葉大の肺野濃度の低下所見が認められる（→）．小葉大のモザイク血流やエア・トラッピングは small airway disease を疑わせる所見である．

には，気道の狭窄や閉塞が血管の攣縮を起こし，血流の低下を招く．HRCT では，限局性の透過性の亢進した領域として描出され，この内部の血管は狭小化している．small airway disease によって生じる場合には，モザイク血流はエア・トラッピング（air trapping）を伴うことが多い．モザイク血流の HRCT 所見についての詳細は 5 章で述べられている．

モザイク血流は small airway disease でも large airway disease いずれでも認められるが，前者のほうが頻度が高い．large airway disease におけるモザイク血流とエア・トラッピングは，区域性，肺葉性あるいは全肺性の広がりを呈する（図 6-19）．small airway disease の場合には，小葉性の透過性亢進を呈する（図 6-20）が，広い領域に生じる場合もある（図 6-21 A, B）．

small airway disease の HRCT 所見分類

small airway disease の HRCT 所見分類は，認識される特徴的なパターンによって行われる．表 6-2 に small airway disease の 4 つのパターンをまとめた．これらのパターンの認識が鑑別を行ううえで有用であるが，さらなる鑑別のためには臨床情報が有用である．

すりガラス濃度の小葉中心性結節を伴った細気管支炎

すりガラス濃度の小葉中心性結節は，病理学的には，小葉中心部の細気管支周囲の炎症あるいは線維化を反映している．細気管支内腔の充満性変化は認められない．結節の大きさは均一で，肺野にびまん性あるいは斑状に分布する（図 6-22）．

このパターンの鑑別診断には，過敏性肺炎（hypersensitivity pneumonitis：HP），呼吸細気管支炎（respiratory bronchiolitis：RB），濾胞性細気管支炎（follicular bronchiolitis：FB），塵肺，非定型肺炎などが含まれる（表 6-3）．一方，Langerhans 細胞組織球症，他の感染症，腫瘍の経気道性散布などは，

表 6-2　small airway disease の HRCT パターン

HRCT 所見	病態生理	代表的な疾患
すりガラス様の小葉中心性結節	細気管支周囲の炎症や線維化	過敏性肺炎 呼吸細気管支炎 濾胞性細気管支炎 非定型感染症 塵肺
軟部組織濃度の小葉中心性結節	周囲肺胞への進展を伴った細気管支充満性病変	経気道性感染 腫瘍の経気道性散布 誤嚥
tree-in-bud	感染性の物質の細気管支充満	経気道性感染 誤嚥
モザイク血流，エア・トラッピング	細気管支の狭窄，閉塞	喘息，過敏性肺炎，閉塞性細気管支炎

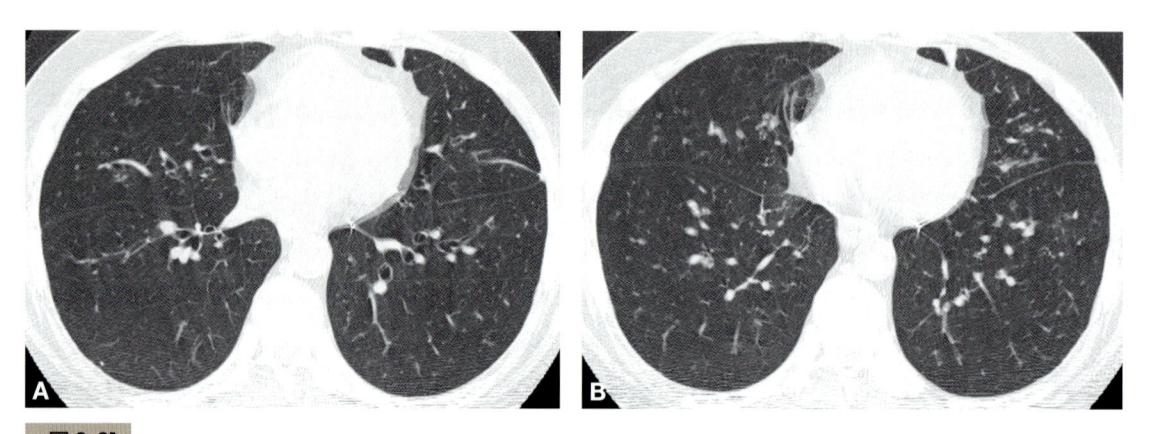

図 6-21

びまん性の閉塞性細気管支炎（constrictive bronchiolitis）　まれではあるが，small airway disease がびまん性で均一な分布を示すことがある．この所見は閉塞性細気管支炎に非常に特徴的である．このような場合，吸気の HRCT（A）では，びまん性の透過性の亢進と肺血管の狭小化を認めるが，呼気 HRCT（B）では，びまん性にエア・トラッピングが存在するために，呼気不良な状態との区別が難しい画像となる．

図 6-22

すりガラス様の小葉中心性結節　亜急性期の過敏性肺炎における両側性で均一なサイズのすりガラス様結節．胸膜直下がスペアされている点（→），結節の分布が均一である点，などが小葉中心性分布の特徴である．

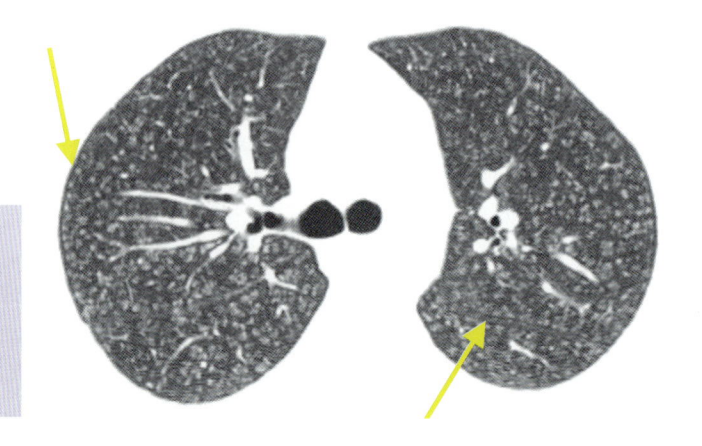

表 6-3	小葉中心性すりガラス様結節の鑑別診断

過敏性肺炎
呼吸細気管支炎
濾胞性細気管支炎
塵肺
非定型感染症
Langerhans 細胞組織球症（ただし，多くは軟部組織濃度の結節）
細菌性，抗酸菌性感染症（ただし，多くは軟部組織濃度の結節）
腫瘍の経気道散布（ただし，多くは軟部組織濃度の結節）

小葉中心性のすりガラス濃度の結節を呈することは少なく，充実性の濃度を示すことのほうが多い．

　このパターンを示す患者の一部では，臨床情報が診断に役立つことがある．このパターンを示す代表的な疾患である過敏性肺炎では，その50%の患者において何らかの抗原曝露が認められる．曝露の病歴がある場合，このHRCTのパターンは過敏性肺炎の可能性を高くする．喫煙者では，呼吸細気管支炎やLangerhans細胞組織球症などが考えられる．膠原病や免疫不全では，濾胞性細気管支炎が疑われる．塵肺の患者では，長期間の粉塵曝露歴がある．急性の症状を呈している場合には，非定型肺炎や過敏性肺炎が考えられる．

軟部組織濃度の小葉中心性結節を伴った細気管支炎

　軟部組織濃度（soft tissue attenuation）の小葉中心性結節は，気腔の充盈性変化（endobronchial impaction）とそれに接するコンソリデーションを表している（図6-23）．変化は小葉中心部から始まり，徐々に周囲に進展し，時に小葉全体に拡大することがある．隣接する小葉への進展は広い範囲のコンソリデーションを形成する．このコンソリデーションは区域性あるいは亜区域性の分布を呈する．

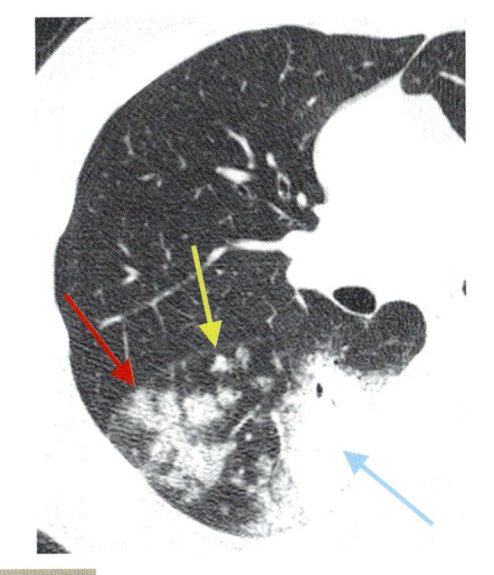

図 6-23
軟部組織濃度の小葉中心性結節：浸潤性粘液腺癌
胸膜直下がスペアされていることが，陰影が小葉中心性であることを示唆する（黄→）．病変が小葉中心部から進展すると胸膜面に接するようになる（赤→）．隣り合った小葉性病変が融合すると，広いコンソリデーションが形成される（青→）．

　軟部組織濃度の小葉中心性結節は，斑状に分布し，大きさもさまざまなことが多い．鑑別には，small airwayを介して進展する病態（図6-24），すなわち感染症（細菌，抗酸菌，真菌，ウイルス），腫瘍（浸潤性粘液腺癌）などが含まれる（表6-4）．肺炎の形状に至る前の誤嚥もこのパターンを呈する．感染と誤嚥は通常，急性の症状を呈するが，一方，腫瘍性病変は慢性の症状を呈する．

TIBを伴った細気管支炎

　HRCTでは，tree-in-bud（TIB）は円柱状の分岐影で結節を伴う[†2]（図6-25）．病理学的には，小葉内の細気管支が感染性の物質によって充満されている状態を表している．TIBが重要なのは，このパターンの存在がほぼ感染症の存在を意味するからである

[†2] 訳者注：厳密には，TIBの概念は小葉内の高次呼吸性細気管支から肺胞管レベルの充満性変化による微細分岐影であり，結節の概念は含まれない．ただし，本文に後述されているように，欧米では，TIBの考え方が，小葉中心性陰影とほぼ同義に拡大解釈されている．現状では，小葉内の分岐影を指していることが多いが，その気道が小葉内のどのレベルのものを指しているのかについては考慮されずに使用されているのが現状である．

図 6-24

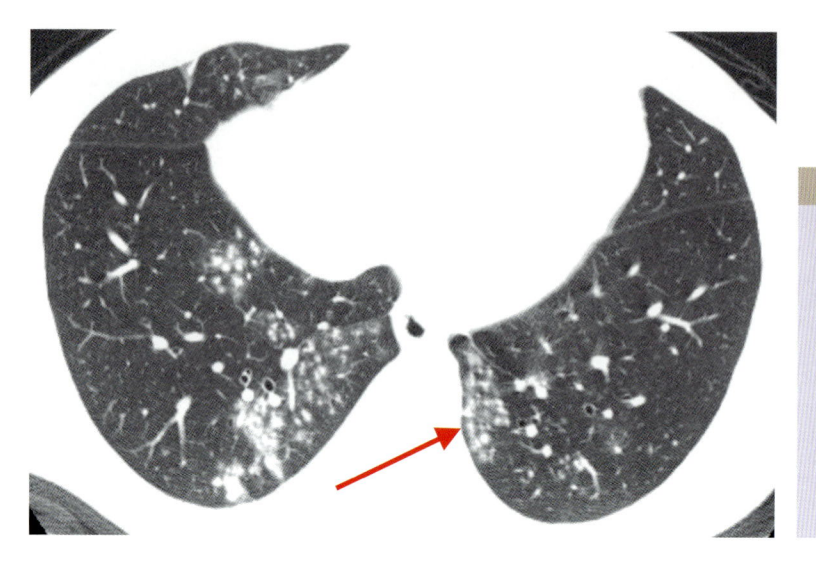

気管支肺炎における軟部組織濃度の小葉中心性結節
結節の分布は斑状，非対称性で，大きさも不均一である．結節は胸膜に接していないことに注意（→）．これらの所見は，この細菌性の気管支肺炎の症例のように，細気管支の充満性変化を伴った経気道散布の状態に特徴的である．

表 6-4 小葉中心性軟部組織濃度結節の鑑別診断

経気道感染（細菌，抗酸菌，真菌）
腫瘍の経気道散布（浸潤性粘液性腺癌）
誤嚥

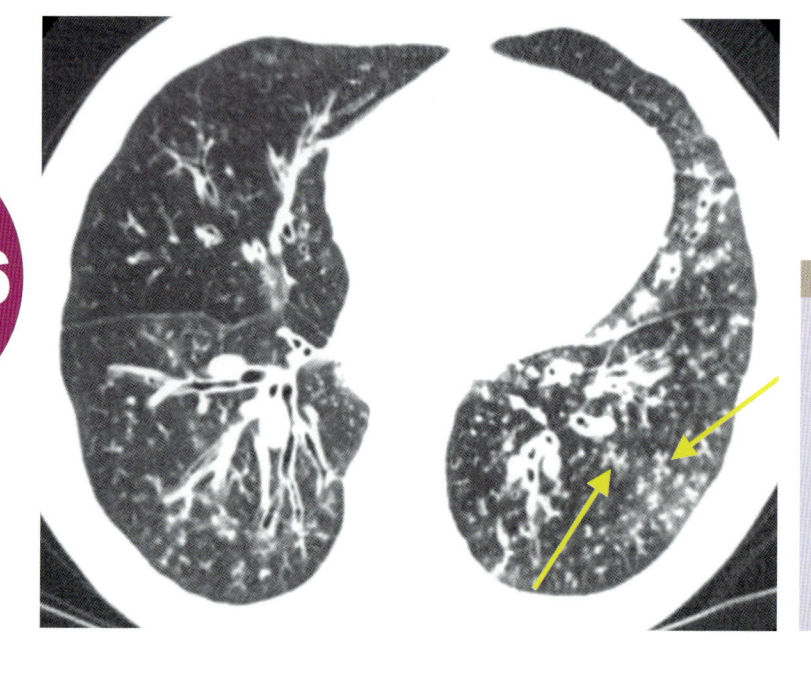

図 6-25

tree-in-bud 矢印の分岐影は，内腔が充満し拡張した細気管支を表しており，典型的なtree-in-budの所見である．この症例は細菌性の気管支肺炎であるが，この所見は感染を強く疑わせるものである．両側肺野に斑状に分布する軟部組織濃度の小葉中心性結節も認められる．

(表6-5).ただし，特異的な病原菌診断には結びつかないことに注意が必要である．TIB は細菌や抗酸菌感染によくみられるが，真菌感染やウイルス感染症でも認められる．

気道感染を招きうる種々の慢性疾患も TIB を呈しうる．これには，囊胞性線維症，線毛異常，そして免疫不全が含まれる．このような場合，太い気道の所見も伴うことが多い(図6-26).TIB を呈しうる原因として，さらに以下のふたつの病態があげられる；びまん性汎細気管支炎(diffuse panbronchiolitis, 図6-27)とアレルギー性気管支肺アスペルギルス症(ABPA, 図6-28 A, B)である．びまん性汎細気管支炎の原因は明らかではないが，慢性感染が重要な役割を果たしていると考えられる．非感染性の病態が TIB を呈することは多くないが，濾胞性細気管支炎，浸潤性粘液性腺癌などに認められる．

モザイク血流，エア・トラッピングを伴った細気管支炎

気道病変に伴うモザイク血流は，細気管支の狭窄・閉塞，そしてそれによって起こる血管攣縮によって生じる．この所見は非特異的なものであり，末梢から太いレベルに至るまでのいかなる気道病変においても観察される．したがって併存するそのほかの所見が診断に有用である．たとえば，非結核性抗酸菌症においては，モザイク血流が認められる

表6-5	tree-in-bud サインの鑑別診断
細菌感染	
抗酸菌感染	
真菌感染	
ウイルス感染	
囊胞性線維症	
アレルギー性気管支肺アスペルギルス症(ABPA)	
原発性線毛運動障害	
免疫不全	
びまん性汎細気管支炎	
濾胞性細気管支炎	
浸潤性粘液性腺癌	
誤嚥	

(p.107 の訳注参照)

が，気管支拡張，結節，TIB などの所見のほうがより重要である(図6-29).

モザイク血流あるいはエア・トラッピングのみがおもな所見の場合(図6-30)，鑑別診断はきわめて限定され，気管支喘息，過敏性肺炎，囊胞性線維症などがあげられる(表6-6).

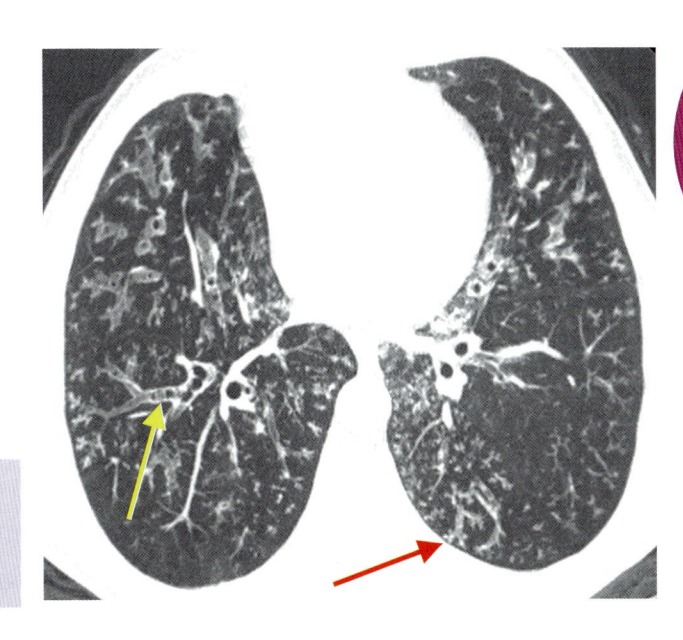

図6-26
原発性線毛運動障害(primary ciliary dyskinesia) tree-in-bud がみられる(赤→).気管支拡張と太い気管支の炎症性変化も認められる(黄→).

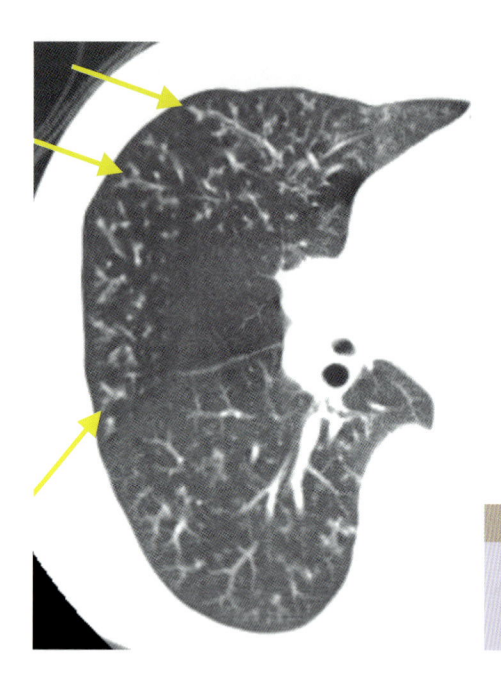

図 6-27
びまん性汎細気管支炎における tree-in-bud 小葉中心性結節と tree-in-bud(→)は，びまん性汎細気管支炎の古典的な所見である(p.107 の訳者注を参照)．この疾患はアジア人に多い．

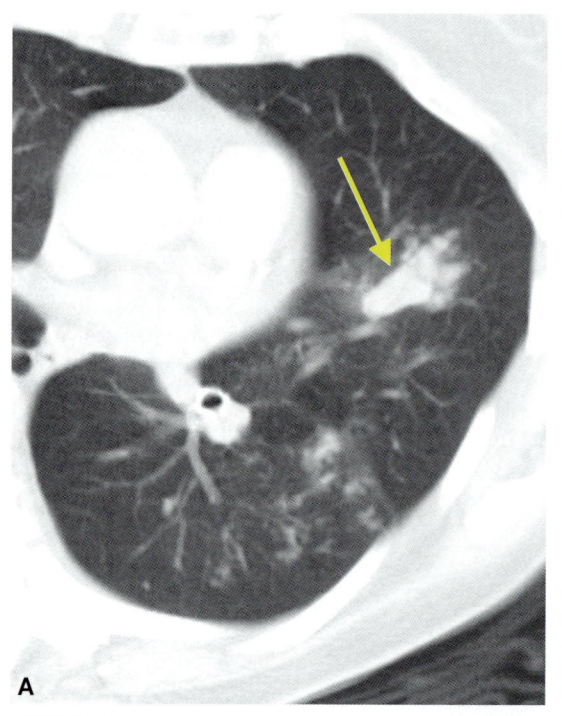

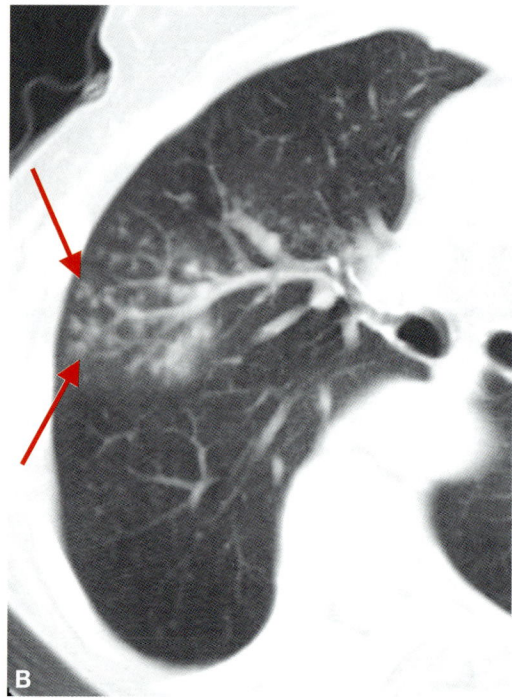

図 6-28
ABPA A：ABPA は多くは喘息の病態を呈し，太い気道の拡張と粘液栓(→)を伴う．B：tree-in-bud のような末梢気道の異常も伴いうる(→)．

6章 気道病変　111

図 6-29
他の気道所見を伴ったモザイク血流　非結核性抗酸菌症の患者の HRCT．モザイク血流を反映した限局性の透過性亢進を認める．しかし，この症例では，他の気道の異常所見のほうが優勢であり，それらは気管支拡張（黄→），気管支壁肥厚，tree-in-bud（赤→）などである．したがって，このような症例では，モザイク血流はあまり重視せず，そのほかの所見をもとに診断すべきである．

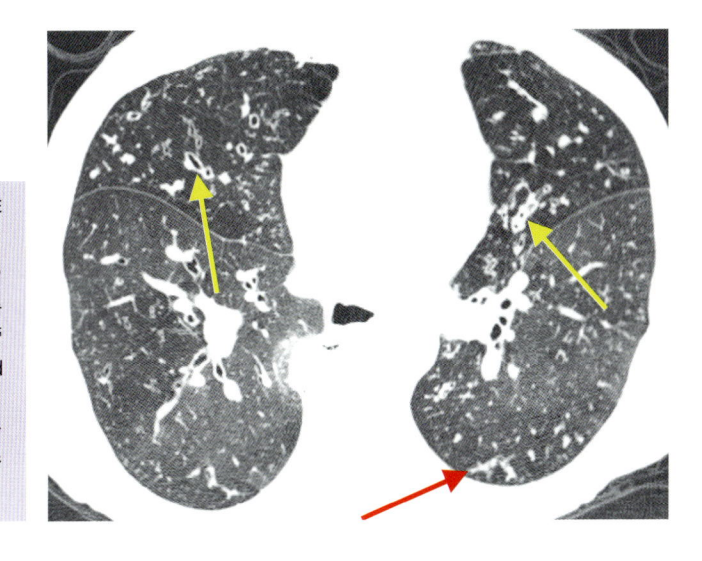

図 6-30
モザイク血流がおもな所見の場合　斑状のモザイク血流が両側性に認められ，気道壁の肥厚は軽度である．部分的には，小葉大のモザイク血流も存在する（→）．モザイク血流がおもな所見の small airway disease の場合，鑑別診断は閉塞性細気管支炎，喘息，過敏性肺炎などが含まれる．この患者は火事で煙を吸い込んだことによる閉塞性細気管支炎である．

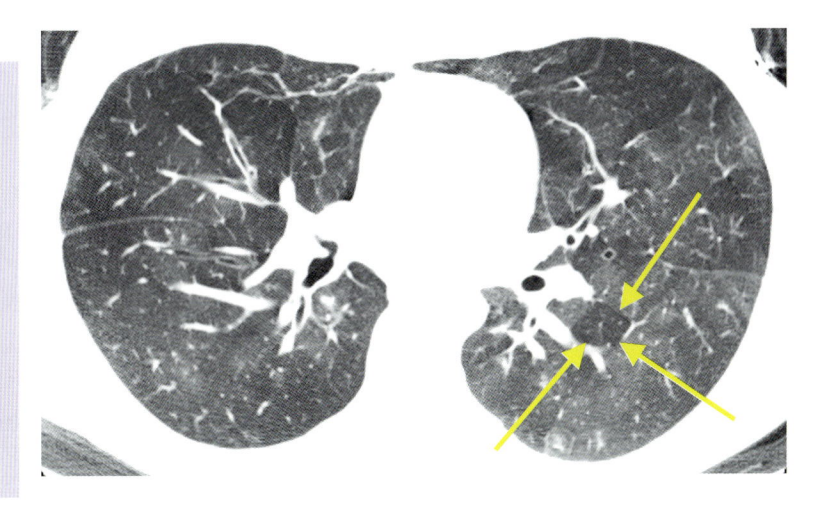

表 6-6　モザイク血流のみが認められる場合の鑑別診断

喘息
過敏性肺炎
閉塞性細気管支炎
血管病変（慢性肺血栓性塞栓症，血管炎）

種々の small airway diseases

感染症

　small airway の感染症はよくみられる病態であるが，14 章で詳しく述べられる．HRCT の所見は，個々の病原体の進展のメカニズムによって異なる．経気道感染が最も多い進展機序であり，細菌性の気管支肺炎，抗酸菌感染，そして真菌感染などが当てはまる．

　これらの場合，細気管支内腔の充満性変化が最初に生じ，HRCT では軟部組織濃度の小葉中心性結節（図 6-31）や TIB が認められる．その後，小葉中心部の肺胞に病変が進展，結節は増大し，最終的には，小葉性，多小葉性に拡大していく．つまり，コンソ

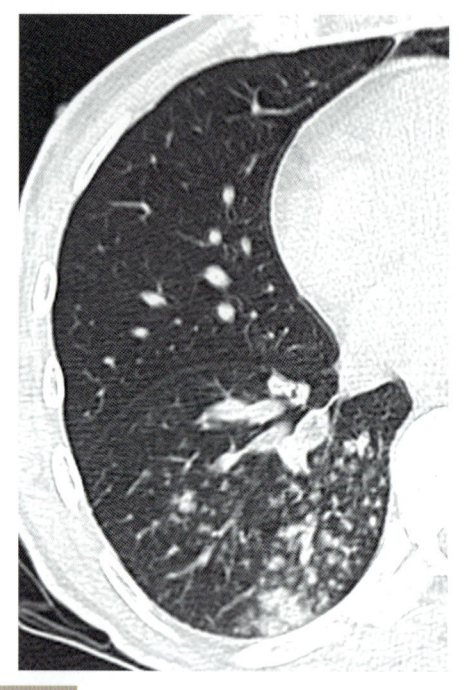

リデーションが隣接する小葉と癒合し，広範なコンソリデーションを形成する．これらの所見は，細気管支壁の肥厚や拡張をしばしば伴う．

　細気管支の充満を伴わない細気管支周囲の炎症は，別の末梢気道の感染パターンであり，非定型感染症でよく認められる．この場合，小葉中心性のすりガラス濃度の結節として描出される（図6-32）．病変が進展すると，斑状のすりガラス影，そしてコンソリデーションが出現する．これは感染巣の拡大のみではなく，びまん性肺胞傷害（diffuse alveolar damage：DAD）の病理像をも表している．モザイク血流やエア・トラッピングを伴った気管支・細気管支の壁肥厚や拡張などが併せて認められる．

過敏性肺炎（HP）

　過敏性肺炎（hypersensitivity pneumonitis：HP）の詳細は13章で述べられる．HPは吸入された有機抗原に対する反応である．気道の異常はHPの亜急性期において最もよく認められる．小葉中心性のすりガラス結節がHRCT上の特徴であり，これは細気管支周囲の炎症と細胞浸潤を表している．小葉中心性の結節はしばしば両側性，びまん性に分布し（図6-33），この分布は呼吸細気管支炎，濾胞性細気管支炎，そして非定型肺炎などと同様である．

　HPは，細気管支炎とそれによる細気管支の狭小化により，モザイク血流あるいはエア・トラッピングを示すことが一般的である．この所見は，単独で出現する場合もあり，また結節と併せて出現することもある．単独で出現する場合には，鑑別には閉塞性細気管支炎と喘息があげられる．エア・トラッピ

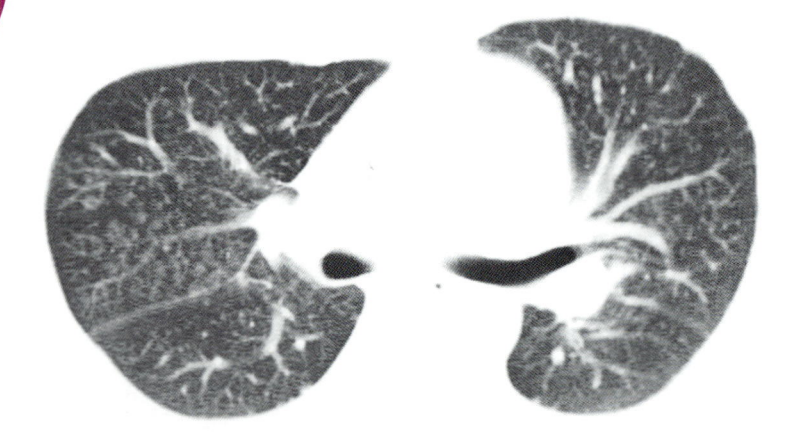

図6-31
軟部組織濃度の小葉中心性結節：気管支肺炎　右下葉に限局性に軟部組織濃度の小葉中心性結節を認める．胸膜直下はスペアされ，結節の大きさはさまざまである．急性の病態の場合，考えられるのは感染か誤嚥である．

図6-32
すりガラス濃度の小葉中心性結節：ウイルス肺炎　所見の重なりはあるが，非定型感染症は細菌，抗酸菌，真菌に比べ，すりガラス様の小葉中心性結節を示す場合が多い．この所見は細気管支の充満性変化を伴わない細気管支周囲の炎症性変化を表している．

図 6-33
すりガラス様濃度の小葉中心性結節：過敏性肺炎 すりガラス様濃度の小葉中心性結節を認めた場合には，過敏性肺炎が最も考えられる．この患者の鳥との接触歴のように明らかな抗原曝露歴がある場合には，過敏性肺炎がHRCTの所見から最も考えられる．

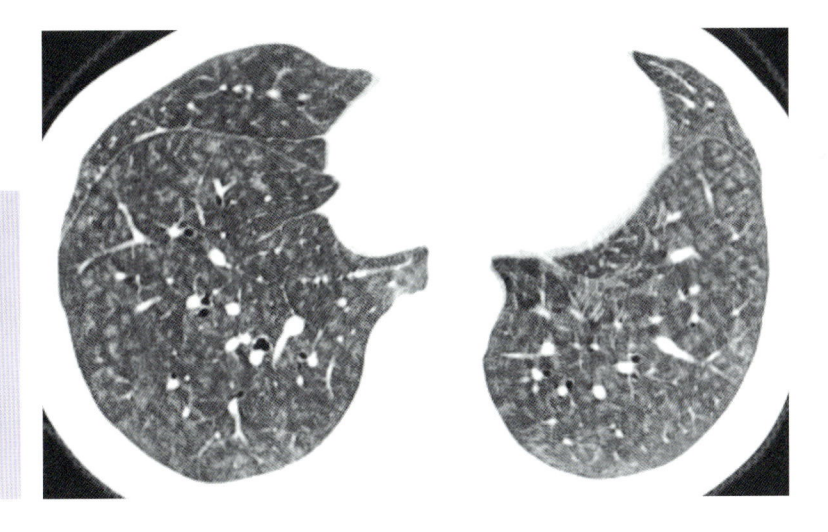

ングとモザイク血流は，慢性のHPにおける線維化を表していることもあり，HPを強く示唆する所見である．

呼吸細気管支炎(RB)と剝離性間質性肺炎(DIP)

呼吸細気管支炎(respiratory bronchiolitis：RB)は，喫煙による細気管支の炎症細胞浸潤と細気管支周囲の炎症を特徴とする．詳細は11章で述べられる．古典的なHRCTパターンは，すりガラス濃度の小葉中心性結節であり(図6-34)，HPと似ている．RBもモザイク血流やエア・トラッピングを呈するが，その程度はHPほど強くはない．

剝離性間質性肺炎(desquamative interstitial pneumonia：DIP)もまた喫煙関連疾患であり，RBとの関連性が強い病態である．RBとDIPは，同一の病理学的変化の異なる時相を捉えているに過ぎないという考え方もある．したがって，この両者の画像所見が混在することはまれではない．混在する場合には，HRCT上は末梢性あるいは肺野全体のすりガラス影が認められ，囊胞や気腫が併存する場合もある．

濾胞性細気管支炎(FB)

濾胞性細気管支炎(follicular bronchiolitis：FB)は，膠原病あるいは免疫不全の状態に伴って認められ，細気管支に関連したリンパ濾胞の形成を伴った細胞浸潤が特徴である．詳細は17章で述べられる．RBに似て，FBの特徴的な所見は小葉中心性のすりガラス結節である(図6-35)．また，これもRBに似た点であるが，FBもモザイク血流やエア・トラッピングを示しうる．ただし，その程度はHPほどは

図 6-34
すりガラス様濃度の小葉中心性結節：呼吸細気管支炎 喫煙者におけるすりガラス様濃度の小葉中心性結節は呼吸細気管支炎を疑わせる(→)．胸膜直下がスペアされていることに注意．

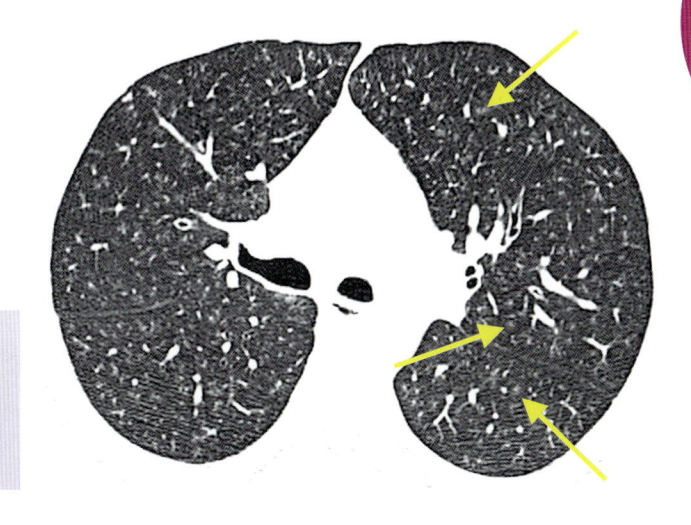

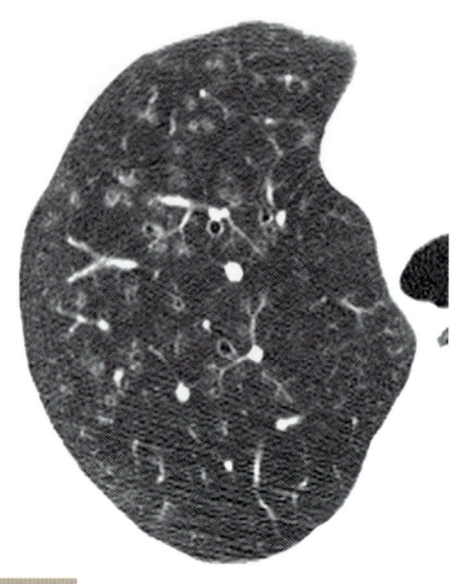

図 6-35
すりガラス様濃度の小葉中心性結節：濾胞性細気管支炎　右上葉に小葉中心性のすりガラス様濃度の小葉中心性結節を認める．膠原病に伴う濾胞性細気管支炎の症例である．

強くはない．リンパ球性間質性肺炎（lymphoid interstitial pneumonia：LIP）は FB と同様の患者にみられるより高度なリンパ増殖性疾患である．FB とリンパ球性間質性肺炎は，同一の疾患のなかで，異なった病変分布や病変の強さを見ているという考え方もある．

浸潤性粘液性腺癌

多発性あるいはびまん性の浸潤性粘液性腺癌（invasive mucinous adenocarcinoma）は，末梢気道における**経気道進展**という病理像を示す．この詳細は 17 章で述べられるが，この進展形態は，経気道感染と同様である．最初は細気管支内腔が腫瘍や粘液で充満し，軟部濃度の小葉中心性結節として描出される．次に肺胞壁に沿って腫瘍が進展すると，小葉全体に拡大し，コンソリデーションの癒合した所見がみられるようになる（図 6-36）．このコンソリデーションは，腫瘍本体よりも肺胞腔内の粘液や液体を反映している．

喘　息

喘息（asthma）は再発性，慢性の気道過敏性の病態である．その本態は，small airway の閉塞と慢性炎症である．最初の診断は通常，若年でなされ（40 歳未満），典型的な症状，診察所見，そして閉塞性の呼吸機能検査が認められる．この閉塞性所見は，部分的には可逆性であるという特徴がある．喘息の患者に画像検査がなされることは多くはない．なぜならば，診断は多くの場合簡単であり，多くの患者の症状は現在普及している治療法によって良好にコントロールされていることが多いからである．

喘息の HRCT 所見は通常，軽微であり，気管支壁肥厚，軽度の気管支拡張，モザイク血流，エア・トラッピングなどである（図 6-37 A, B）．モザイク血流やエア・トラッピングがおもな所見であるために，鑑別診断には HP や閉塞性細気管支炎が含まれ

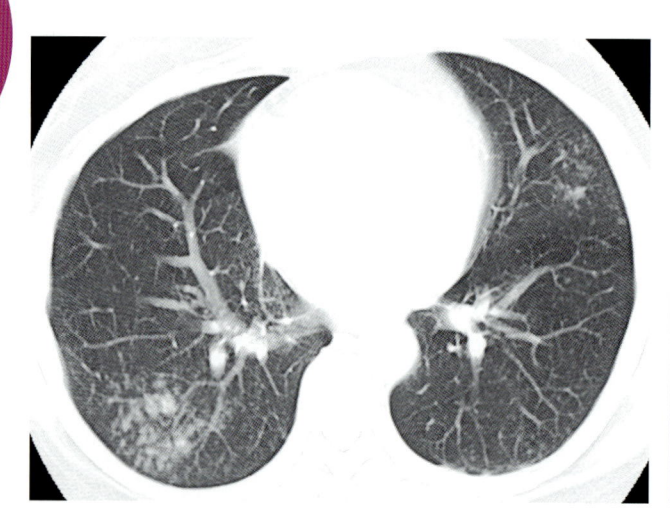

図 6-36
浸潤性粘液性腺癌にみられる小葉中心性結節　両側性に斑状分布の小葉中心性結節を認める．胸膜直下がスペアされ，結節の分布は均一である．結節のほとんどは軟部組織濃度である．

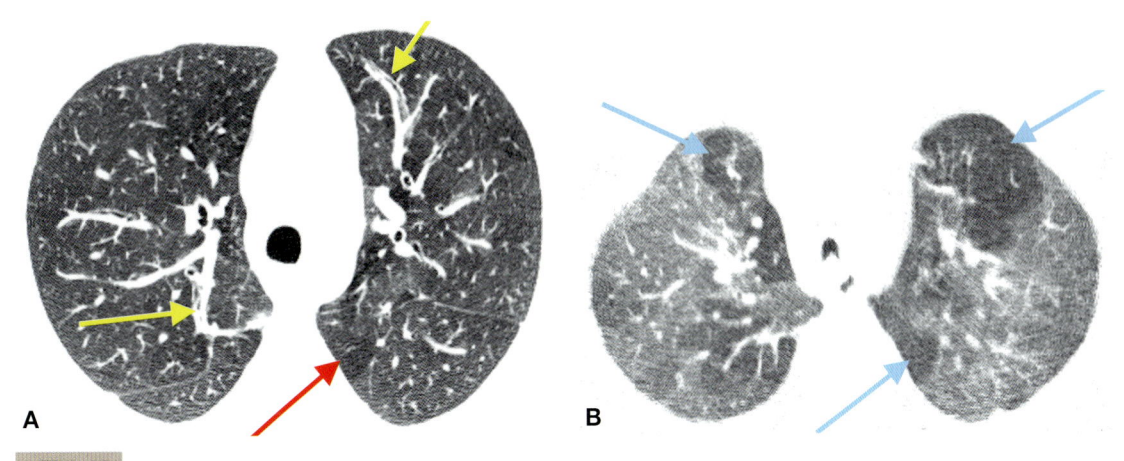

図 6-37 **喘息** この喘息の患者では，吸気 CT（A）では，モザイク血流（赤→）と軽度の気管支壁肥厚（黄→）がおもな所見として認められる．呼気 CT（B）では，エア・トラッピング（青→）が吸気のモザイク血流の部位に一致して認められる．

る．

閉塞性細気管支炎（CB）

閉塞性細気管支炎（constrictive bronchiolitis：CB, obliterative bronchiolitis, bronchiolitis obliterans）は，病理学的には細気管支壁およびその周囲の線維化と，それに伴う細気管支の閉塞が特徴の病態である．

多くの原因があるが，最も多いものは以前の重度のウイルス感染である．ほかには，膠原病，薬剤，塩素ガスや煙の吸入，移植片対宿主病（GVHD），肺移植後の慢性拒絶，そして神経内分泌過形成（neuroendocrine hyperplasia）などがある（表 6-7）．しかし，これらの病態の終末像は共通しており，線維化による不可逆性の small airway の閉塞に至る．

small airway の線維化そのものを HRCT にて直接描出することはできない．したがって HRCT の所見は，気道閉塞による二次的な変化である．これらには，モザイク血流，エア・トラッピングがある（図 6-38）．高度で病歴の長い患者の場合，気道壁肥厚，気管支拡張，細気管支の充満像などが認められる（図 6-39）．

CB の広がりについてはさまざまであり，数個の小葉大のものから肺全体のものまである（図 6-40

表 6-7 閉塞性細気管支炎（CB）の原因

ウイルス肺炎後
膠原病
薬剤性
有害ガス吸入
移植片対宿主病（GVHD）
肺移植後の慢性拒絶
神経内分泌性過形成

A, B）．片側性の CB で，肺容積の縮小と肺動脈の狭小化の所見があった場合には，**Swyer-James 症候群**とよばれる．

過敏性肺炎（HP）と喘息においては，モザイク血流とエア・トラッピングは領域性であるので，もしもこれらが広範に認められた場合には，CB を疑ったほうがよい．一方，広範な CB は診断が難しく，汎小葉性肺気腫（panlobular emphysema）との鑑別が難しい．さらに，呼気 CT におけるびまん性のエア・トラッピングは呼気不良の状態で撮像されたものとの区別が難しい（図 6-41 A, B）．疑わしい患者においては，肺機能検査を参考にすることが，広範な small airway disease を診断するうえで重要である．

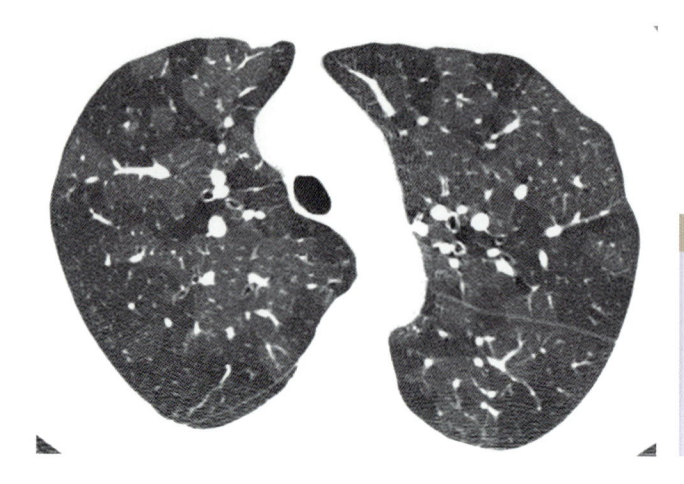

図 6-38
神経内分泌性過形成による閉塞性細気管支炎 吸気の HRCT では，境界が明瞭な低吸収域が不均一に分布するモザイク血流の所見を呈している．これらの低吸収域が小葉大の大きさを呈しているのは，small airway disease を強く示唆するものである．

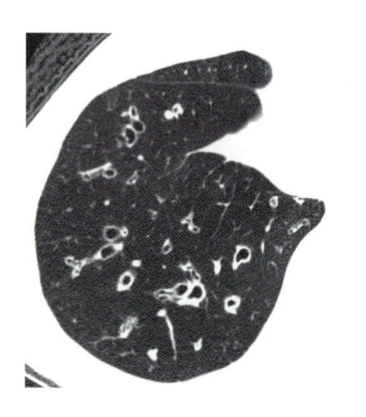

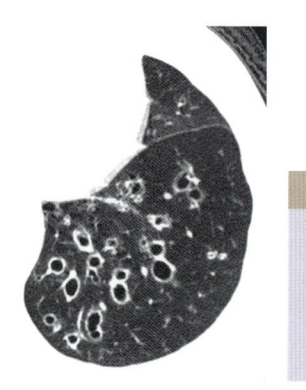

図 6-39
関節リウマチに伴う閉塞性細気管支炎 びまん性の肺野濃度の低下を認め，気管支拡張と気管支壁肥厚を伴う．この症例は，肺野全体に生じた高度な，かつ慢性の閉塞性細気管支炎である．

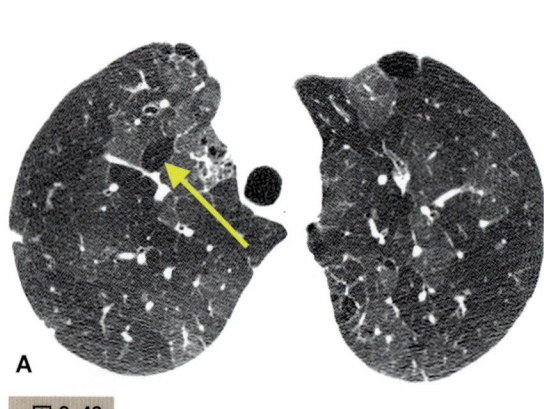

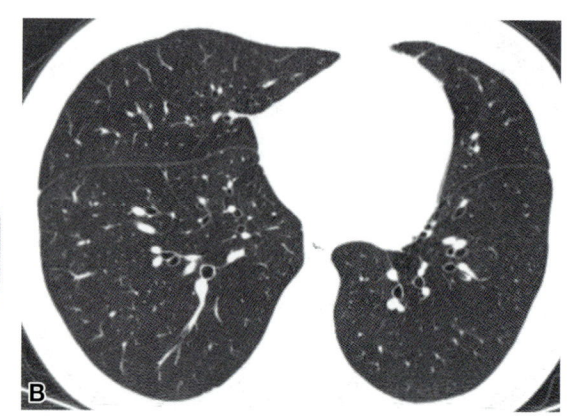

図 6-40
閉塞性細気管支炎における肺野病変のさまざまな程度 A：斑状の小葉大のモザイク血流（→）．この症例は膠原病に伴う軽度の閉塞性細気管支炎の症例で，軽度の気管支拡張が認められる．B：肺移植後の慢性拒絶の患者にみられたびまん性の閉塞性細気管支炎．びまん性の肺野濃度の低下が肺野のびまん性変化を表しているが，この所見は，正常肺野との区別をかえって難しくしている．

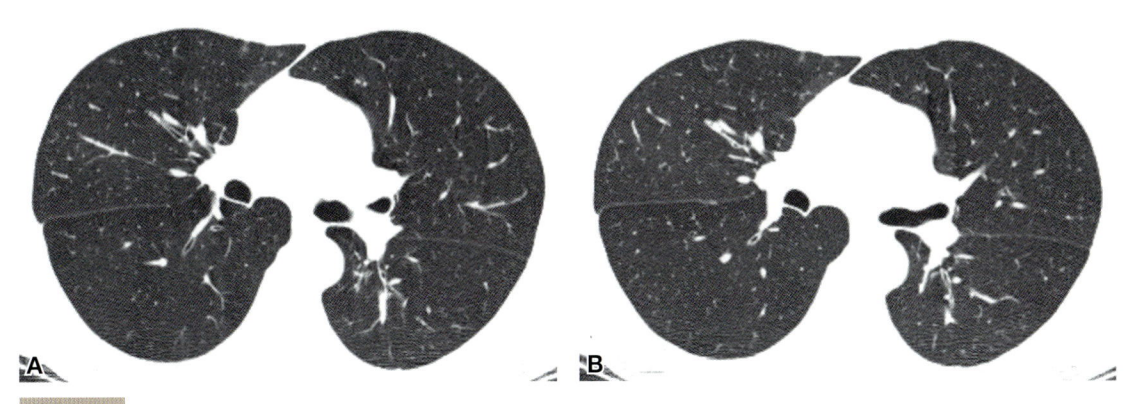

図 6-41　びまん性分布を呈した閉塞性細気管支炎　吸気CT(A)において，びまん性の閉塞性細気管支炎が，びまん性の肺野濃度の低下として描出されている．びまん性の場合，隣接する正常肺野が存在しないために，かえって診断が難しくなる．呼気CT(B)と比較して，変化がない点やまた呼吸機能も併せて，閉塞性細気管支炎の診断を行う．

参考文献

- Arakawa H, Webb WR. Air trapping on expiratory high-resolution CT scans in the absence of inspiratory scan abnormalities : correlation with pulmonary function tests and differential diagnosis. AJR Am J Roentgenol 1998 ; 170 : 1349-1353.
- Cartier Y, Kavanagh PV, Johkoh T, et al. Bronchiectasis : accuracy of high-resolution CT in the differentiation of specific diseases. AJR Am J Roentgenol 1999 ; 173 : 47-52.
- Im JG, Kim SH, Chung MJ, Koo JM, Han MC. Lobular low attenuation of the lung parenchyma on CT : evaluation of forty-eight patients. J Comput Assist Tomogr 1996 ; 20 : 756-762.
- Kang EY, Miller RR, Müller NL. Bronchiectasis : comparison of preoperative thin-section CT and pathologic findings in resected specimens. Radiology 1995 ; 195 : 649-654.
- Kang EY, Woo OH, Shin BK, et al. Bronchiolitis : classification, computed tomographic and histopathologic features, and radiologic approach. J Comput Assist Tomogr 2009 ; 33 : 32-41.
- Lynch DA. Imaging of small airways disease. Clin Chest Med 1993 ; 14 : 623-634.
- Lynch DA. Imaging of small airways disease and chronic obstructive pulmonary disease. Clin Chest Med 2008 ; 29 : 165-179.
- McGuinness G, Naidich DP, Leitman BS, McCauley DI. Bronchiectasis : CT evaluation. AJR Am J Roentgenol 1993 ; 160 : 253-259.
- Müller NL, Miller RR. Diseases of the bronchioles : CT and histopathologic findings. Radiology 1995 ; 196 : 3-12.
- O'Donnell AE. Bronchiectasis. Chest 2008 ; 134 : 815-823.
- Padley SPG, Adler BD, Hansell DM, Müller NL. Bronchiolitis obliterans : high-resolution CT findings and correlation with pulmonary function tests. Clin Radiol 1993 ; 47 : 236-240.
- Park CS, Müller NL, Worthy SA, et al. Airway obstruction in asthmatic and healthy individuals : inspiratory and expiratory thin-section CT findings. Radiology 1997 ; 203 : 361-367.
- Shah RM, Sexauer W, Ostrum BJ, et al. High-resolution CT in the acute exacerbation of cystic fibrosis : evaluation of acute findings, reversibility of those findings, and clinical correlation. AJR Am J Roentgenol 1997 ; 169 : 375-380.
- Ward S, Heyneman L, Lee MJ, et al. Accuracy of CT in the diagnosis of allergic bronchopulmonary aspergillosis in asthmatic patients. AJR Am J Roentgenol 1999 ; 173 : 937-942.

7 肺血管性病変

　肺血管性病変には，動脈性病変，静脈性病変，そして毛細血管性病変などがある．これらの多くは，超音波検査，造影 CT，そして血管造影などで診断されるが，一部の症例では HRCT が有用な情報を提供する．

　HRCT は肺野病変の正確な評価を可能にするが，時に肺動脈，肺静脈，そして心臓に関連した特異的な異常所見を描出しうる．この章では，肺血管性病変の肺野の画像所見に焦点を当てる．

肺高血圧症

HRCT 所見

　肺高血圧症（pulmonary hypertension：PH）は，肺実質，肺動脈，肺静脈，そして心臓などを侵すさまざまな疾患に伴って観察される．肺動脈（pulmonary artery：PA）の圧は，HRCT にて直接推測することはできないが，PH のおおよその重症度を推測することは可能である（表 7-1）．

主肺動脈の拡張

　主肺動脈の径は PH の有無と関連する．この相関は，肺野病変のない場合のほうが，ある場合よりも正確である．

　肺動脈の径は血管の長軸に垂直に計測する．ただし，この計測は HRCT のようにスライス間隔がある場合には注意が必要である．どの値以上の計測値が PH と判断するべきなのかについては，報告によってさまざまであるが，**3.3 cm** が比較的 PH の診断に特異的な数値であるといわれている．肺動脈はまた

表 7-1　肺高血圧症（PH）に伴う HRCT 所見

肺動脈幹の拡張
右心室の拡大
右心房の拡大
上大静脈/下大静脈（SVC/IVC）の拡張
モザイク血流
小葉中心性結節

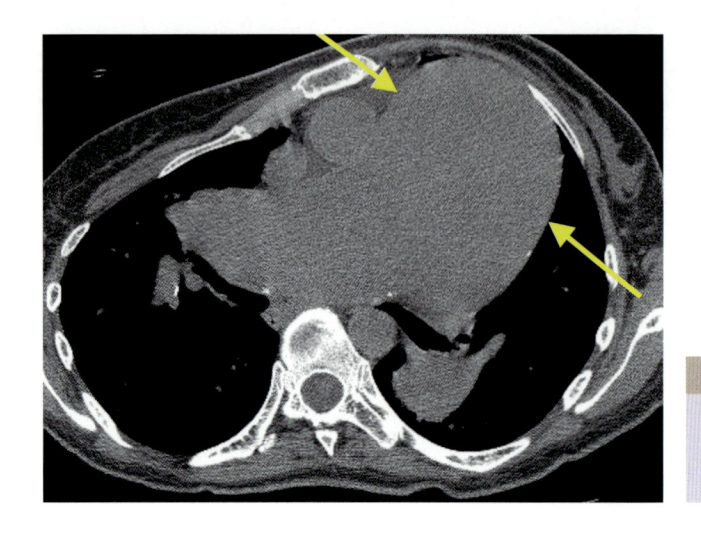

120　Section 2 ● 各種病態の肺 HRCT所見

図7-1
肺動脈幹の拡大　特発性肺高血圧症（idiopathic pulmonary arterial hypertension）の患者において肺動脈幹の拡大を認める（→）．

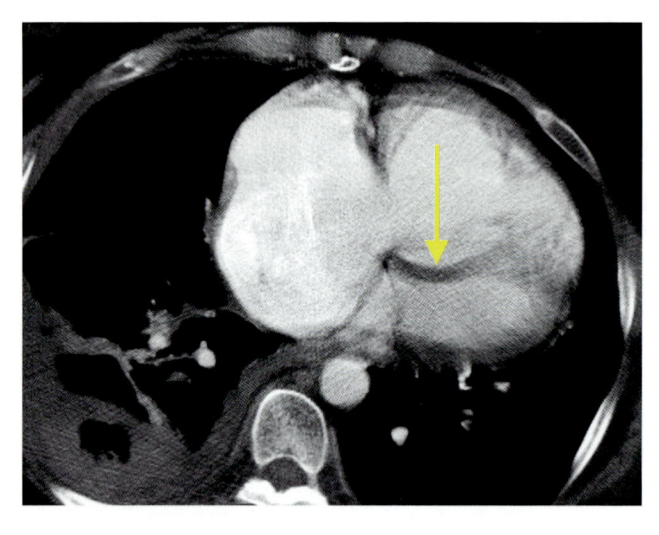

図7-2
右心室の拡大　慢性肺動脈血栓塞栓症による肺高血圧症（PH）．右心室の径が左心室のそれよりも著明に大きい．心室中隔が弯曲して左心室側に突出している（→）．

隣接する上行大動脈よりも径が小さいのが普通である（図7-1）．

右心室の拡大

　右心室（right ventricular：RV）の大きさの評価を単純 CT である HRCT にて行うことは容易ではない．しかし，多くの症例で，単純 CT でも心室中隔の偏位を用いて評価することは可能である（図7-2）．右心室の横径は左心室のそれよりも小さいのが正常である．PH は RV 拡大を生じる頻度の高い原因である．

右心房，上大静脈，下大静脈の拡張

　PH の状態では，三尖弁の逆流により，右心房（図7-3），上大静脈，下大静脈が拡張する．これらの評価は通常，単純 CT で可能である．ただし，その大きさによる判断基準に明確なものはなく，読影者が経験的に判断することになる．これらの所見は基本的に PH 診断に対しての特異性に欠け，他のさまざまな要因がそれらの拡張所見に関与する．

モザイク血流

　肺血流の変化による不均一な肺野濃度はモザイク血流（mosaic perfusion）とよばれる（5章参照）．モザイク血流は気道病変でも血管病変でも認められるが，気道病変のほうが頻度は高い．モザイク血流は PH のあらゆる原因において認められるが，**慢性肺動脈血栓塞栓症**において最も多く認められる．

　モザイク血流の形状によって気道病変と血管病変を区別することができる．血管性の場合には，比較

7章　肺血管性病変　121

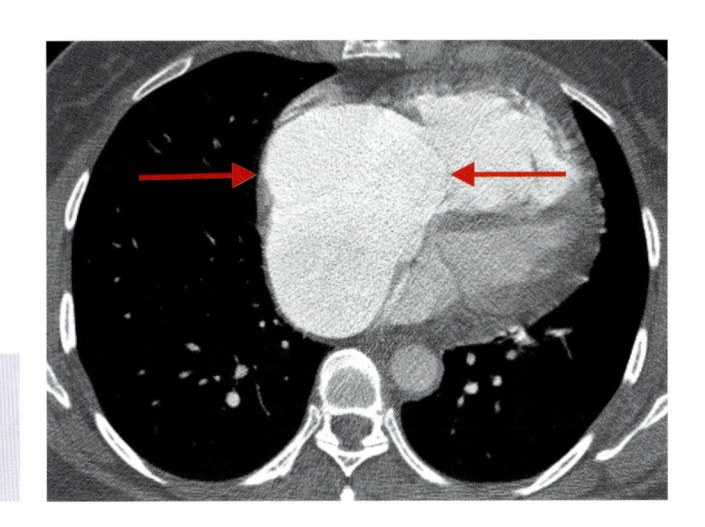

図 7-3
右心房の拡大　特発性肺高血圧症の患者において右心房が著明に拡張している(→). これは右心室の拡大に伴う三尖弁の逆流によるものである.

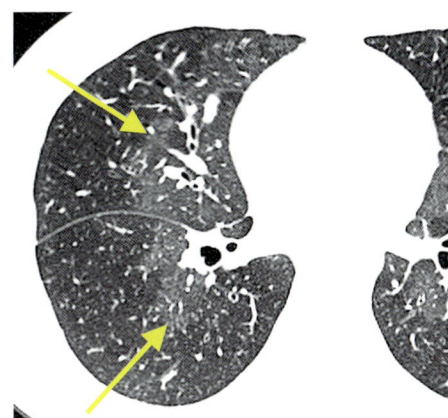

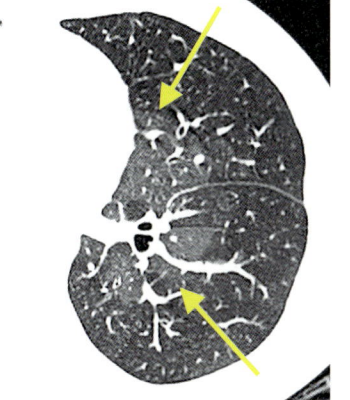

図 7-4
モザイク血流　肺野の濃度は不均一であり，末梢の透過性が亢進し，肺門側の濃度は上昇している(→). この症例では，濃度の低下している領域が異常であり，血管炎による血流の低下によるものである.

的大きな，胸膜下の非小葉性の透過性亢進を示す(図7-4). small airway diseaseの場合には，病変は小さく，斑状で，部分的には小葉大の大きさである.

小葉中心性結節

末梢の肺動脈は小葉中心部に存在するために，肺動脈を侵す病態は小葉中心性結節(centrilobular nodules)を呈しうる. 血管性の小葉中心性結節は通常すりガラス濃度(ground glass opacity)を呈する(図7-5). この所見は，あらゆる原因によるPHにおいて認められるが，特に特発性肺高血圧症(IPAH)，毛細血管性血管腫症(capillary hemengiomatosis)，肺静脈閉塞性疾患(PVOD)，そして血管炎などで認められる. 対応する病理像は，肺水腫，出血，コレステロール肉芽腫など，以前の出血を疑わせるものである.

小葉中心性結節は血管性病変に特異的なものではない. なぜならば，さまざまな原因による肺水腫や肺出血(図7-6)，そして過敏性肺炎などのような気道病変でも認められるからである. しかし，PHの既往があれば，これらは血管性の陰影と考えられる.

肺高血圧症(PH)に伴う病態

PHの鑑別診断は非常に多岐にわたるが(表7-2)，PHの原因が不明の場合にHRCTが行われる. 最も有用な領域は肺気腫や肺線維症などのびまん性肺疾患の診断である. 慢性肺動脈塞栓症(CPTE)の診断には造影CTも行われる.

HRCTによっても診断できないPHの原因もある. このような場合，肺に所見がないか，あるいは非特異的な所見しかないことが多い. たとえば，収縮性あるいは拡張性の左心系の疾患，弁疾患，心大血管シャント性疾患，低換気性疾患，そして睡眠障害などである. PHを起こしうるそれぞれの疾患に

図7-5

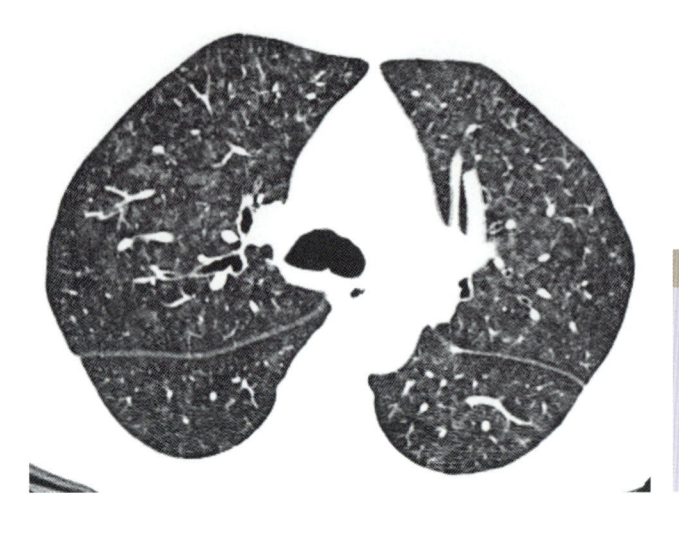

肺高血圧症(PH)における小葉中心性のすりガラス結節　原発性，二次性のPHにおいて辺縁不明瞭なすりガラス濃度の小葉中心性結節がよく認められる．これらは，浮腫，出血，コレステロール肉芽腫を表している．

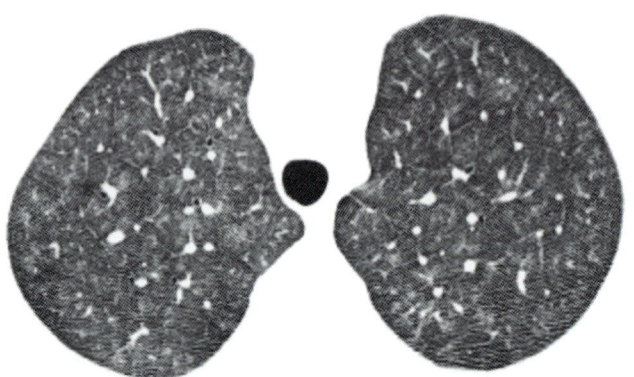

図7-6

すりガラス濃度の小葉中心性結節　この全身性エリテマトーデス(SLE)の患者では，結節影は肺の出血性変化を表している．このような所見を呈するPH以外の原因としては，肺水腫，肺血管病変に関与しない出血，過敏性肺炎，そして呼吸細気管支炎などがある．

表7-2　PHの鑑別診断

肺実質病変(肺気腫，線維症，囊胞性肺病変)
肺実質病変を伴わない低酸素血症
慢性肺動脈血栓塞栓症
線維性縦隔洞炎
左心系疾患
先天性左・右シャント
血管炎
肝疾患
HIV感染
薬剤
鎌状赤血球症
特発性肺高血圧症
家族性肺高血圧症
肺静脈閉塞性疾患
毛細血管性血管腫症
経口薬の静脈内投与

ついては，HRCTで異常所見を呈しうる疾患に限定して以下に記載していく(表7-3)．

肺野実質病変

　PHは肺実質性病変でも起こりうる．これは，低酸素血症(血管攣縮を伴う)や肺毛細血管症の荒廃が起こるからである．PHを起こしうる最も多いびまん性肺疾患は**肺気腫**(図7-7 A, B)と**肺線維症**(図7-8 A, B)である．囊胞性肺病変がPHを起こすことは多くはない．

　PHを起こしうる肺線維症として頻度が高いのは，特発性肺線維症，膠原病，そしてサルコイドーシスである．囊胞性線維症などの慢性気道疾患，リンパ脈管筋腫症やLangerhans細胞組織球症などの囊胞性肺病変もPHを伴いうる．PHを起こしうる肺病変が広範な場合には，HRCTにおいてそれらの所見が明らかとなるが，一方，HRCTで所見が不明瞭な場合，PHの原因は不明とならざるをえない．一

表 7-3　PH の原因疾患とそれらを疑う特徴的所見

疾　患	HRCT 所見
肺実質病変	肺線維症，肺気腫，囊胞性肺疾患
慢性肺動脈血栓塞栓症	肺動脈の陰影欠損・閉塞，モザイク血流
特発性肺高血圧症	肺動脈幹の拡張，小葉中心性のすりガラス濃度結節
肺静脈閉塞性肺疾患	平滑な小葉間隔壁の肥厚，肺動脈幹の拡大，正常のサイズの肺静脈
肺毛細血管性血管腫症	すりガラス濃度の小葉中心性結節，血管拡張薬の投与で陰影が増悪
経口薬の静脈内投与	びまん性・微細・均一な小葉中心性分岐影，粒状影
鎌状赤血球症	骨の硬化像，ラグビージャージ様の脊椎
肝疾患	萎縮し結節状の表面を呈する肝臓
左心疾患	左心耳の拡張，小葉間隔壁の平滑な肥厚（肺水腫）

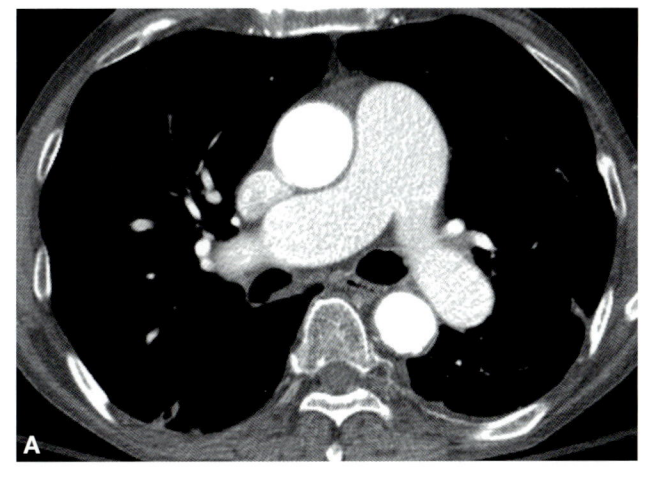

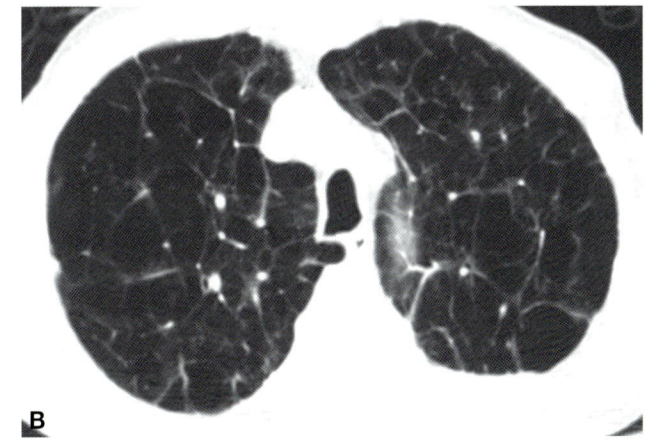

図 7-7
肺気腫による PH　A：肺動脈幹が拡張している．B：肺野条件では広範な小葉中心性肺気腫を認める

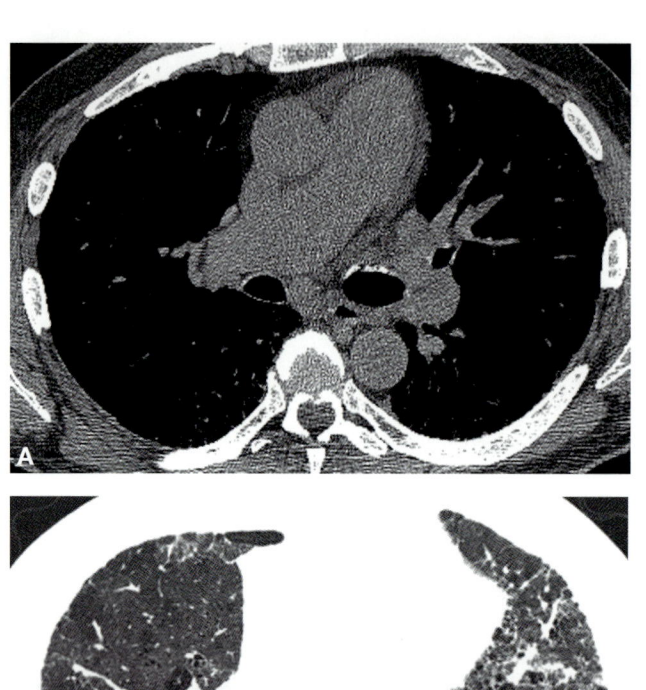

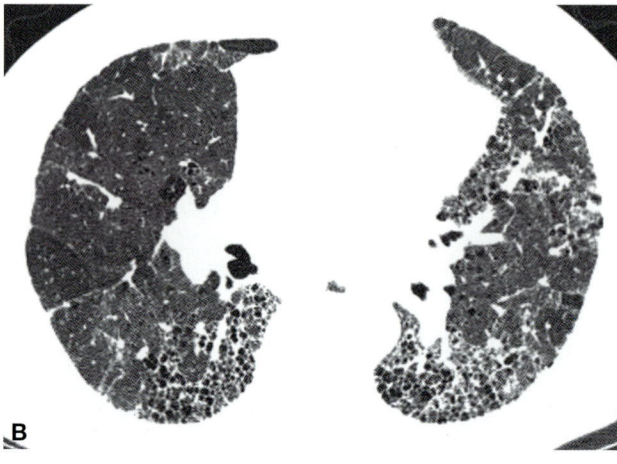

図7-8
特発性肺線維症によるPH IPFの患者．軽度の肺動脈の拡張を認め(A)，肺野には線維性変化を認める(B)．

般的に，肺野病変の重症度はPHの程度に相関する．

一方，サルコイドーシスと膠原病関連の間質性病変(図7-9 A〜C)におけるPHは通常，肺野病変の程度とは相関しない．これは，これらの病理学的背景が，血管炎，血栓，末梢肺動脈の狭窄や途絶，などであるからである．注意すべきは，肺野病変が存在する場合，主肺動脈の径とPHの重症度は必ずしも相関しないことである．これは，特発性肺高血圧症(IPAH)や他の肺病変を伴わない病態において，肺動脈の径とPHの程度が比較的よく相関することと対照的である．

慢性肺動脈血栓塞栓症(CPTE)

慢性肺動脈血栓塞栓症(chronic pulmonary thromboembolism：CPTE)の診断は容易ではない．患者の症状は非特異的であり，肺機能検査などの最初に行われる客観的検査も非特異的である．急性肺動脈血栓塞栓症の診断に有用であるとされる肺動脈造影CTでさえも，CPTEの診断における感度は低い．

しかし，造影CTが，CPTEが疑われた患者において最初に行われる検査であることには変わりはない．所見としては，肺動脈の偏心性の陰影欠損で，石灰化を伴うこともあれば伴わないこともある．また，肺動脈の壁肥厚，肺動脈web(器質化した血栓が索状に肺動脈内に認められること)なども認められる．主肺動脈，右心室そして右心房の拡張もよく認められ，また，肺動脈末梢の狭小化，気管支動脈の拡張も認められる．

肺野の変化としては，血管の狭窄や閉塞によるモザイク血流がある．CPTEのモザイク血流は，他のPHの原因疾患と比べてより重症である．モザイク血流の範囲は気道病変による場合と比べ，より辺縁性で広い地図状の分布を呈する傾向があり(図7-10

7章 肺血管性病変　125

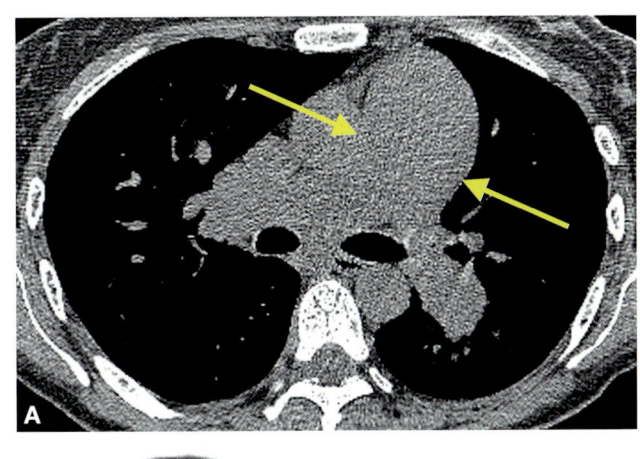

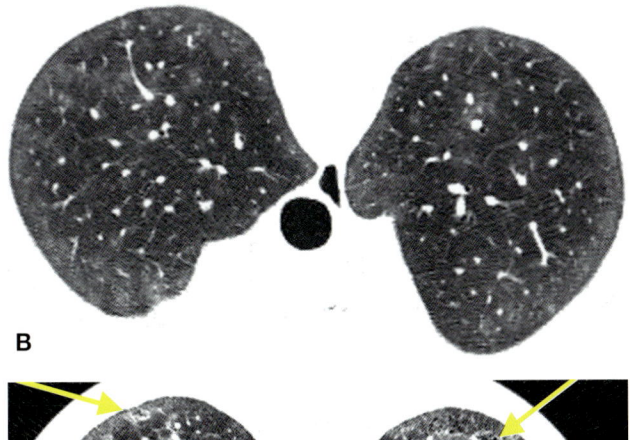

図7-9
膠原病におけるPH　このPHを伴った全身性硬化症の患者では肺動脈幹の拡張が認められる（A，→）．上肺野の腹臥位CT（B）では小葉大のすりガラス影を認め，おそらくPHによる肺水腫や肺出血を表しているものと思われる．下葉レベル（C）では，軽度の線維化が認められるが（→），PHを説明しうるほどのものではない．したがって，このPHの原因はおもに血管炎によるものと推測される．

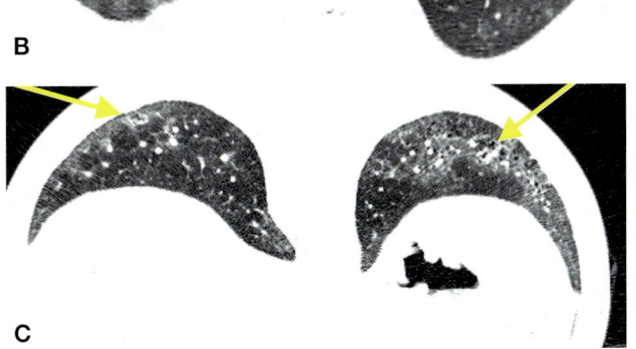

A, B），小葉大の広がりを呈することは少ない．

特発性肺高血圧症（IPAH）

特発性肺高血圧症（idiopathic pulmonary arterial hypertension：IPAH）は，特徴的に30〜40歳の女性にみられる疾患である．この診断は基本的には除外診断であるが，通常の肺高血圧の原因が考えにくい年齢に生じる疾患であるという特徴がある．毛細血管様の血管の増生である **plexogenic arteriopathy（叢状病変）** は，特徴的な組織学的所見であるが，これは他のPHを起こす疾患でも認められることがある．

主肺動脈の拡張はIPAHでよくみられる所見であり，90％以上の症例で認められる．小葉中心性のすりガラス影も認められる（図7-11）．これらは，限局性の出血，浮腫，コレステロール肉芽腫，あるいは叢状病変（plaxogenic lesion）を反映している．臨床的にこの疾患が考えられる場合，小葉中心性病変はPHに関連したものと考えるべきで，過敏性肺炎などの他の種類の疾患の可能性は低い．

IPAHで認められる他の所見としては，モザイク血流，小葉間隔壁の肥厚，そしてエア・トラッピングなどがあるが，これらは通常軽度であり，診断にはあまり役に立たない．著明なモザイク血流はIPAHにはあまり認められず，このような場合には肺動脈血栓塞栓症などの他の疾患を考えるべきであ

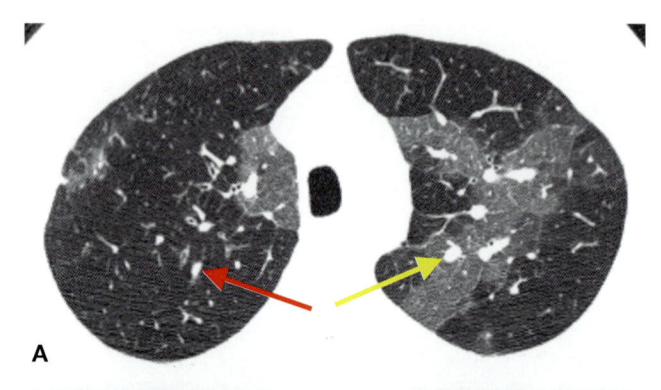

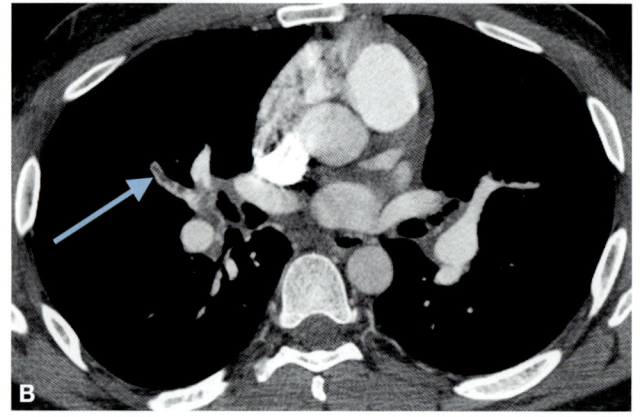

図7-10
慢性肺動脈血栓塞栓症 A：血流の低下した肺野が低濃度にみえるモザイク血流を認める．正常肺野内の血管（黄→）が，低濃度の肺野内の血管（赤→）より有意に太いことがわかる．B：造影CTでは，肺動脈分枝の陰影欠損が認められる（青→）．

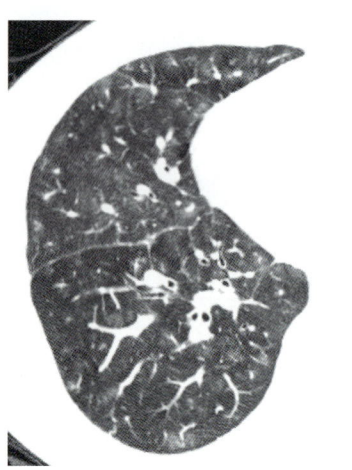

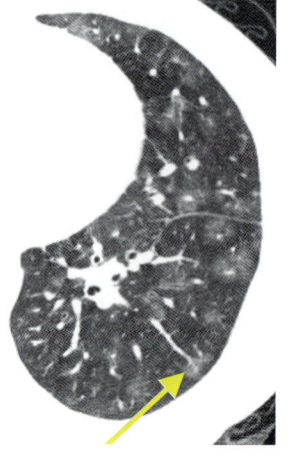

図7-11
特発性肺高血圧症（IPAH） すりガラス濃度の小葉中心性結節が認められる（→）．この所見は一次性，二次性のPHで認められ，肺水腫や出血を表しているものと思われる．

7

る．

肺静脈閉塞性疾患（PVOD）

　肺静脈閉塞性疾患（pulmonary veno-occlusive disease：PVOD）は，肺の細静脈の特発性の閉塞を特徴とし，肺水腫，肺出血，閉塞部位よりも近位側の静脈性梗塞を起こしうるPHのまれな原因疾患である．患者の年齢はさまざまであるが，多くは小児や若年である．予後は不良であり，臨床所見が出現してからの平均余命は約2年である．臨床的に，PVODはIPAHに似るが，HRCTが正確な診断を下しうる唯一の診断手法となることがある．この鑑別は臨床的に重要であり，なぜならばPVODの患者の一部は血管拡張療法（vasodilatory therapy）で悪化

図 7-12

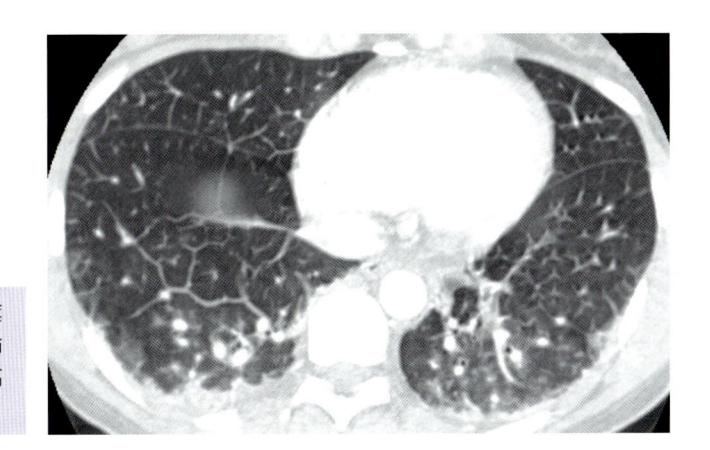

肺静脈閉塞性疾患（PVOD） 平滑な小葉間隔壁の肥厚が認められる．この所見は肺水腫を表し，左心疾患を伴わない PH（肺高血圧症）では PVOD を疑う．

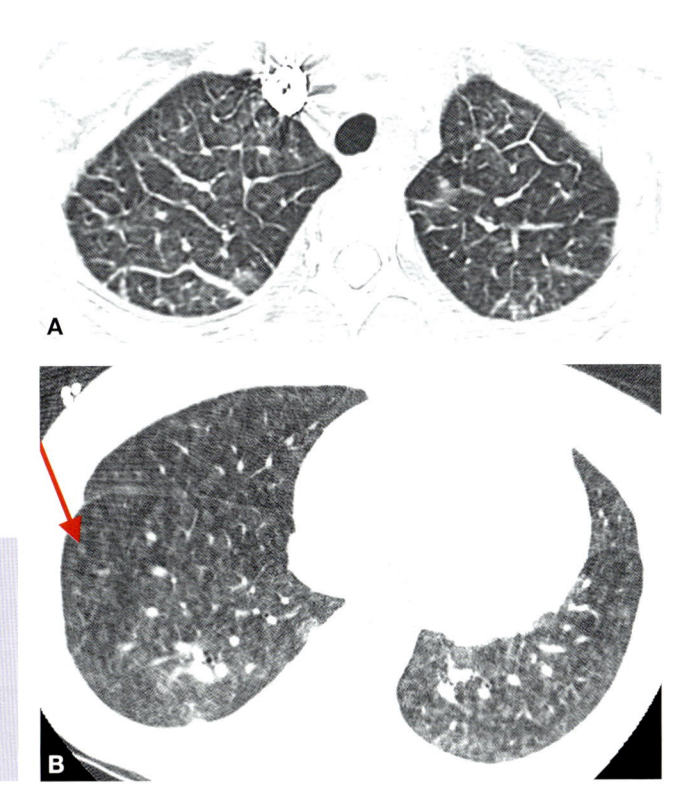

図 7-13

肺静脈閉塞性疾患 A：PVOD の患者において小葉間隔壁の平滑な肥厚が認められる．B：治療によって，隔壁の肥厚は改善し，すりガラス濃度の小葉中心性結節が顕在化している（→）．この所見は，PVOD と肺毛細血管性血管腫症（PCH）が併存していることを表している．

することがあるからである．

　PVOD の最も特徴的な所見は，平滑な小葉間隔壁の肥厚であり（図 7-12），心不全における肺水腫に似る．患者が左心疾患を伴わない PH を呈していた場合には，この所見は PVOD を疑わせるものである．びまん性，斑状あるいは小葉性のすりガラス影も呈しうる．すりガラス濃度の小葉中心性結節も認められることがあり，これは肺毛細血管性血管腫症（PCH）が併存していることを表している（図 7-13 A，B）．補助的な所見としては，主肺動脈の拡張と，正常かあるいは狭小化した肺静脈がある．

肺毛細血管性血管腫症（PCH）

　肺毛細血管性血管腫症（pulmonary capillary hemangiomatosis：PCH）は，肺胞隔壁の毛細血管の特発性の増生を特徴とする PH のまれな原因疾患である．肺静脈閉塞性疾患（PVOD）と発症年齢などの共通点がある．事実，PCH と PVOD の間には，臨床

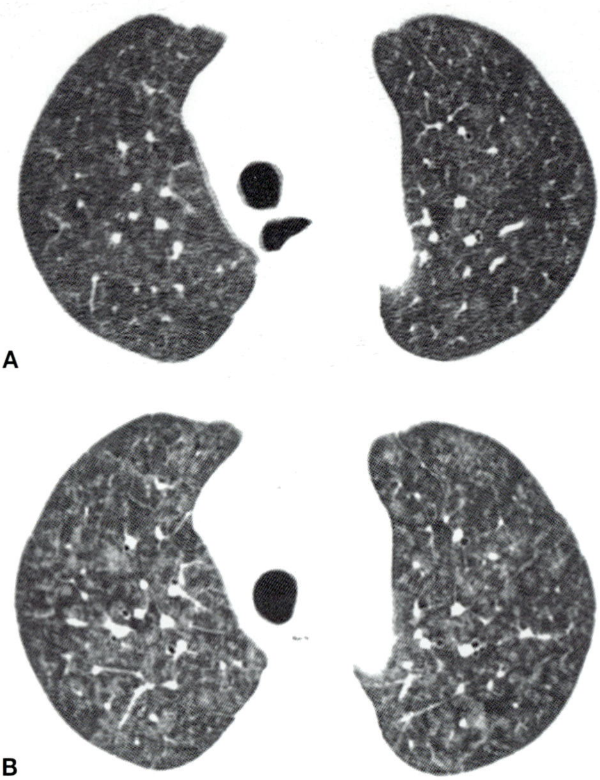

図 7-14

肺毛細血管性血管腫症（PCH） A：PHの患者においてすりガラス濃度の小葉中心性結節が認められる．B：血管拡張療法後，臨床所見は増悪し，結節は増大し濃くなっている．

的，病理学的に重なるところが大きく，PCHとPVODは同じ病態の異なるスペクトラムを見ているものと考えられている．PVODと同様に，PCHはしばしばIPAHと臨床的によく混同される．また，PVODと同様に，血管拡張療法の後に症状が悪化する．

PCHの最も特徴的なHRCT所見は，すりガラス濃度の小葉中心性結節である（図7-14 A, B）．これらはIPAHでみられる結節と似ており，HRCTでの鑑別は難しい．他の所見としては，すりガラス影，胸水，そしてリンパ節腫脹などがある．平滑な小葉間隔壁の肥厚もみられ，これもPVODと似ている．

経口薬の静脈内注射

経口薬は，添加物としてタルク（talc）やセルロースを使用しているが，これらは原則として消化管から吸収されない．これらの薬剤を静脈に投与すると，添加物は肺に到着し，肺動脈の末梢枝を塞栓する．そして時間が経つと，炎症性変化を起こし，血管や肺の線維化を起こす．この病態は**タルク肺**（talcosis）とよばれるものであるが，経口薬に含まれるタルクは，この類いの病態を惹起する代表的な物質である．

小葉中心性結節や小葉中心性の分岐影は，経口薬の静脈注射の際に最初に認められるHRCT所見であり，tree-in-budに似る（図7-15）．感染症に認められるtree-in-budと異なり，結節や分岐影はびまん性に分布し，通常，陰影は微細であり，明らかなコンソリデーション（浸潤影）は伴わない．びまん性あるいは対称性のすりガラス影も認められるが，これらは非特異的である．時間が経つと，結節の部分に線維化が生じるようになるが，この線維化は注射を中止した後も進行する．線維化病変は，不整な網状影，牽引性気管支拡張（traction bronchiectasis），そして進行性塊状線維化巣（progressive massive fibrosis：PMF）様の所見を形成しうる．

汎小葉性肺気腫（panlobular emphysema）は，経口薬の注射によって生じるその他の病態のひとつである．経口のメチルフェニデート（リタリン：中枢神経刺激薬）の静脈注射によって起こることが知られ

ている．HRCT では，肺底部優位の肺野の透過性亢進を示す．

その他の病態

このほかの PH を起こす病態には以下のようなものがある；家族性肺高血圧症，左心不全，肺野病変を伴わない低酸素血症，血管炎，肝疾患，HIV 感染症，先天性左・右シャント，薬剤，鎌状赤血球症，その他のまれな先天性疾患などである．多くの場合，肺の所見は認められないか，あるいは非特異的なことが多く，診断は病歴などでなされることが多い．肺外の所見が診断に有用なこともあり，鎌状赤血球症における骨の硬化性変化はその代表的なものである．肺外の所見として，このほかに有用なものとしては肝硬変などがある．左心不全は，心拡大や小葉間隔壁の平滑な肥厚などの肺水腫を伴う．

血管炎

血管炎（vasculitis）は，全身性に血管壁の炎症を起こす疾患であり，その経過において血管の拡張，狭窄あるいは出血を起こしうる．血管炎の一部のものは肺の血管を侵す．

血管炎は，侵される血管のサイズによって次のように分類される；**大血管型**，**中血管型**，**小血管型**（表 7-4）．

大血管型としては巨細胞型血管炎，高安動脈炎が，中血管型としては結節性多発動脈炎，川崎病が，小血管型としては Wegener 肉芽腫症〔現在は肉芽腫性多発性血管炎 granulomatosis with polyangiitis（GPA）〕や顕微鏡的多発血管炎などがある．このほか肺を侵す血管炎としては，Goodpasture 症候群，Churg-Strauss 症候群[†1]，Behçet 病，膠原病などがある．

HRCT 所見

肺の血管炎の患者では，HRCT において肺動脈や肺実質の異常が認められる．一般的に，大血管型の血管炎では，肺動脈やその分枝をおもに侵し，小血管型の場合にはおもに肺実質を侵す．中血管型は肺動脈，肺実質の両者を侵すことが多い．

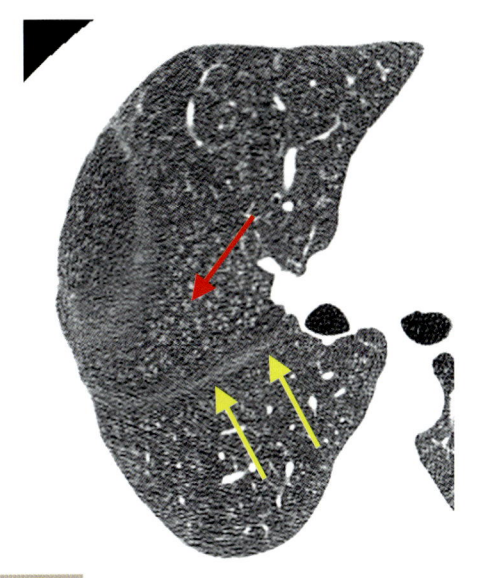

図 7-15

タルク肺 びまん性に小葉中心性の小さな結節が認められる．胸膜直下の肺野はスペアされており（黄→），病変が小葉中心であることを表している．いくつかの陰影は分岐状の所見を呈する（赤→）．これらは注射された物質が末梢の肺動脈を塞栓し，周囲に炎症や線維化を形成していることを表す．

肺動脈の変化は，狭窄，拡張，血栓，そして動脈瘤などである．肺動脈の拡張と動脈瘤はその経過で破裂や出血をきたすことがある．狭窄が主体の場合には，局所の血流の違いを反映して，モザイク血流を認める．

肺血管炎の肺実質病変としては，肺出血，梗塞，そして炎症などがある．肺出血は，すりガラス影（ground glass opacity）やコンソリデーション〔consolidation：浸潤影（融合影，均等影）〕として描出され，広がりはしばしばびまん性であるが，時に限局性，斑状，そして小葉中心性のことがある．梗塞と炎症は HRCT において結節性病変として描出され，空洞を伴うことも伴わないこともある．これらの結節の大きさは，1 cm 以下〜10 cm 以上までさまざまである．コンソリデーションを認めることもある．

肺病変を伴いうる血管炎の症候群について，以下に述べる．

[†1] 訳者注　現在は eosinophilic granulomatosis with polyangiitis：EGPA と呼称される．

表 7-4 　肺血管炎の分類と頻度の高い HRCT 所見

侵される血管の大きさ	疾　患	HRCT 所見
大血管	高安動脈炎	肺動脈の壁肥厚，血栓，狭窄・閉塞 梗塞 モザイク血流
	巨細胞性動脈炎	高安動脈炎と同じ
中血管	結節性多発性動脈炎 川崎病	肺病変はまれ 肺病変はまれ
小血管	Wegener 肉芽腫症（GPA）	結節はしばしば空洞化 肺出血 斑状のコンソリデーション
	顕微鏡的多発血管炎	肺出血
その他	Goodpasture 症候群	肺出血
	Churg-Strauss 肉芽腫症（EGPA）	肺野末梢・小葉大のコンソリデーション，すりガラス影 小葉中心性結節 小葉間隔壁の肥厚
	Behçet 病	肺動脈瘤 肺出血
	膠原病	モザイク血流

さまざまな血管炎症候群

巨細胞性動脈炎，高安動脈炎

両者とも大血管型の血管炎であり，大動脈の分枝，頸動脈などのおもに胸部の太い体循環系の動脈を侵す．高安動脈炎（Takayasu's arteritis）は特徴的に 40 歳以下の女性にみられるが，巨細胞性動脈炎（giant cell arteritis）は 40 歳以上に認められる．これらにみられる肺動脈病変は，壁肥厚，血栓，狭窄や閉塞などである（図 7-16 A, B）．モザイク血流や梗塞も認められる．肺動脈瘤を呈することもあり，原因としては狭窄後拡張の機序が考えられているが，頻度は多くはない．

Behçet 病

Behçet 病は免疫複合体が血管壁に沈着するまれな病態である．臨床的には，口腔内アフタ性潰瘍，会陰部潰瘍，ぶどう膜炎，皮膚病変などがみられる．患者は若年で，トルコ人や日本人に多い．

Behçet 病は肺動脈に病変を形成することが多く，肺動脈瘤形成が特徴的であり，破裂や出血をきたす（図 7-17 A, B）．肺動脈と他の胸部の静脈（上大静脈，腕頭静脈など）の血栓が起こる．

Hughes-Stovin 症候群は，Behçet 病の不全型と考えられており，肺動脈瘤や体循環の静脈の血栓が認められるが，Behçet 病にみられる他の臨床所見は認められない．小血管も侵されるために肺出血が認められる．

Wegener 肉芽腫症（granulomatosis with polyangiitis）

Wegener 肉芽腫症（granulomatosis with polyangiitis：GPA とよばれる）は，肺野実質病変を形成する頻度が最も高い血管炎である．罹患されやすい臓器は上気道，肺，そして腎臓であり，90％の患者で血清の ANCA（antineutrophilic cytoplasmic antibody）高値を示す．

最も多い HRCT 所見は肺結節であり，大きさは 1 cm 以下のものから大きな腫瘤までとさまざまで，結節の数は多くはない．これは，粟粒結核，肺転移，サルコイドーシスなどとは異なる点である．分布は

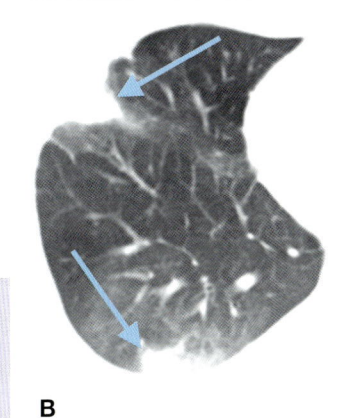

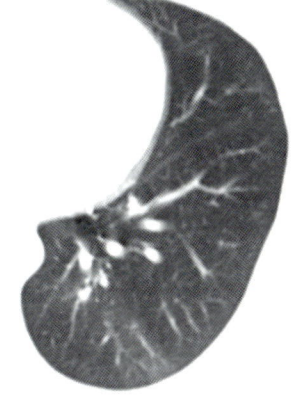

図 7-16

高安動脈炎 A：造影 CT では右中葉（赤→）と右下葉（黄→）の肺動脈の閉塞を認める．B：肺野条件では，罹患領域の肺梗塞（青→）を認める．

さまざまであるが，両側性のことが多い．大きな結節では空洞の頻度が高い（図 7-18）．

Wegener 肉芽腫症では出血を反映したすりガラス影が認められる（図 7-19）．分布は，限局性，斑状，びまん性とさまざまである．コンソリデーションは出血や器質化肺炎（organizing pneumonia：OP）を表しているが，頻度は低い．Wegener 肉芽腫症において，病理学的に OP を伴うことはまれではない．OP によるコンソリデーションは，しばしば気管支血管周囲や胸膜下に認められる（図 7-20）．

顕微鏡的多発血管炎

顕微鏡的多発血管炎（microscopic polyangiitis）は，中年男性にみられる全身性の小血管型の血管炎である．通常，腎臓が侵されるが，肺も 30％で病変が形成される．最も頻度の高い肺病変は肺出血である．すりガラス影やコンソリデーションの分布は Wegener 肉芽腫症と同様にさまざまである．

その他の血管病変

肝肺症候群

肝機能異常が肺血管の拡張を招き，低酸素血症を生じることがあり，肝肺症候群（hepatopulmonary syndrome：HPS）とよばれる．これは，一酸化窒素や他の血管作動性物質が肝臓で代謝されず，肺の血管に作用している病態と考えられている．肝疾患を有する患者が，低酸素血症，**platypnea**（起き上がったときに呼吸困難を呈すること），**orthodeoxia**（起き上がったときに酸素飽和度が低下すること）などを呈する．起き上がったときのほうが，肺底部の血流が増加し，シャントが増加するためと考えられている．

HRCT では下葉優位の肺野末梢に 1〜2 mm 径の拡張した血管が特徴的に描出され（図 7-21），拡張した血管は胸膜に達する．血管の拡張の程度は低酸素血症と相関するが，すべての HPS の患者がこの所見を呈するわけではない．15％の患者において，明瞭

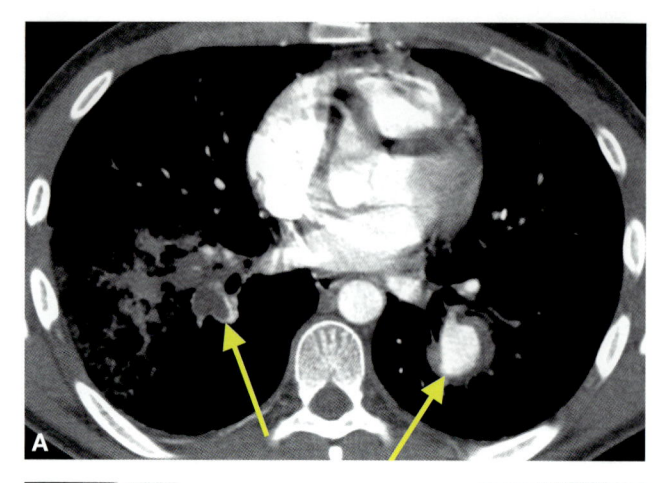

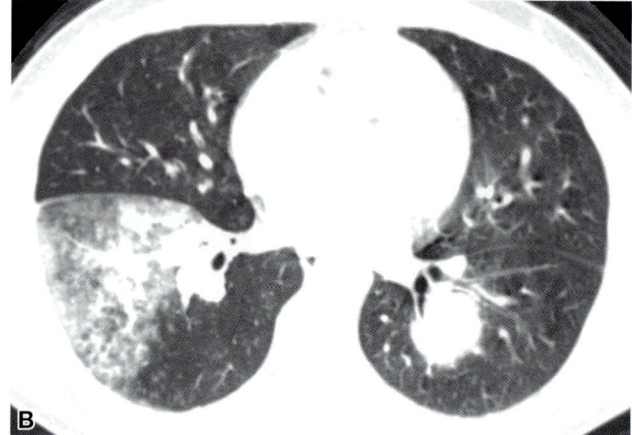

図 7-17
Behçet病　A：造影CTでは肺動脈瘤（→）を認め，中枢側から末梢にかけて血栓形成を認める．B：肺野条件では，右下葉の動脈瘤周囲に急性出血を表すすりガラス影を認める．

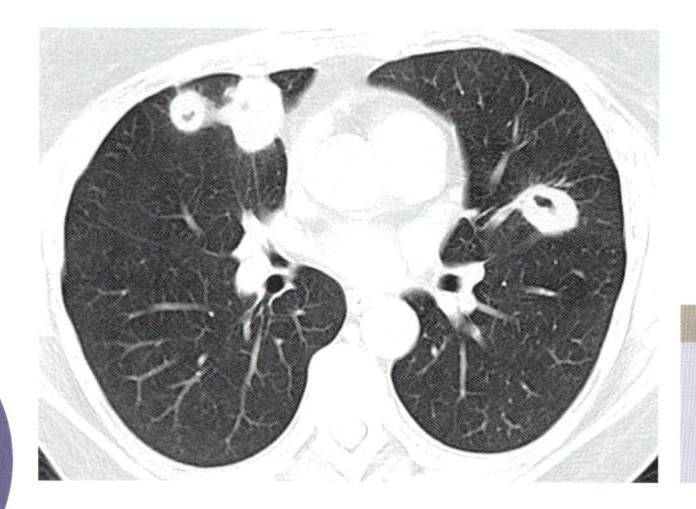

図 7-18
Wegener 肉芽腫症（GPA）　1〜3 cm のさまざまな大きさの結節を認める．2つの結節では空洞化を認める．Wegener 肉芽腫症で最もよく認められる所見である．

7章　肺血管性病変　133

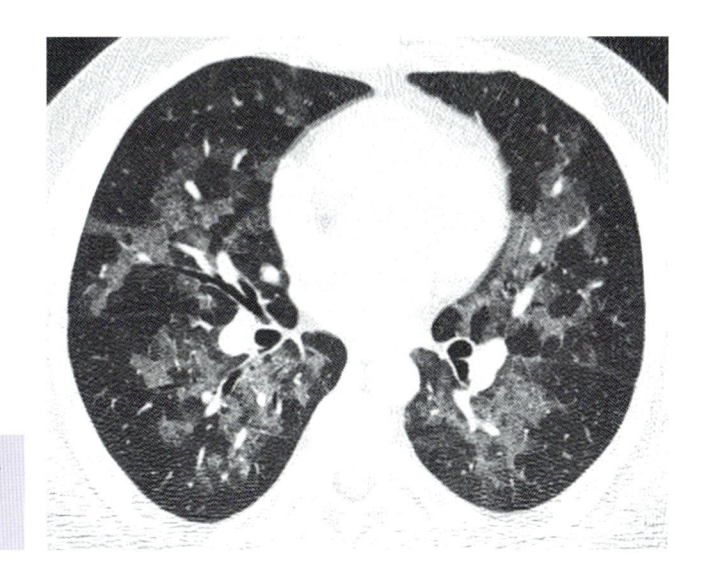

図 7-19
Wegener 肉芽腫症(GPA)　両側対称性にすりガラス影を呈し，肺出血を表している．患者は喀血を呈していた．

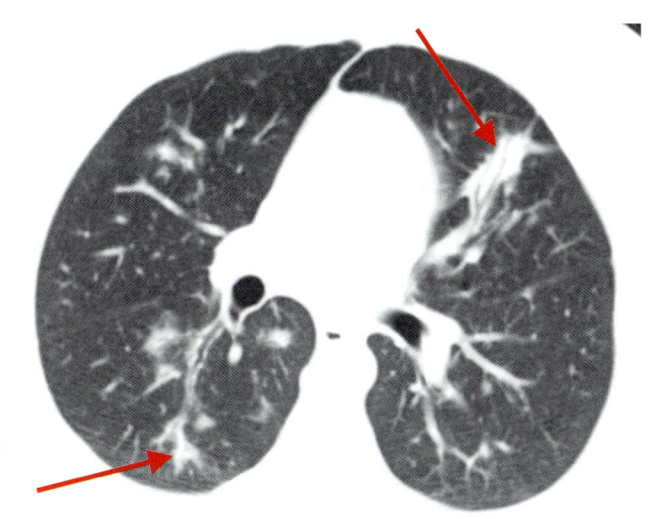

図 7-20
Wegener 肉芽腫症(GPA)　両側性に気管支肺動脈束周囲に斑状のコンソリデーションを認め(→)，病理学的には，これらは器質化肺炎を表している．これらは Wegener 肉芽腫症でまれに認められる所見である．

な動静脈瘻が認められ，血管造影はこれらの血管異常を捉えるのに鋭敏である．

転移性肺石灰化症

転移性石灰化症(metastatic calcification)は，異常なカルシウムや亜リン酸代謝によって起こり，腎不全で最も多く認められる．他の病態としては，副甲状腺機能亢進症，骨の悪性腫瘍，高ビタミン D 血症などがある．これらの病態では，カルシウムが肺血管近傍の間質に沈着する．病変は広範でも症状に乏しい傾向があるが，時に有症状となり，死亡する場合もある．

典型的な HRCT 所見は，すりガラス濃度の小葉中心性結節である．分布は両側対称性で，大きさはさまざまであるが，進行すると小葉構造全体に進展する(図7-22 A, B)．上肺優位で，時に粗大な石灰化も認められる．

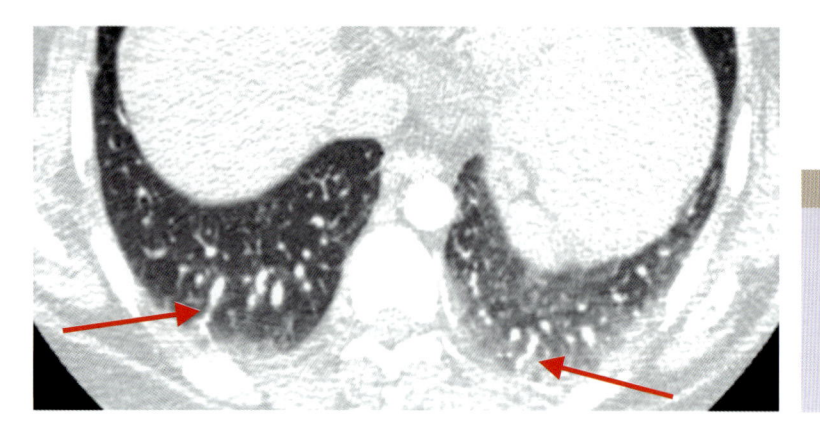

図 7-21　**肝肺症候群**　肝疾患で platyp-nea と orthodeoxia を認める 33 歳の女性. 造影後の肺底部の HRCT. 肺底部背側に拡張した肺血管を認め(→), 肝肺症候群に特徴的な所見である.

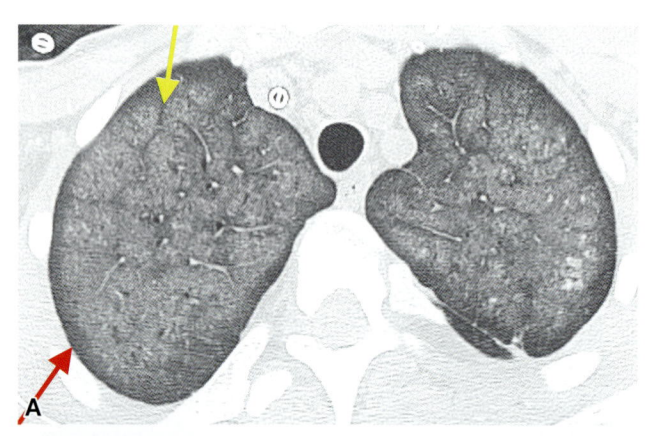

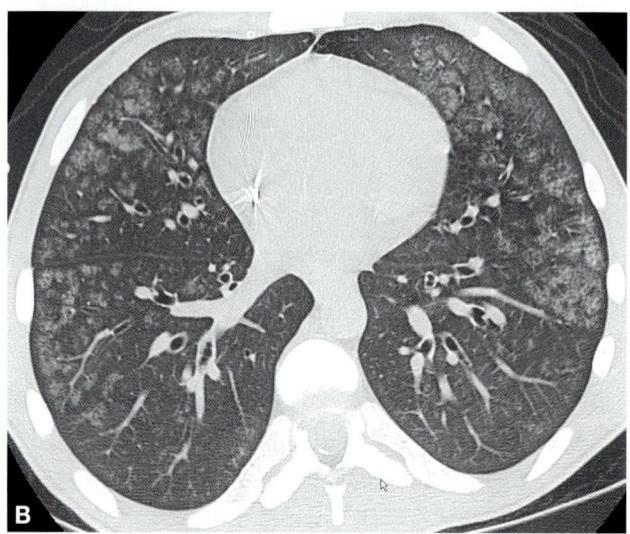

図 7-22　**転移性肺石灰化症**　A：両側対称性にすりガラス影を認める. 胸膜直下がスペアされており(赤→), 小葉中心であることを表している. 線状の低吸収域は, 小葉辺縁のスペアを表す(黄→). B：中肺野では陰影は少なくなるが, すりガラス影が小葉性であることが描出されている.

参考文献

Bergin CJ, Rios G, King MA, Belezzuoli E, Luna J, Auger WR. Accuracy of high-resolution CT in identifying chronic pulmonary thromboembolic disease. AJR Am J Roentgenol 1996；166：1371-1377.

Connolly B, Manson D, Eberhard A, et al. CT appearance of pulmonary vasculitis in children. AJR Am J Roentgenol 1996；167：901-904.

Cordier JF, Valeyre D, Guillevin L, et al. Pulmonary Wegener's granulomatosis. A clinical and imaging study of 77 cases. Chest 1990；97：906-912.

Engelke C, Schaefer-Prokop C, Schirg E, Freihorst J, Grubnic S, Prokop M. High-resolution CT and CT angiography of peripheral pulmonary vascular disorders. Radiographics 2002；22：739-764.

Hansell DM. Small-vessel diseases of the lung：CT-pathologic correlates. Radiology 2002；225：639-653.

Hiller N, Lieberman S, Chajek-Shaul T, Bar-Ziv J, Shaham D. Thoracic manifestations of Behçet disease at CT. Radiographics 2004；24：801-808.

Hoffman GS, Kerr GS, Leavitt RY, et al. Wegener granulomatosis：an analysis of 158 patients. Ann Intern Med 1992；116：488-498.

Lee KN, Lee HJ, Shin WW, Webb WR. Hypoxemia and liver cirrhosis（hepatopulmonary syndrome）in eight patients：comparison of the central and peripheral pulmonary vasculature. Radiology 1999；211：549-553.

Lee KS, Kim TS, Fujimoto K, et al. Thoracic manifestation of Wegener's granulomatosis：CT findings in 30 patients. Eur Radiol 2003；13：43-51.

Marten K, Schnyder P, Schirg E, Prokop M, Rummeny EJ, Engelke C. Pattern-based differential diagnosis in pulmonary vasculitis using volumetric CT. AJR Am J Roentgenol 2005；184：720-733.

Ng CS, Wells AU, Padley SP. A CT sign of chronic pulmonary arterial hypertension：the ratio of main pulmonary artery to aortic diameter. J Thorac Imaging 1999；14：270-278.

Primack SL, Müller NL, Mayo JR, Remy-Jardin M, Remy J. Pulmonary parenchymal abnormalities of vascular origin：high-resolution CT findings. Radiographics 1994；14：739-746.

Reuter M, Schnabel A, Wesner F, et al. Pulmonary Wegener's granulomatosis：correlation between high-resolution CT findings and clinical scoring of disease activity. Chest 1998；114：500-506.

Schwickert HC, Schweden F, Schild HH, et al. Pulmonary arteries and lung parenchyma in chronic pulmonary embolism：preoperative and postoperative CT findings. Radiology 1994；191：351-357.

Seo JB, Im JG, Chung JW, et al. Pulmonary vasculitis：the spectrum of radiological findings. Br J Radiol 2000；73：1224-1231.

Tunaci A, Berkmen YM, Gokmen E. Thoracic involvement in Behçet's disease：pathologic, clinical, and imaging features. AJR Am J Roentgenol 1995；164：51-56.

Weir IH, Müller NL, Chiles C, et al. Wegener's granulomatosis：findings from computed tomography of the chest in 10 patients. Can Assoc Radiol J 1992；43：31-34.

8

肺水腫，びまん性肺胞傷害，急性呼吸窮迫症候群，肺出血

肺水腫

　肺に液体が貯留する機序は，肺静脈の静水圧の上昇と毛細血管内皮の透過性の亢進，あるいはこれらの混在によって生じる．これらのふたつの病態のHRCT所見には共通する部分が多く，その鑑別は簡単ではない．HRCTの最も重要な役割は，肺水腫(pulmonary edema)と肺炎(pneumonia)などの他の病態を区別することである．

心原性肺水腫(静水圧性肺水腫)

　肺毛細血管内の静水圧(hydrostatic pressure)や膠質浸透圧(oncotic pressure)の変化は，肺の水腫を招く．静水圧の上昇によることのほうが頻度的には高く，通常，左心疾患による肺静脈圧の上昇が原因となる．左心不全と弁疾患が原因としては最も多い．アルブミンの低下による膠質浸透圧の低下も液体の貯留を招くが，頻度は高くはない．

　肺静脈圧上昇による静水圧性肺水腫(hydrostatic pulmonary edema)のHRCT所見を表8-1にまとめた．静水圧性肺水腫は間質性のことと肺胞性のことがある．これらのどちらにおいても上肺野優位に肺静脈を主にした血管の拡張が生じ，それらは両側対称性である．

間質性肺水腫

　間質性肺水腫(interstitial pulmonary edema)は，小葉間隔壁(interlobular septa)，胸膜下間質(subpleural interstitium)，気管支肺動脈束周囲間質(peribronchovascular interstitium)などに生じる．

　HRCTにおいては，小葉間隔壁の水腫は，その平滑な肥厚として描出される(図8-1)．この場合，すべての小葉間隔壁が肥厚するわけではないが，隔壁の多くが明瞭にみえているということは，小葉間隔壁が異常に肥厚していると考えるべきである．小葉間隔壁の肥厚は，小葉構造をかたどる網状影(reticular opacity)として描出されるが，その特徴的な大きさと多角形の形状により診断は容易である．小葉中心部の肺動脈は，多角形構造の中心部に点として認識される．小葉間隔壁は上葉において発達が良好であるために，小葉間隔壁の肥厚は上葉において多くみられる．**胸膜下浮腫**(subpleural edema)は小葉間隔壁の肥厚と同じ意味をもつ変化であり，葉間裂

表8-1　肺静脈圧上昇のHRCT所見

肺静脈圧上昇の病期	HRCT所見
肺血管のうっ血	肺静脈の拡張 特に上肺野の血管
間質性肺水腫	平滑な小葉間隔壁の肥厚 胸膜下水腫(葉間裂の肥厚) 気管支肺動脈束周囲間質の肥厚 びまん性，対称性の分布
肺胞性肺水腫	すりガラス影あるいはコンソリデーション びまん性，対称性の分布

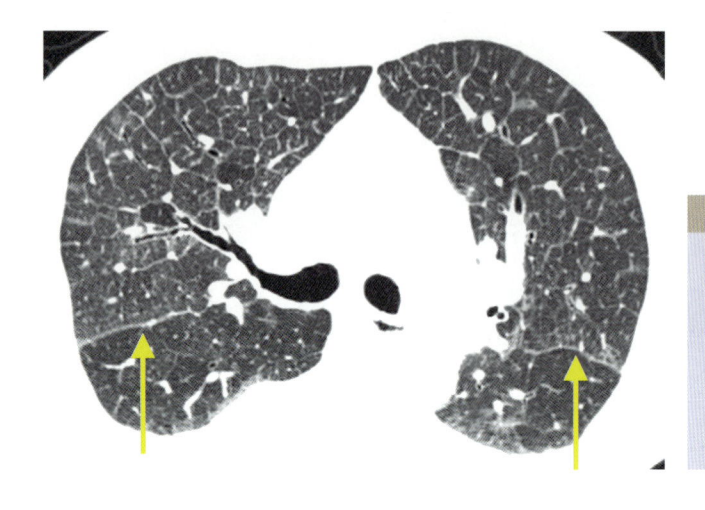

図 8-1
肺水腫：小葉間隔壁と葉間裂の平滑な肥厚　多角形状の網状影を認め，この特徴的な形状と中心部の肺動脈の存在により，これが二次小葉の構造に一致するとわかる．これらは，小葉間隔壁を見ており，このような所見を呈するのは，肺水腫が最も多い．肥厚した大葉間裂も認められる(→)．

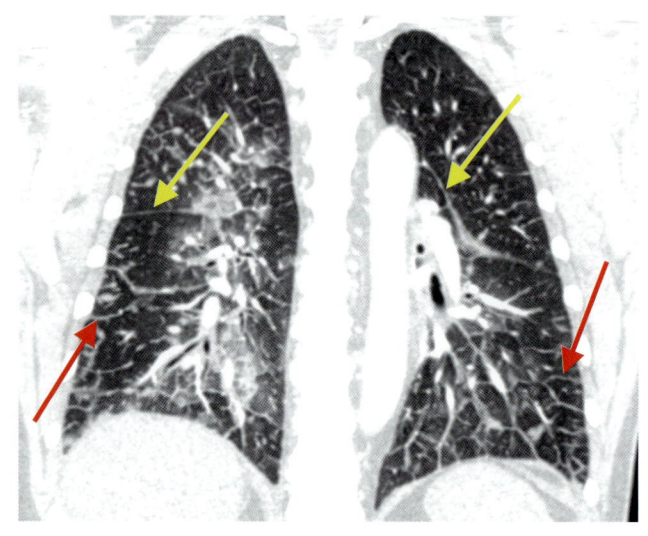

図 8-2
肺水腫：小葉間隔壁と葉間裂の肥厚　冠状断再構成CT像では，葉間裂の肥厚(黄→)が認められ，これは胸膜下水腫を表している．平滑な小葉間隔壁の肥厚も認められる(赤→)．間質性肺水腫の所見である．

の肥厚として描出される(図8-2)．

　水腫は，気管支肺動脈束周囲間質にも生じる．これは液体がリンパ管を介して肺門方向にドレナージされることによって生じる．HRCTでは，中枢側の気道壁周囲の間質の肥厚として描出され，肺動脈の径も同様に拡大する(図8-3)．

　平滑な小葉間隔壁と気管支肺動脈束周囲間質の肥厚は，しばしば**肺胞性肺水腫**(alveolar edema)の所見を伴う(図8-4)．この所見の分布はさまざまであるが，通常，両側対称性である．肺水腫は肺野背側に出現する傾向があるが，このような分布を呈さない症例もみられる．

肺胞性肺水腫

　高度な肺水腫は肺胞腔に液体貯留を惹起する．す

りガラス影(ground glass opacity)やコンソリデーション(consolidation)が最も多い所見である(図8-5)．すりガラス濃度の小葉中心性結節も出現しうる(図8-6)．間質性肺水腫と肺胞性肺水腫はしばしば共存する．すりガラス影は小葉間隔壁や気管支肺動脈束周囲間質の平滑な肥厚を伴う．すりガラス影内に網状影が併存する，いわゆる**"crazy paving sign"**を呈することもまれではない(図8-7)．

心原性肺水腫(静水圧肺水腫)の分布

　心原性肺水腫(静水圧肺水腫 hydrostatic edema)の分布は，典型的にはびまん性で対称性である．静水圧の勾配により，変化はより背側で強い傾向があるが，このような典型的な分布を示さない場合もある．

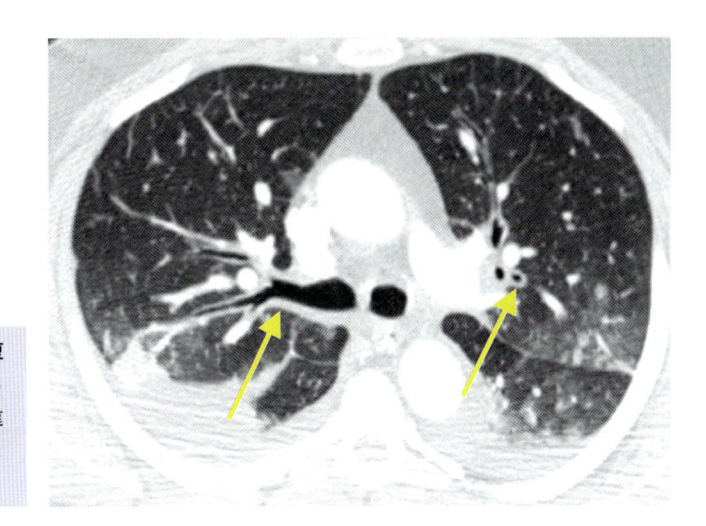

8章　肺水腫，びまん性肺胞傷害，急性呼吸窮迫症候群，肺出血　139

図 8-3
肺水腫：気管支肺動脈束周囲間質の肥厚　気管支肺動脈束周囲に水腫が認められる（→）．これは，気管支炎による肥厚と間違えやすいが，気道内腔の狭小化がないことに注意．すりガラス影と胸水も認められる．

図 8-4
間質性肺水腫・肺胞性肺水腫　平滑な小葉間隔壁の肥厚（黄→）が認められ，間質性肺水腫の所見である．加えて，両側性に斑状のすりガラス影（赤→）とコンソリデーション（青→）を認め，肺胞性肺水腫の所見である．つまり，間質性肺水腫と肺胞性肺水腫が混在している．

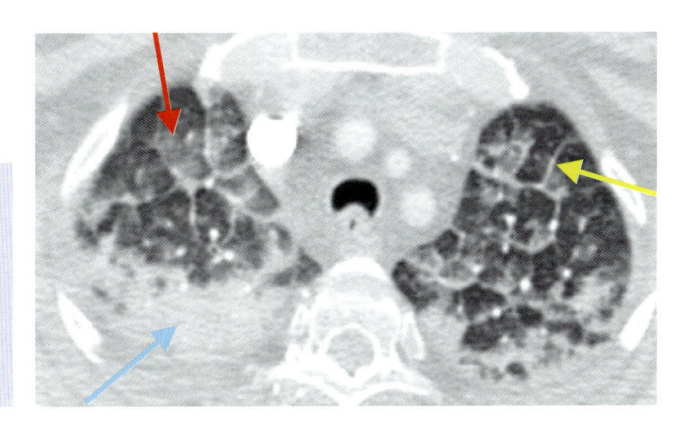

図 8-5
肺水腫：両側性のすりガラス影　両側性の肺門周囲のすりガラス影を認め，肺水腫の所見である．分布が対称性であることが特徴的である．

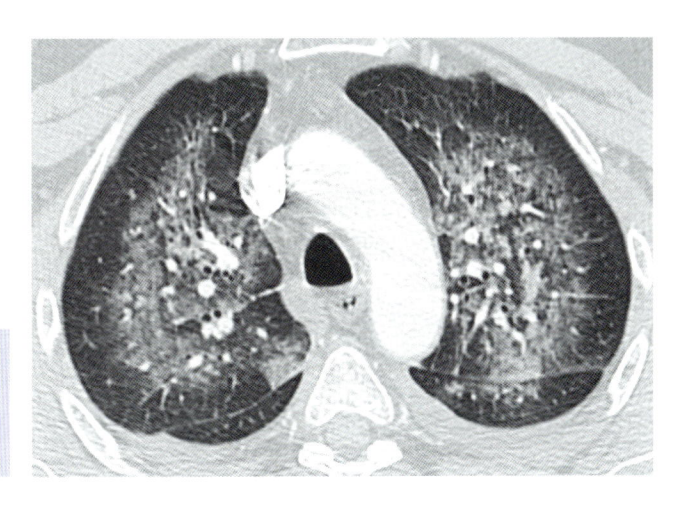

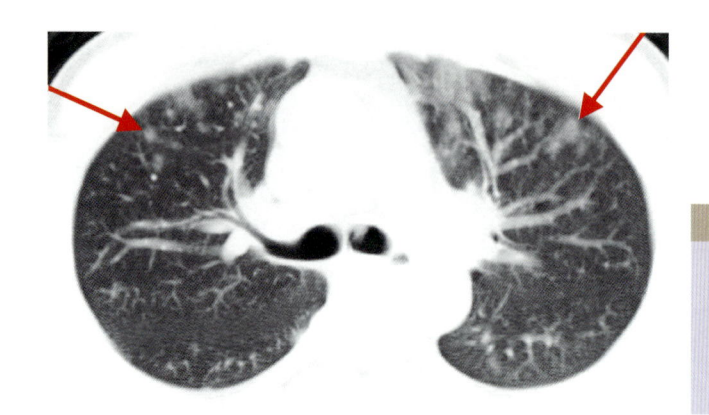

図 8-6
肺水腫：小葉中心性結節 両側肺野腹側に辺縁不明瞭なすりガラス濃度の小葉中心性結節を認める（→）．この所見は肺水腫としてはまれな所見ではなく，肺胞性肺水腫によく認められる．

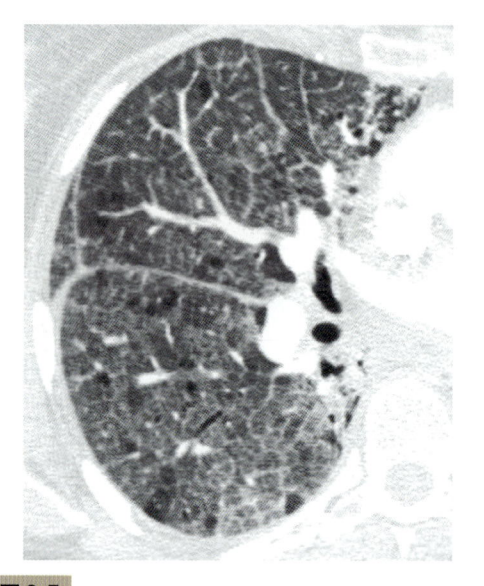

斑状あるいは小葉大の分布を呈する症例もあり（図 8-8），そのような場合には病変は非対称性のことがある（図 8-9）．肺水腫が非対称性あるいは限局性である場合には以下のような原因が考えられる．

1. **患者の体位**：肺水腫は重力効果により荷重側に生じる傾向がある．したがって，患者の体位は肺水腫の肺内分布に影響する．たとえば，右肺の肺水腫は，右を下にして臥床している患者で認められる．
2. **非対称性の肺気腫・ブラ**：肺気腫（emphysema），特にブラ（bulla）を伴うような場合，その程度には左右差がしばしば認められる．このような場合，気腫腔には肺水腫が生じないために，病変の軽い対側肺により強い肺水腫が生じうる．
3. **僧帽弁閉鎖不全**：右上葉に限局した肺水腫は，僧帽弁閉鎖不全において生じることがあるとされる．これは，特に心筋梗塞に伴う急性の乳頭筋の断裂において認められる．これは，僧帽弁

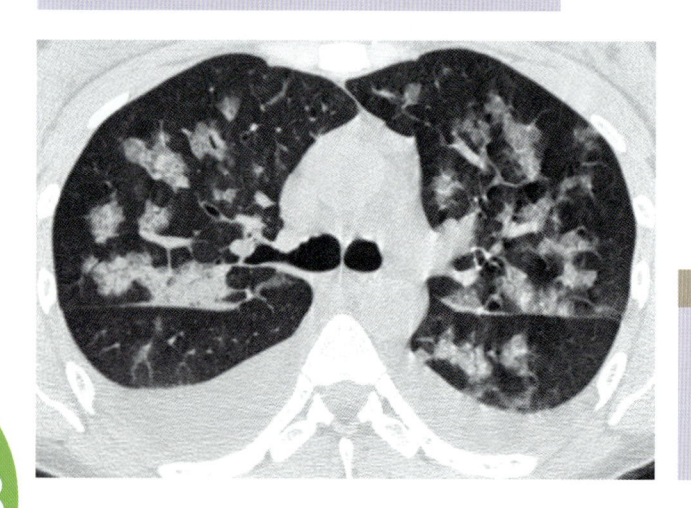

図 8-7
肺水腫：crazy paving 右肺には平滑な網状影を伴ったすりガラス影が認められる．この所見は非特異的な所見であるが，急性の病態においてこれを示す病態としては肺水腫が最も多い．

図 8-8
肺水腫：小葉性の陰影 小葉性のすりガラス陰影が認められる．分布は対称性で胸水を伴う．時に，肺水腫などの肺胞性病変がこの症例のように地図状の分布を示すことがある．

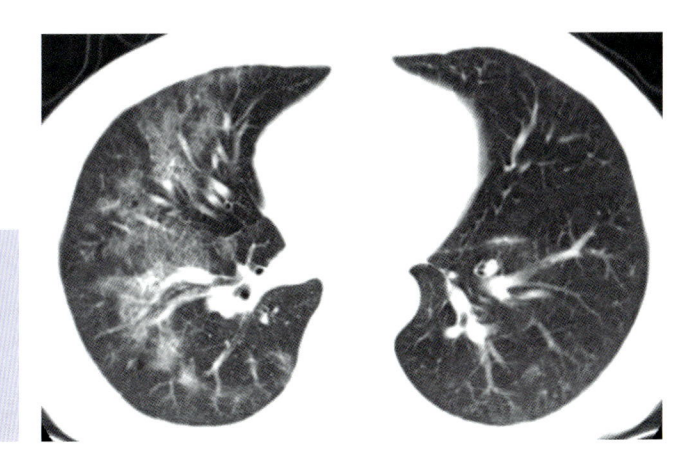

8章 肺水腫，びまん性肺胞傷害，急性呼吸窮迫症候群，肺出血　141

図 8-9
非対称性の肺水腫　肺水腫は基本的に対称性の分布であるが，片側性，非対称性の分布もまれではなく認められる．この患者は手術手技の影響で右側臥位を要していたため，肺水腫の分布が片側性となった．斑状のすりガラス影とcrazy pavingが認められる．

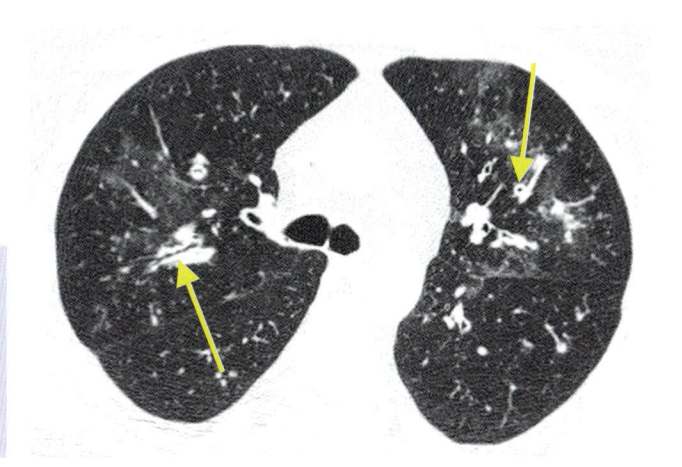

図 8-10
気道病変の患者における気管支壁肥厚
炎症による気管支壁肥厚は，気管支肺動脈束周囲間質の肥厚像と所見が似ている．しかし，内腔の狭小化(→)が認められた場合には，炎症性の気管支壁肥厚のほうが考えやすい．

の逆流のジェット流が右上肺静脈の方向に生じるためとされる．

4. **肺動脈塞栓**(pulmonary embolism)**あるいは肺動脈閉塞性変化**(pulmonary vascular obstruction)：肺動脈塞栓あるいは何らかの肺動脈の閉塞性の病態では，肺水腫は正常の血流の部位に再分布して生じやすくなるために，分布は斑状となる．

5. **神経性肺水腫**(neurogenic pulmonary edema)：外傷，出血，あるいは痙攣性疾患などの頭蓋内病変においては，非典型的な肺水腫が生じる場合がある．この正確な機序についてはよくわかっていないが，この現象は明らかな心病変が存在しない場合でも認められる．約50％の患者では，両側上肺野優位の肺水腫が起こりうるが，そのほかの患者では通常の肺水腫の分布と変わらない．ただし，肺水腫の陰影は肺内で移動す

ることがあり，これは他の原因の肺水腫ではあまり認められない特徴である．

鑑別診断

　急性の病態においては，肺水腫は，小葉間隔壁の平滑な肥厚を示す最も多い原因である．癌性リンパ管症もこの所見を呈しうるが，通常，患者は悪性腫瘍の既往があり，慢性で進行性の症状を呈する．

　軽度の小葉間隔壁の肥厚が他の所見と併存してみられる場合には，鑑別診断にあまり役に立たない．小葉間隔壁の肥厚は多くの疾患で認められうる所見であるからである．

　気管支肺動脈束周囲間質の肥厚は，気管支の炎症による気管支壁の肥厚と間違えやすい(図 8-3 参照)．しかし，粘液栓や内腔の狭小化が認められる場合には，気管支の炎症性変化の可能性が高い(図 8-10)．

表8-2	びまん性肺胞傷害(DAD)のHRCT所見
初期	びまん性，対称性のすりガラス影，コンソリデーション 肺野末梢に分布しうる 小葉間隔壁の肥厚を欠く
後期	線維化の所見(不整網状影，牽引性気管支拡張，蜂巣肺) 腹側肺胸膜下分布

急性の病態におけるすりガラス影とコンソリデーションも非特異的な所見であり，感染，誤嚥，びまん性肺胞傷害(diffuse alveolar damage：DAD)，そして肺出血などにおいて認められる．これらの診断は通常，HRCT所見よりも臨床所見によってなされることが多い．もしも，すりガラス影が著明で平滑な小葉間隔壁の肥厚を伴っている場合には，肺水腫の可能性が最も高くなる．

DADを伴わない非心原性肺水腫(透過性亢進性肺水腫)

非心原性肺水腫(increased permeability edema)は，毛細血管上皮の損傷によって透過性が亢進することによって生じ，通常はびまん性肺胞傷害(DAD)を伴う．DADを伴わない肺水腫はまれであるが，薬剤，輸血，中毒性ショック，空気塞栓，*Hantavirus* 感染症などで起こりうる．HRCT所見は心原性肺水腫に似ており，平滑な小葉間隔壁の肥厚とすりガラス影が認められる．

DADを伴う非心原性肺水腫(透過性亢進性肺水腫)

非心原性肺水腫は，常にというわけではないが，多くの場合DADを伴う．DADの組織学的所見は，傷害の発生時点と生検までの間の時間によってさまざまである．急性の滲出期では，肺水腫，**硝子膜形成**(hyaline membrane)，そして急性の炎症性変化がみられる．亜急性期では増殖性，器質化変化がみられ，間質や肺胞腔に線維芽細胞増生が生じる．慢性期の線維化相，特に障害後2週間以降では，膠原線維の沈着を伴った進行性の線維化巣が形成される．肺水腫とDADが併存した場合，HRCT所見は典型的なDADの所見を呈する．

DADは**急性呼吸窮迫症候群**(acute respiratory distress syndrome：ARDS)の患者に認められる病理像である．しかし，DADの病理像を呈するすべての患者がARDSの病態を呈しているわけではない．したがって，HRCTを読影する際には，安易にARDSという言葉を使うべきではなく，DADという用語を用いたほうが適切である．ARDSは以下の特徴を有する臨床的な症候群である．
1. 既知の原因が存在する．
2. 急性発症である．
3. 胸部単純X線写真にて両側性の陰影を呈する．
4. 肺動脈楔入圧が18 mmHg以下か左房圧上昇の臨床的所見がない．
5. 酸素化係数(酸素分圧/吸入気酸素分画：Pa_{O_2}/Fi_{O_2})≦200．

DADの成因とARDSの成因は同じである．このなかには，全身性の要因と肺に特化した要因とがある．全身性の要因でDADとARDSを生じるものとしては，敗血症，ショック，播種性血管内凝固症候群(disseminated intravascular coagulation：DIC)，薬剤，膵炎，そして重症火傷などがある．肺の病変で，DADとARDSを生じるものとしては，肺炎，誤嚥，外傷，そして有毒ガスの吸入などがある．原因が明らかではなくDADを生じる病態は，**急性間質性肺炎**(acute interstitial pneumonia：AIP，いわゆるHamman-Rich症候群)とよばれる．これについては9章で詳しく述べる．

DAD/ARDSのHRCT所見(表8-2)は，心原性肺水腫(静水圧肺水腫)に似るが，違いもある．びまん性あるいは対称性のコンソリデーションとすりガラス影が最も特徴的である(図8-11)．DADの初期には，陰影は辺縁優位に存在するが，その後，陰影は融合しびまん性となる．陰影は肺野の背側により強い(図8-11)．肺炎などのDAD/ARDSを起こしうる肺の病変では，非対称性，限局性の陰影も生じうる．小葉間隔壁の肥厚は認められず，これは特徴的な点である．

生存例においては，コンソリデーションは，すりガラス影，網状影，あるいは牽引性気管支拡張，蜂巣肺などの構造改変に変化していく．DAD/ARDSの線維化は，古典的に肺の腹側，胸膜下の分布をとることが知られており(図8-12)，背側肺には起こらないとされる．これは，背側肺に生じる無気肺が結

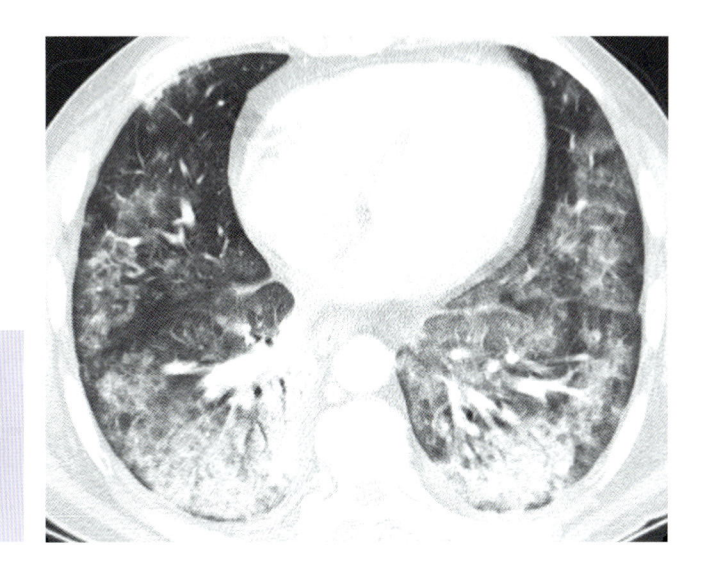

図 8-11
ARDS 敗血症によるDAD/ARDSの患者．びまん性のコンソリデーションとすりガラス影が認められる．非特異的な所見であるが，この所見はARDSに特徴的な所見である．肺野末梢，特に背側肺により陰影は顕著である．

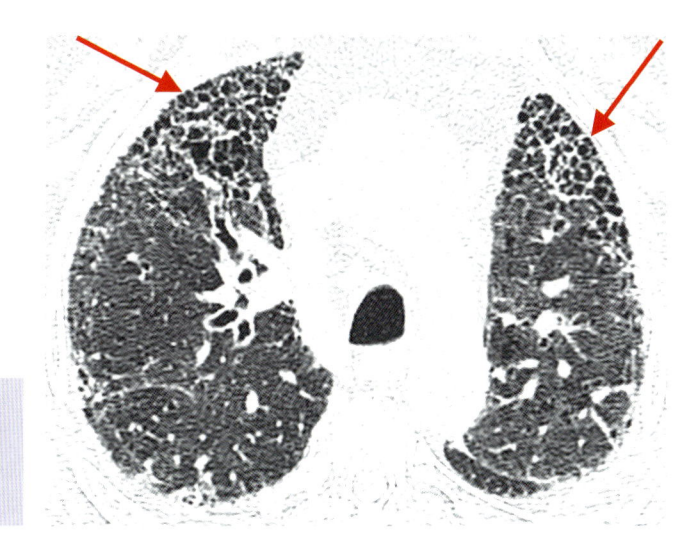

図 8-12
ARDS後の肺線維症 ARDS後の生存患者においてみられた肺線維症．分布は特徴的な腹側肺野である．不整網状影，牽引性気管支拡張，蜂巣肺も認められる(→)．

果として，PEEPなどによる気圧外傷(barotrauma)や高濃度酸素による障害を受けず，線維化が起きにくいためと推測されている．

HRCTでは，DADの鑑別診断は，広範なコンソリデーションを起こすさまざまな病態，たとえば心原性肺水腫(静水圧肺水腫)，感染，出血などであるが，これらの間では，所見が共通することも多い．初期のDADでは，びまん性あるいは肺門周囲の分布を呈する肺水腫とは反対に，肺野末梢の分布をとることが多い．平滑な小葉間隔壁の肥厚の所見が顕著な場合には，DADよりも肺水腫の可能性が高い．充実性の小葉中心性結節，気道の炎症所見，そしてtree-in-budは感染を示唆する．

肺出血

肺出血(pulmonary hemorrhage)はびまん性のことも限局性のこともある．限局性の肺出血は通常，限局性肺病変によって起こり，その原因病変が同定できることが多い．一方，びまん性肺出血は通常，全身性の病態によって生じ，HRCTによる特異的な診断がなされることは少ない．そのHRCT所見は，他の疾患と共通することが多く，患者の症状を考慮することが重要である．喀血は，肺出血において認められる症状であるが，常に伴うものではない．

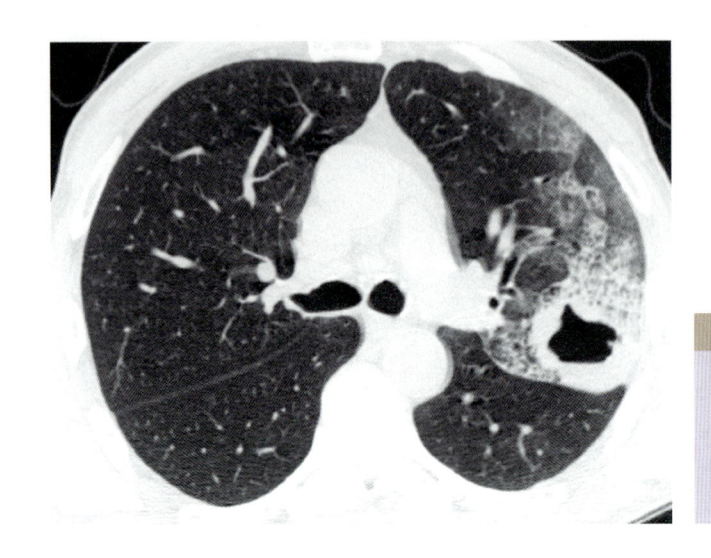

図 8-13 **限局性肺出血** HRCTによって喀血の原因が解明できることがある．この症例では，限局性のすりガラス影とコンソリデーションが左上葉の空洞化した肺癌の周囲に認められる．

表 8-3　びまん性肺出血の原因
血管炎(Wegener 肉芽腫症，顕微鏡的多発血管炎，免疫複合体性血管炎，Henoch-Schönlein 紫斑病)
膠原病
薬剤
Goodpasture 症候群
抗リン脂質症候群
抗凝固療法，凝固異常症
特発性肺ヘモジデローシス

限局性肺出血

限局性肺出血の所見として，コンソリデーション，すりガラス影，それと小葉中心性結節などがある．限局性肺出血の原因は，診断に結びつく特異的な HRCT 所見を伴っていることが多い．(図 8-13)．限局性肺出血の例としては，気管支拡張，悪性腫瘍，外傷，肺炎，空洞性肺病変，菌球(mycetoma)，血栓塞栓性疾患などがあり，診断は比較的容易である．

HRCT は，血管造影や気管支鏡の前に，出血部位を同定するのに役立つ．この場合，volumetic HRCT が望ましい．

びまん性肺出血

びまん性肺出血(diffuse pulmonary hemorrhage)はまれで，多くは全身性の疾患で起こる(表 8-3)．たとえば，Goodpasture 症候群，特発性肺ヘモジデローシス，肺血管炎(7 章参照)，膠原病(10 章参照)，薬剤(15 章参照)，血液凝固障害，あるいは抗凝固療法などがある．これらの疾患の場合，多くはびまん性の肺出血が唯一の肺の所見であり，より特異的な診断が可能な所見は存在しない．

HRCT では，びまん性，対称性のすりガラス影がコンソリデーションに変化する所見がみられる(図 8-14)．すりガラス影は小葉大の広がりを呈することがある．加えて，すりガラス濃度の小葉中心性結節が唯一の所見として認められる場合と，より広範な肺出血の所見と共存する場合がある(図 8-15)．平滑な小葉間隔壁の肥厚や網状影がすりガラス影に伴って認められることもある(例：crazy paving pattern)(図 8-16)．小葉間隔壁の肥厚のみがみられることは少ない．

HRCT 上の所見は，他のすりガラス影を呈しうる疾患，たとえば肺水腫，DAD，非定型肺炎などと同じである．

Goodpasture 症候群

糸球体の基底膜に対する抗体形成を特徴とする自己免疫疾患であり，おもに肺と腎臓を侵す．肺の毛細血管炎が肺出血をきたす．

肺と腎臓の両者が侵されるのは 20～30 歳の若い男性に多い．一方，腎病変のみの病態は 60～70 歳の高齢女性で認められる．

HRCT 所見は他の肺出血をきたす病態と同じで

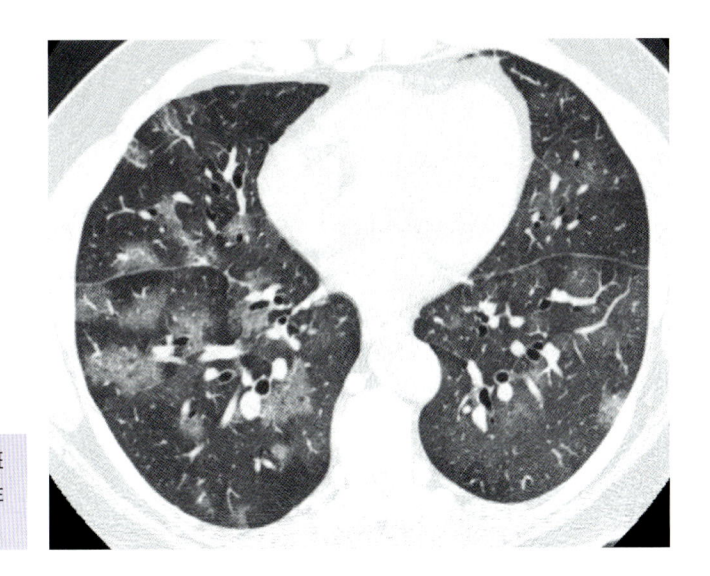

8章　肺水腫，びまん性肺胞傷害，急性呼吸窮迫症候群，肺出血　　145

図 8-14
びまん性肺出血　SLE の患者．両側性に斑状のすりガラス陰影が認められ，びまん性肺出血の所見である．

図 8-15
肺出血：小葉中心性結節　すりガラス濃度の小葉中心性結節（→）は肺出血に認められることがあり，びまん性のすりガラス影に伴うことが多い．小葉中心性の分布は，小葉中心性の肺動脈からの出血や，気道からの出血が広がっている状態を反映しているものと思われる．

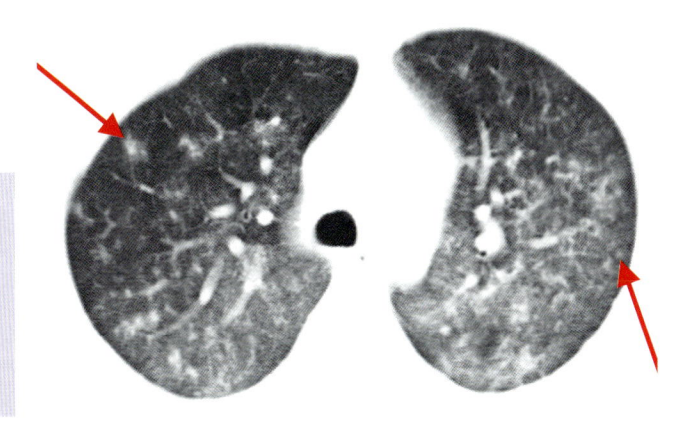

図 8-16
肺出血：crazy paving　血管炎に伴う肺出血の患者．すりガラス影と平滑な網状影が認められる．急性の病態における crazy paving を示す病態としては，肺水腫，非定型肺炎，そして DAD などがある．

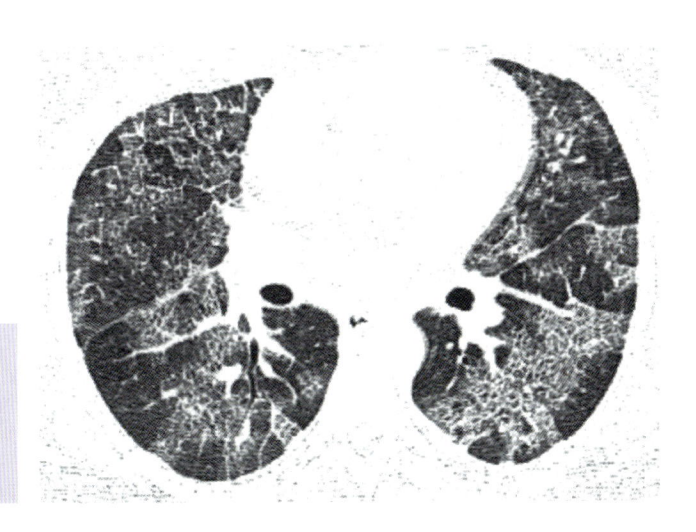

ある．すりガラス影とコンソリデーションは多くはびまん性であるが，非対称性あるいは限局性のこともある．

特発性肺ヘモジデローシス（IPH）

特発性肺ヘモジデローシス（idiopathic pulmonary hemosiderosis：IPH）は，糸球体腎炎（glomerulonephritis）や血清学的な異常を伴わず，繰り返すびまん性の肺出血を特徴とする原因不明の病態である．通常，患者は子供や若い成人である．IPHは時に，ミルクアレルギー，免疫グロブリンA異常症，有害なカビ，などと関係があるとされる．

IPHの診断は原則的に除外診断であり，Wegener肉芽腫症（granulomatosis with polyangiitis：GPA）などの他の肺出血の原因が存在しない場合になされる．HRCT所見は，Goodpasture症候群や他の肺出血の原因疾患と同じである．

免疫複合体性小血管炎

全身性疾患の患者では，血中に免疫複合体（immune complex）が認められることがある．これらが肺の血管に付着した場合，毛細血管炎が生じ，びまん性の肺出血を生じることがある．免疫複合体は抗原病で認められ，Henoch-Schönlein紫斑病，混合性クリオグロブリン血症，抗リン脂質症候群，IgA腎症，Behçet病などである．HRCT所見は，他のびまん性肺出血を起こす病態と同じである．

参考文献

Akyar S, Ozbek SS. Computed tomography findings in idiopathic pulmonary hemosiderosis. Respiration 1993；60：63-64.

Cheah FK, Sheppard MN, Hansell DM. Computed tomography of diffuse pulmonary haemorrhage with pathological correlation. Clin Radiol 1993；48：89-93.

Collard HR, Schwarz MI. Diffuse alveolar hemorrhage. Clin Chest Med 2004；25：583-592.

Desai SR, Wells AU, Rubens MB, Evans TW, Hansell DM. Acute respiratory distress syndrome：CT abnormalities at long-term follow-up. Radiology 1999；210：29-35.

Gluecker T, Capasso P, Schnyder P, et al. Clinical and radiologic features of pulmonary edema. Radiographics 1999；19：1507-1531.

Goodman LR. Congestive heart failure and adult respiratory distress syndrome. New insights using computed tomography. Radiol Clin North Am 1996；34：33-46.

Goodman LR, Fumagalli R, Tagliabue P, et al. Adult respiratory distress syndrome due to pulmonary and extrapulmonary causes：CT, clinical, and functional correlations. Radiology 1999；213：545-552.

Hartman TE, Müller NL, Primack SL, et al. Metastatic pulmonary calcification in patients with hypercalcemia：findings on chest radiographs and CT scans. AJR Am J Roentgenol 1994；162：799-802.

Ioachimescu OC, Sieber S, Kotch A. Idiopathic pulmonary haemosiderosis revisited. Eur Respir J 2004；24：162-170.

Johkoh T, Ikezoe J, Nagareda T, et al. Metastatic pulmonary calcification：early detection by high-resolution CT. J Comput Assist Tomogr 1993；17：471-473.

Ketai LH, Godwin JD. A new view of pulmonary edema and acute respiratory distress syndrome. J Thorac Imaging 1998；13：147-171.

Mayberry JP, Primack SL, Müller NL. Thoracic manifestations of systemic autoimmune diseases：radiographic and high-resolution CT findings. Radiographics 2000；20：1623-1635.

Primack SL, Miller RR, Müller NL. Diffuse pulmonary hemorrhage：clinical, pathologic, and imaging features. AJR Am J Roentgenol 1995；164：295-300.

Storto ML, Kee ST, Golden JA, Webb WR. Hydrostatic pulmonary edema：high-resolution CT findings. AJR Am J Roentgenol 1995；165：817-820.

9 間質性肺炎

　間質性肺炎(interstitial pneumonias：IPs)あるいは特発性間質性肺炎(idiopathic interstitial pneumonias：IIPs)は，肺のさまざまな程度の炎症と線維化を特徴とする各種のびまん性肺疾患の一群であり，これらは何らかの障害に対する反応と考えられる．原因が特定できないものをIIPsとして区別する．各IIPは，それぞれ特異的な組織学的な所見を呈し，また，それぞれ，臨床的，画像的にいくつかの特徴的なパターンを示す．また，同じ画像，病理パターンが，何らかの疾患に二次的にみられる場合もある．この章では，IPsの一般的な理解と，また同様のパターンを呈しうるさまざまな疾患についても述べる．

分　類

　特発性間質性肺炎(IIPs)は，もともとは1960年代にLiebowによって分類されたが，疾患に対する理解が深まるにつれ，その後，何度も再定義と再分類が行われた．もともとの分類名が残存しているものもあれば，変更されたり消滅したものもある．たとえば，巨細胞性IP(GIP)はその後，重金属性塵肺として分類され，IIPの分類からは削除された．

　重要なことは，IIPsの分類は病理組織学的なパターンに基づく分類名であり，疾患名ではない点である．それぞれのパターンは，特発性の臨床的な症候群に対応する場合もあるし，また特発性ではなくある疾患に二次的に発生する場合もある．2002年の分類については表9-1にまとめたので参照されたい．

　IIPs(特発性間質性肺炎)の組織パターン/臨床病理学的診断には以下のものがある．

- 通常型間質性肺炎(UIP)/IPF(特発性肺線維症)
- 非特異性間質性肺炎(NSIP)/NSIP
- 器質化肺炎(OP)/COP(特発性器質化肺炎)
- 剥離性間質性肺炎(DIP)/DIP
- 呼吸細気管支炎(RB)/RB-ILD(呼吸細気管支炎関連間質性肺疾患)
- リンパ球性間質性肺炎(LIP)/LIP
- びまん性肺胞傷害(DAD)/AIP(急性間質性肺炎)．

　なおDIPとRB-ILDは喫煙関連疾患であり，11章でも取り上げる．また，LIPはリンパ増殖性疾患と

表9-1 間質性肺炎(IP)の分類(2002年)

組織学的パターン	特発性の臨床的症候群	二次性の疾患や病態
通常型間質性肺炎(UIP)	特発性肺線維症(IPF)	膠原病，薬剤性，石綿肺
非特異性間質性肺炎(NSIP)	特発性非特異性間質性肺炎(NSIP)	膠原病，薬剤性，過敏性肺炎(HP)
器質化肺炎(OP)	特発性器質化肺炎(COP)	薬剤性，感染，有毒ガス吸入
剥離性間質性肺炎(DIP)/呼吸細気管支炎関連間質性肺疾患(RB-ILD)	特発性剥離性間質性肺炎(DIP)	喫煙，有毒ガス吸入
びまん性肺胞傷害(DAD)	急性間質性肺炎(AIP)	ARDSのさまざまな原因
リンパ球性間質性肺炎(LIP)	特発性リンパ球性間質性肺炎(LIP)	膠原病，免疫不全

考えるのが妥当とされ，17章でも取り上げる[†1]．

2013年にIIPの新しい分類が発表された(表9-2)．しかし，おもなIIPの定義には大きな変更はない．pleuroparenchymal fibroelastosis(PPFE)は，上肺優位の胸膜と肺実質の線維化を特徴とするまれな間質性肺炎である．まれな組織学的パターン(rare histologic patterns)は，まだ間質性肺炎の病型としての分類がなされていないものである．分類不能のIIP(unclassifiable IIP)とは，非典型的であり，データも十分でないために，臨床・画像・病理学的な解析でも分類が不可能なものが当てはまる[†2]．

間質性肺炎(IPs)のHRCT

間質性肺炎(IP)が疑われる患者のHRCTを読影する際には，その画像パターンを，対応する病理像や臨床像と関連づけて理解することが重要である．典型的な症例では，HRCTのパターンから病理学的パターンを推測することが可能である．

UIPを例にあげてみよう．典型的なUIPを疑わせる所見がHRCTで認められた場合(いわゆる画像上のUIPパターン)，高い確率で外科的肺生検でもUIPパターンを認める．しかし，いくつかの異なった疾患が同様のUIPパターンを呈しうることも忘れてはならない．もしも，それが特発性である場合には，そのUIPは特発性肺線維症(idiopathic pulmonary fibrosis：IPF)と診断されるし，またこのUIPパターンは，膠原病，薬剤，石綿肺などでも認められうる．これらは画像的にも病理学的にも判別は困難であり，このような場合，臨床的に，これらのUIPパターンを生じうるさまざまな病態を鑑別することが重要である．

IPsはびまん性肺疾患のなかで重要な疾患であり，症状が慢性であれ，線維化が疑われる場合であれ，また炎症が疑われる場合であれ，考えておくべき病態である．おもに炎症性の病態がみられる場合には，すりガラス影(ground glass opacity)やコンソリデーション(consolidation)が主体となり，線維化の病態がおもな場合には，不整な網状影(irregular reticulation)，牽引性気管支拡張(traction bronchiectasis)，蜂巣肺(honeycombing)が認められる．

多くのIPsは通常，これらのどちらかの所見を呈するが(図9-1 A, B)，両者が混在する症例もまれではない．UIPは線維化がおもな病態であるが，NSIPは線維性，炎症性，そしてその混在がありうる．その他のIPはほとんどが炎症性であるが，いくつかの

[†1] 訳者注：間質性肺炎の記載は，IPF/UIPのように，臨床病理画像的な診断名/病理パターンとして記載するのが正しいが，本書ではそのような正確な記載方法に統一されていない．したがって，たとえば，UIPという用語が病理・画像パターンの意味合いで使われたり，あるいは疾患として使われていたり，あるいはその両者を包含するような使われ方をしている．ただし，多くの場合，UIPのような記載の場合は病理・画像パターンを表していると理解してほしい．

[†2] 訳者注：この段落の記述は，原著にはなく，日本語版作成にあたって，原著者と訳者で共同して挿入したものである．表9-2も同様．

9章　間質性肺炎　149

表 9-2　現在の間質性肺炎の分類（2013 年）[†2]

1. Major IIPs	画像・組織パターン	臨床・画像・病理学的診断
chronic fibrosing	UIP	IPF
	NSIP	NSIP
smoking-related	RB	RB-ILD
	DIP	DIP
acute/subacute	OP	COP
	DAD	AIP

2. Rare IIPs

　特発性 LIP

　特発性 PPFE

3. Rare histologic pattern

　acute fibrinous and organizing pneumonia（急性線維素性器質化肺炎）

　bronchiocentric patterns of IP（細気管支中心性分布を示す間質性肺炎）

4. Unclassifiable IIP

注：2013 年に ATS/ERS IIPs update classification が発表された（Travis WD, et al：Am J Respir Crit Care Med 2013；188：733-748）。2002 年の定義と分類に関しては大きな変更はないが，主要な（頻度の高い）IIPs（major IIPs）は，1. 慢性，2. 喫煙関連，3. 急性・亜急性，に分類されることとなった．特発性 LIP は，まれな IIPs（rare IIPs）に加わり，また PPFE（pleuroparenchymal fibroelastosis）が新たに加わった．後者は，上肺優位の胸膜と肺実質の線維化をきたす病態である．まれな組織学的パターン（rare histologic patterns）は，まだ間質性肺炎の病型としての分類がなされていないものである．分類不能の IIP（unclassifiable IIP）は，非典型的であり，データも十分でないために，臨床・画像・病理学的解析でも分類が不可能なものが当てはまる．

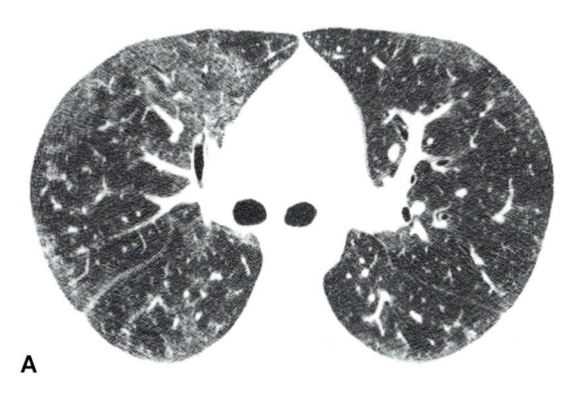

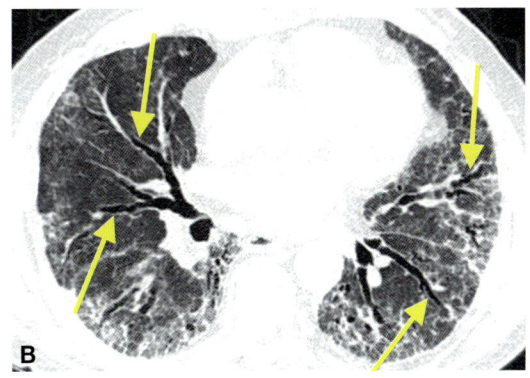

図 9-1

HRCT における炎症と線維化　間質性肺炎はさまざまな程度の炎症と線維化を呈する．膠原病による NSIP の 2 症例を提示する．A：HRCT ではすりガラス影を呈するが，明らかな線維化の所見は呈しておらず，基本的に可逆的な炎症所見と考えられる．B：HRCT では，牽引性気管支拡張（→）と不整な網状影を認め，線維化の所見である．これらは，非可逆性の肺の瘢痕性変化と考えられ，治療に抵抗性の所見である．

図 9-2

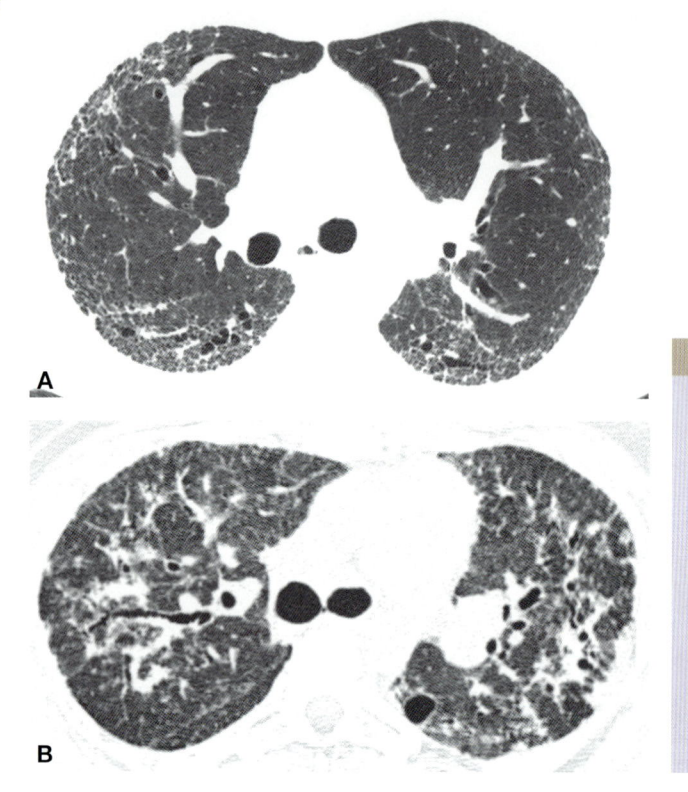

診断に重要な HRCT 上の病変分布　A：全身性硬化症に伴う線維性の NSIP の患者では，HRCT は末梢性で胸膜下分布の病変を呈する．B：サルコイドーシスの患者の HRCT では，陰影は肺門側優位で気道周囲の分布を示し，胸膜下はスペアされている．病態が慢性であり，陰影が肺底部胸膜下優位の分布の場合には，UIP，NSIP，DIP などの可能性がある．びまん性で肺門側優位の分布は間質性肺炎としては非典型的であり，過敏性肺炎（HP）やサルコイドーシスなどを考える必要がある．

ものは線維化に進展する場合もある．

病変分布は IPs を他のびまん性肺疾患から鑑別するのに有用な場合がある（図9-2 A, B）．UIP, NSIP, DIP は胸膜下優位の分布を呈し，肋骨横隔膜角を含んだ肺底部に好発する．他のびまん性肺疾患，たとえば過敏性肺炎（hypersensitivity pneumonitis：HP）は，びまん性あるいは肺野内層に分布する傾向があり，肋骨横隔膜角をスペアすることが多い．

通常型間質性肺炎（UIP）

通常型間質性肺炎（usual interstitial pneumonia：UIP）は，IPs のなかでは頻度が高く，その約 50％を占める（表9-3）．病理学的に，UIP は**不均一**に分布する非可逆性の線維化を示し，正常肺の部分と終末期の線維化が互いに混ざり合うという特徴がある．UIP の線維化は非可逆性の変化であり，免疫抑制薬などによる治療では改善を認めない．

UIP パターンを示す最も代表的な疾患は IPF であるが，このパターンを呈しうるいくつかの他の疾患も存在する．

HRCT 所見

UIP の患者においては，HRCT は特徴的な**胸膜下，肺底部主体**の網状影を示す．網状影はしばしば不整な性状を呈する．網状影には，多くの場合，**牽引性気管支拡張**を伴う．**蜂巣肺**が 70％に認められ，UIP と診断する際の強い根拠となる（図9-3 A〜D）．蜂巣肺は，3〜10 mm の大きさで，明瞭な壁構造を有した囊胞の集簇で，胸膜下に優位に分布する．蜂巣肺は肺野全体に認められうるが，全体的な分布としては，肺底部に強く広範であるという特徴がある（図9-4 A〜E）．

初期あるいは軽度の UIP の患者の HRCT では，軽度の網状影や牽引性気管支拡張を伴った網状影が認められるのみである．進行すると蜂巣肺が出現するようになる．

すりガラス影は UIP によく認められるが，線維化の領域よりも狭い．すりガラス影は線維化を示す領域（網状影，牽引性気管支拡張，蜂巣肺）にも認められるが，UIP においては，これらは顕微鏡的な線維化を表していることが多い．

UIP の患者では，上肺野に異常を認めることも多

表 9-3　通常型間質性肺炎(UIP)の特徴

頻　度	最も頻度の高い間質性肺炎：間質性肺炎の 50%
HRCT 所見	胸膜下，肺底部優位 蜂巣肺 他の線維化を疑わせる所見(牽引性気管支拡張，不整な網状影) 以下の所見が存在しないこと：モザイク血流，エア・トラッピング，びまん性の結節影，　線維化の部位以外の広範なすりガラス影
特発性の臨床的病態	特発性間質性肺炎
二次性の病態	膠原病 薬剤性(まれ) 石綿肺(まれ) 過敏性肺炎(通常，HRCT 所見は UIP パターンではない) サルコイドーシス(通常，HRCT 所見は UIP パターンではない)

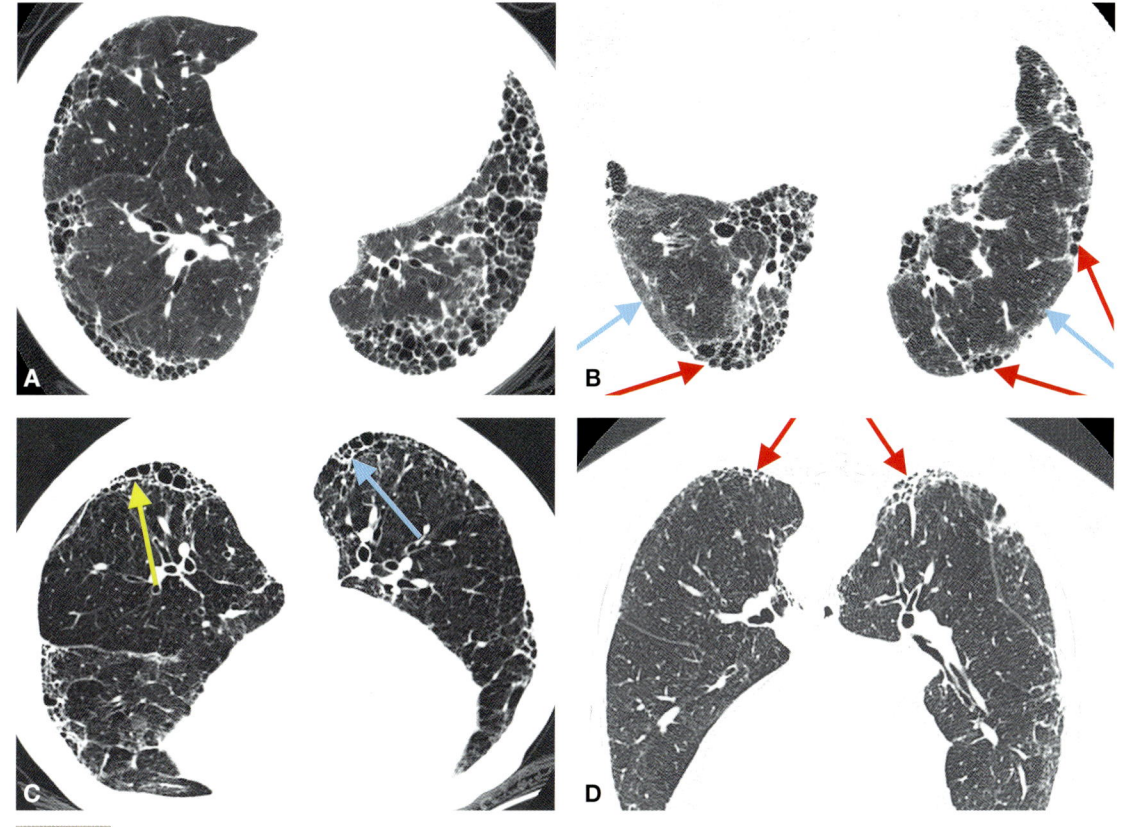

図 9-3

通常型間質性肺炎(UIP)　A：IPF の患者に認められた UIP パターン：肺底部胸膜下優位に蜂巣肺が認められる．B：胸膜下に斑状に蜂巣肺が認められる(赤→)．間には正常の肺が介在する(青→)．C：UIP の患者の腹臥位の HRCT において蜂巣肺が認められる(→)．蜂巣肺は単層の部分(黄→)もあるし，多層性の部分(青→)もある．D：初期の UIP では，胸膜下に網状影と蜂巣肺が認められる．この症例のように，異常所見が非常に軽度であっても，蜂巣肺(→)の診断は可能である．

図9-4

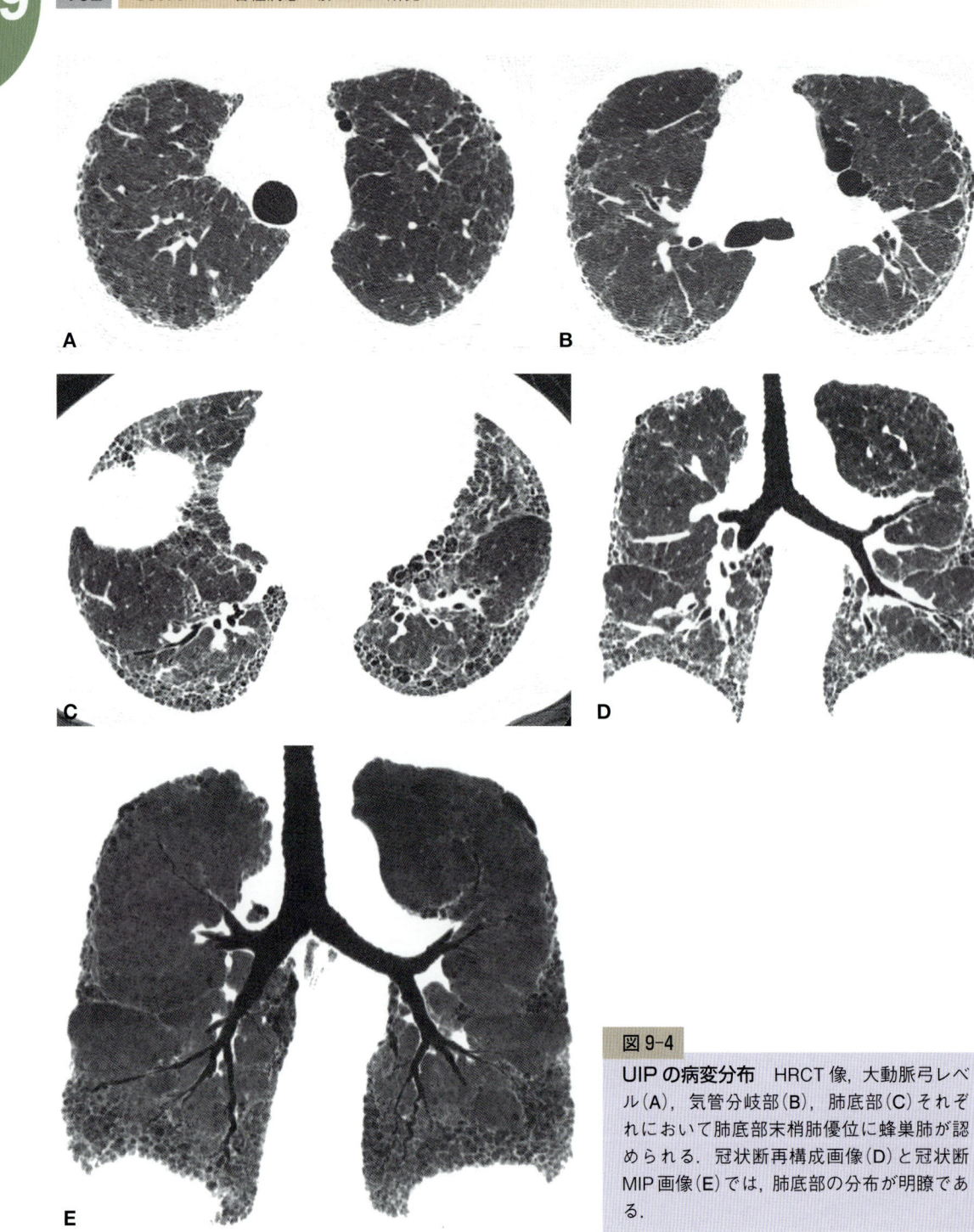

UIPの病変分布 HRCT像，大動脈弓レベル（**A**），気管分岐部（**B**），肺底部（**C**）それぞれにおいて肺底部末梢肺優位に蜂巣肺が認められる．冠状断再構成画像（**D**）と冠状断MIP画像（**E**）では，肺底部の分布が明瞭である．

いが，線維化の所見は肺底部におもに認められ，後部の肋骨横隔膜角が侵されることが特徴である．線維化の所見はしばしば斑状の分布をとるが，肺野背側の胸膜下領域の病変形成が最も高度となる．

　HRCT上，典型的なUIPの所見が存在する場合，これらは UIP pattern とよばれる．最近の米国，欧州，日本，ラテンアメリカの学会から合同で出された診断基準（表9-4）では，HRCT上のUIP patternは，以下の4つの所見があったときになされるとされている．

表 9-4　ATS/ERS/JRS/ALAT における UIP の HRCT 診断基準

UIP パターン	possible UIP パターン	inconsistent with UIP パターン（以下のどれかひとつが存在する場合）
胸膜下，肺底部優位 網状影 蜂巣肺±牽引性気管支拡張 "inconsistent with UIP" パターンを示さない	胸膜下，肺底部優位 網状影 蜂巣肺を認めない "inconsistent with UIP" パターンを示さない	上肺～中肺野優位 気管支肺動脈束周囲優位 広範なすりガラス影（網状影の範囲を超える） 多発する粒状影（両側性で上肺野優位） 明瞭な囊胞（蜂巣肺ではない） モザイク血流あるいはエア・トラッピング（両側性，3葉以上） 区域性あるいは肺葉性のコンソリデーション

1）病変形成が肺底部，胸膜下優位
2）網状影の存在
3）牽引性気管支拡張を伴う/伴わない蜂巣肺の存在
4）UIP が考えにくい所見を伴わないこと

この組み合わせによって UIP と診断できる確率は 95～100％ とされる．しかし，すべての UIP の症例がこの基準を満たすわけではないことに注意が必要である．これらの基準は特異性が高いが，感度は高くはない．

　possible UIP pattern は，UIP pattern のなかで，蜂巣肺が存在しない場合を指す．
　inconsistent with UIP pattern には，下記のような所見がある．

1）上肺～中肺野優位の病変分布
2）気管支肺動脈束周囲優位の分布
3）すりガラス影の領域が広く，網状影の領域よりも広い
4）両側性，上肺野優位の粒状影
5）蜂巣肺ではない囊胞の存在
6）両側性，3葉以上のモザイク血流あるいはエア・トラッピングの存在[†3]
7）区域性，肺葉性のコンソリデーションの存在

これらのそれぞれの所見は，UIP 以外の IP や他のびまん性肺疾患でみられるものであり，これらのひとつでも認められた場合，HRCT 上 UIP は考えにくいことになる（図 9-9～15 参照）．
　HRCT 所見が UIP に矛盾しない場合，鑑別診断としては，IPF（図 9-5 A），膠原病（図 9-5 B），石綿肺（図 9-5 C），そして薬剤性肺炎（図 9-5 D）があげられる．ただし，これらの鑑別は HRCT では困難なことが多く，また病理学的にも難しい．

特発性肺線維症（IPF）

　特発性肺線維症（idiopathic pulmonary fibrosis：IPF）は，びまん性線維性肺病変のなかでは最も多い病態であり，UIP パターンを呈する最も多い臨床病理学的疾患単位である（図 9-6）．
　特発性の UIP パターンの患者は IPF と診断される．HRCT にて UIP パターンを呈している患者が何らかの基礎疾患や曝露歴があった場合（膠原病，石綿肺など），定義からは IPF とは診断されない．線維性肺病変のなかには，IPF 以外にも，特発性と考えざるをえないものがいくつかあり，サルコイドーシスや曝露歴があまり明瞭でない過敏性肺炎（HP）などがそれに相当するが，これらでは HRCT によって正しい診断に近づくことが可能である．
　IPF は，50 歳以上の患者に好発する．IPF は進行性であり，予後は不良で，3年生存率は 50％ にとどまる．通常の免疫抑制療法には効果を示さない．現

[†3] 訳者注：本来はモザイク血流の原因には，肺血流そのものの低下による場合と，エア・トラッピングによる場合があり，その鑑別のために呼気 CT が行われる．本書では，これらが並列に記載されており，IPF の海外のガイドラインにも同様の記載がみられるが，両者は厳密には並列の関係にはない．

図 9-5

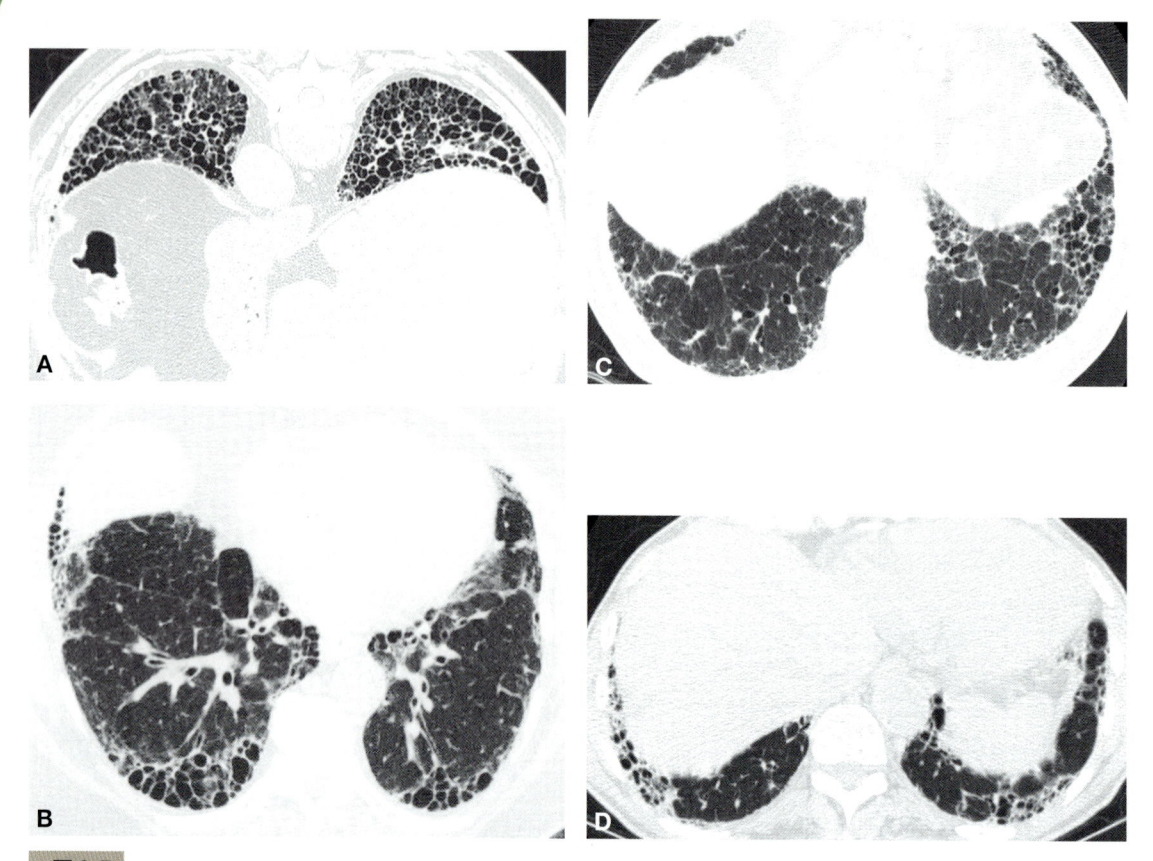

UIP パターン：鑑別診断　4例の UIP パターンの HRCT を示す．肺底部胸膜下優位の蜂巣肺を伴った線維化病変を認める．**A**：IPF（腹臥位），**B**：膠原病，**C**：石綿肺，**D**：薬剤性．UIP パターンを示している場合，これらの原因を HRCT で鑑別することはできない．

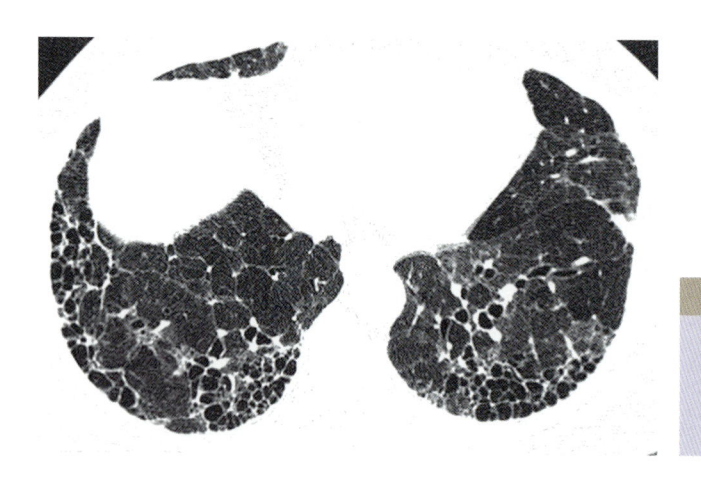

図 9-6

特発性肺線維症（IPF）　胸膜下に斑状に分布する蜂巣肺を認め，UIP に特徴的な所見である．IPF がこの所見を呈する最も多い原因である．

9章 間質性肺炎 155

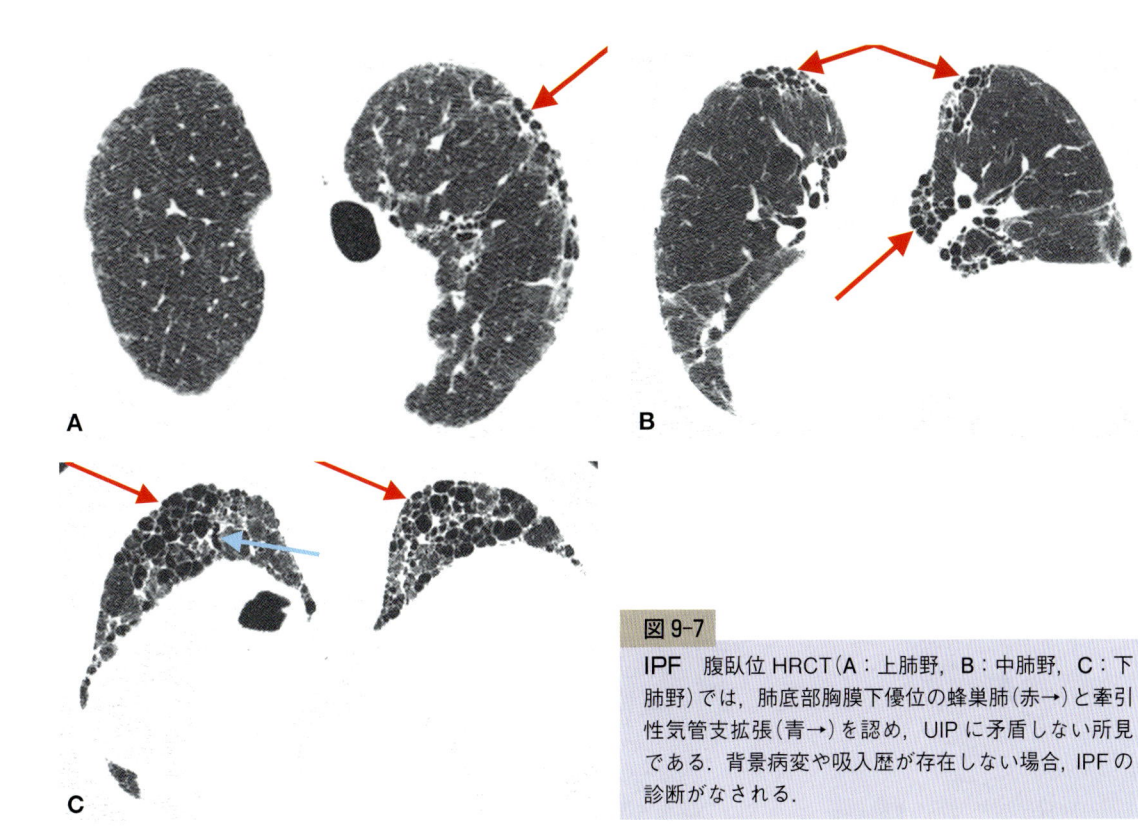

図 9-7

IPF　腹臥位 HRCT（A：上肺野，B：中肺野，C：下肺野）では，肺底部胸膜下優位の蜂巣肺（赤→）と牽引性気管支拡張（青→）を認め，UIP に矛盾しない所見である．背景病変や吸入歴が存在しない場合，IPF の診断がなされる．

在，IPF の進行を遅らせる薬剤の臨床試験が行われている．

　IPF の診断は，多くの場合，臨床所見と典型的な HRCT 所見（いわゆる"UIP パターン"）によってなされる．肺生検は，HRCT 所見が，"possible UIP"か，"inconsistent with UIP" と診断されない限りにおいて，あるいは患者の臨床情報が他の疾患を疑わせる場合以外には，通常行われることはない．

　臨床的，画像的に他の疾患が考えられない場合，HRCT 上 UIP パターンと判断されれば，一応 IPF と診断されることになる（図 9-7）．HRCT 所見が，生検なしで IPF と診断するうえで非常に重要であるために，definite UIP パターンの診断には恒常性が求められる．

　注意すべきは，すべての IPF の症例が，典型的な HRCT 所見を呈するわけではない点である．しかし，それらを考慮しても，HRCT の役割は非常に大きい．たとえ肺生検所見で"UIP"と診断されたとしても，HRCT の所見が否定的な場合には，臨床的に IPF とは診断できない（図 9-8）．このような症例

の場合，さまざまな領域の専門家によって多角的で慎重な情報の解析を行う必要がある．

　IPF として非典型的な HRCT 所見としては，1）線維化が肺底部胸膜下優位ではない（図 9-9 A，B），2）すりガラス影が広範である（図 9-10），3）モザイク血流やエア・トラッピングが顕著である（図 9-11 A，B），などである．

　IPF の患者は，緩徐に線維化の所見が進行していくが，時に症状が急速に悪化する場合がある．このような病態を **IPF の急性増悪** とよぶ．このような患者の HRCT では，線維化が存在していた部位や，あるいは正常であった部位にすりガラス影が出現する（図 9-12 A〜C）．このすりガラス影は，**びまん性肺胞傷害**（DAD）を表している．

鑑別診断

　IPF の肺病変は，HRCT 上，他の UIP パターンを呈する病態，たとえば膠原病，薬剤性肺障害，石綿肺と区別することはできず，これらの鑑別はおもに臨床的な観点で行われる．膠原病の患者では，それ

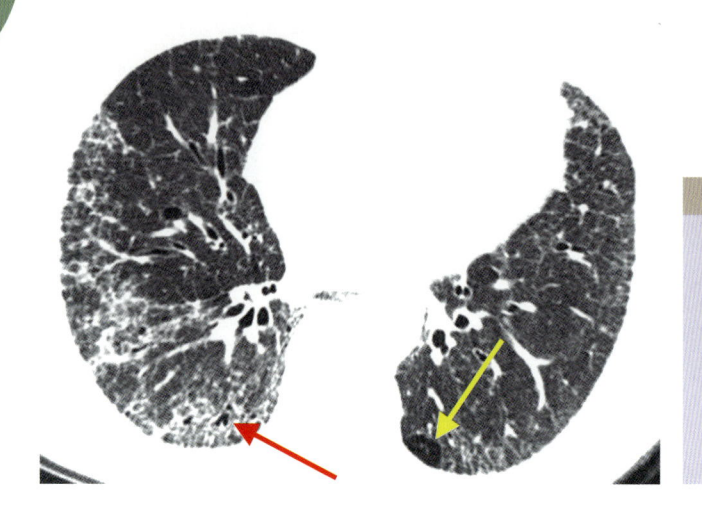

図9-8
線維化の非特異的なパターン HRCTは不整な網状影と軽度の牽引性気管支拡張（赤→）を伴った肺野末梢の線維化巣を示している．軽度のモザイク血流が認められるが（黄→），明らかな蜂巣肺は認めない．これらの所見はある特定の疾患を疑わせるほど特異的なものではなく，確定診断には生検が必要である．

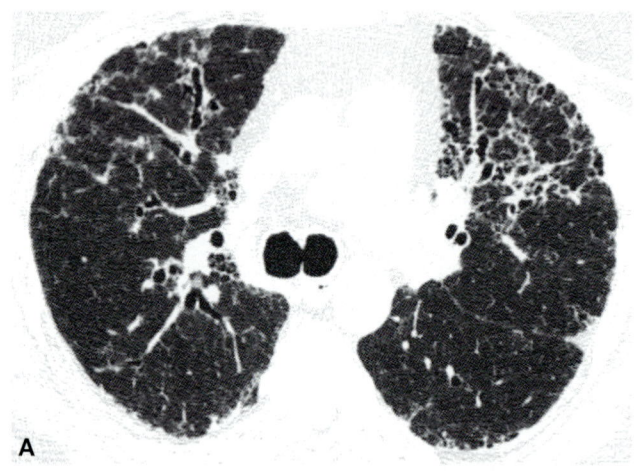

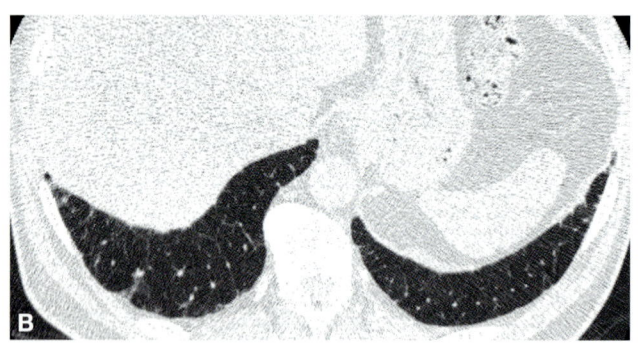

図9-9
IPF：非典型的な病変分布 生検によってUIPが証明されたIPFの患者．非典型的な病変分布を示しており，線維化は胸膜下に存在せず，肺の内層に分布している（A）．肋骨横隔膜角の病変のスペアも認められる（B）．このような非典型的なIPFの存在はまれではない．しかし，HRCTの所見からは，この症例は"inconsistent with UIP"に分類される．

を疑わせる特徴的な全身的な症状が認められる．薬剤性肺炎の可能性については，患者の服薬歴を調べることが重要である．石綿肺は，高濃度の曝露歴の既往が重要である．

石綿肺は，HRCT上80％の症例で胸膜病変を伴う．細気管支周囲の線維化を反映した微細な小葉中心性結節が胸膜下に認められうると報告されているが，これはあまり頻度の高い所見ではなく，病態の初期においてのみ認められる．

過敏性肺炎（HP）やサルコイドーシスなどの他の疾患でも，採取された検体に高度の線維化が認められれば，UIPパターンと診断される場合がある．し

9章　間質性肺炎　157

図 9-10
IPF：すりガラス影の存在　まれに，IPF は，すりガラス影のように通常は線維化を示唆しないような所見がおもにみられることがある．このような場合，すりガラス影は HRCT の分解能に達しない線維化を表しており，通常，生検が必要になる．

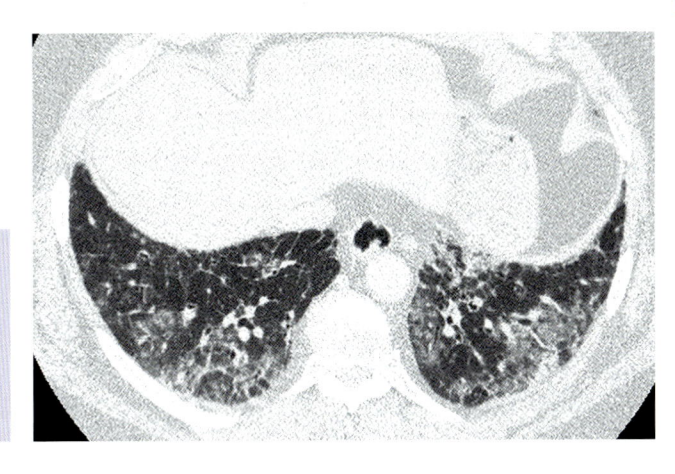

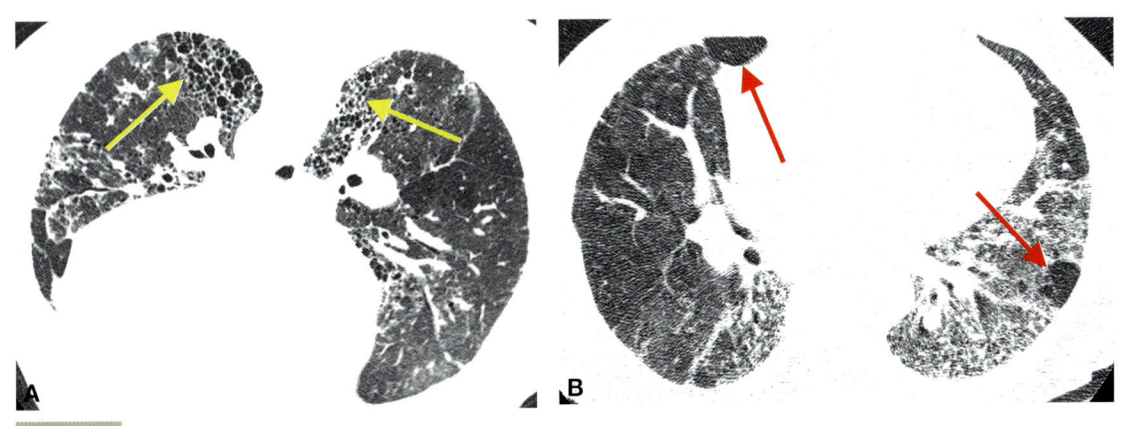

図 9-11
IPF：軽度のエア・トラッピング　A：中肺野レベルの腹臥位 HRCT：蜂巣肺（黄→）を伴った線維化を胸膜下に認め，IPF に特徴的である．B：軽度のエア・トラッピング（赤→）は IPF の患者においてまれではなく認められるので，もしも軽度で小範囲のエア・トラッピングがみられた場合，IPF の可能性も考えておかなければならない．

かし，通常，HRCT 像はそれぞれ特徴的であり，診断に迷うことは少ない．

HP は，胸膜下優位の分布をとらないことが特徴であり，肺野の横断面のすべてを侵し，また上中肺野に優位に分布する（図 9-13 A, B）．加えて，HP の患者の HRCT では，モザイク血流やエア・トラッピングが認められる場合が多い（図 9-14 A, B）．サルコイドーシスはしばしば上葉優位の分布を呈し，肺野内層あるいは気管支肺動脈束周囲に優位な分布を呈する（図 9-15）．また，リンパ路性の結節が線維化に伴って認められる．

非特異性間質性肺炎（NSIP）は，時に胸膜下や肺底部優位の線維化の存在により UIP に似ることがある．しかし，線維性の NSIP（fibrotic NSIP）はしばしば網状影が気管支肺動脈束周囲に分布し，胸膜下をスペアする分布を呈し，これらは UIP パターンとは異なっている．さらに，蜂巣肺は NSIP ではまれな所見であり，もし存在するとしても，その広がりは軽度で小範囲である（図 9-16）．UIP も線維性の NSIP も蜂巣肺を呈するが，線維化の広がりの中で蜂巣肺の程度が軽度の場合には，HRCT 上，UIP とは診断されない．

図9-12

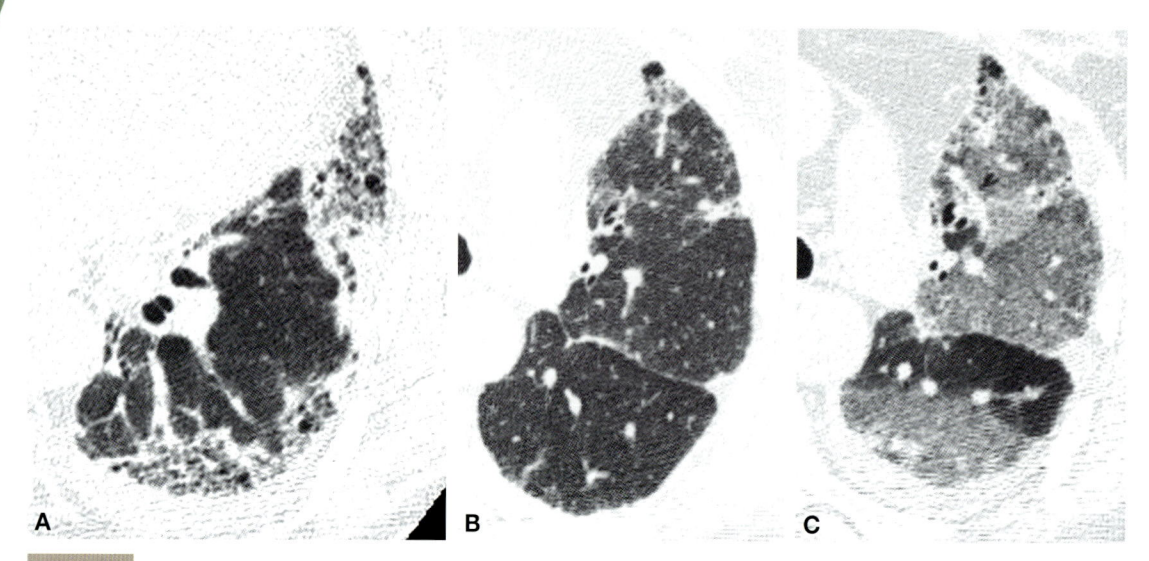

IPFの急性増悪 A：生検で確定されたIPFの患者の左肺のHRCT．末梢肺野の網状影が認められる．B：中肺野のHRCTでは所見は軽度である．C：3か月後の同じレベルのHRCTでは，びまん性のすりガラス影が出現しており，IPFの急性増悪の所見である．

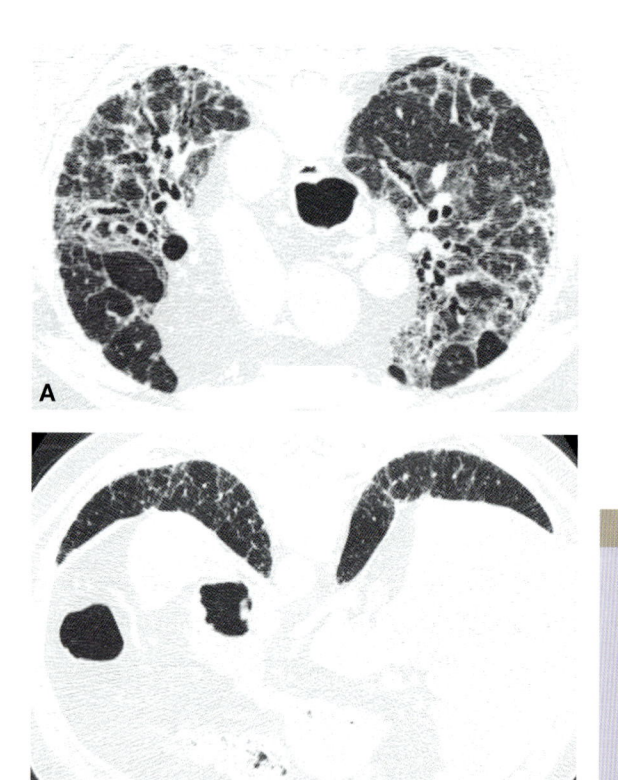

図9-13

過敏性肺炎（HP）：病変分布 間質性肺炎は通常，肺底部の末梢肺野を侵すが，他のびまん性肺疾患では特徴的に肺の内層を侵したり（A），また肋骨横隔膜角のスペア（B）を伴うものがある．このHPの症例では，腹臥位のスキャンにおいて病変が中肺野の肺野内層に分布していることがわかる．このように肺野内層で上葉優位の分布は，非UIPのパターンである．

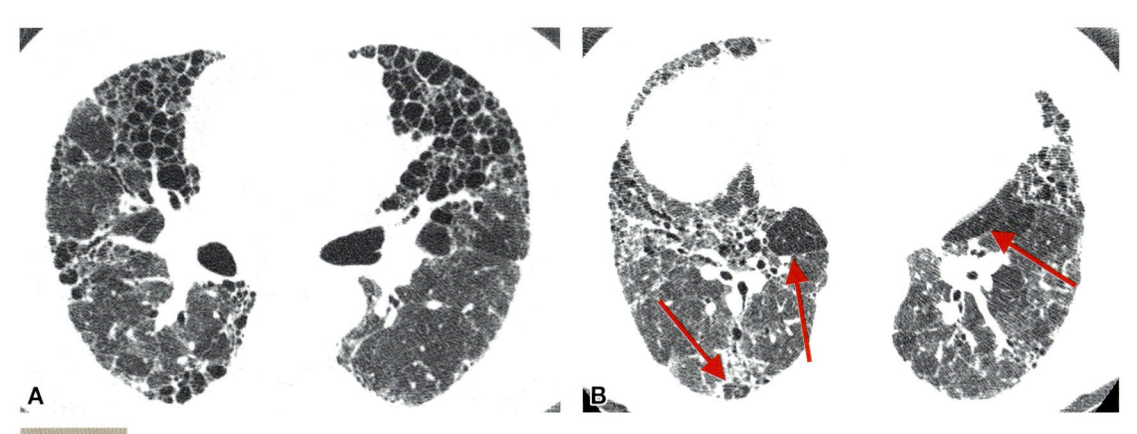

9章 間質性肺炎　159

図 9-14
HP：蜂巣肺とエア・トラッピング　A：HP の患者の HRCT では，広範な蜂巣肺が中肺野に認められる．B：肺底部の呼気 CT では，両側性の斑状のエア・トラッピングが認められる（→）．蜂巣肺が存在するものの，この HRCT からは UIP は考えにくい．中肺野優位の分布とエア・トラッピングの存在により，この症例は"inconsistent with UIP"と診断される．

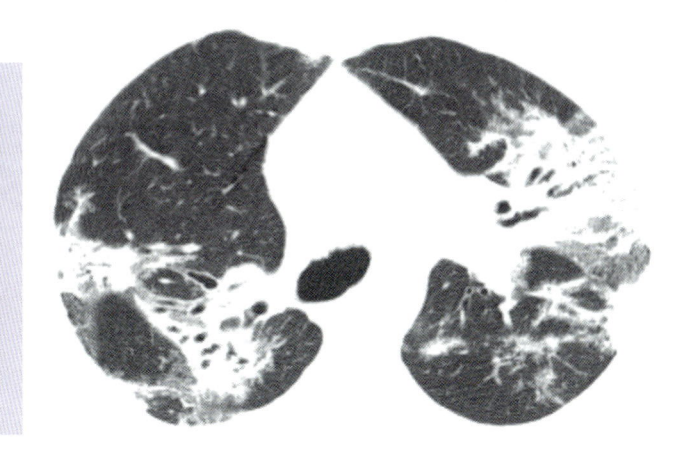

図 9-15
サルコイドーシス：線維化の分布　上肺野優位で気管支肺動脈束に沿った線維化の分布は，慢性のサルコイドーシスに特徴的な所見である．この患者の HRCT では，線維化を反映した大きなコンソリデーションと構造のゆがみを認め，また気管支肺動脈束に沿った分布が描出されている．この所見は多くの間質性肺炎が肺底部，末梢肺優位であることと異なり，上葉優位で肺野内層の分布である点より，"inconsistent with UIP"と診断される．

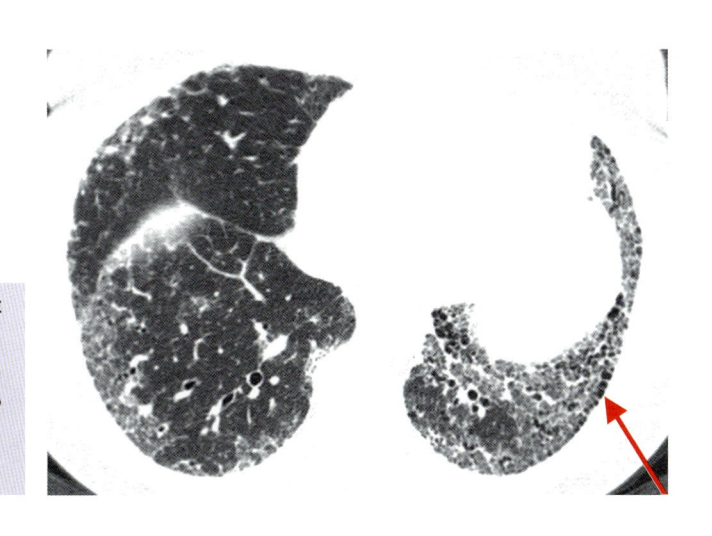

図 9-16
非特異性間質性肺炎（NSIP）：蜂巣肺の存在　線維性の NSIP では蜂巣肺が認められることがあるが（→），この全身性硬化症の症例のように軽度であることが多い．UIP において蜂巣肺がおもな所見であることとは対照的である．

非特異性間質性肺炎(NSIP)

　非特異性間質性肺炎(nonspecific interstitial pneumonia：NSIP)という名前は，元来，いずれのIPsのクライテリアにも当てはまらない病理学的パターンを意味するものとして使われた．しかし，その後，NSIPは特徴的な病理学的所見を呈し，特定の疾患との関係性を有する特異的な疾患単位として認識されるようになった．

　NSIP(表9-5)は，UIPよりも頻度が低く，比較的若い患者にみられ(40〜50歳台をピークとする)，症状もそれほど強くはない．NSIPには，**細胞性**(cellular)と**線維性**(fibrotic)というふたつのサブタイプがあるが，線維性の症例のほうが多い．

　一般的に，NSIPの予後はUIPのそれよりも良好であるが(5年生存率75%)，線維性NSIPとの比較

表9-5	非特異性間質性肺炎(NSIP)の特徴
頻度	二番目に多い間質性肺炎；間質性肺炎の25%
HRCT所見	胸膜下，肺底部優位 すりガラス影，不整な網状影，牽引性気管支拡張 蜂巣肺は存在しないか，存在しても軽度 20〜50%で胸膜直下がスペア
特発性の症候群	特発性NSIP
二次性の病態	膠原病 薬剤性 過敏性肺炎(HP)

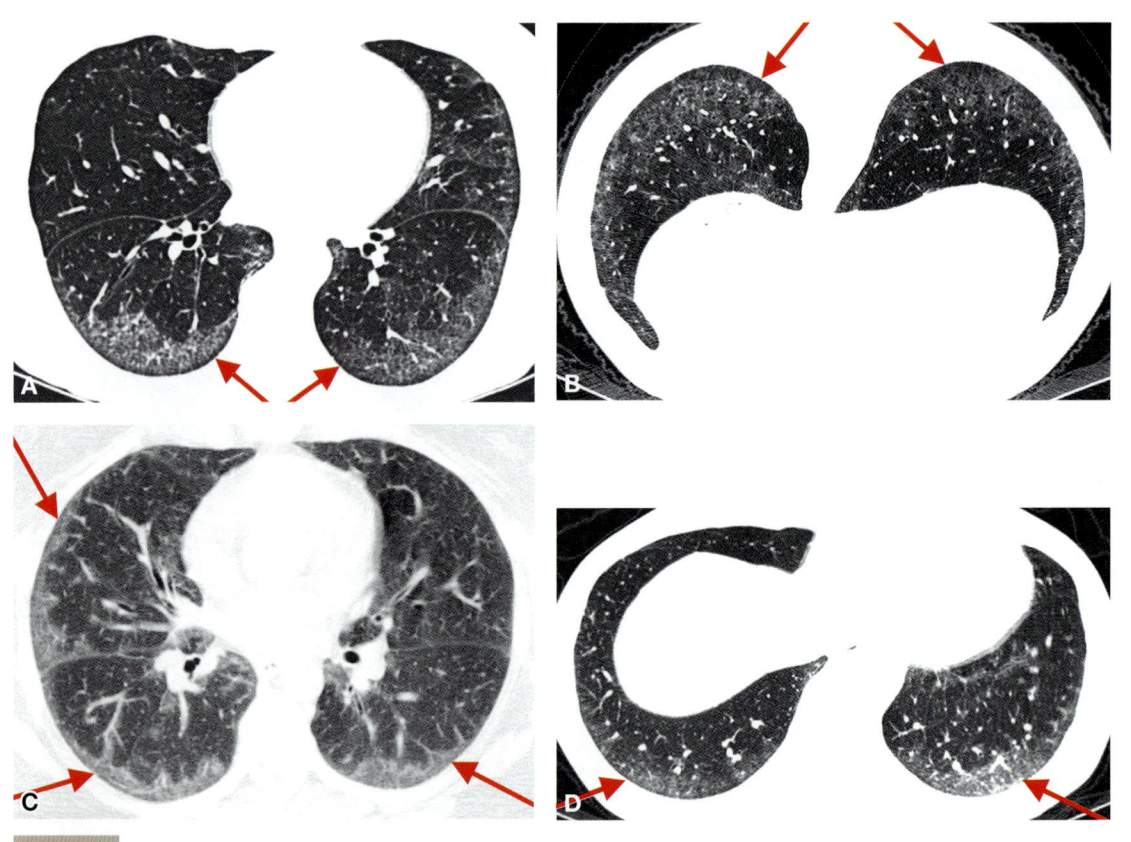

図9-17

細胞性NSIP(c-NSIP)　4例の細胞性NSIP(c-NSIP)を示す(Bは腹臥位)．これらの症例では，すりガラス影がおもな所見である(→)．線維化を表す牽引性気管支拡張の所見は存在しないか軽度である．胸膜直下の領域の病変が軽度である点(A, B)が診断に役に立つが，これが認められない症例も多い(C, D)．

では，その差は少ない．膠原病はNSIPパターンを呈する最も頻度の高い全身疾患であるが，NSIPパターンは薬剤性肺疾患，過敏性肺炎などにおいても認められ，特発性の場合もある．膠原病と薬剤性肺障害の両者においては，UIPあるいはNSIPいずれのパターンも呈しうる．

HRCT所見

NSIPのHRCT所見は，NSIPが細胞性か線維性かによって異なる．細胞性のNSIPではすりガラス影が主体であるが，微細な網状影がしばしば併存し，牽引性気管支拡張も伴いうる（図9-17 A～D）．対して，線維性のNSIPは不整な網状影を伴った牽引性気管支拡張がおもな所見である（図9-18 A～D）．すりガラス影も認められうるが，これは併存する細胞浸潤を表している．蜂巣肺は線維性NSIPでは著明ではなく，数％の患者において認められるに

すぎない．蜂巣肺が認められたとしても，その程度は軽く，範囲も限定的である．IPFと同様に，NSIPの急性増悪も起こりうる．

NSIPの分布もUIPと同様に，肺底部胸膜下優位の分布を呈する（図9-19）．しかし，胸膜直下を比較的スペアする病変分布は，NSIPを強く疑わせる病変分布であり，20～50％の症例で認められる（図9-17 B，9-18 A～C，9-20 A，B）．NSIPはまた気管支肺動脈束周囲の分布をとることも多い．

膠原病においてNSIPが疑われる場合には，それらの間の関連性が明白であることが多く，診断のために肺生検が行われることはない．しかし，膠原病の病歴がなく，HRCTにてNSIPが疑われる場合には，肺生検が考慮される．

鑑別診断

線維性NSIPとUIPのHRCTによる鑑別は時に困

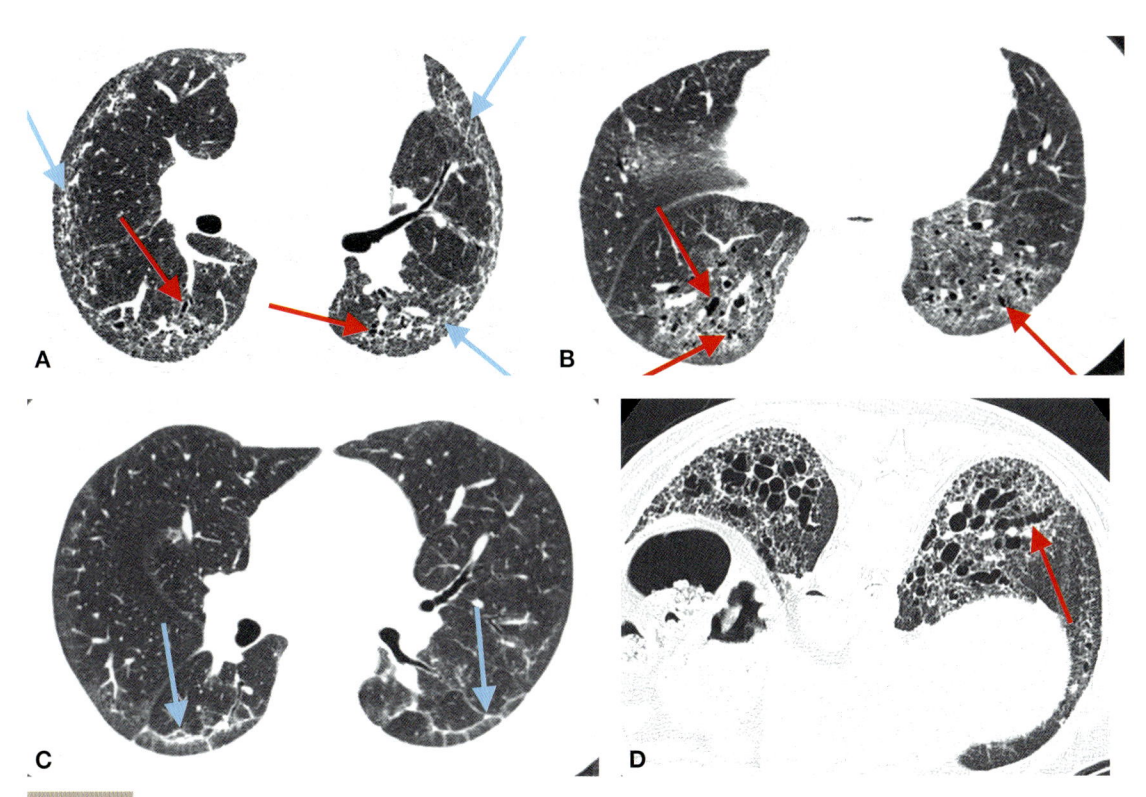

図9-18
線維性NSIP（f-NSIP） 4例の線維性NSIP（f-NSIP）を示す（Dは腹臥位）．これらの症例では，不整な網状影（青→）と牽引性気管支拡張（赤→）がおもな所見である．胸膜直下がスペアされている点（A～C）が診断に役立つが，認められない場合もある（D）．蜂巣肺は認められないか，あるいは不明瞭である．

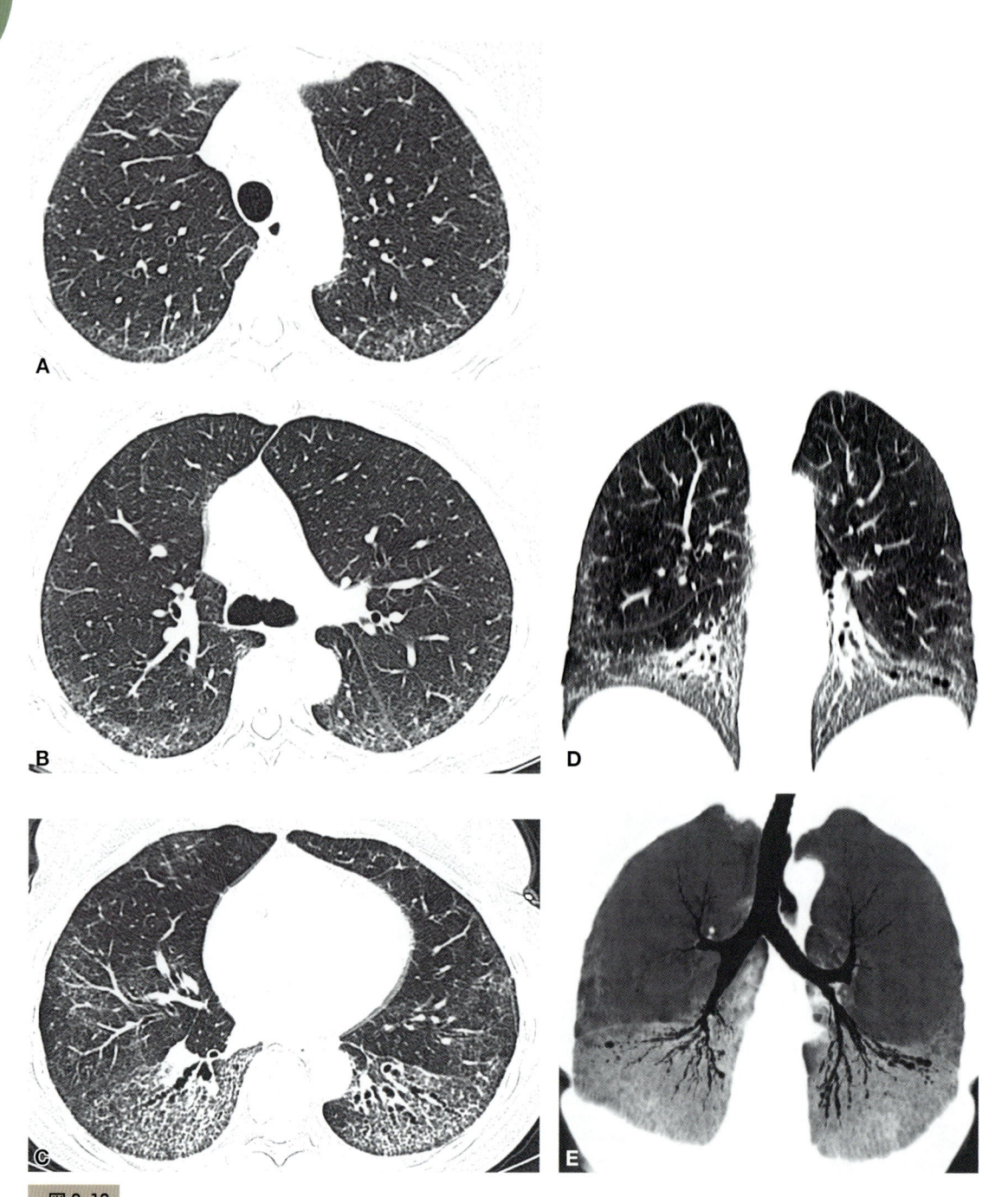

図 9-19

NSIP：病変の分布　HRCT（A：上肺野，B：中肺野，C：下肺野）では，肺底部，胸膜下優位の不整な網状影と牽引性気管支拡張を認める．冠状断再構成像（D）と冠状断 MIP 画像（E）では，線維化が肺底部に分布する所見が明瞭である．

9章 間質性肺炎　163

図 9-20
NSIP：胸膜直下のスペア　胸膜直下がスペアされる肺野末梢の分布は NSIP に非常に特徴的である．A：関節リウマチに伴う NSIP．胸膜直下のスペアを伴った rim 状分布の不整網状影が認められる．B：より強い牽引性気管支拡張と不整な網状影を伴った全身性硬化症の患者．病変は末梢性に分布するが，胸膜下の肺野の病変が比較的弱い．特に胸膜直下の肺野の所見は，胸膜から 1 cm の部分の肺野病変に比べて軽度である．

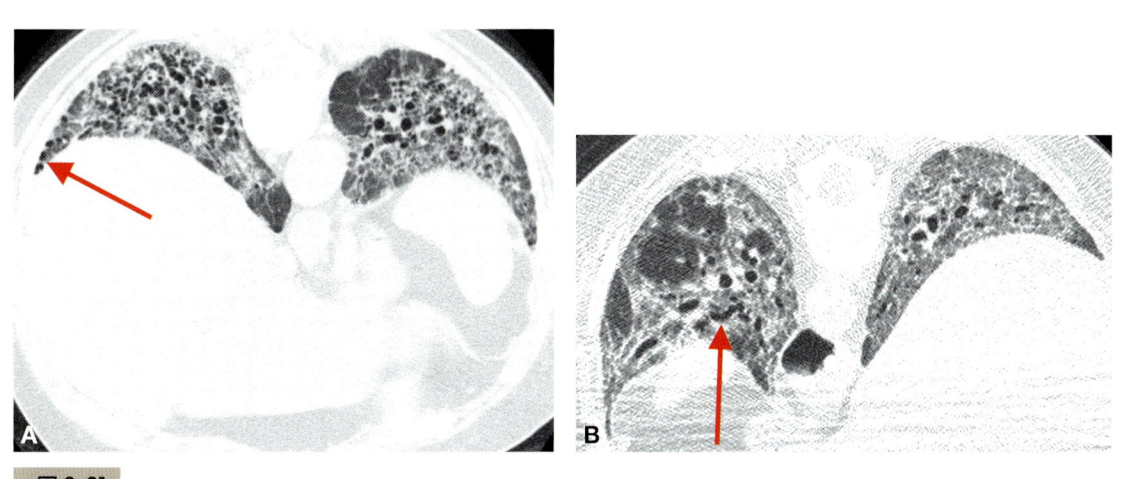

図 9-21
線維性 NSIP vs UIP　A：NSIP の患者における腹臥位 HRCT では，軽度の蜂巣肺が認められる（→）．このような所見は線維性 NSIP では珍しくはないが，その程度は UIP ほど強くはない．B：IPF の患者の腹臥位 HRCT では，肺底部胸膜下優位の著明な牽引性気管支拡張（→）と不整な網状影が認められる．蜂巣肺が認められないことは NSIP の可能性を高くするが，UIP も蜂巣肺を形成せず高度の線維化を形成しうる．もしも患者が膠原病の病歴をもち，このような所見を呈している場合には NSIP の可能性が高くなる．そうでない場合，多くは生検が確定診断に必要になる．

難である．胸膜直下のスペアが認められ，蜂巣肺が認められないか軽度である場合，NSIP の可能性が高くなる．もしも，線維化が存在するが，蜂巣肺が軽度かあるいは認められず，胸膜下のスペアも認められない場合には，UIP と NSIP 両者のいずれも可能性がある（図9-21 A, B）．しかし，蜂巣肺が存在しない線維化病変が優位であればあるほど，NSIP の可能性は高くなる．逆に蜂巣肺が著明な場合には UIP の可能性が高くなる．NSIP は，肺野内層主体の分布を呈する傾向があるが，UIP はしばしば末梢性に斑状の分布をとる．

剥離性間質性肺炎(DIP)

剥離性間質性肺炎(desquamative interstitial pneumonia：DIP，表9-6)は，喫煙に伴う肺障害のパターンで，詳細は11章で述べられる．まれな病態であり，膠原病，薬剤，有害ガス吸入，サーファクタント蛋白C遺伝子変異などに関連するもの，そして特発性のものが存在する．DIPの基本的な病理学的異常は肺胞内の著明なマクロファージの集積であり，DIP(剥離性)という用語は本来は誤りである．DIPは，NSIPやUIPよりも若い患者に認められ(ピーク30～40歳台)，治療への反応性が非常に高い(5年生存率は70～95%)．

DIPと呼吸細気管支炎(respiratory bronchiolitis：RB)はどちらも喫煙に対する組織反応であり，肺胞内のマクロファージ集積という共通のスペクトラムの異なった時相を見ていると考えられている．RBでは，マクロファージは細気管支周囲に浸潤するのに対し，DIPではよりびまん性に浸潤する．RBは喫煙者において普遍的に認められる病理学的所見であるが，組織学的にRBの所見を呈し，かつ患者に症状が認められた場合には，その病態は呼吸細気管支炎関連間質性肺疾患(respiratory bronchiolitis-interstitial lung disease：RB-ILD)とよばれる．

HRCT所見

HRCT上の典型的なDIPの病変分布は，UIPやNSIPのそれと同様であり，肺底部胸膜下優位である(図9-22 A～D)．すりガラス影が多くの症例で認められる(図9-23)．すりガラス影はびまん性であるが，肺底部優位である．線維化の所見(網状影，牽引性気管支拡張，蜂巣肺)は通常認められないか軽度であるが，時に線維化に移行する症例もある．散在する囊胞や肺気腫が病変部に認められる場合があり(図9-24)，これらの所見はDIPの診断に有用である．

RBの最も典型的な所見はすりガラス濃度の小葉中心性結節である．病変は通常，上葉の肺門側に顕在化する．モザイク血流やエア・トラッピングが認められる場合もあるが，軽度である．

RBとDIPは同一の疾患のスペクトラム上にあるものと考えられているので，これら2つの疾患の所見が混在することがある．つまり，DIPにおいて，すりガラス濃度の小葉中心性結節，モザイク血流あるいはエア・トラッピングが認められることがある．ただし，肺底部・胸膜下優位という特徴的な病変分布は，RBが混在する場合には認められない．

表 9-6　剥離性間質性肺炎(DIP)の特徴

頻度	まれ：間質性肺炎の15%
HRCT所見	肺底部，胸膜下優位 すりガラス影 囊胞あるいは肺気腫 経時的に線維化が生じうる
特発性の症候群	特発性DIP(まれ)
二次性の病態	喫煙 膠原病(まれ) 薬剤性(まれ) 有毒ガス吸入(まれ) サーファクタント蛋白C遺伝子の突然変異(まれ)
関連する病態	呼吸細気管支炎(RB)，呼吸細気管支炎関連間質性肺疾患(RB-ILD)

器質化肺炎(OP)

器質化肺炎(organizing pneumonia：OP，表9-7)はさまざまな原因による，炎症性，非感染性の病態のひとつである．病理学的にもHRCT上でも，比較的頻度の高い病態である．以前は，**器質化肺炎を伴った閉塞性細気管支炎**(bronchiolitis obliterans with organizing pneumonia：**BOOP**)とよばれていたが，この名称は以下に述べるような理由で使用されなくなり，OPという言葉に変更された．第一に，"OP"という用語がこの疾患の病理学的所見をより正確に表しているからである．第二に，"OP"という用語を用いることにより，この疾患が閉塞性細気管支炎という気道病変が主体のものではないことがより理解しやすくなったからである．

OPの患者は，通常，慢性の微熱，呼吸困難，咳嗽などの症状を呈するが，急性の症状を呈することもある．症状はUIPよりも軽く，ステロイドによく反応する．ただし，治療後の再発も多い．

9章 間質性肺炎　165

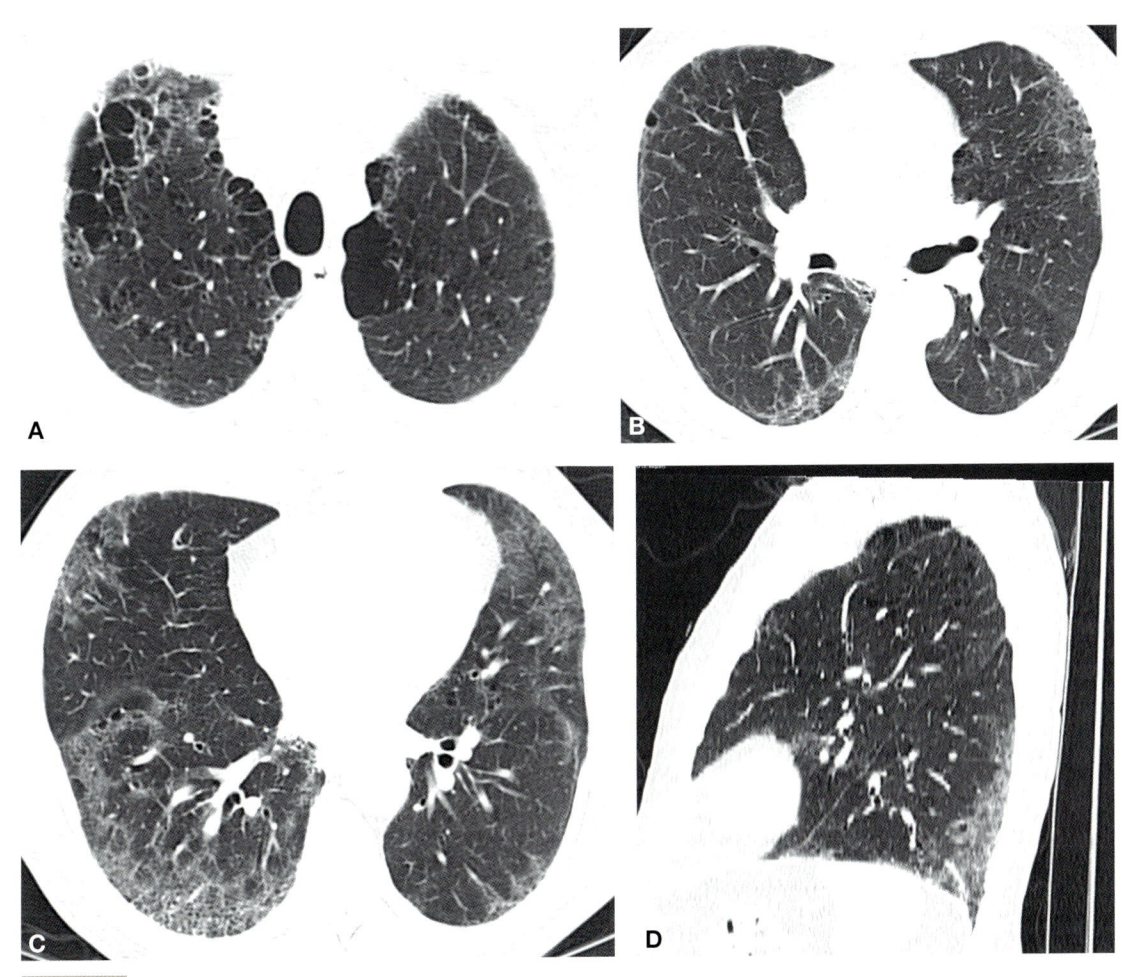

図 9-22
剝離性間質性肺炎（DIP）：病変分布　上肺野（A），中肺野（B），下肺野（C）の HRCT において，肺底部胸膜下優位のすりガラス影が描出されている．この所見は，矢状断の再構成像（D）でも明瞭である．上肺野の肺気腫の存在（A）が，患者の喫煙歴を物語っている．

図 9-23
DIP　HRCT では，末梢性分布のすりガラス影のみが認められる．これ自体は非特異的な所見であるが，症状を有する喫煙者の場合，DIP の可能性が高くなる．

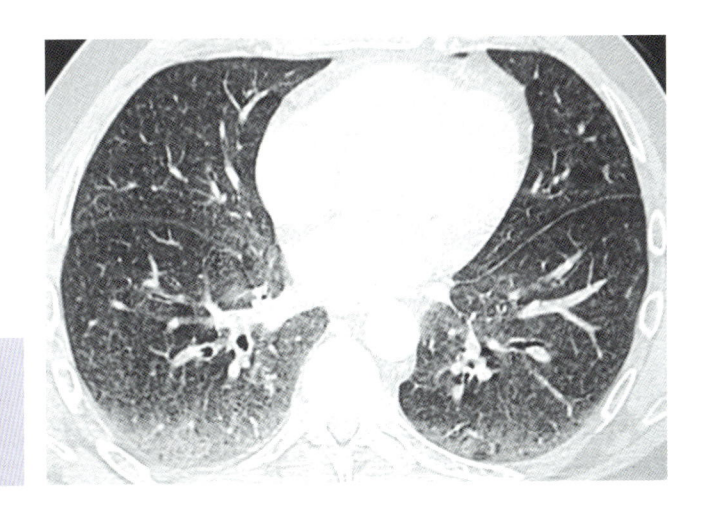

図9-24

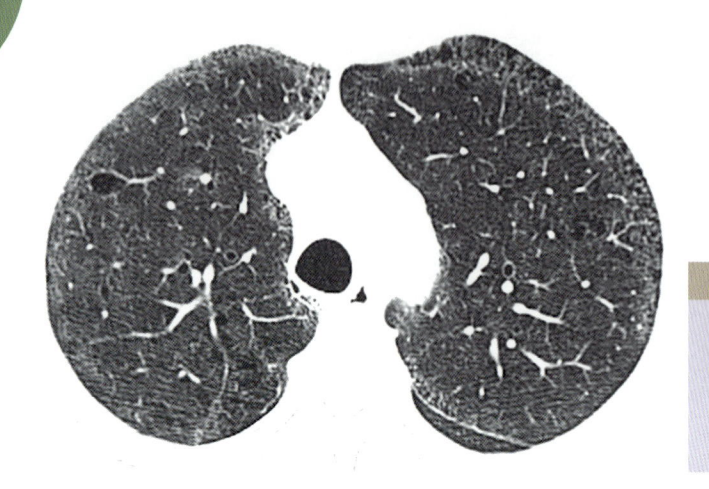

DIP すりガラス影と囊胞あるいは肺気腫が同じ部位に混在する所見は DIP を疑わせるものである．喫煙歴が明らかであれば，この所見の組み合わせは生検の必要なく，DIP と診断することが可能である．

表9-7　器質化肺炎(OP)の特徴

頻度	間質性肺炎の10%
HRCT所見	気管支肺動脈束周囲と胸膜下優位 コンソリデーション(しばしば結節状あるいは腫瘤状) 不整な辺縁 小さな小葉中心性結節(まれ) 下葉優位 治療後の線維化の出現
特発性の症候群	特発性器質化肺炎(cryptogenic organizing pneumonia：COP)
二次性の病態	膠原病 薬剤 感染 有毒物質の吸入 免疫異常 移植片対宿主病(GVHD) 他疾患の二次性反応(慢性好酸球性肺炎, 過敏性肺炎, Wegener肉芽腫症, びまん性肺胞傷害)

HRCT所見

OP の最も典型的な HRCT 所見は限局性のコンソリデーションで，しばしば結節状あるいは腫瘤様で，おもに気管支肺動脈束周囲や胸膜下に存在し，辺縁は不整となる(図9-25)．コンソリデーションの領域は正常肺と互いに混ざり合う．また，病変は下葉でより高度である(図9-26)．

すりガラス影は必ずしもおもな所見ではないが，特に免疫不全の患者においてはよく認められる所見である(図9-27)．小葉中心性結節は，OP ではまれな所見ではあるが，認められることがある．OP は経過で瘢痕形成に至るが，著明な線維化を形成することは少ない．

OP を強く疑う所見に"atoll sign"あるいは"reversed halo sign"がある．これは，リング状あるいは不完全なリング状のコンソリデーションが，内部のすりガラス影を取り囲む状態を指す(図9-28)．もしも，atoll sign が認められれば，OP の存在の可能性はきわめて高くなる．この所見は特発性のOP 以外にも，さまざまなびまん性肺疾患の二次的な反応として認められることがある．

OP の原因にはさまざまなものがあり，膠原病，

9章　間質性肺炎　167

図 9-25
器質化肺炎（OP）　古典的な OP の HRCT 所見がこの患者ではみられている．末梢性および気管支肺動脈束周囲のコンソリデーション，結節・腫瘤様陰影，そして不整な辺縁などの所見が両側性に認められる．正常肺が病変と混じり合っている様子に注意．

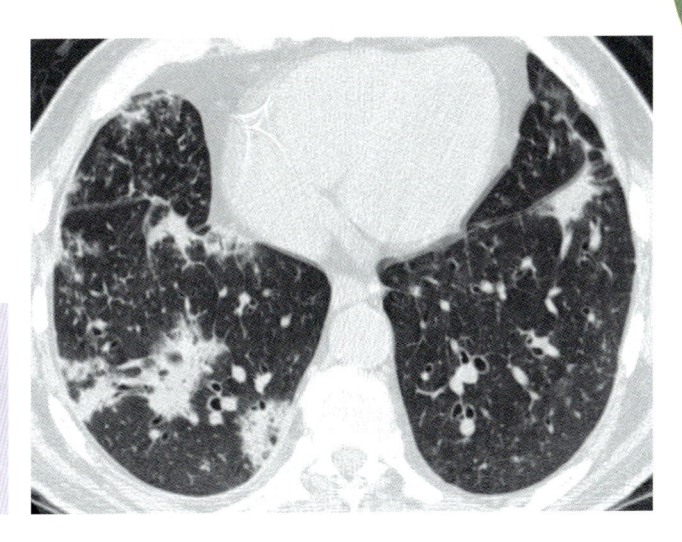

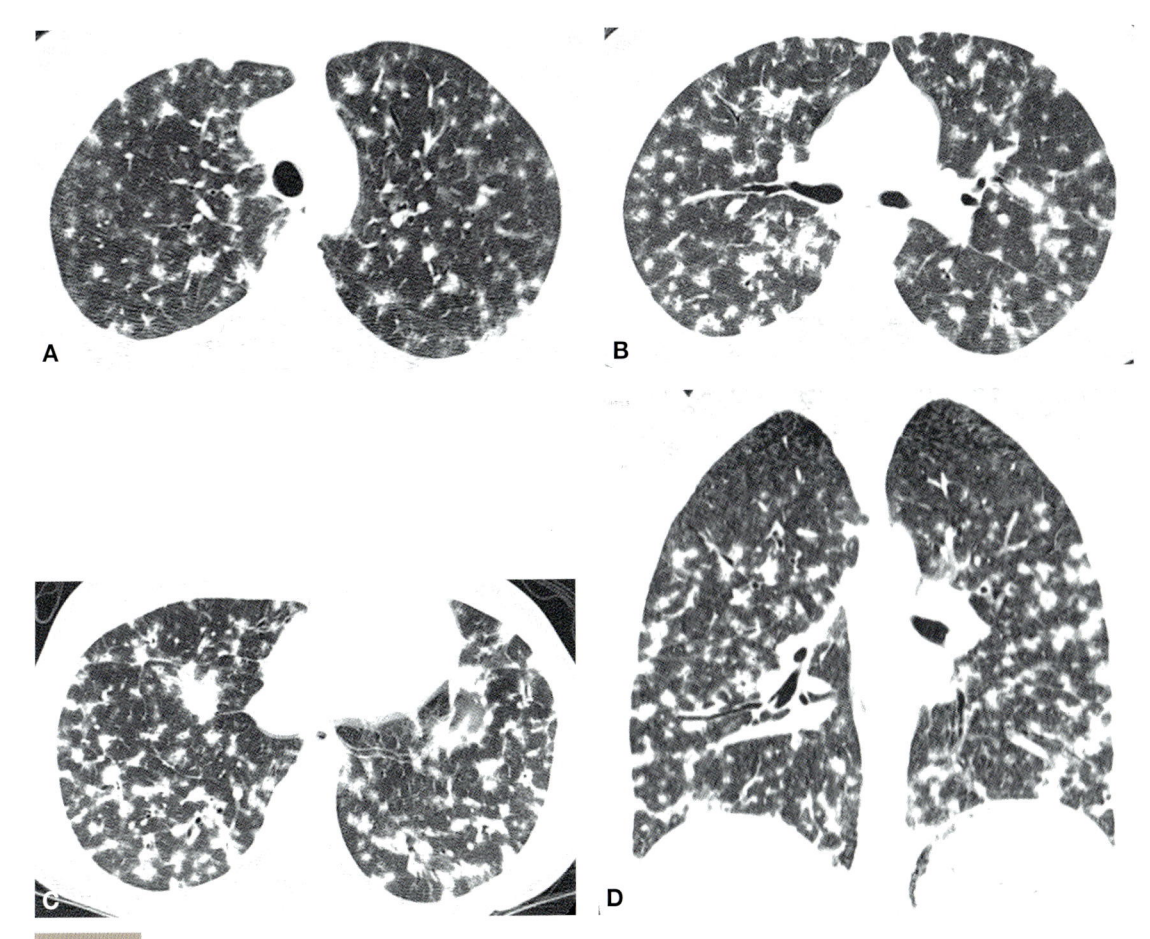

図 9-26
OP：病変の分布　上肺野（**A**），中肺野（**B**），下肺野（**C**）の HRCT において，胸膜下と気管支肺動脈束周囲に分布する結節状のコンソリデーションが認められる．冠状断再構成像（**D**）では，病変が下葉優位であることがわかる．

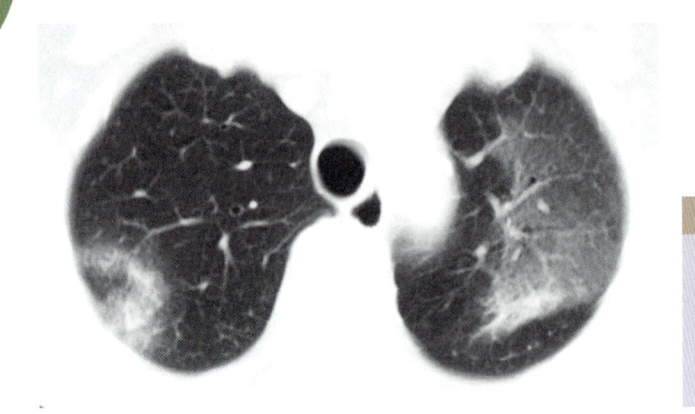

図9-27
OP：すりガラス影　OPはコンソリデーションを呈することが特徴である．しかし，まれに，すりガラス影がおもな所見である場合があり，特に免疫不全の場合に認められる．

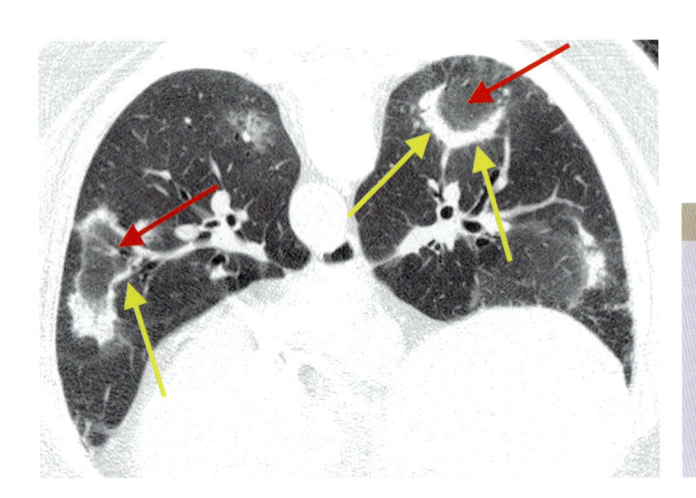

図9-28
OPにおける"atoll sign"あるいは"reversed halo sign"　環状の辺縁のコンソリデーション（黄→）と内部のすりガラス影（赤→）を，atoll signあるいはreversed halo signとよぶ．この所見は，OPに非常に特異的な所見であるが，OPのさまざまな原因に対してのそれぞれの特異性はない．

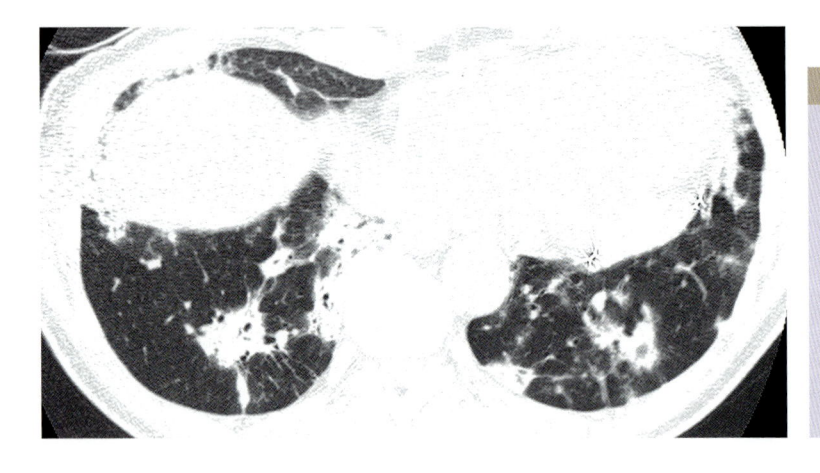

図9-29
OP：アミオダロン性肺障害
斑状の胸膜下あるいは気管支肺動脈束に沿った腫瘤状の不整なコンソリデーションを認める．これらの所見の組み合わせは，最もOPを疑わせるものである．OPにはさまざまな原因があるが，この症例はそのうちのひとつである薬剤性のものである．

感染，薬剤（図9-29），有毒ガスの吸入，免疫異常，そして移植片対宿主病（GVHD）などがある．また，OPは，他のさまざまな疾患に二次的に認められることがあり，感染，慢性好酸球性肺炎（図9-30），過敏性肺炎（HP），Wegener肉芽腫症（GPA，図9-31），そしてびまん性肺胞傷害（DAD）などがある．HRCT所見はこれらのさまざまな原因において共通しており，他の疾患に二次的に認められるものと，特発性のものとの間の鑑別は困難である．約50％のOPは特発性であり，cryptogenic OP（特発性OP：COP）といわれる（図9-32）．

OPの鑑別診断としては，慢性の斑状コンソリ

図 9-30
OPを合併した慢性好酸球性肺炎 両側性に斑状のコンソリデーションを認め，OPを疑う所見である．OPは特発性のこともあれば，この症例の慢性好酸球性肺炎のようにさまざまなびまん性肺疾患に二次性に生じることもある．

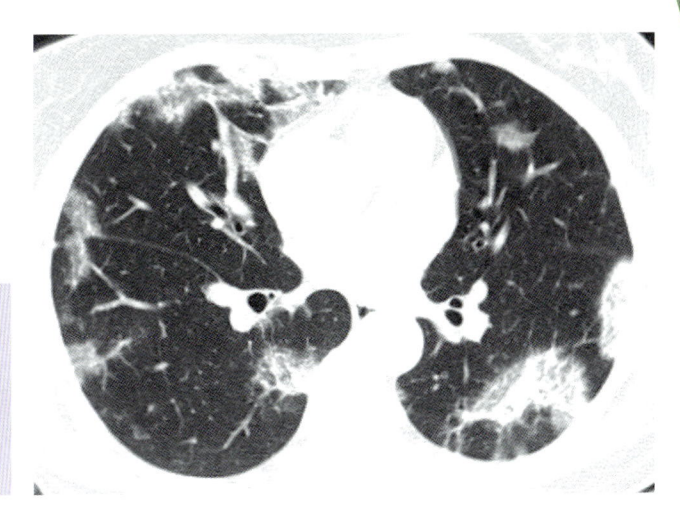

図 9-31
OPを合併したWegener肉芽腫症（GPA） 病理学上そしてHRCT上，OPパターンを呈しうるさまざまな疾患が存在する．たとえば，慢性好酸球性肺炎，感染，過敏性肺炎，そしてWegener肉芽腫症などである．本症例はWegener肉芽腫症であるが，斑状の気管支肺動脈束に沿ったコンソリデーションは病理学的なOPに矛盾しない所見である．

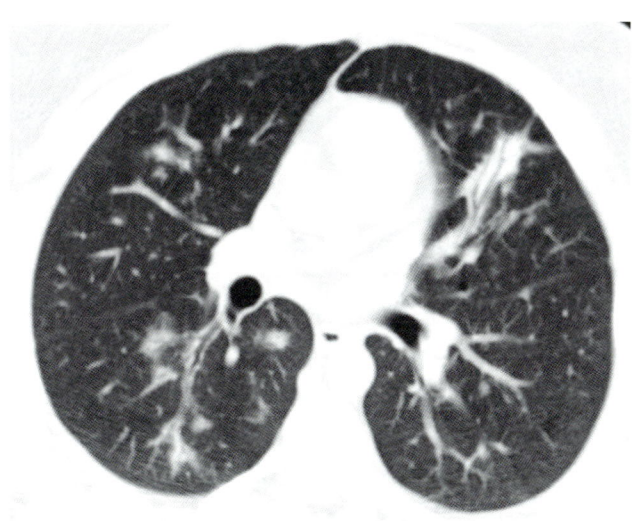

図 9-32
特発性器質化肺炎（COP） 両側性の斑状の腫瘤様のコンソリデーションとすりガラス影が認められ，患者には慢性の症状があり，吸入歴などの既往もない．COPは，OPの約50%を占める．

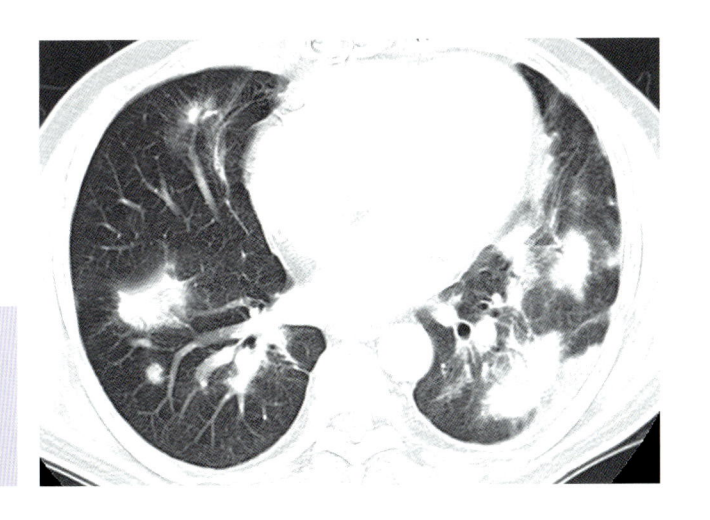

急性間質性肺炎（AIP）

急性間質性肺炎（acute interstitial pneumonia：AIP，表9-8）はDADの組織学的所見を呈する特発性のIPである．臨床的には，原因が明らかでない**急性呼吸窮迫症候群**（acute respiratory distress syndrome：ARDS）の像を呈し，かつては**Hamman-Rich症候群**ともよばれていた．臨床像は他のIPとは異なった急性の重篤な病態を示し，原因がはっきりしているさまざまなARDSのそれと似ている．早期の死亡率が高く，これはさまざまな原因によるARDSと同じである．

HRCT所見

AIPのHRCT所見は，通常，他の原因によるDADやARDSと同じである（8章参照）．広範なびまん性のすりガラス影やコンソリデーションが認められる（図9-33）．早期には，陰影は肺野末梢に認められるが，その後，早期にびまん性の分布となる．生存した患者のHRCT所見では，経時的にすりガラス影やコンソリデーションが改善するが，しばしば，不整な網状影や他の線維化の所見が形成されることがある．これらの症例では線維化のみがAIPの名残の所見ということになる．この線維化は，通常は腹側の肺野末梢に認められる（図9-34）．

表9-8　急性間質性肺炎（AIP）の特徴

頻度	まれ：間質性肺炎の2%未満
組織学的パターン	びまん性肺胞傷害（DAD）
HRCT所見	びまん性 すりガラス影とコンソリデーション 経過において線維化が出現しうる（腹側肺野優位）
鑑別診断	他の原因によるDAD，ARDS

リンパ球性間質性肺炎（LIP）

リンパ球性間質性肺炎（lymphoid interstitial pneumonia：LIP）は，膠原病やHIV感染症，その他のさまざまな免疫不全において認められる**リンパ増殖性疾患**（lymphoproliferative disorder）である．時に特発性の場合もある．これらについては17章で詳しく述べる．

臨床症状は，背景の全身性疾患によって異なるが，慢性の呼吸困難と乾性咳嗽が通常認められる．LIPはステロイドによく反応するが，1/3の患者は線維化に移行する．

HRCT所見

LIPで最も多いHRCT所見は，斑状のすりガラス影であり（図9-35），コンソリデーションも存在しうる．しかし，これらの所見はきわめて非特異的であ

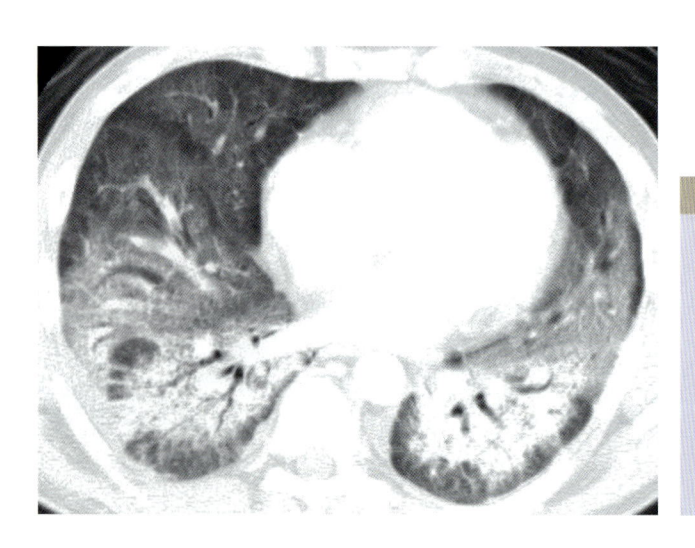

図9-33

急性間質性肺炎（AIP）　急性の病態を示す患者において，両側性の広範なすりガラス影とコンソリデーションが認められた場合，肺水腫，びまん性肺胞傷害（DAD），感染あるいは出血などの可能性がある．この患者は臨床的にはARDSの状態で，肺生検にてDADが認められた．ARDSの明らかな原因は認められず，急性間質性肺炎（AIP）の診断がなされた．

9章 間質性肺炎 171

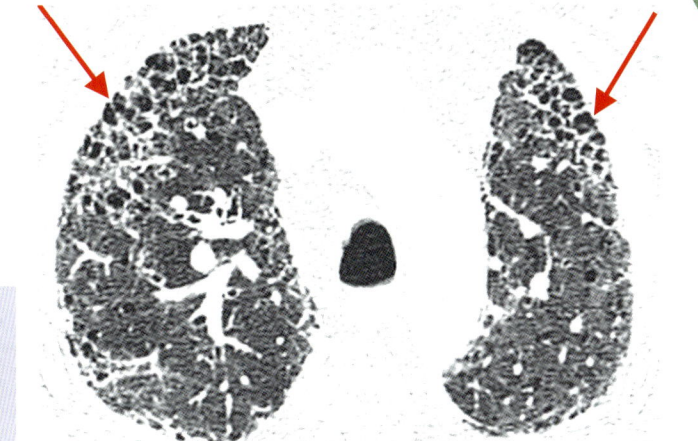

図 9-34
AIP：線維化 AIP と診断されてから1年後に，この患者は胸膜下に蜂巣肺（→）を伴った線維化を形成し，その分布は腹側に強い．この所見は，AIP 後の線維化として特徴的である．

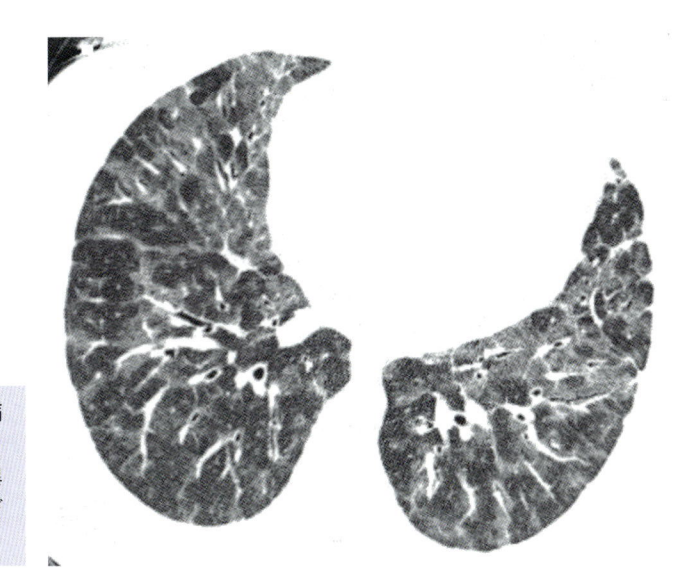

図 9-35
リンパ球性間質性肺炎（LIP） この膠原病の患者の HRCT では，両側性に斑状のすりガラス影が認められる．この所見は非特異的ではあるが，臨床的には LIP の可能性が示唆された．

り，診断には病歴の把握が必要である．結節性陰影は，それが小葉中心性あるいはリンパ路性の場合で，しかも臨床的な可能性が高い場合には，LIP の可能性が高くなる．LIP における小葉中心性結節は**濾胞性細気管支炎**（follicular bronchiolitis）を表して

いるとされる．囊胞が他の異常所見に併存したり，あるいは LIP の唯一の所見である場合があり，これは特に Sjögren 症候群や他の膠原病で認められることが多い．

参考文献

Akira M, Yamamoto S, Sakatani M. Bronchiolitis obliterans organizing pneumonia manifesting as multiple large nodules or masses. AJR Am J Roentgenol 1998；170：291-295.

American Thoracic Society/European Respiratory Society International Multidisciplinary Consensus Classification of the Idiopathic Interstitial Pneumonias. Am J Respir Crit Care Med 2002；165：277-304.

Colby TV, Myers JL. The clinical and histologic spectrum of bronchiolitis obliterans including bronchiolitis obliterans organizing pneumonia（BOOP）. Semin Respir Dis 1992；13：119-133.

Hartman TE, Primack SL, Swensen SJ, et al. Desquamative interstitial pneumonia：thin-section CT findings in 22 patients. Radiology 1993；187：787-790.

Hartman TE, Swensen SJ, Hansell DM, et al. Nonspecific interstitial pneumonia：variable appearance at high-resolution chest CT. Radiology 2000；217：701-705.

Heyneman LE, Ward S, Lynch DA, et al. Respiratory bronchiolitis, respiratory bronchiolitis-associated interstitial lung disease, and desquamative interstitial pneumonia：different entities or part of the spectrum of the same disease process? AJR Am J Roentgenol 1999；173：1617-1622.

Johkoh T, Müller NL, Cartier Y, et al. Idiopathic interstitial pneumonias：diagnostic accuracy of thin-section CT in 129 patients. Radiology 1999；211：555-560.

Johkoh T, Müller NL, Colby TV, et al. Nonspecific interstitial pneumonia：correlation between thin-section CT findings and pathologic subgroups in 55 patients. Radiology 2002；225：199-204.

Johkoh T, Müller NL, Pickford HA, et al. Lymphocytic interstitial pneumonia：thin-section CT findings in 22 patients. Radiology 1999；212：567-572.

Johkoh T, Müller NL, Taniguchi H, et al. Acute interstitial pneumonia：thin-section CT findings in 36 patients. Radiology 1999；211：859-863.

Katzenstein AL, Myers JL. Idiopathic pulmonary fibrosis：clinical relevance of pathologic classification. Am J Respir Crit Care Med 1998；157：1301-1315.

Kim SJ, Lee KS, Ryu YH, et al. Reversed halo sign on high-resolution CT of cryptogenic organizing pneumonia：diagnostic implications. AJR Am J Roentgenol 2003；180：1251-1254.

Lee KS, Kullnig P, Hartman TE, Müller NL. Cryptogenic organizing pneumonia：CT findings in 43 patients. AJR Am J Roentgenol 1994；162：543-546.

Lynch DA, Travis WD, Müller NL, et al. Idiopathic interstitial pneumonias：CT features. Radiology 2005；236：10-21.

Müller NL, Colby TV. Idiopathic interstitial pneumonias：high-resolution CT and histologic findings. Radiographics 1997；17：1016-1022.

Park JS, Lee KS, Kim JS, et al. Nonspecific interstitial pneumonia with fibrosis：radiographic and CT findings in seven patients. Radiology 1995；195：645-648.

Primack SL, Hartman TE, Ikezoe J, et al. Acute interstitial pneumonia：radiographic and CT findings in nine patients. Radiology 1993；188：817-820.

Raghu G, Collard HR, Egan JJ, et al. An official ATS/ERS/JRS/ALAT statement：idiopathic pulmonary fibrosis：evidence-based guidelines for diagnosis and management. Am J Respir Crit Care Med 2011；183：788-824.

Travis WD, Hunninghake G, King TE, et al. Idiopathic nonspecific interstitial pneumonia：report of an American Thoracic Society project. Am J Respir Crit Care Med 2008；177：1338-1347.

10 膠原病

膠原病(connective tissue diseases：CTDs)はさまざまな種類の肺病変を合併する．CTDのほとんどの患者は，何らかの肺外病変を有するが，時に，肺野の異常が唯一の病変であり，あるいは先行する病変である場合がある．

この章では，これらの肺病変の診断方法の概要，およびそれぞれのCTDにおける最も特徴的な肺野病変について述べる．

一般的な診断方法

膠原病(CTDs)は，障害に対するさまざまで多様な反応を反映して，多くの種類の肺病変を呈する(表10-1)．間質性肺炎(IPs)はCTDの患者でよくみられ，通常型間質性肺炎(UIP)，非特異性間質性肺炎(NSIP)，リンパ球性間質性肺炎(LIP)，濾胞性細気管支炎(follicular bronchiolitis)，器質化肺炎(OP)，そしてびまん性肺胞傷害(DAD)などがある．これらの病態は通常，単一のものとして出現するが，時に2つ以上の病態が混在する場合もある．IPsについては，9章で既に詳しく述べた．

CTDはIP以外の胸郭内病変を示すこともあり，それぞれのCTDに特異的な所見を呈する．これらには，肺水腫，血管炎，肺高血圧，肺出血，胸水，心嚢水，肺結節，気管支拡張，閉塞性細気管支炎，そして食道拡張などがある．

びまん性の肺病変の出現は，CTDの診断に先行することがある．HRCTはCTDを疑わせる肺病変の存在診断(例：NSIP)と他の疾患の除外診断に大きな役割を果たす．時にHRCTの所見が，CTDのさまざまな検査を行う前に決定的な役割を果たすことがある．

HRCTは，CTDの患者にみられる肺病変のパターン分類にも有用であり，これは，患者の治療と予後を決定しうる点で重要である．また，血清学的マーカーは，診断のついていないびまん性肺疾患の原因検索やCTDの分類に重要である．ひとつの疾患に特異的な血清学的マーカーは存在しないが，そ

表10-1　膠原病(CTD)の患者にみられる肺の異常所見

通常型間質性肺炎(UIP)
非特異性間質性肺炎(NSIP)
リンパ球性間質性肺炎(LIP)
濾胞性細気管支炎
器質化肺炎(OP)
びまん性肺胞傷害(DAD)
閉塞性細気管支炎(BO)
肺水腫
肺出血
肺高血圧
漿膜炎(胸水，心嚢水)
その他(結節，気管支拡張，食道拡張)

れぞれの CTD に比較的特異的なマーカーがあれば有用性が高い．たとえば，抗 Scl-70 抗体は全身性硬化症に特異的なマーカーである．

どの CTD も上記の HRCT のパターンを呈しうるが，一定の傾向もある．CTD の診断が確立している患者において，びまん性の肺疾患が認められた場合，その肺病変の診断が確定していない場合でも，その肺野病変は CTD に伴うものと考えるのが普通である．このため，CTD の患者に生検を行うことはまれであり，HRCT が肺野病変のパターンを評価するうえで重要な診断方法となる．

びまん性肺疾患のパターン

HRCT は，CTD の患者にみられるびまん性肺疾患を評価するのに重要な検査であり，それらの十分な知識と鑑別方法が重要である．

通常型間質性肺炎(UIP)と非特異性間質性肺炎(NSIP)

UIP と NSIP は，CTD の患者のびまん性肺疾患および線維化病変として最も頻度の高いものである．典型的な所見としては，蜂巣肺，牽引性気管支拡張，そして不整な網状影がある(表 10-2)．すりガラス影は比較的頻度は低いが，NSIP 特に細胞性の NSIP において認められる．線維化は，LIP，濾胞性細気管支炎，OP，そして閉塞性細気管支炎ではまれにしか認められない．

一般的に，NSIP は CTD の患者において最も多く認められるパターンである．特に全身性硬化症，多発性筋炎，皮膚筋炎，そして混合性結合組織病(mixed CTD：MCTD)において頻度が高い．UIP パターンは，関節リウマチにおいてしばしば観察される．

UIP と NSIP は，すりガラス影や胸膜直下のスペアがないと画像的に鑑別することが難しい場合がある．特に，臨床的な鑑別に意義があるかどうかは別として，線維性 NSIP(fibrotic NSIP)の画像は UIP のそれによく似ている．UIP では，**蜂巣肺**が重要な所見である(図 10-1)が，NSIP では，認められないか，あるいは認められても軽度である(図 10-2)．蜂巣肺を伴わない線維化病変が高度であればあるほど，NSIP の可能性が高くなる．胸膜直下のスペアは，UIP よりも NSIP を強く疑わせる所見である(図 10-3)．

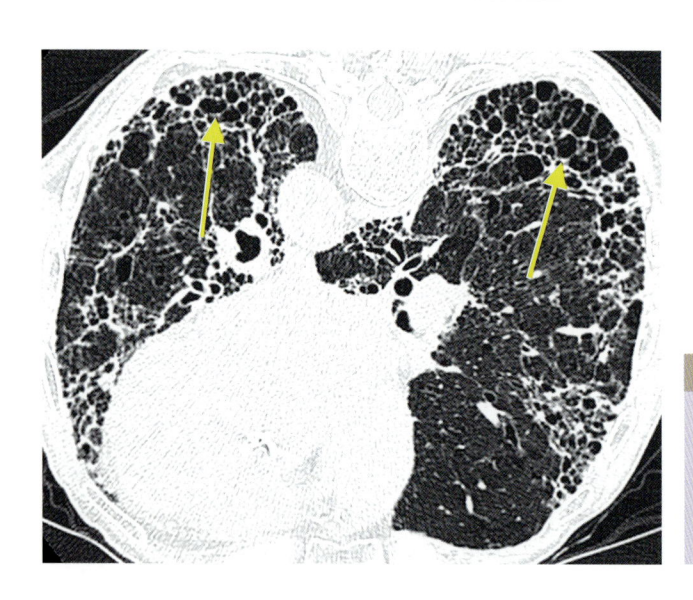

表 10-2　UIP と NSIP の HRCT 所見

UIP	肺底部胸膜下優位 蜂巣肺 その他の線維化の所見(牽引性気管支拡張，不整網状影)
NSIP	肺底部胸膜下優位 すりガラス影 線維化(牽引性気管支拡張，不整網状影) 蜂巣肺は存在しないか軽度 胸膜直下のスペア

図 10-1
関節リウマチにおける UIP　腹臥位の HRCT では，肺底部胸膜下の蜂巣肺(→)を伴った線維化病変を認め，UIP に特徴的である．この所見はどのような CTD でも認められるが，関節リウマチに最も多い．

10章 膠原病

図10-2
全身性硬化症におけるNSIP 肺底部優位の不整網状影と牽引性気管支拡張を伴った線維化病変が認められる．蜂巣肺は認められない．もしもこの患者にCTDが存在しているとしたら，線維性NSIPに矛盾しない所見であり，生検は通常必要とされない．

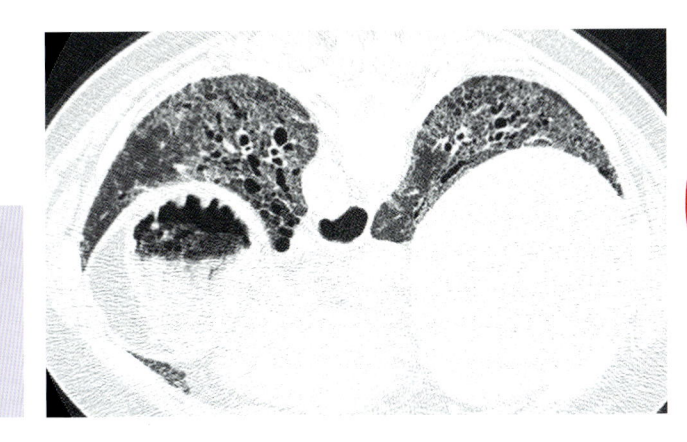

図10-3
胸膜直下のスペアを伴ったNSIP 腹臥位のHRCTでは，肺野末梢に不整網状影と牽引性気管支拡張が認められ，蜂巣肺は明らかではない．胸膜直下のスペア（→）はNSIPを強く疑わせるものである．不整網状影は不可逆性の病態（線維性NSIP）を表すが，時にこれらは治療によって改善する．

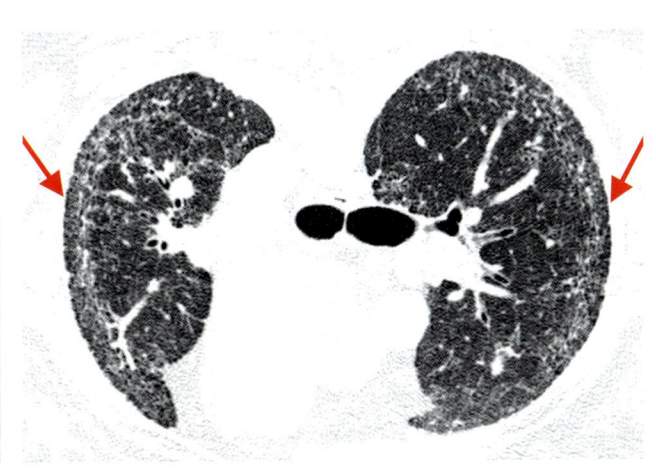

リンパ球性間質性肺炎（LIP）と濾胞性細気管支炎

LIPと濾胞性細気管支炎（follicular bronchiolitis）は，リンパ増殖性肺疾患のスペクトラムにおいて異なる時相のものを表していると考えられる．したがって，これらの所見は互いに重複する可能性がある．LIPの典型的な所見としては，斑状のすりガラス影，小葉中心性あるいはリンパ路性の結節，そしてコンソリデーションが乏しい点，などである（表10-3）．囊胞はそれが唯一の所見であったり，あるいは他の所見と混在することがある（図10-4）．囊胞は，壁が薄く，数は多くはなく，壁に血管の関与が認められることが特徴である．

濾胞性細気管支炎は細気管支における限局性のリンパ球の浸潤を表している．典型的にはすりガラス濃度の小葉中心性結節を呈する（図10-5）．エア・トラッピングとモザイク血流も観察される．肺の囊胞は，濾胞性細気管支炎に伴うエア・トラッピングを反映したものと考えられている．

CTDsのなかで，LIPと濾胞性細気管支炎はSjögren症候群で多く認められる病態であり，Sjögren症候群の患者における囊胞の存在は，LIPを強く疑わせるものである．LIPと濾胞性細気管支炎は他のパターンの肺疾患に併存して認められることがあり，たとえば，NSIPの患者では，末梢肺野に濾胞性細気管支炎を表す小葉中心性結節を伴うことがある．

表10-3 リンパ球性間質性肺炎（LIP）と濾胞性細気管支炎のHRCT所見

すりガラス濃度の小葉中心性結節
リンパ路性結節
斑状，両側性のすりガラス影
斑状，両側性のコンソリデーション
肺囊胞（薄壁，数は少ない）

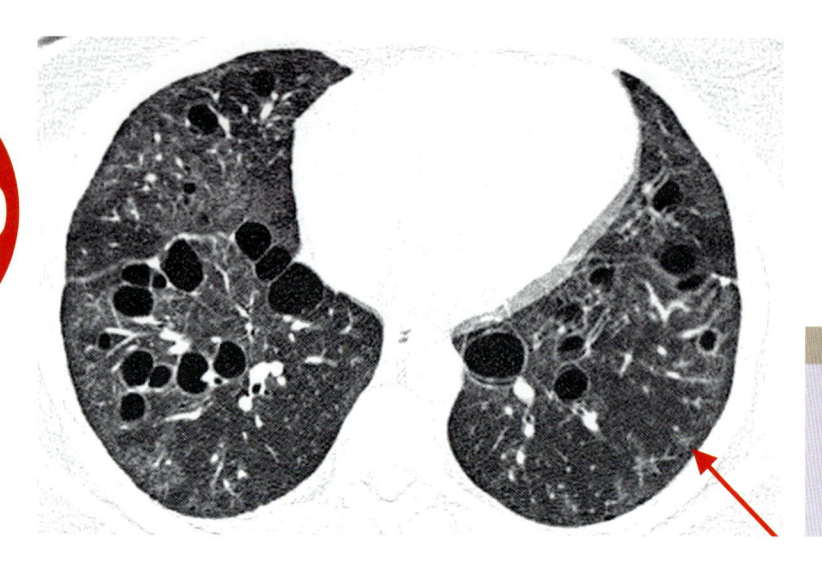

図 10-4
リンパ球性間質性肺炎(LIP)
多発性筋炎の患者に認められたすりガラス影を伴った囊胞．小さな小葉中心性のすりガラス影も認められる(→)．

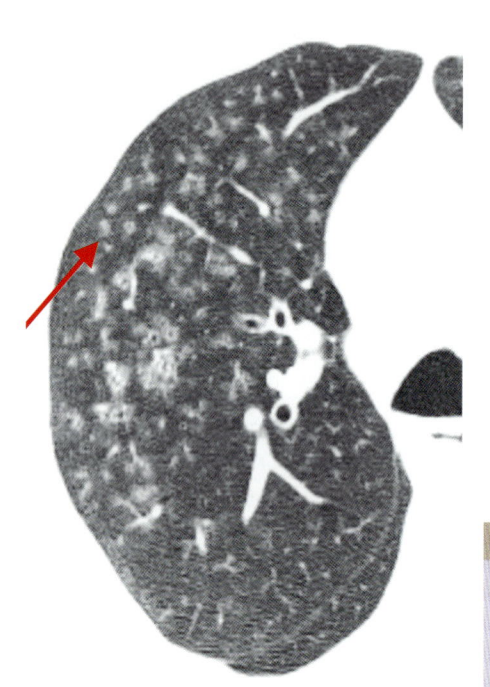

図 10-5
濾胞性細気管支炎　すりガラス濃度の小葉中心性結節が認められ，軽度の細気管支拡張も認められる．結節は胸膜から一定の距離を置いており(→)，また，互いに一定の間隔を置いていることに注意．これは，小葉中心性分布に特徴的な所見である．

　線維化の所見を伴わないすりガラス影が，他の肺野病変のパターンを伴うことはCTDでは多くはない．ただし，NSIPは例外であり，肺底部胸膜下のNSIP病変に中肺野のLIPや濾胞性細気管支炎を伴うことがある．ただし，慢性のすりガラス影が小葉中心性結節を伴う所見は，過敏性肺炎や喫煙関連の肺疾患で認められるので注意が必要である．

器質化肺炎(OP)

　器質化肺炎(organizing pneumonia：OP)は，典型的には不整な辺縁を有する限局性のコンソリデーションを呈し，しばしば結節状あるいは腫瘤状の形状を示す(表10-4)．コンソリデーションは気管支肺動脈束に沿ったり，あるいは胸膜下に分布することが特徴的である(図10-6 A, B)．すりガラス影は頻度は少なく，通常は免疫不全の患者によく観察され

る．小葉中心性結節を示すことはまれである．肺野構造のゆがみ(architectural distortion)や，軽度の気管支拡張の所見がこれらの陰影に伴って認められる．治療後，OP は軽度の瘢痕性変化を残すことがあるが，NSIP や UIP のような広範な線維化形成はまれである．

OP は CTD の肺野病変のなかでは最も少ないパターンのひとつであるが，多発性筋炎や皮膚筋炎においてはよく認められる．これらの場合，OP が唯一の所見として認められることもあるが，通常は NSIP のような他のパターンに併存して認められる．

コンソリデーションは LIP においては時に認められるが，慢性の CTD 関連のびまん性肺疾患においては頻度は高くはない．免疫抑制状態の患者においては，特に真菌や抗酸菌感染などの感染症が OP に似る病態を形成しうる(図 10-7)．肺野の線維化は肺癌のリスクを高めるが，これらの所見は OP に似る場合がある．

肺水腫，肺出血，びまん性肺胞傷害(DAD)

肺水腫(pulmonary edema)，肺出血(pulmonary hemorrhage)，そしてびまん性肺胞傷害(diffuse alveolar damage：DAD)は，CTD においてはまれなパターンである．これらは，通常，全身性エリテマトーデス(SLE)に伴って認められる．単発あるいは繰り返す急性の兆候を呈する．

これらの 3 つの病態には多くの共通の HRCT のパターンがあり，びまん性，対称性のすりガラス影，コンソリデーションなどがある．平滑な小葉間隔壁

表 10-4	器質化肺炎(OP)の HRCT 所見

コンソリデーション：限局性，不整な辺縁，しばしば結節性あるいは腫瘤性
すりガラス影(少ない)
小葉中心性結節(まれ)
気管支肺動脈束周囲/胸膜下優位
atoll sign あるいは reversed halo sign

の肥厚所見は肺水腫を疑わせるものである．すりガラス影と小葉間隔壁の肥厚，crazy paving パターンの混在は，これらのいずれの病態でも観察される．

閉塞性細気管支炎

閉塞性細気管支炎(constrictive bronchiolitis)は，HRCT 上，モザイク血流やエア・トラッピングを呈し，気管支拡張は伴う場合と伴わない場合がある(表 10-5，図 10-8)．閉塞性細気管支炎の程度はさまざまであり，斑状，小葉大の広がりからびまん性の広がりまである．コンソリデーション，すりガラス影，結節，tree-in-bud などは基本的に認められない．

CTD における閉塞性細気管支炎の頻度は高くはない．合併する CTD は，関節リウマチ，SLE が多く，まれに全身性硬化症(SSc)に合併する．

HRCT 上のモザイク血流は，気管支喘息，過敏性肺炎，そして慢性の血管病変でも認められるが，CTD の場合，慢性の血管病変として肺高血圧や肺動脈血栓症などが合併しうる．モザイク血流が気道

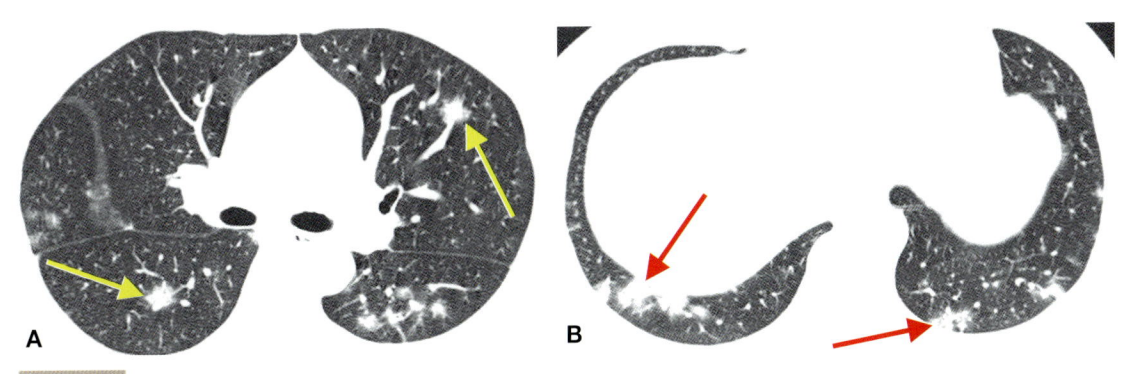

図 10-6
器質化肺炎(OP)　SLE 関連肺疾患としての器質化肺炎．気管支肺動脈束周囲(A，→)や胸膜下(B，→)に斑状のコンソリデーションが認められた．

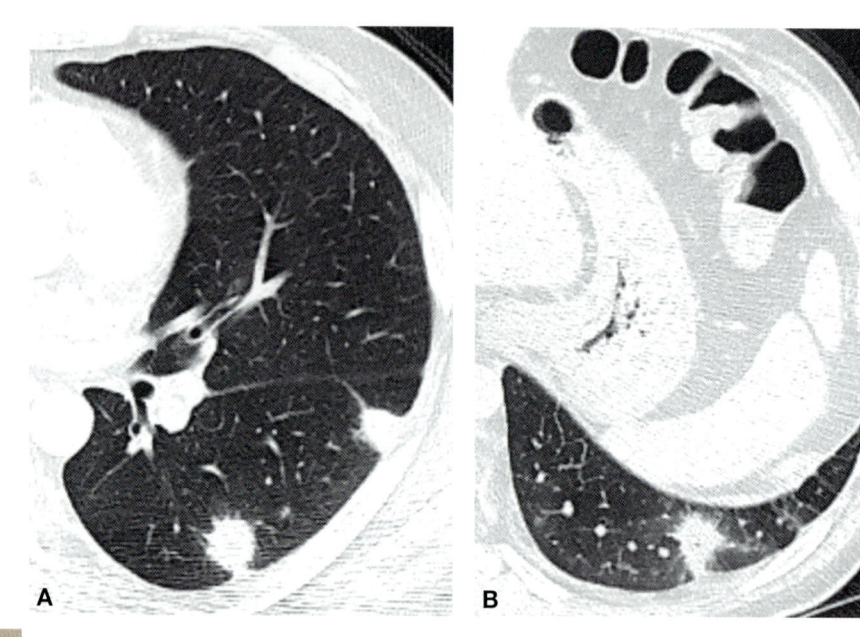

図 10-7
CTD の患者にみられた OP 類似の真菌感染症 中肺野(A)および肺底部(B)レベルの HRCT において，OP に似た辺縁不明瞭な真菌性の結節性病変を認める．

表 10-5 閉塞性細気管支炎の HRCT 所見

モザイク血流
エア・トラッピング
気管支拡張
感染が併存しない限り，結節，tree-in-bud を欠く

病変によるものか，血管病変によるものかの鑑別は形態学のみではほぼ困難である(図 10-9)．気道病変によるモザイク血流はしばしば肺の小さな領域を侵し，斑状の分布を呈し，小葉大の肺野濃度の低下を示す．これに対し，血管病変によるモザイク血流は，より広範で，肺野末梢に非小葉性の広がりを呈する．エア・トラッピングの存在は，気道病変の存在

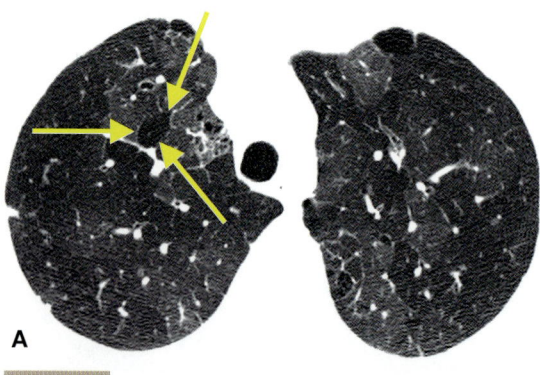

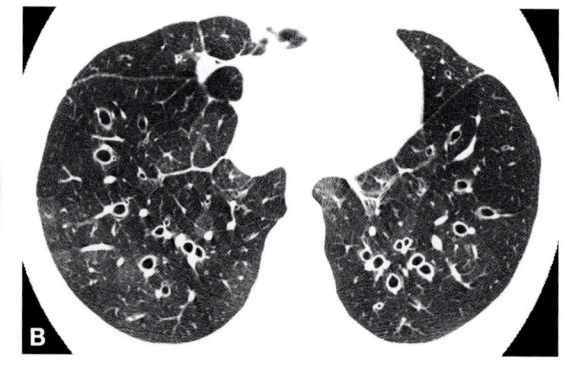

図 10-8
関節リウマチに認められた閉塞性細気管支炎 肺尖部レベル(A)の HRCT では，辺縁が鮮鋭に境界された小葉大の濃度低下域を認め，斑状のモザイク血流の所見である(→)．肺底部レベル(B)ではモザイク血流を伴った気管支拡張を認める．

図 10-9

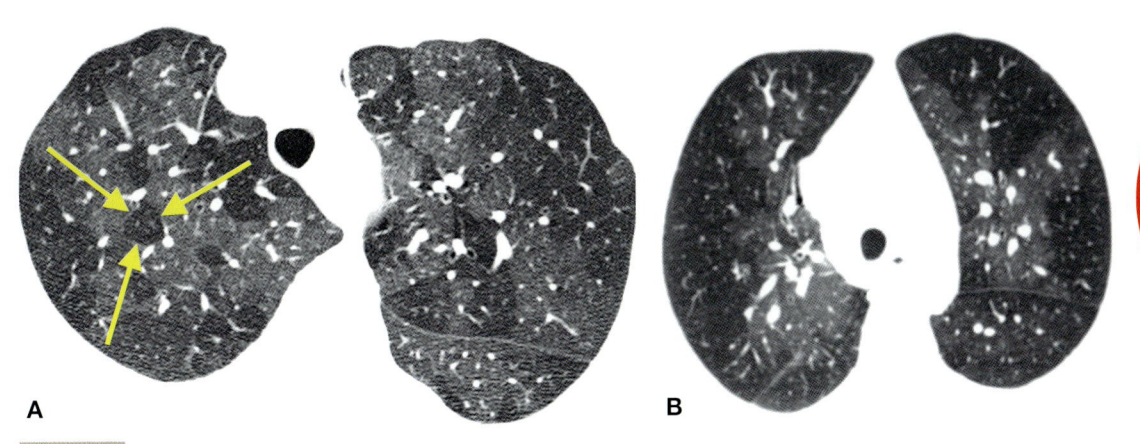

モザイク血流：気道病変 vs 血管病変　気道病変によるモザイク血流(A)は，辺縁が鮮鋭に境界された小葉大の濃度低下域として描出される(→)．慢性肺動脈血栓塞栓症(B)のような血管病変では，末梢性の比較的大きい，非小葉大の肺野濃度の低下を認める．

を示唆する．

気管支拡張症

　線維化を伴わない気管支拡張(bronchiectasis)は，関節リウマチ(RA)やSjögren症候群でよく認められる．この病態は，慢性の感染や閉塞性細気管支炎によるものと考えられる．気管支拡張は単一の所見として認められることもあれば，気管支壁肥厚，モザイク血流，あるいはエア・トラッピングなどを伴うこともある．感染が存在すれば，小葉中心性結節，tree-in-bud，あるいはコンソリデーションなどを示す．

肺高血圧症

　肺高血圧(pulmonary hypertension)は，CTDに比較的よく認められる病態であり，全身性硬化(強皮)症(SSc)，全身性紅斑性エリテマトーデス(SLE)，混合性結合組織病(MCTD)などによく合併する．肺高血圧は，肺野の線維化や肺血管病変によって生じる．血管病変には，血管炎，肺動脈の線維化，慢性の肺動脈塞栓，そして肺動脈そのものの血栓形成などがある．HRCT上，主肺動脈や右心系が拡張し，しかも肺野病変が軽度かあるいは認められない場合には，肺血管病変を疑うべきである(図10-10)．

漿膜炎

　胸膜あるいは心膜の炎症は，CTDの患者ではよく認められる．CT上，胸水，心嚢水，あるいは胸膜・心膜の肥厚として描出される．胸水，心嚢水はしばしば滲出性であり，胸膜の造影効果を伴った肥厚所見も認められる．胸水・心嚢水は特発性肺線維症(IPF)や過敏性肺炎などの他のびまん性肺疾患ではあまり認められず，びまん性肺疾患と胸水・心嚢水の組み合わせは，CTDの可能性を高くする．漿膜炎(serositis)は，SLEや関節リウマチで頻度が高い．

パターンのオーバーラップ

　CTDにおいてこれらの画像パターンは，そのなかのひとつが認められることが多いが，2つ以上のパターンが同時に認められることもまれではない．実際，病理学的にもこれらに対応する所見が併存することはそれ自身CTDを疑わせるものであり，HRCTでもCTDの患者では2つ以上の所見が併存する傾向にある(図10-11)．併存することが多いパターンとしては，NSIP，LIP/濾胞性細気管支炎，そしてOPがある．

個々の膠原病(CTD)のHRCT所見

　いかなるCTDにおいても，上記に示したような異常所見のいずれもが認められうる．ただし，特徴

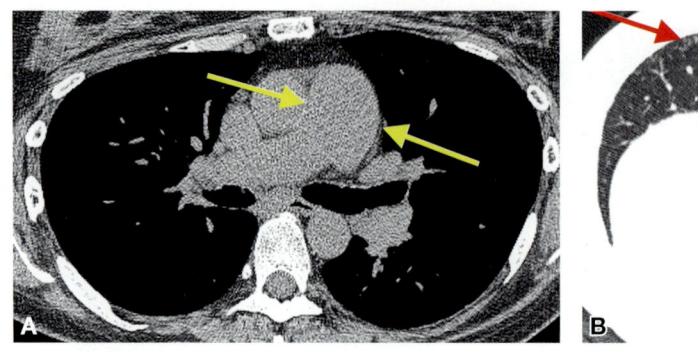

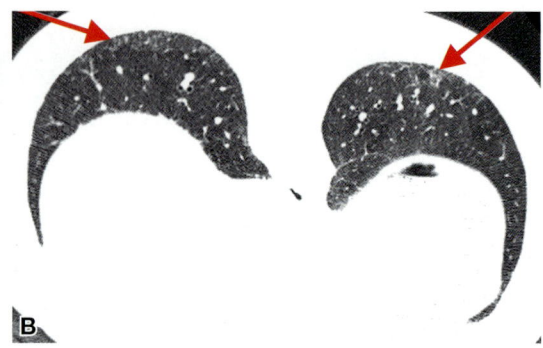

図 10-10
軽度の肺線維症に認められた肺高血圧症　A：SSc の患者にみられた肺高血圧．肺動脈幹の拡張を認める（黄→）．B：腹臥位の HRCT では，胸膜下に軽度の網状影とすりガラス影を認め（赤→），NSIP によるものと思われる．肺高血圧の所見は肺野病変の程度とは不釣り合いであり，この原因としては血管炎が疑われる．

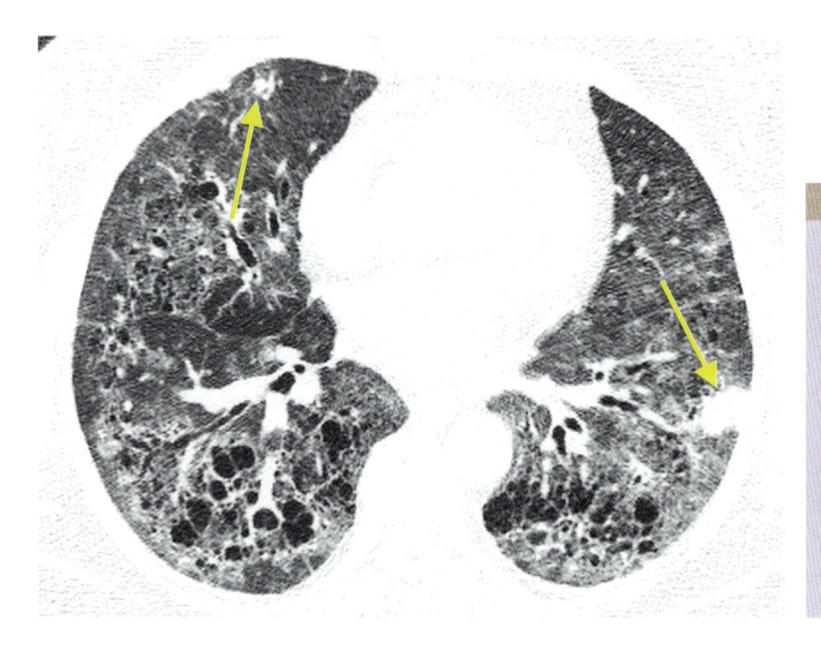

図 10-11
膠原病（CTD）における重複するパターン　病理学的にこの混合性結合組織病（MCTD）の患者では，1つ以上の間質性肺炎のパターンを伴っていた．斑状に分布する両側性のすりガラス影と囊胞は，リンパ球性間質性肺炎（LIP）に一致するものである．限局性の結節性コンソリデーション（→）は器質化肺炎（OP）に相当する．

的な画像所見を呈する特異的な疾患もある（表10-6）．放射線科医は，それらのパターンの存在を認識し，それらを呈しうる CTD にはどのようなものがあるのかを知っておく必要がある．これは，びまん性肺疾患の患者が最初に臨床所見を呈したときに特に重要である．なぜならば，患者が最初に受診した時点では，特定の CTD の診断基準は満たしていることは少ないが，画像によって CTD を疑わせる所見が明らかになることがあるからである．

全身性硬化症（強皮症）

全身性硬化症（progressive systemic sclerosis：SSc）あるいは強皮症（scleroderma）は，皮膚の肥厚と硬化をおもな特徴とする全身性疾患である．そのほかによくみられる所見としては，Raynaud 現象や食道の運動異常があげられる．肺病変は80％近くの患者で認められる．抗 Scl-70 抗体，抗 U3 RNP 抗体が SSc に特異的である．

多くの SSc の患者は HRCT において NSIP パターンを呈し，肺底部胸膜下優位の牽引性気管支拡張，不整な網状影，そしてすりガラス影を呈する（図10-

12 A～D）．胸膜直下のスペアはよく認められ，NSIP の診断の一助となる．

明らかな蜂巣肺が認められる場合には，SSc で二番目に多い UIP パターンが疑われる（図 10-13）．肺高血圧も SSc の患者ではよく認められ，これは肺野病変によるものと血管病変によるものがある．

CREST 症候群

CREST 症候群は，限局性の皮膚病変主体の強皮症であり，**C**alcinosis（石灰沈着），**R**aynaud's phenomenon（レイノー現象），**E**sophageal dysmotility（食道運動異常），**S**clerodactility（強指症），そして **T**elangiectasis（毛細血管拡張）の頭文字を取ったものである．CREST 症候群は高頻度に肺血管病変を起こすが，他の強皮症の患者よりも肺の線維性病変の頻度は低い．

関節リウマチ（RA）

関節リウマチ（rheumatoid arthritis：RA）は，手，特に近位指節間（PIP）関節，中手指節（MP）関節を侵す関節炎が特徴的である．リウマチ因子が通常，陽性となる．RA の患者の約 40％に肺病変が認められる．

HRCT 上の最も頻度の高いパターンは，肺底部末梢肺野主体の蜂巣肺を伴った線維化病変，つまり UIP パターンで，IPF との鑑別は不可能である（図 10-14 A, B）．NSIP が次に頻度の高いパターンである．比較的まれなパターンとしては，OP や濾胞性細気管支炎がある．

気管支拡張が RA の HRCT で多く認められ，これらは肺線維症のない患者でも認められる．細気管支病変は慢性の感染によるものと閉塞性細気管支炎がある．

リウマチ結節はまれな病態であり，患者は無症状である．単発，多発いずれでもあり，増大し空洞を形成することもある．多くの空洞性病変と同様に，リウマチ結節も気管支胸膜瘻を形成することがある．

全身性紅斑性エリテマトーデス（SLE）

全身性紅斑性エリテマトーデス（systemic lupus erythematosus：SLE）は，さまざまな臨床所見を呈し，紅斑，口腔潰瘍，光線過敏，関節炎，そして漿膜炎などを呈する．腎臓，神経，造血器の病変も多

表 10-6　個々の CTD によく認められる所見

全身性硬化症 （SSc）	非特異性間質性肺炎（NSIP） 通常型間質性肺炎（UIP） 肺高血圧（特に CREST 症候群）
関節リウマチ （RA）	通常型間質性肺炎（UIP） 非特異性間質性肺炎（NSIP） 気管支拡張
全身性紅斑性エリテマトーデス （SLE）	びまん性肺胞傷害 肺出血 肺水腫 胸水・心嚢水
多発性筋炎・皮膚筋炎	非特異性間質性肺炎（NSIP） 器質化肺炎（OP） びまん性肺胞傷害
Sjögren 症候群	非特異性間質性肺炎（NSIP） リンパ球性間質性肺炎（LIP）
混合性結合組織病（MCTD）	非特異性間質性肺炎（NSIP） 通常型間質性肺炎（UIP）

CREST：Calcinosis（石灰沈着），Raynaud's phenomenon（レイノー現象），Esophageal dysmotility（食道運動異常），Sclerodactility（強指症），そして Telangiectasis（毛細血管拡張）

い．血清学的な異常もよくみられ，抗核抗体，抗リン脂質抗体，抗 ds（2 本鎖）DNA 抗体，抗 Sm 抗体などが陽性となる．特に抗 ds（2 本鎖）DNA 抗体は SLE に特異的である．

SLE の肺病変は，他の CTD のそれとやや異なる傾向があり，DAD，びまん性肺胞出血，そして肺水腫が最も頻度が高い所見となる（図 10-15）．これらの混在したものが**ループス肺炎**（lupus pneumonitis）である．これらの病態の HRCT 上の所見は似ており，広範でびまん性のすりガラス影やコンソリデーションを呈する．出血を繰り返す患者では経時的に線維化を形成することもある．

漿膜炎は SLE でよく認められる．胸水あるいは心嚢水が単独あるいは肺野病変に伴って出現する．胸膜・心膜の肥厚や造影効果が出現するが，これらは滲出性の液体貯留による．

vanishing あるいは **shrinking lung syndrome** は SLE のまれな所見である．患者は HRCT 上，肺野に

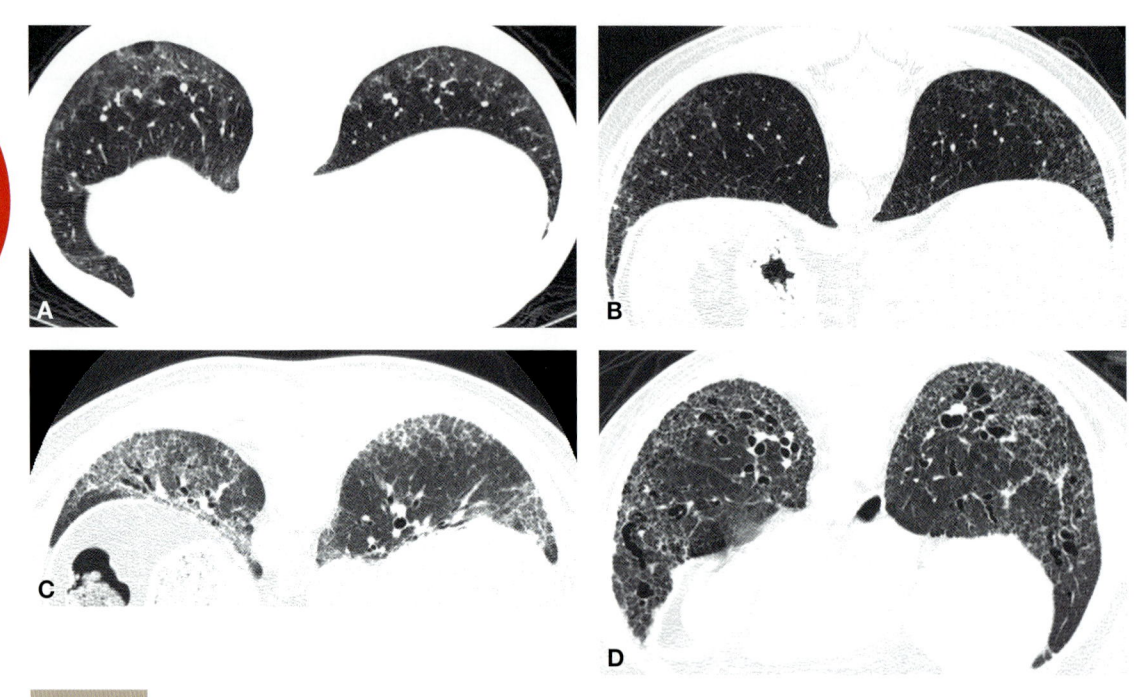

図 10-12
全身性硬化症(SSc)にみられた NSIP のスペクトラム 4人の全身性硬化症関連 NSIP の腹臥位 HRCT．A：肺底部辺縁主体のすりガラス影を認め，線維化の所見は認めない．細胞性 NSIP の所見である．B：非常に軽度の不整な網状影を認める．牽引性気管支拡張や蜂巣肺は認めない．これらは線維性 NSIP あるいは細胞性 NSIP のいずれでも認められる所見である．C：この患者では不整な網状影はより高度で，牽引性気管支拡張を認め，線維性 NSIP の所見である．D：高度の線維化を伴った進行した病態で，広範な気管支拡張と不整な網状影を認める．

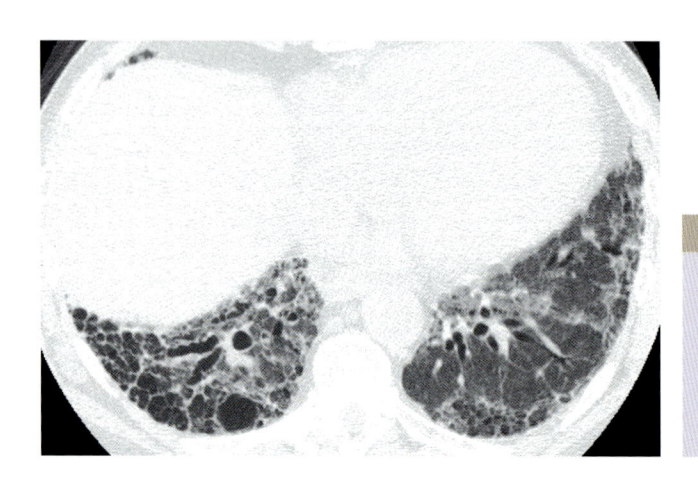

図 10-13
全身性硬化症に認められた UIP パターン 肺底部末梢肺の蜂巣肺を伴った線維化病変は，全身性硬化症の UIP パターンに一致する．この所見は，特発性肺線維症(IPF)や他の原因による UIP パターンと区別はできない．

明らかな線維化がないにもかかわらず，呼吸困難と拘束性の肺機能異常を示す．胸部単純 X 線写真上の所見では横隔膜の挙上が認められる．これは筋肉の脆弱性や横隔神経の異常に起因すると考えられる．

IPs や線維化は SLE では頻度は低いが，UIP，NSIP，OP などが起こりうる．

多発性筋炎と皮膚筋炎

筋炎(myositis)の所見として，筋力低下，関節炎，そしてその他の全身的な徴候がある．皮膚筋炎

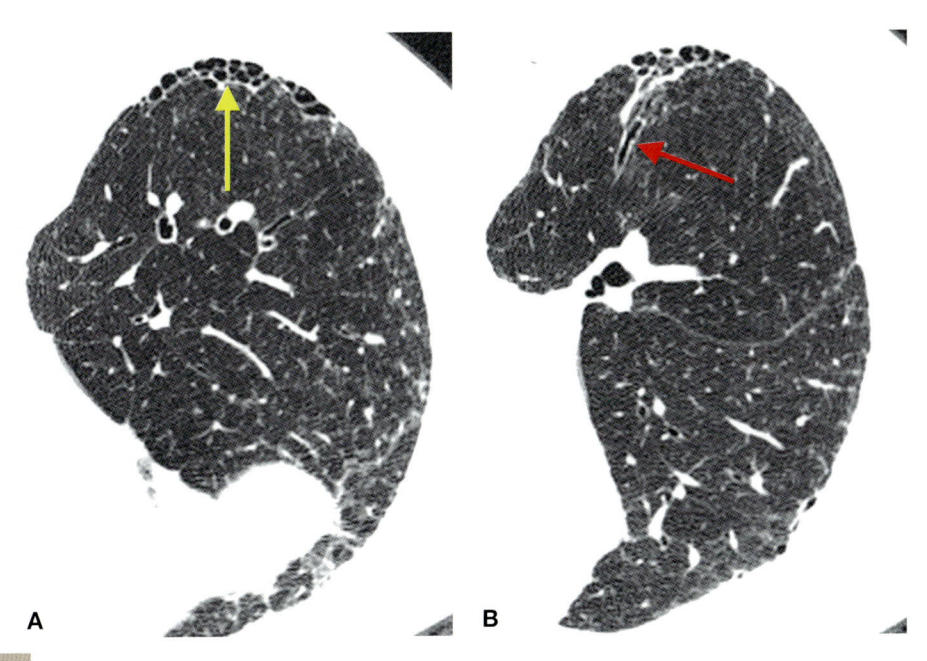

図 10-14
関節リウマチ(RA)のUIPパターン 蜂巣肺(A, 黄→)と軽度の牽引性気管支拡張(B, 赤→)が胸膜下に認められる. UIPパターンは, 関節リウマチ関連の間質性肺疾患のなかでは最も多いパターンである.

図 10-15
全身性紅斑性エリテマトーデス(SLE)における肺出血 SLEの患者において両側性のすりガラス影が認められるが, 所見は非特異的であり, 鑑別として肺水腫, DAD, 非定型肺炎, そして肺出血があげられる.

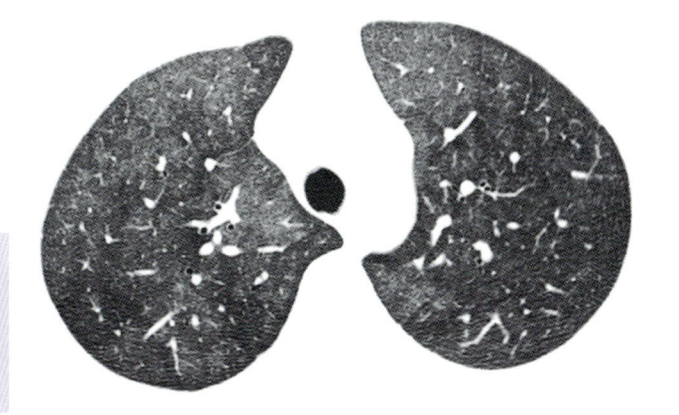

(dermatomyositis)は, これらに皮膚病変が加わる. **抗Jo-1抗体**がしばしば陽性であり, 炎症性の筋炎に特異的である. 肺の症状は, 慢性の間質性肺疾患によって生じるが, 呼吸筋の筋力低下, 咽頭筋の筋力低下による繰り返す誤嚥なども原因となる.

非特異性間質性肺炎(NSIP)は, 筋炎に伴う最も頻度の高いびまん性肺疾患である(図10-16). HRCTは肺底部胸膜下のすりガラス影, 不整網状影を示し, 牽引性気管支拡張や胸膜下のスペアも認められることがある. そのほかにOPもよく認められ, 斑状の浸潤影を呈する. NSIPとOPのオーバーラップが肺底部胸膜下主体のコンソリデーションとして認められる(図10-17).

急性の経過のDADが生じることもまれではなく, この場合, HRCTでは急激に出現する広範なすりガラス影が認められる. UIPパターンは, 筋炎の症例で認められることは少ない. まれにLIPパターンが認められる.

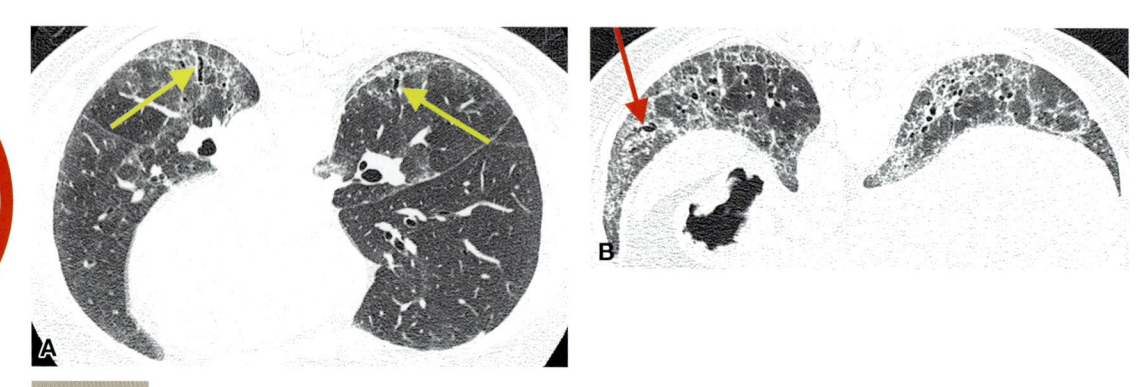

図 10-16
多発性筋炎に伴う NSIP 中肺野(A)および下肺野(B)レベルの腹臥位 HRCT では，肺底部胸膜下優位の不整網状影と牽引性気管支拡張(→)が認められる．胸膜直下のスペアも認められる．

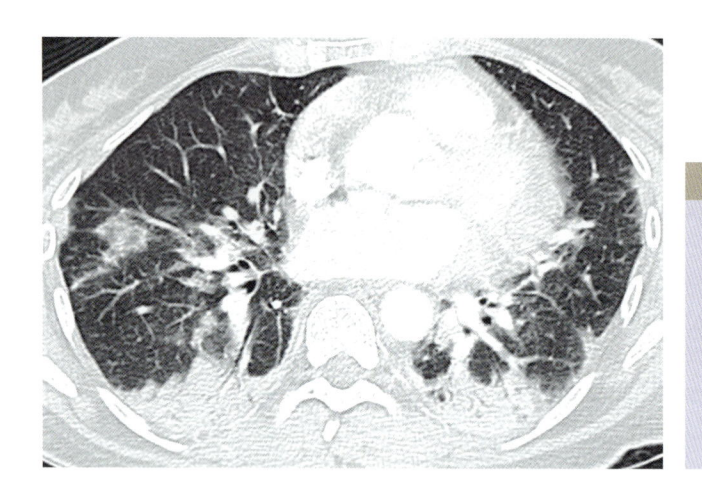

図 10-17
NSIP と OP が併存した多発性筋炎 HRCT では，胸膜下と背部にコンソリデーションが認められる．分布は NSIP に特異的であるが，コンソリデーション自体は NSIP に特徴的な所見ではない．病理学的には NSIP と OP の両者が存在していた．HRCT 上のコンソリデーションは OP により特徴的な所見である．

Sjögren 症候群

Sjögren 症候群は，眼と口腔に症状が出る膠原病である．涙腺と唾液腺の障害は，角膜乾燥(ドライアイ)と口腔乾燥(ドライマウス)を生じる．**抗 SSA 抗体，抗 SSB 抗体**がしばしば陽性となる．

肺病変として頻度の高いものは NSIP と LIP である．NSIP の HRCT 所見は強皮症と同様である．OP や UIP も認められるが比較的まれである．

LIP は通常，多発性の肺嚢胞を呈する(図 10-18)．嚢胞は通常，円形で壁は薄い．肺野全体に認められ，リンパ脈管筋腫症や Langerhans 細胞組織球症などに比べると嚢胞の数は少なく，数十かそれ以下である．すりガラス影と小葉中心性のすりガラス濃度結節が LIP や濾胞性細気管支炎で認められるが，嚢胞の所見より頻度は低い．

Sjögren 症候群では，その他のリンパ増殖性疾患を呈することがある．限局性リンパ様過形成は，良性，反応性のリンパ様細胞の集積の病態である．HRCT 上の最も多い所見は孤立性肺野結節や限局性浸潤影であるが，多発性の結節影も認められる．リンパ腫の発生は同じ年齢相の集団で比較すればその頻度は高い．所見は限局性リンパ様過形成に似ており，鑑別には生検が行われる．

混合性結合組織病(MCTD)

病名が示すように，MCTD は強皮症，SLE，そして筋炎がオーバーラップする病態である．抗 RNP 抗体がしばしば陽性であり，症状が出現する前に先行することがある．肺病変は約 60% の患者で認められる．

NSIP と UIP が多く，頻度の低いものとして，LIP，OP，そして肺血管病変がある．

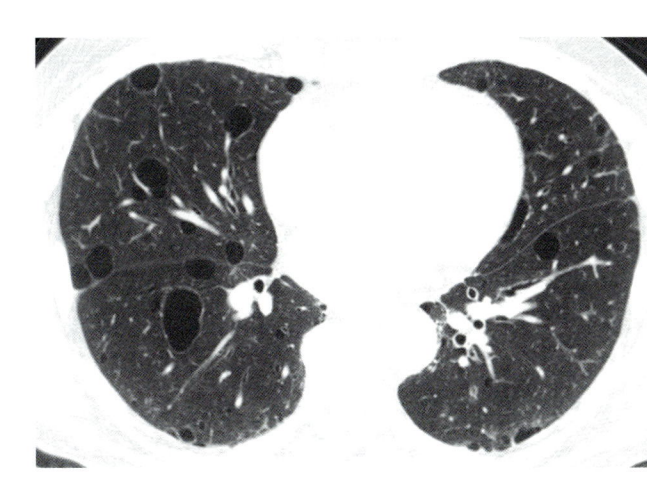

図10-18 Sjögren症候群におけるLIP
LIP，特にSjögren症候群に合併するものにおいては肺嚢胞が観察される．これらは円形で薄壁であり，数は多くはない．

参考文献

Aquino SL, Webb WR, Golden J. Bronchiolitis obliterans associated with rheumatoid arthritis : findings on HRCT and dynamic expiratory CT. J Comput Assist Tomogr 1994 ; 18 : 555-558.

Bankier AA, Kiener HP, Wiesmayr MN, et al. Discrete lung involvement in systemic lupus erythematosus : CT assessment. Radiology 1995 ; 196 : 835-840.

Bhalla M, Silver RM, Shepard JO, McLoud TC. Chest CT in patients with scleroderma : prevalence of asymptomatic esophageal dilatation and mediastinal lymphadenopathy. AJR Am J Roentgenol 1993 ; 161 : 269-272.

Fenlon HM, Doran M, Sant SM, Breatnach E. High-resolution chest CT in systemic lupus erythematosus. AJR Am J Roentgenol 1996 ; 166 : 301-307.

Franquet T, Giménez A, Monill JM, et al. Primary Sjögren's syndrome and associated lung disease : CT findings in 50 patients. AJR Am J Roentgenol 1997 ; 169 : 655-658.

Fujii M, Adachi S, Shimizu T, et al. Interstitial lung disease in rheumatoid arthritis : assessment with high-resolution computed tomography. J Thorac Imaging 1993 ; 8 : 54-62.

Kim EJ, Elicker BM, Maldonado F, et al. Usual interstitial pneumonia in rheumatoid arthritis-associated interstitial lung disease. Eur Respir J 2010 ; 35 : 1322-1328.

Kim JS, Lee KS, Koh EM, et al. Thoracic involvement of systemic lupus erythematosus : clinical, pathologic, and radiologic findings. J Comput Assist Tomogr 2000 ; 24 : 9-18.

Lee HK, Kim DS, Yoo B, et al. Histopathologic pattern and clinical features of rheumatoid arthritis-associated interstitial lung disease. Chest 2005 ; 127 : 2019-2027.

Mino M, Noma S, Taguchi Y, et al. Pulmonary involvement in polymyositis and dermatomyositis : sequential evaluation with CT. AJR Am J Roentgenol 1997 ; 169 : 83-87.

Primack SL, Müller NL. Radiologic manifestations of the systemic autoimmune diseases. Clin Chest Med 1998 ; 19 : 573-586.

Remy-Jardin M, Remy J, Cortet B, et al. Lung changes in rheumatoid arthritis : CT findings. Radiology 1994 ; 193 : 375-382.

Remy-Jardin M, Remy J, Wallaert B, et al. Pulmonary involvement in progressive systemic sclerosis : sequential evaluation with CT, pulmonary function tests, and bronchoalveolar lavage. Radiology 1993 ; 188 : 499-506.

Schurawitzki H, Stiglbauer R, Graninger W, et al. Interstitial lung disease in progressive systemic sclerosis : high-resolution CT versus radiography. Radiology 1990 ; 176 : 755-759.

Souza AS Jr, Müller NL, Marchiori E, Soares-Souza LV, de Souza Rocha M. Pulmonary abnormalities in ankylosing spondylitis : inspiratory and expiratory high-resolution CT findings in 17 patients. J Thorac Imaging 2004 ; 19 : 259-263.

Tanaka N, Kim JS, Newell JD, et al. Rheumatoid arthritis-related lung diseases : CT findings. Radiology 2004 ; 232 : 81-91.

Tanaka N, Newell JD, Brown KK, Cool CD, Lynch DA. Collagen vascular disease-related lung disease : high-resolution computed tomography findings based on the pathologic classification. J Comput Assist Tomogr 2004 ; 28 : 351-360.

Tanoue LT. Pulmonary involvement in collage vascular disease : a review of the pulmonary manifestations of the Marfan syndrome, ankylosing spondylitis, Sjögren's syndrome, and relapsing polychondritis. J Thorac Imaging 1992 ; 7 : 62-77.

Taorimina VJ, Miller WT, Gefter WB, Epstein DM. Progressive systemic sclerosis subgroups : variable pulmonary features. AJR Am J Roentgenol 1981 ; 137 : 277-285.

Tazelaar HD, Viggiano RW, Pickersgill J, Colby TV. Interstitial lung disease in polymyositis and dermatomyositis. clinical features and prognosis as correlated with histologic findings. Am Rev Respir Dis 1990 ; 141 : 727-733.

11 喫煙関連肺疾患

　喫煙が肺癌と関係が深いことはよく知られているが，びまん性肺疾患もまた喫煙関連死のひとつとして認識される病態である．喫煙関連肺疾患にはさまざまな病態があり，治療法や予後もさまざまである．この章では，喫煙関連のびまん性肺病変として，呼吸細気管支炎(RB)，剥離性間質性肺炎(DIP)，肺気腫，Langerhans細胞組織球症(LCH)について述べる．また，特発性肺線維症(IPF)も喫煙関連肺疾患として考えることができる．

呼吸細気管支炎(RB)と剥離性間質性肺炎(DIP)

　呼吸細気管支炎(respiratory bronchiolitis：RB)と剥離性間質性肺炎(desquamative interstitial pneumonia：DIP)は，喫煙によって惹起されるよく似た病態であるが，その頻度，異常所見の程度，そして臨床所見は互いに異なっている．RBにおいては，喫煙がsmall airwayとその周囲に反応性の変化を惹起し，肺胞性マクロファージの限局性浸潤と軽度の間質性肺炎が認められる．DIPでは，さらに広範な肺胞腔内のマクロファージの集積と炎症が認められ，RBと異なり，患者は症状を呈する．

　病理学的には，RBはほぼすべての喫煙者に普遍的に認められる変化であるが，症状を呈することは非常に少ない．RBは小葉中心性肺気腫の発生に関連していると考えられており，RBに伴う慢性の細胞浸潤と炎症が，のちに肺の破壊から肺気腫の発生を招くと推測される．

　RBが症状を呈した場合には，この病態は**呼吸細気管支炎関連間質性肺疾患**(respiratory bronchiolitis interstitial lung disease：RB-ILD)とよばれる．

　RB-ILDとDIPは若い患者に多く(30〜40歳台)，禁煙やステロイド治療によって改善し，他の間質性肺疾患と比較して，予後は非常に良好である．しかし，DIPの25％は，適切な治療を行わないと線維化に移行するといわれている．

表 11-1	呼吸細気管支炎 (RB) の HRCT 所見

すりガラス濃度の小葉中心性結節
軽度のモザイク血流/エア・トラッピング
上肺野内層の分布

表 11-2	剥離性間質性肺炎 (DIP) の HRCT 所見

すりガラス影
限局性の空気濃度の透過性亢進 (嚢胞あるいは肺気腫)
肺底部胸膜下優位の分布

RB と DIP の HRCT 所見

　RB と DIP の HRCT 所見は互いに違いがある (表 11-1, 2) が, また, これらには共通点も多い. 典型的には, RB/RB-ILD の HRCT では, すりガラス濃度の小葉中心性結節が認められ, これは, この病態に特異的な細気管支や細気管支周囲のマクロファージの浸潤を反映している (図 11-1 A, B). これらの結節は, 上肺野の中枢側に優位で, 小葉中心性肺気腫の分布に似る. モザイク血流やエア・トラッピングも伴いうるが軽度である (図 11-2 A, B).

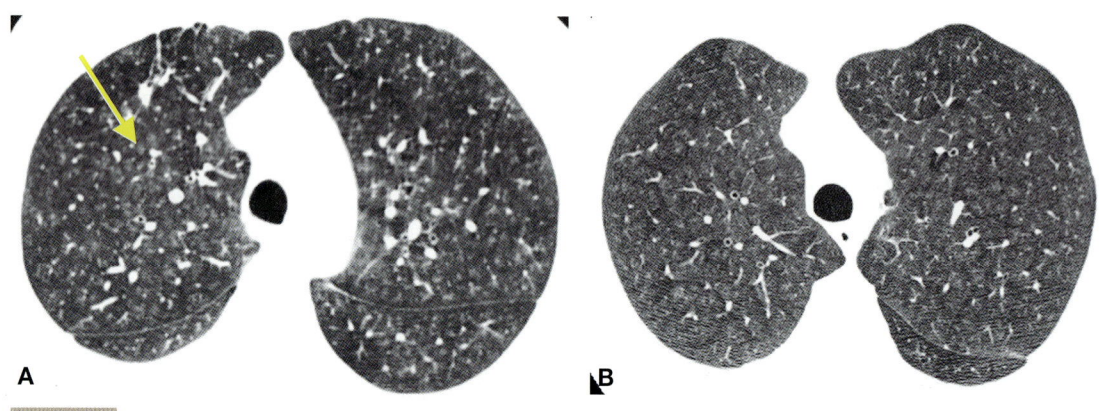

図 11-1
呼吸細気管支炎と呼吸細気管支炎関連間質性肺疾患　A：無症状の喫煙者の HRCT. すりガラス濃度の小葉中心性結節を認め (→), 呼吸細気管支炎 (RB) に認められる細気管支周囲の細胞浸潤, 炎症所見を反映している. B：軽度の呼吸困難を呈している患者の HRCT. より広範に分布するより大きなすりガラス濃度の小葉中心性結節を認め, 呼吸細気管支炎の所見である. これは有症状の RB の状態であり, 呼吸細気管支炎関連間質性肺疾患とよばれる.

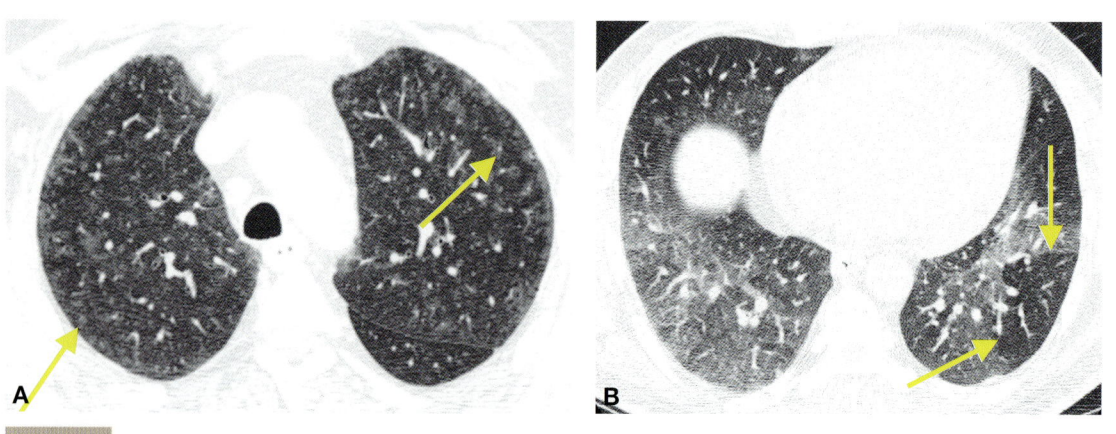

図 11-2
軽度のエア・トラッピングを伴った呼吸細気管支炎　上肺野レベルの HRCT (A) では, すりガラス濃度の小葉中心性結節を認める (→). 下肺野レベルの呼気 HRCT (B) では, 斑状のエア・トラッピングを認める (→).

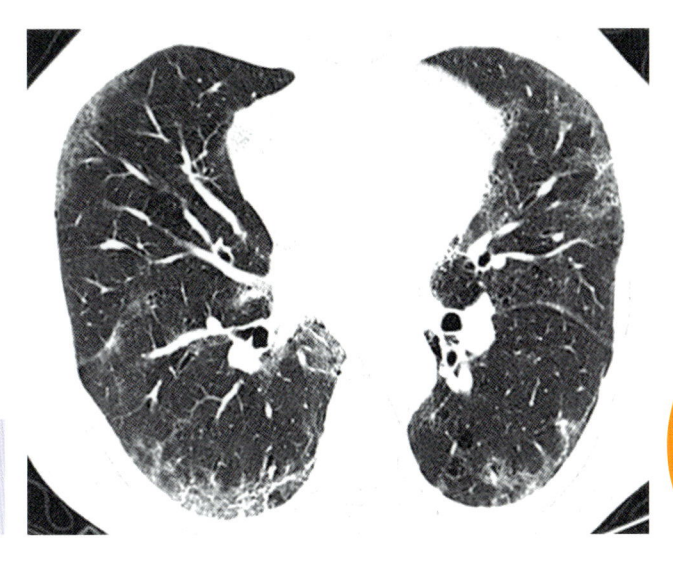

図 11-3
剝離性間質性肺炎（DIP） この喫煙者に認められた DIP の HRCT では，肺野末梢にすりガラス影が認められる．

　DIP はほぼ常にすりガラス影を示し，それらは肺底部胸膜下の分布であり（図 11-3），通常型間質性肺炎（UIP）や非特異性間質性肺炎（NSIP）と同様である．すりガラス影の中には囊胞が散見されたり，斑状の肺気腫が認められる（図 11-4）．つまり，喫煙者において囊胞と肺気腫を伴ったすりガラス影の存在は DIP の診断価値が高い．まれにすりガラス影が線維化に変化することもあり，不整な網状影と牽引性

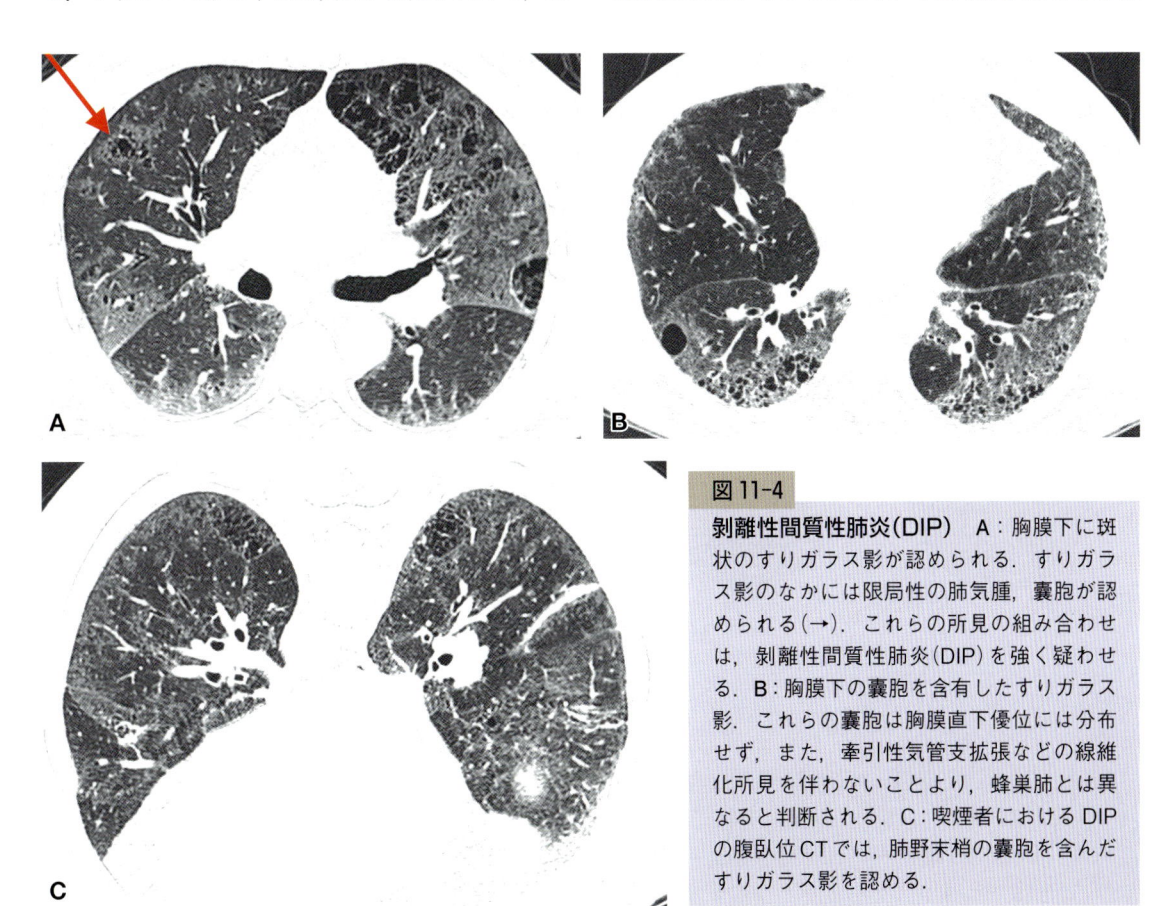

図 11-4
剝離性間質性肺炎（DIP） A：胸膜下に斑状のすりガラス影が認められる．すりガラス影のなかには限局性の肺気腫，囊胞が認められる（→）．これらの所見の組み合わせは，剝離間質性肺炎（DIP）を強く疑わせる．B：胸膜下の囊胞を含有したすりガラス影．これらの囊胞は胸膜直下優位には分布せず，また，牽引性気管支拡張などの線維化所見を伴わないことより，蜂巣肺とは異なると判断される．C：喫煙者における DIP の腹臥位 CT では，肺野末梢の囊胞を含んだすりガラス影を認める．

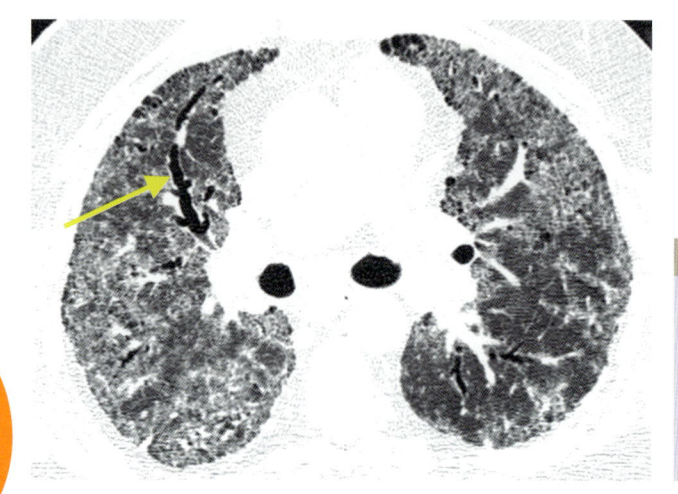

図 11-5
線維化を伴った剥離性間質性肺炎(DIP)
線維化病変は，DIP ではまれな経過であるが，もしもそれが存在する場合には牽引性気管支拡張(→)と網状影が重合したすりガラス影として描出される．DIP においては蜂巣肺は非常にまれである．

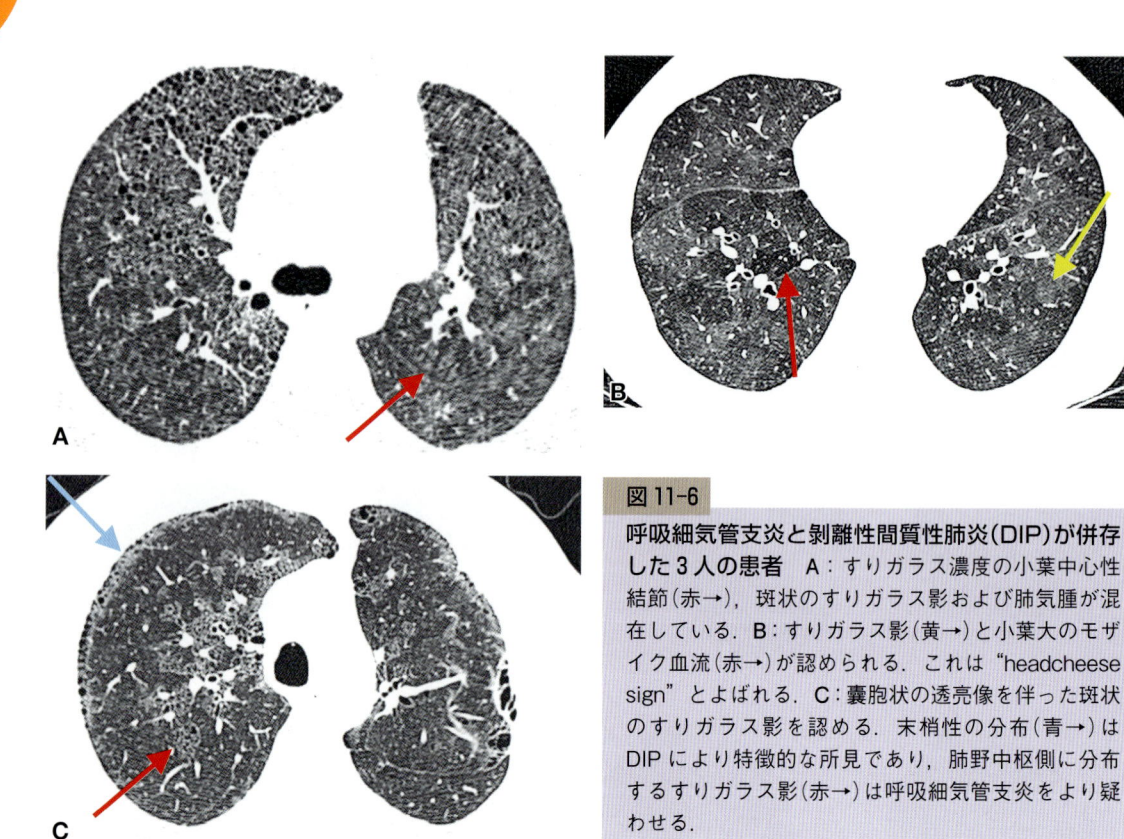

図 11-6
呼吸細気管支炎と剥離性間質性肺炎(DIP)が併存した3人の患者　A：すりガラス濃度の小葉中心性結節(赤→)，斑状のすりガラス影および肺気腫が混在している．B：すりガラス影(黄→)と小葉大のモザイク血流(赤→)が認められる．これは "headcheese sign" とよばれる．C：嚢胞状の透亮像を伴った斑状のすりガラス影を認める．末梢性の分布(青→)は DIP により特徴的な所見であり，肺野中枢側に分布するすりガラス影(赤→)は呼吸細気管支炎をより疑わせる．

気管支拡張が認められる(図11-5)．蜂巣肺はまれである．

　RB と DIP は同じ病態のスペクトラムを表しており，HRCT 上の所見は共通することが多い(図11-6 A〜C)．すりガラス影の分布は肺底部胸膜下から上肺野肺門側までさまざまである．すりガラス濃度の小葉中心性結節を伴った斑状のすりガラス影も認められる．嚢胞，肺気腫，モザイク血流あるいはエア・トラッピングも伴うことがある．

鑑別診断
　慢性の症状を呈する患者において，RB, DIP と鑑

表 11-3 肺気腫のHRCT所見

小葉中心性	上肺野内層の分布 限局性の空気の透亮像 壁は明らかではない 透亮像の中心に小葉中心性の肺動脈（点状）
傍隔壁性	胸膜下分布 限局性の空気の透亮像 透亮像は境界明瞭，薄壁を有する 単層の囊胞 小葉中心性の肺気腫を伴うこともある
汎小葉性	下肺野，びまん性の分布 肺の透過性亢進，病変は限局性ではない 病変部位では血管は狭小化

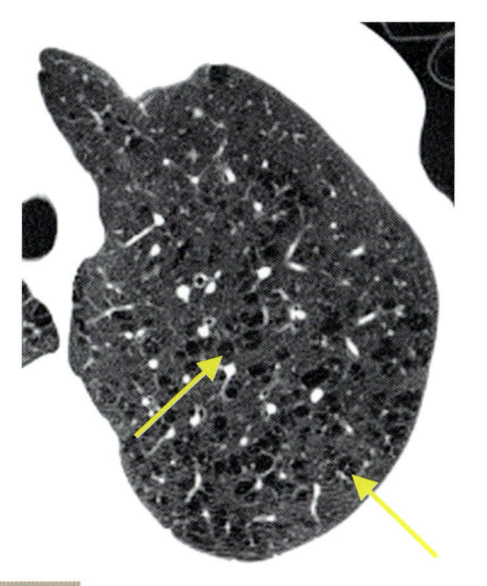

敏性肺炎の可能性は低くなるが，喫煙が過敏性肺炎を否定できるわけではない．すりガラス影や小葉中心性結節を伴った線維化病変の存在は，過敏性肺炎を疑わせる所見であり，RBやDIPでは線維化の所見が乏しい点と異なる．また，モザイク血流やエア・トラッピングは過敏性肺炎により高度である．

濾胞性細気管支炎/リンパ球性間質性肺炎(FB/LIP)も小葉中心性結節，すりガラス影，そして軽度のモザイク血流/エア・トラッピングを呈する病態であるが，これらは典型的には膠原病や免疫不全状態に伴って認められる点で異なる．

非特異性間質性肺炎(NSIP)の病変分布はDIPの病変分布と同様であり，肺底部胸膜下優位であるが，多くは膠原病や薬剤と関連し，また，線維化の存在はNSIPのほうを示唆する所見である．

肺気腫

喫煙による慢性の細胞浸潤と炎症性変化は，経時的に肺の破壊から肺気腫(emphysema)を招く．ここでは，そのHRCT所見を簡単に記載する(表11-3)こととし，詳細は5章に述べる．

小葉中心性肺気腫

小葉中心性肺気腫(centrilobular emphysema)は喫煙と深く関連する．小葉中心性肺気腫のHRCT所見は特徴的であり，その診断に肺生検は必要としない．HRCTは小葉中心性肺気腫の初期の患者において肺機能検査よりも鋭敏である．

小葉中心性肺気腫のHRCT所見は，明らかな壁構造を有さない限局性の空気濃度の低吸収域であり，上肺野の内層に分布する傾向がある(図11-7)．肺動脈や小肺動脈などの血管構造がこれらの低吸収域の中心に認められる．ブラ(bullae)も伴うことがある．

傍隔壁性肺気腫

傍隔壁性肺気腫(paraseptal emphysema)は，しばしば小葉中心性肺気腫に合併し，多くの場合，喫煙に関連して発生する．胸膜下に一層の薄壁囊胞として描出され，大きくなるとブラとして認識される．

汎小葉性肺気腫

汎小葉性肺気腫(panlobular emphysema)は，し

図 11-7　小葉中心性肺気腫　左肺の拡大HRCTでは，典型的な小葉中心性肺気腫の所見を認める．肺野の内層優位に明らかな壁構造を伴わない透亮像を認める．これらの透亮像の中心には小葉中心性の肺動脈を認める(→)．

別すべき病態は，すりガラス影，すりガラス濃度の小葉中心性結節，囊胞，そしてモザイク血流を呈する以下のようなものである．過敏性肺炎はこれらを示しうる病態のひとつである．喫煙者においては過

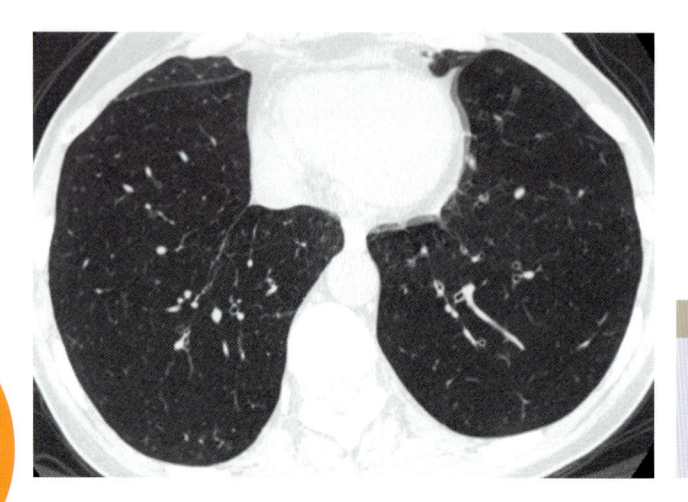

図 11-8
喫煙による汎小葉性肺気腫 喫煙関連の肺気腫が進行すると，汎小葉性肺気腫の形状を呈する．広範な肺野の透過性亢進と肺血管の狭小化を認める．

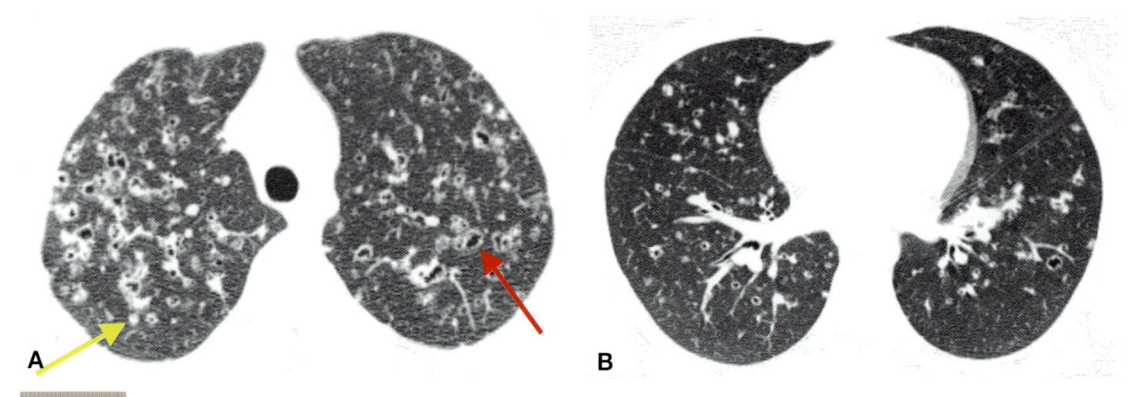

図 11-9
Langerhans 細胞組織球症：早期 HRCT では，軟部組織濃度の結節（黄→）と空洞性の結節あるいは囊胞（赤→）が認められる．囊胞は不整な形状を呈し，壁の厚さもさまざまである．病変は上肺野（A）が下肺野（B）よりも優位である．結節は本疾患の早期において特徴的である．

ばしば α_1-アンチトリプシン欠損症に合併するが，また喫煙関連の重症の肺気腫の形状としても認識される（図11-8）．小葉中心性肺気腫が増大し融合すると，小葉全体の肺気腫として認識されるからである[†1]．HRCT における汎小葉性肺気腫は，びまん性の濃度低下と血管の狭小化を呈する．α_1-アンチトリプシン欠損症では分布は下肺野優位であるが，喫煙者では上肺優位に認められる．

Langerhans 細胞組織球症（LCH）

成人の肺 Langerhans 細胞組織球症（Langerhans cell histiocytosis：LCH）は喫煙と関連する．RB や DIP と同じように，成人の Langerhans 細胞組織球症は30～40歳台に多い．症状はさまざまであり，無症状のこともあれば，高度の呼吸困難を呈することもある．時には，肺移植が必要になる患者もいる．他の肺の囊胞性病変と同じように気胸は初発症状のひとつである．

---

†1 訳者注：このタイプの肺気腫は，厳密には汎小葉性肺気腫には分類されない．高度に進行した小葉中心性肺気腫においても，小葉辺縁には高度に圧排された小葉辺縁の肺構造が確認できることが多い．本来の汎小葉性肺気腫は，初期より小葉内の気腔が均等に拡張するものと推測される．

表 11-4	Langerhans 細胞組織球症のHRCT所見

軟部組織濃度の小葉中心性結節
結節の空洞化と壁厚の囊胞への変化
不整で奇妙な形状の囊胞
上肺野優位，肋骨横隔膜角のスペア
自然気胸

HRCT 所見

　HRCT において，LCH の所見(表 11-4)はその進行度に応じて異なる．早期には，肺結節が散見されるが，時間とともにこれらは空洞化する(図 11-9 A, B)．LCH の結節は通常，軟部組織濃度であるが，まれにすりガラス濃度の小葉中心性結節が目立つ場合もある．

　さらに進行すると，壁の厚い囊胞が明瞭となり，結節，空洞性結節，そして囊胞が混在するようになる．囊胞は，不整形の形状を呈し，奇妙な(bizarre)，分岐状の，そしてクローバー様の形態を呈する(図 11-10)．さらに進むと囊胞が肺野全体を占拠することとなる(図 11-11)．囊胞壁は次第に薄くなり，小葉中心性肺気腫との区別が難しくなる．

　LCH の肺病変は上肺野優位であり，肺底部や肋骨横隔膜角はスペアされることが特徴である．なお，胸水の合併はまれである．

鑑別診断

　LCH の鑑別診断としては，他の囊胞性肺病変，特にリンパ脈管筋腫症(lymphangioleiomyomatosis：LAM)があげられる(図 11-12)．この両者は広範な囊胞性肺病変を形成するが，鑑別は可能である．LCH では，囊胞の形状は奇妙な(bizarre)形状を呈し，上肺優位で壁は肥厚する．それに対して LAM の囊胞は円形で，壁が薄く，びまん性に分布する．さらに，LAM はほぼ全例が女性に発症するので，男性の囊胞性病変で LAM を通常疑うことはない．他の囊胞性病変，たとえばリンパ球性間質性肺炎(LIP)などにおいては囊胞の数が少ないという特徴がある．

　結節の存在は LCH の可能性を，また胸水の存在は LAM の可能性を高くする．他の空洞性結節の原因疾患，たとえば敗血症性塞栓，真菌感染，Wegener 肉芽腫症(GPA)，囊胞性転移(例：子宮内膜癌)，気管気管支乳頭腫症などの所見は LCH に似

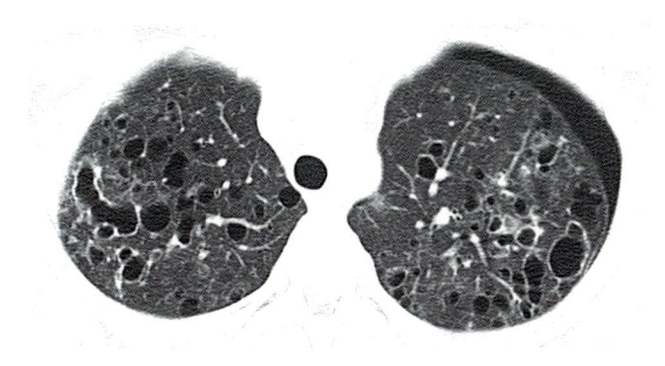

図 11-10
Langerhans 細胞組織球症：囊胞　囊胞病変が主体の喫煙者の患者．囊胞は不整な形状を呈し，薄壁の囊胞と壁厚の囊胞が混在している．左気胸が認められるが，気胸による急性の症状がなければ，患者は無症状である．

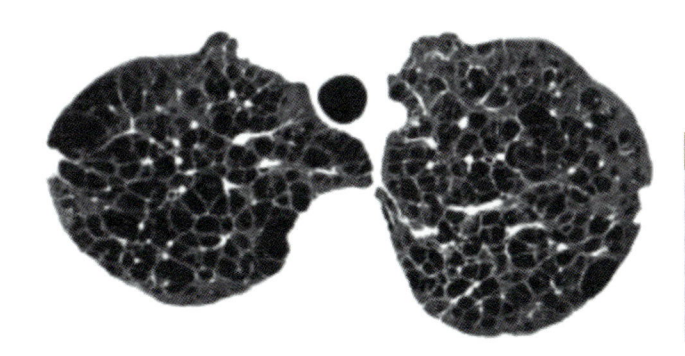

図 11-11
Langerhans 細胞組織球症：囊胞　Langerhans 細胞組織球症が進行すると，囊胞が増大し，肺野の大部分を占拠するようになる．通常，この段階では結節は認められず，時に肺気腫との区別が難しい．

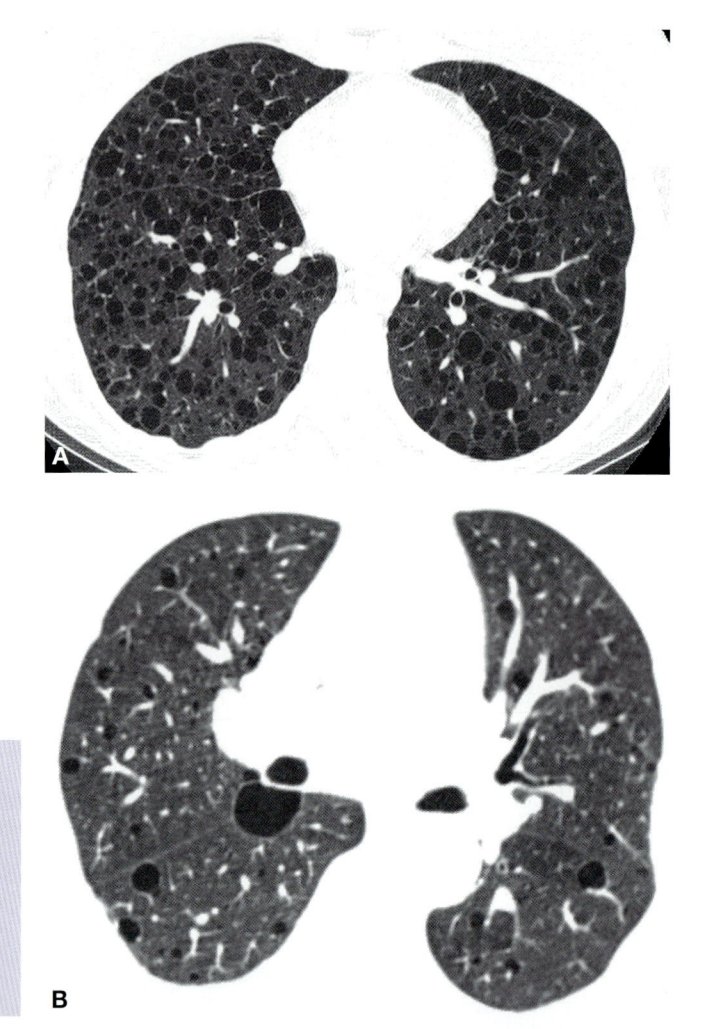

図11-12
Langerhans細胞組織球症(LCH)の鑑別診断 LCHとリンパ脈管筋腫症(LAM)はいずれも広範な囊胞性病変を形成する．A：LAMの囊胞はLCHと異なり，円形で辺縁は整である．LAMでは結節性病変を伴わず，肺底部のスペアもない．B：神経線維腫症(neurofibromatosis)の囊胞．囊胞はLCHよりも密度が少なく，より円形である．

るが，これらの疾患の結節はLCHよりも大きいことが多い．

線維化性肺疾患

肺の線維化は喫煙者によく認められる病理像であるが，HRCTにてそれらが確認できることは少ない．以前に議論したように，DIPの患者の一部は線維化に移行することがある．また，喫煙とIPFとの関連はよく知られている．

IPFの患者の40〜80％には喫煙歴がある．肺気腫とIPFが混在している患者(図11-13)では，比較的正常の肺機能検査を呈するが，IPFの患者よりも肺高血圧の頻度が高いことが知られている[†2]．

肺気腫は，HRCT上で線維性変化様の所見を呈することがある．肺野末梢の小葉中心性あるいは傍隔壁性肺気腫は蜂巣肺と紛らわしいことがあり，特にすりガラス影や網状影が隣接している場合には類似することがある．肺気腫は通常，上肺野に分布するので，病変が下肺野にある点は線維症を疑う手立てとなる．もしも，高度の肺気腫が併存している場合には，UIPパターンと診断する際は特に慎重になる

[†2] 訳者注：これはいわゆるCPEF(combined pulmonary fibrosis and emphysema)の病態を指している．これは，重喫煙者にみられる，上肺が肺気腫，下肺が肺線維症の病態で，肺高血圧や肺癌のリスクが高い．肺機能は，閉塞性変化と拘束性変化が互いに相殺し合い，異常は一見軽度にみえるが肺拡散能の低下などが顕著となる．図11-13参照．

図 11-13

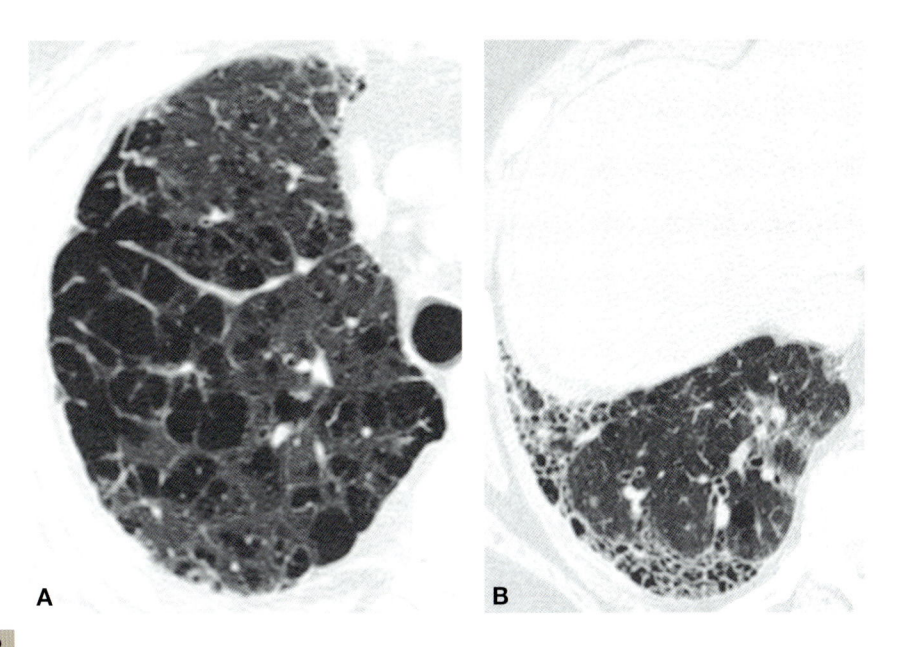

CPFE(combined pulmonary fibrosis and emphysema)　A：肺野上葉の小葉中心性肺気腫．B：肺底部には線維化病変を伴い，蜂巣肺を認め，UIPパターンに矛盾しない．比較的正常の肺機能検査と高頻度の肺高血圧を伴うことが特徴である．(p.194の訳者注†2参照)

必要がある．

参考文献

- Abbott GF, Rosado-de-Christenson ML, Franks TJ, et al. Pulmonary Langerhans cell histiocytosis. Radiographics 2004；24：821-841.
- Brauner MW, Grenier P, Mouelhi MM, et al. Pulmonary histiocytosis X：evaluation with high resolution CT. Radiology 1989；172：255-258.
- Brauner MW, Grenier P, Tijani K, et al. Pulmonary Langerhans cell histiocytosis：evolution of lesions on CT scans. Radiology 1997；204：497-502.
- Foster WL Jr, Gimenez EI, Roubidoux MA, et al. The emphysemas：radiologic-pathologic correlations. Radiographics 1993；13：311-328.
- Goldin JG. Imaging the lungs in patients with pulmonary emphysema. J Thorac Imaging 2009；24：163-170.
- Hartman TE, Primack SL, Swensen SJ, et al. Desquamative interstitial pneumonia：thin-section CT findings in 22 patients. Radiology 1993；187：787-790.
- Heyneman LE, Ward S, Lynch DA, et al. Respiratory bronchiolitis, respiratory bronchiolitis-associated interstitial lung disease, and desquamative interstitial pneumonia：different entities or part of the spectrum of the same disease process? AJR Am J Roentgenol 1999；173：1617-1622.
- Hidalgo A, Franquet T, Gimenez A, et al. Smoking-related interstitial lung disease：radiologic-pathologic correlation. Eur Radiol 2006；16：2463-2470.
- Nakanishi M, Demura Y, Mizuno S, et al. Changes in HRCT findings in patients with respiratory bronchiolitis-associated interstitial lung disease after smoking cessation. Eur Respir J 2007；29：453-461.
- Park JS, Brown KK, Tuder RM, Hale VA, King TE Jr, Lynch DA. Respiratory bronchiolitis-associated interstitial lung disease：radiologic features with clinical and pathologic correlation. J Comput Assist Tomogr 2002；26：13-20.
- Remy-Jardin M, Edme JL, Boulenguez C, Remy J, Mastora I, Sobaszek A. Longitudinal follow-up study of smoker's lung with thin-section CT in correlation with pulmonary function tests. Radiology 2002；222：261-270.
- Remy-Jardin M, Remy J, Gosselin B, Becette V, Edme JL. Lung parenchymal changes secondary to cigarette smoking：pathologic-CT correlations. Radiol-

ogy 1993；186：643-651.
Ryu JH, Myers JL, Capizzi SA, Douglas WW, Vassallo R, Decker PA. Desquamative interstitial pneumonia and respiratory bronchiolitis-associated interstitial lung disease. Chest 2005；127：178-184.

Tazi A, Soler P, Hance AJ. Adult pulmonary Langerhans cell histiocytosis. Thorax 2000；55：405-416.
Thurlbeck WM, Müller NL. Emphysema：definition, imaging, and quantification. AJR Am J Roentgenol 1994；163：1017-1025.

12 サルコイドーシス

　サルコイドーシス(sarcoidosis)は，**リンパ路の非乾酪性の肉芽腫形成**を特徴とし，多臓器を侵す特発性の疾患である．患者は通常50歳以下で，高齢者で初めて診断されることはまれである．サルコイドーシスは全身性の疾患であるが，少なくとも90％の症例で胸部の病変形成がみられる．このために，HRCTは，サルコイドーシスが疑われる患者では最初に行われるべき診断手法である．

　サルコイドーシスには強い地域性が存在し，スカンジナビアの家系とアフリカ系アメリカ人に多い．また，米国に比べ，アジアや赤道近くの国では少ない．

　患者のほぼ半数は無症状であり，他の目的で撮影された画像検査によって偶然に発見される．他のびまん性肺疾患と比べて死亡率は低く，1～5％程度とされる．

サルコイドーシスの病期分類

　サルコイドーシスの病期分類は，単純X線写真によって行われ，HRCTは原則として用いられない．しかし，HRCTで描出される軽度の肺野病変やリンパ節腫大は胸部単純X線写真では認められないことが多い．

　胸部単純X線写真による病期分類は以下である．
　Stage 0：正常
　Stage I：肺門リンパ節腫脹のみ
　Stage II：肺門リンパ節腫脹＋肺野病変
　Stage III：肺野病変のみ
　Stage IV：線維化病変

　この病期分類は予後を推定したり，病変が無治療で改善するか否かを推定したりするときに役に立つことがある．Stage Iの患者の約90％は自然に病変は縮小するが，Stage IIIの患者での自然寛解は10～20％にすぎない．

サルコイドーシスの肺野病変

　サルコイドーシスの肺野病変は，間質や気道に沿った肉芽腫形成，その後にみられる肺の線維化や気道の閉塞性変化である．HRCTでみられる異常所見としては，リンパ路に沿った結節，コンソリデーション，腫瘤，すりガラス影，モザイク血流，エア・トラッピング，不整網状影，牽引性気管支拡張，囊胞，そして蜂巣肺などがある(表12-1)．全例ではないが，病変の多くは上肺野優位に分布する．

表12-1　サルコイドーシスに特徴的なHRCT像

結　節	リンパ路性分布 気管支肺動脈束周囲あるいは胸膜下分布 境界明瞭 衛星結節, galaxy sign
コンソリ デーション	斑状, 両側性 気管支肺動脈束周囲あるいは胸膜下分布
気道病変	気道狭窄あるいは気道閉塞 無気肺 モザイク血流 エア・トラッピング
線維化	不整な網状影 牽引性気管支拡張 肺門周囲の線維性腫瘤 囊胞性変化 蜂巣肺 (まれ) 上肺優位, 気管支肺動脈束周囲分布

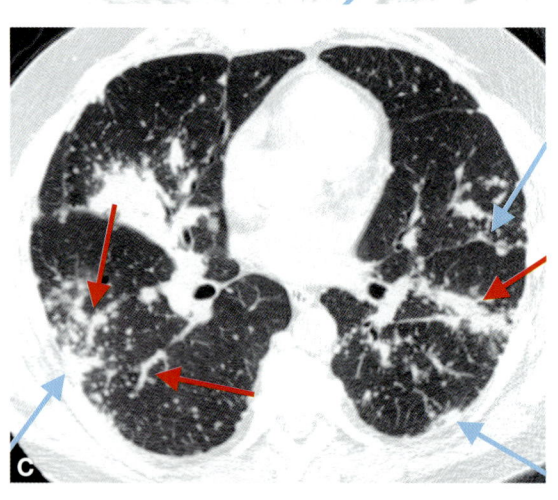

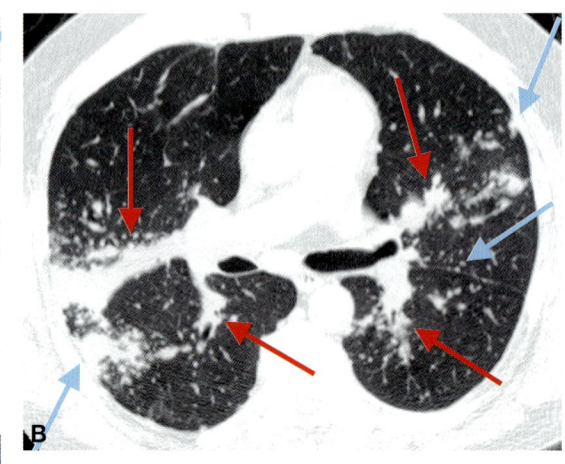

リンパ路性結節

　サルコイドーシスの肉芽腫は肺のリンパ路に沿って形成される．顕微鏡的な肉芽腫の集簇が**リンパ路に沿った結節性病変**(perilymphatic nodule)を形成する．これらの詳細については3章で述べた．結節性病変は肺野に斑状に分布し，結果として肺野のある領域は正常，ある領域は異常というパターンとなる．

　以下のリンパ路構造がサルコイドーシスにおいてよく侵される．
1. 肺門周囲の気管支肺動脈束周囲間質
2. 小葉中心性 (気管支肺動脈束周囲) 間質
3. 胸膜下間質
4. 小葉間隔壁

　サルコイドーシスの結節は境界明瞭で，肺門周囲の気管支肺動脈束周囲間質と胸膜下間質がよく侵される (図12-1〜12-3)．間質に形成される結節の集簇は，しばしば中枢側の気管支や肺動脈周囲に形成さ

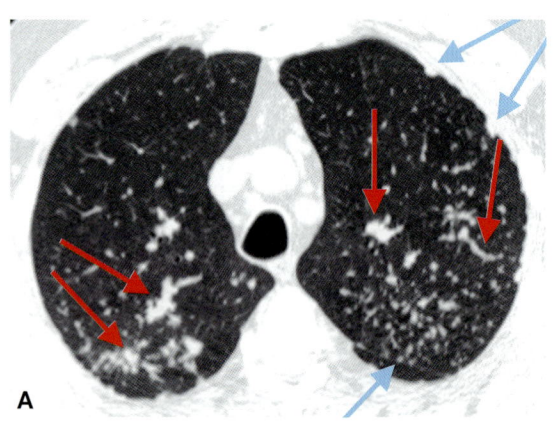

図12-1
気管支肺動脈束周囲や胸膜下の結節を形成した典型的なサルコイドーシス(1)　A〜C：肺野病変が広範な患者．HRCTでは結節が集簇し腫瘤状となった所見が，肺門周囲の血管や気管支を取り囲むように気管支肺動脈束周囲間質優位に認められる (B, 赤→)．また，より末梢の肺動脈，気管支の分岐 (A, C, 赤→)，胸膜下間質や葉間胸膜 (青→) にも認められる．

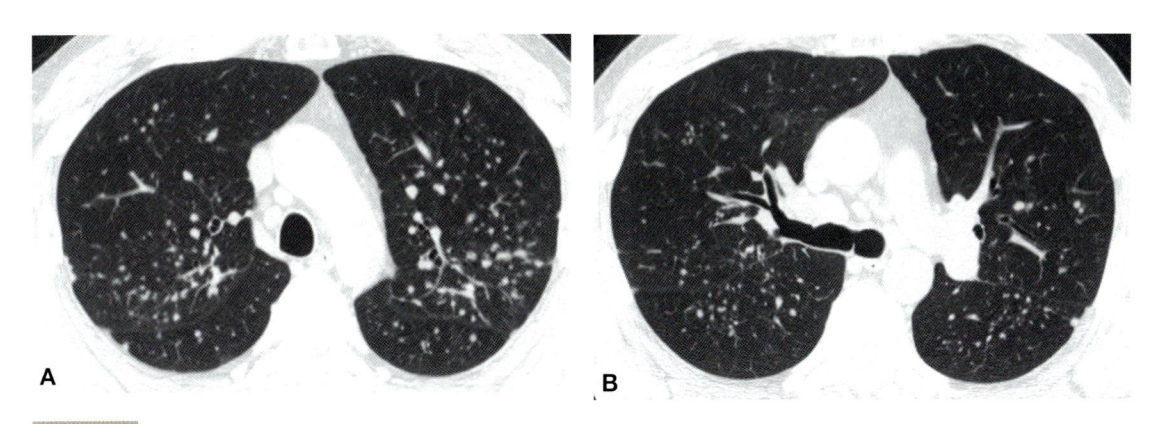

図 12-2
気管支肺動脈束周囲や胸膜下の結節を形成した典型的なサルコイドーシス(2)　A：HRCT では肺門周囲に散在する結節を認める．この症例では，図 12-1 と比較して気道系との明瞭な関係は指摘しにくいが，胸膜下の結節は明瞭である．B：Aより下方のレベルでは，結節の分布はやや粗となる．このような上肺野優位の分布はサルコイドーシスに特徴的である．

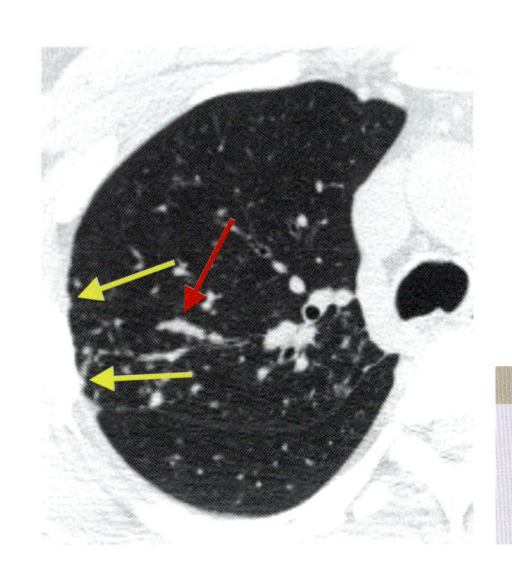

図 12-3
気管支肺動脈束周囲や胸膜下の結節を形成した典型的なサルコイドーシス(3)　この患者では右上葉に限局性の病変形成が認められ，気管支肺動脈束周囲(赤→)と胸膜下(黄→)に結節性病変が認められる．

れる．結節が集簇した腫瘤様陰影もこの領域に認められる．結節や結節の集簇は葉間胸膜などの胸膜下間質にもよく形成される．気管支肺動脈束周囲と胸膜下のどちらの病勢が強いのかについては症例によってさまざまである(図 12-1〜12-3)．

気管支肺動脈束の結節の密度が高かったり，あるいは気道壁に沿って存在する場合，太い気管支を閉塞させ，時に肺葉の虚脱を招くことがある(図 12-4)．

まれに，結節が小葉中心性の分布を呈したり(図 12-5)，あるいは小葉間隔壁に多く分布する場合がある(図 12-6)．このような場合，結節は胸膜下や気管支肺動脈周囲間質にも同時に観察される．

サルコイドーシスは，時にランダム分布に似た結節の所見を呈する．しかし，このような症例でも，多くの場合リンパ路性の分布が確認できる．このような場合，分布は通常均一ではなく，気管支肺動脈周囲や胸膜下の間質の分布が通常のランダム分布よりも強い傾向がある(図 12-7)．

サルコイドーシスの結節は，中枢，末梢いずれの気道周囲の間質をも侵すために，経気管支生検によって確定診断に至ることが多くの場合で可能である．ただし，これらの病理診断は，HRCT 所見や臨

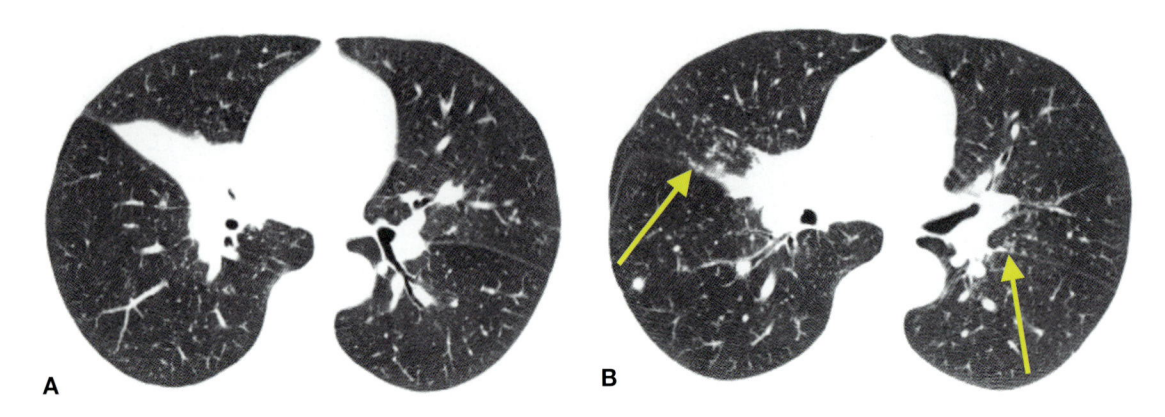

図 12-4
右中葉の無気肺を伴ったサルコイドーシス 気管支肺動脈束周囲や気管支内腔の広範な肉芽腫性病変が気管支の狭窄，閉塞を生じさせている．A：この患者では，肺門リンパ節の腫脹に伴う気道の狭窄により，右中葉の無気肺が認められる．B：異なるレベルでは，肺野病変が散在し，葉間胸膜にも病変が認められる（→）．

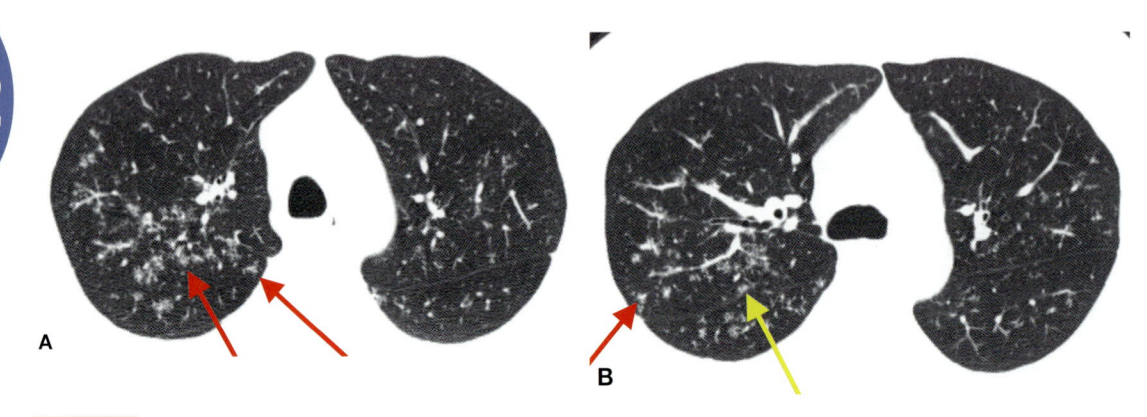

図 12-5
サルコイドーシスにおける小葉中心性結節 A，B：この患者では，結節影は小葉中心性に認められ，辺縁は不明瞭である（赤→）．いくつかの胸膜下結節（B，黄→）も認められる．気管支肺動脈束周囲間質は，肺野末梢の小葉中心性の細気管支や肺動脈に連続する．サルコイドーシスの患者では時にこれらの末梢間質がおもに侵され，境界明瞭あるいは不明瞭な小葉中心性結節を形成することがある．

床所見と併せて行う必要がある．なぜならば，サルコイドーシスでみられる非乾酪性肉芽腫は他の疾患でも認められるからである．したがって，最終診断は，病理，画像，臨床を総合して行われるべきである．

鑑別診断
リンパ路に分布する結節性病変の鑑別としては，癌性リンパ管症，リンパ球性間質性肺炎（LIP），珪肺や炭坑夫肺などの塵肺，そしてアミロイドーシスがある（表12-2）．これらの診断には臨床的な情報が重要である．たとえばLIPの患者は通常，膠原病や免疫不全の病歴を有している．癌性リンパ管症は典型的には担癌患者に認められる．塵肺の患者は，粉塵曝露の既往がある．サルコイドーシスは，他のリンパ路間質性病変に比べ若い患者に多い傾向がある．

結節の形状と分布は，リンパ路結節性病変としてのサルコイドーシスを疑ううえで有用である．サルコイドーシスの結節はしばしば気管支肺動脈束および胸膜下間質に認められる．癌性リンパ管症の結節は，リンパ路性の結節病変のなかでは2番目に多い病態であるが，小葉間隔壁に強い傾向がある．また，

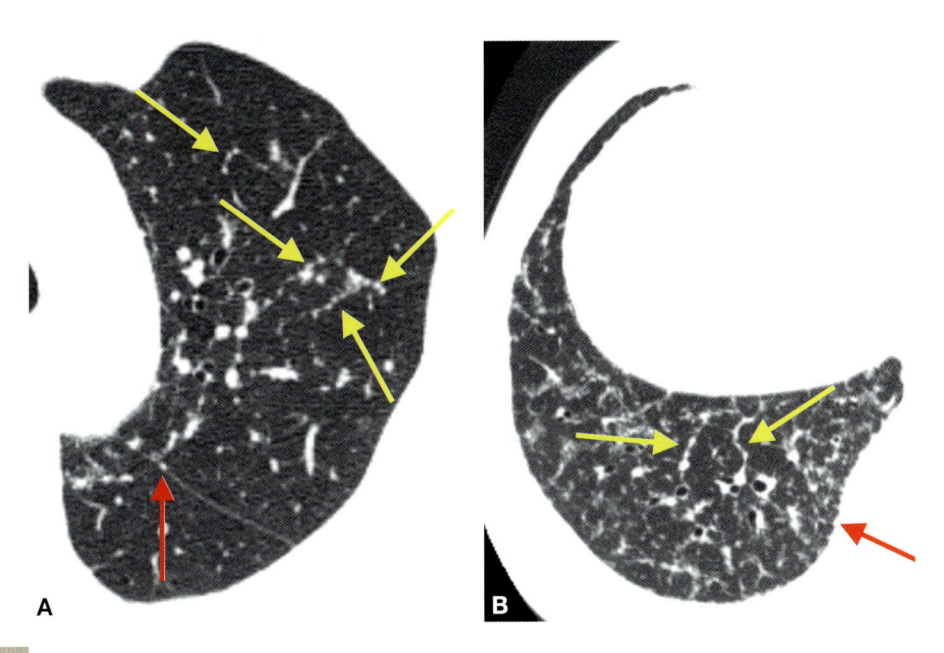

図 12-6
二人のサルコイドーシス患者にみられた小葉間隔壁の肥厚　まれに，サルコイドーシスは，結節状の小葉間隔壁の肥厚がおもな所見として認められる場合がある．A：肺病変は限局性の患者であるが，結節状の小葉間隔壁の肥厚（黄→）が左上葉に認められる．いくつかの胸膜下結節も認められる（赤→）．B：別の患者では，右下葉に結節性の小葉間隔壁の肥厚（黄→）や胸膜下結節（赤→）が認められる．

図 12-7
ランダム分布様の結節の所見を呈したサルコイドーシス　一見すると，肺野のびまん性結節はランダム分布を呈しているようにみえるが，詳細に観察すると，結節は斑状に分布し，多くの結節が葉間胸膜に接して存在しており（→），これはランダム分布とはやや考えにくい所見である．

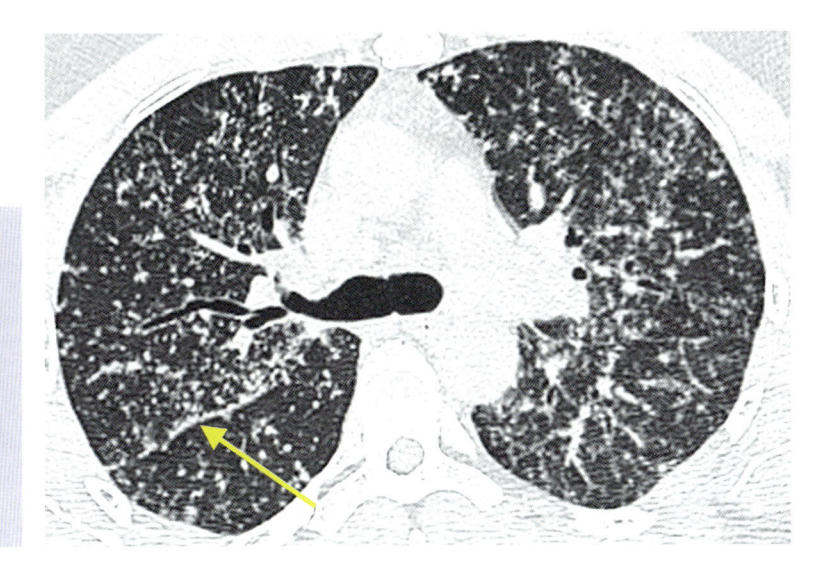

癌性リンパ管症は，片側性あるいは肺底部優位の場合があるが，サルコイドーシスは典型的には両側対称性であり，また上肺優位である．癌性リンパ管症における気管支肺動脈束周囲の結節は，通常，肺内に他の腫瘍性病変の所見を伴っている．塵肺の結節は小葉中心性の分布を呈し，典型的には，上肺野背側が侵される．

表 12-2 サルコイドーシスの鑑別診断

所見	鑑別診断
リンパ路性結節	癌性リンパ管症 塵肺 アミロイドーシス リンパ球性間質性肺炎（LIP）
斑状のコンソリデーション	器質化肺炎 好酸球性肺炎 浸潤性粘液性腺癌 悪性リンパ腫 リポイド肺炎
上肺優位の線維化	過敏性肺炎 陳旧性結核・真菌感染 塵肺 放射線肺線維症 強直性脊椎炎
対称性の肺門リンパ節腫大	塵肺 転移 アミロイドーシス Castleman 病

コンソリデーションと腫瘤

サルコイドーシスは，肉芽腫の集簇を反映した腫瘤様のコンソリデーション（consolidation）を呈することがある．肉芽腫の腫瘤はしばしば気道周囲に分布するために，air bronchogram（気管支透亮像）が認められることがある（図 12-8〜12-10）．この所見は，時に "alveolar sarcoid" とよばれるが，これは必ずしも肉芽腫が肺胞腔内に存在することを表しているわけではない．

サルコイドーシスのコンソリデーションは，しばしば上肺優位，気管支肺動脈束に沿った斑状の分布を呈し，腫瘤様の形状を示すこともある．コンソリデーションの周囲には小粒状陰影を伴うこともある（"satellite nodules"）が（図 12-8, 12-10），これは，サルコイドーシスのコンソリデーションが通常の肺胞性の病変とは異なり，肉芽腫性病変の集簇であることを表している．周囲に粒状影を伴ったこの腫瘤様の陰影は "galaxy sign" とよばれ，サルコイドーシスにおいて最も多く認められる所見である．

慢性のコンソリデーションの鑑別診断としては，器質化肺炎，好酸球性肺炎，浸潤性粘液性腺癌，悪性リンパ腫，そしてリポイド肺炎などがあげられる．atoll sign あるいは reversed halo sign は器質化肺炎を疑わせる所見であり，サルコイドーシスでは非常にまれな所見である．galaxy sign はサルコイドーシスによくみられる所見であるが，同様の所見は珪肺や炭坑夫肺，タルク肺，あるいは他の肉芽腫性疾患，浸潤性粘液性腺癌などでも認められうる．

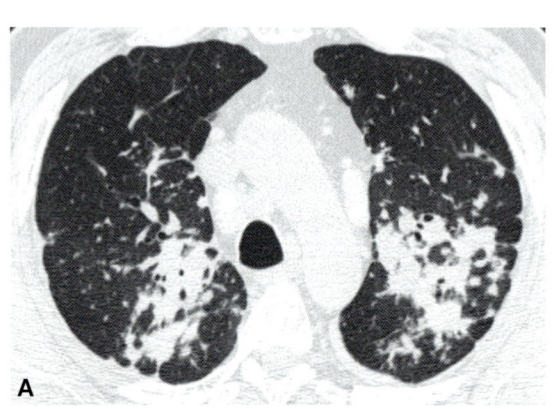

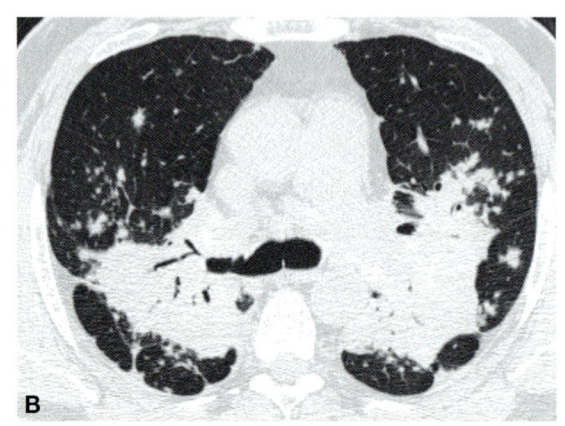

図 12-8
"alveolar" sarcoidosis と galaxy sign　A, B：気管支肺動脈束周囲の肉芽腫の集簇は，肺門周囲の腫瘤様のコンソリデーションを形成する．内部には air bronchogram も認められる．腫瘤周囲にみられる小結節は衛星結節の所見である．この大きな腫瘤と周囲の小結節の所見は，"galaxy sign" とよばれる．

12章 サルコイドーシス 203

図 12-9
サルコイドーシスにおけるコンソリデーション(1) コンソリデーション(黄→)に，気管支肺動脈束に沿った結節(赤→)，胸膜に沿った結節(青→)が伴って認められる．コンソリデーションは，肉芽腫の集簇を見ているものと考えられる．

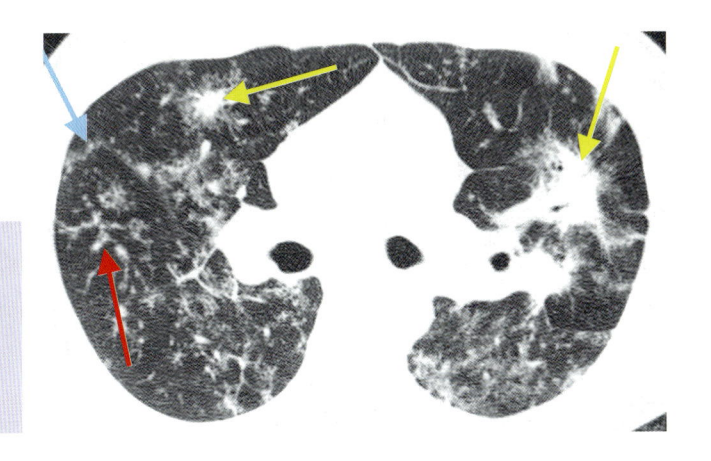

図 12-10
サルコイドーシスにおけるコンソリデーション(2) 斑状のコンソリデーションが気道および葉間胸膜に沿って認められる(黄→)．左上葉の病変内部にはair bronchogram も認められる．コンソリデーションの周囲には小粒状影が認められる(衛星結節)．この所見は他の慢性のコンソリデーションを呈する疾患とサルコイドーシスを区別するのに有用であり，galaxy sign とよばれる．

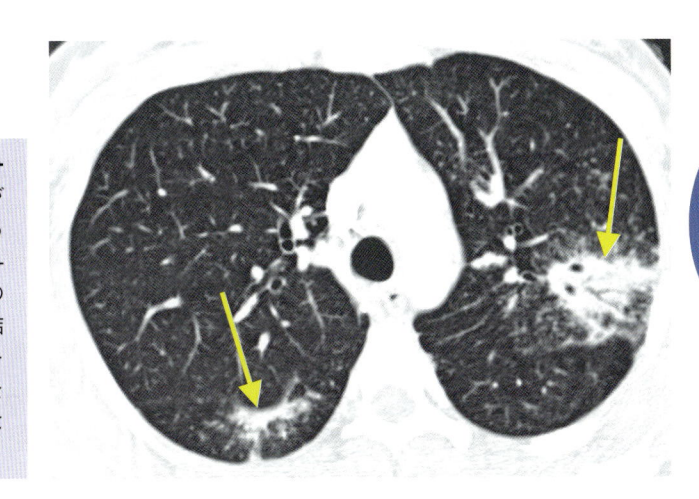

すりガラス影

サルコイドーシスにおいては，まれに多数の顕微鏡的な微細肉芽腫を反映して，斑状のすりガラス影(ground glass opacity)を呈することがある(図 12-11)．この所見はサルコイドーシスを特異的に示唆する所見ではないが，リンパ節腫大が存在すればサルコイドーシスを鑑別に入れる必要がある．

気道病変

モザイク血流，エア・トラッピングが，肉芽腫による末梢気道の狭窄や閉塞によって認められることがある(図 12-12)．気道病変のレベルに応じて，所見は小葉大，区域性，そして肺葉性とさまざまである(図 12-4 参照)．
サルコイドーシスの患者においては，モザイク血流とエア・トラッピングのみが認められることはなく，結節性陰影などの他の所見を伴いうる(図 12-

12)．しかし，治療後，結節が消失した後も気道病変は残存することがある．
肺野の結節にエア・トラッピングを伴う病態は，他のびまん性肺疾患，たとえば過敏性肺炎，呼吸細気管支炎，濾胞性細気管支炎，そして非定型肺炎などにおいて認められる．ただし，サルコイドーシスの結節が充実性で境界が明瞭なのに比べ，これらの病態の肺野結節はすりガラス様の形状を呈する．塵肺やLIPの結節はリンパ路性に分布し，軽度のモザイク血流とエア・トラッピングを呈しうる．癌性リンパ管症とアミロイドーシスにおいてはモザイク血流とエア・トラッピングを呈することは少ない．

線維化

線維化(fibrosis)はサルコイドーシスの患者の約20%に認められ，予後に関連する．線維化は通常，上葉・肺門側の気管支肺動脈束に沿った分布を呈す

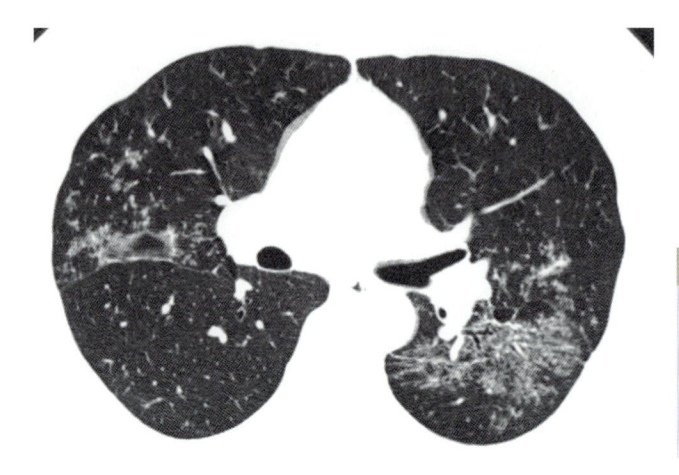

図 12-11
サルコイドーシスにおけるすりガラス影
斑状のすりガラス影が左側に認められるが，それらの中にも比較的明瞭な粒状影が認められる．すりガラス影のみのサルコイドーシスの症例はまれである．

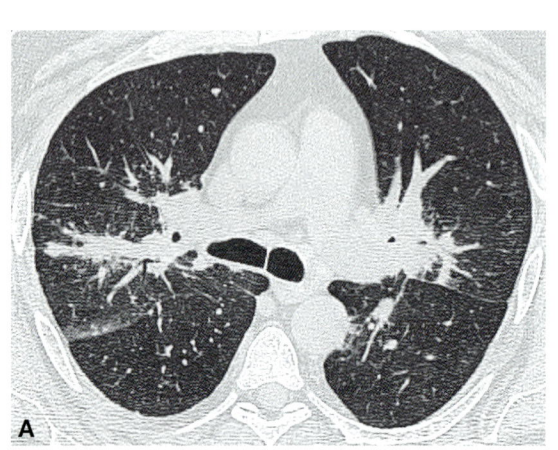

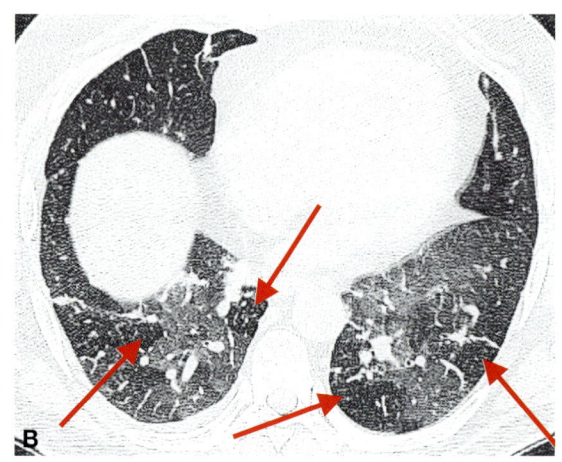

図 12-12
サルコイドーシスにおけるエア・トラッピング　A：上葉に典型的な気管支肺動脈束に沿った間質の肥厚が認められる．B：呼気CTでは，斑状のエア・トラッピング（→）が肺底部におもに認められ，末梢気道の肉芽腫や線維化による狭小化を反映している．

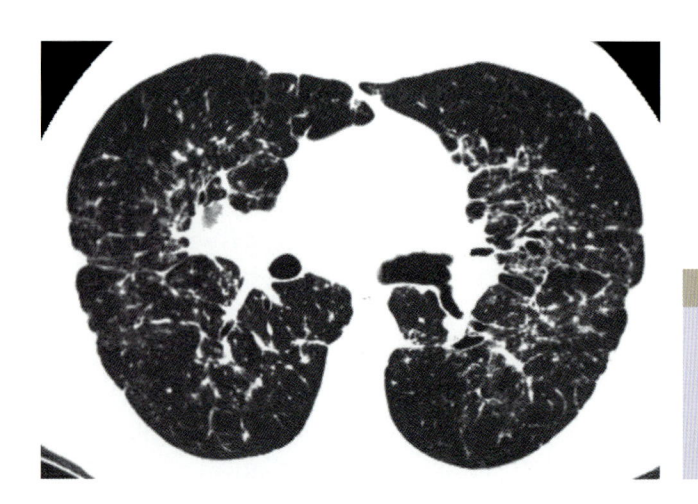

図 12-13
線維化を伴ったサルコイドーシスにおける不整網状影　両側上葉肺門周囲および気管支肺動脈束周囲に不整な網状影が認められる．葉間胸膜のひきつれと胸膜下の線維性変化も認められる．

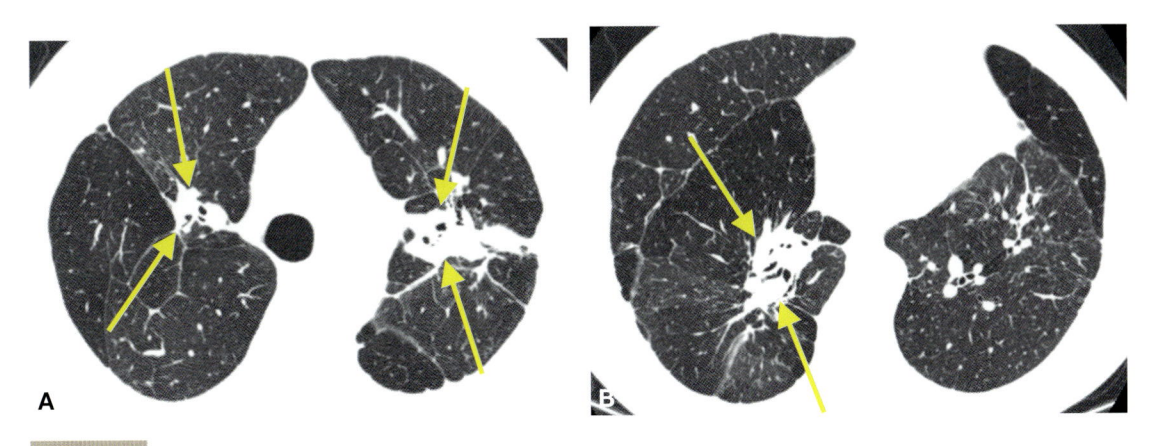

図12-14
サルコイドーシスにおける線維性の腫瘤　A：サルコイドーシスに伴う肺線維症が上葉の気管支肺動脈束周囲に認められ（→），線維性の腫瘤性病変様にもみえる．容積減少，構造改変，気管支拡張（牽引性気管支拡張）などが腫瘤の内部に認められる．B：症例によっては，同様の線維性の腫瘤（→）が下葉にも認められることがある．

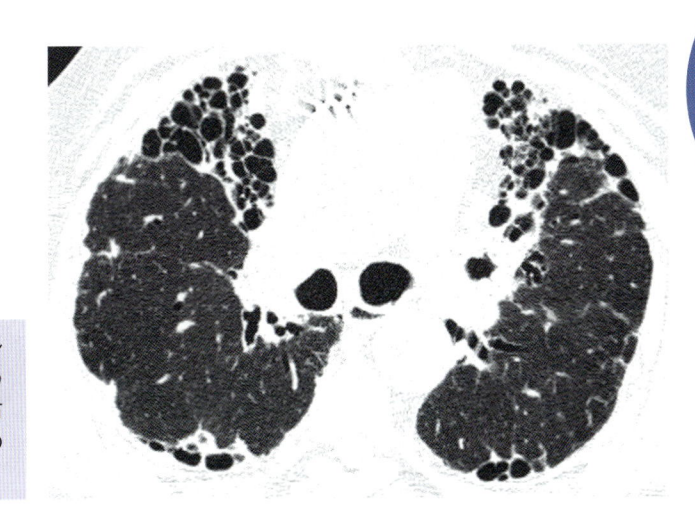

図12-15
サルコイドーシスにおける蜂巣肺　サルコイドーシスの終末像として蜂巣肺が認められることがある．これらは上肺野に分布していることがIPFとは異なり，また肺の内層も侵されている点が異なる．

る．不整な網状影を伴うことも多く（図12-13），線維性の腫瘤を形成する場合もある（図12-14）．腫瘤はしばしば牽引性気管支拡張を伴い，不整なair bronchogramを腫瘤内に認める．蜂巣肺を示すこともある（図12-15）が，肺底部胸膜下優位の分布を呈する特発性肺線維症（IPF）とは異なる．

線維化の集簇は，構造改変を伴った腫瘤様のコンソリデーションを呈し，中枢側の気道を囲むように存在する（図12-16）．この所見は，珪肺に認められる進行性塊状線維化巣（progressive massive fibrosis：PMF）と似る．この線維性のコンソリデーションは，"肺胞性サルコイドーシス"とは，牽引性気管支拡張や構造改変の存在によって区別される．上肺優位の分布は，肺門構造を挙上させる．

サルコイドーシスの線維化巣には大きな囊胞を認めることがあり，これらは，拡張した気管支（牽引性気管支拡張）や肺気腫を見ている（図12-17）．牽引性気管支拡張はサルコイドーシスの終末像において観察される．また，菌球（mycetoma）は囊胞性サルコイドーシスにしばしば合併しうる．

線維化を伴ったサルコイドーシスの鑑別診断としては，上肺優位の慢性肺疾患が含まれる．たとえば，多くの塵肺，特に珪肺や炭坑夫肺，陳旧性結核・真菌症，放射線肺線維症，そして強直性脊椎症などである．過敏性肺炎は典型的には中肺野優位の分布を呈するが，上肺優位の線維化もまれではなく認めら

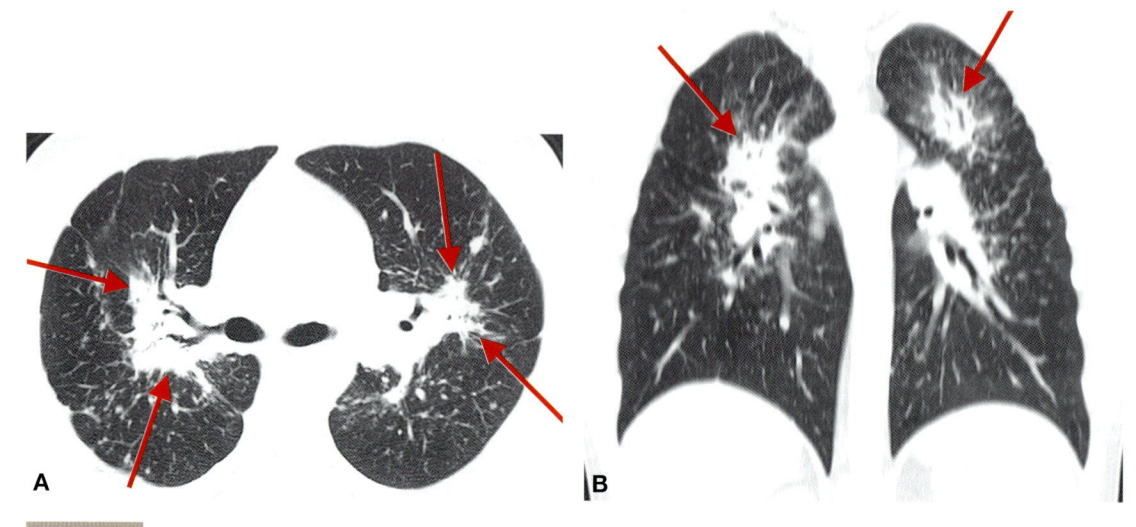

206　Section 2 ● 各種病態の肺 HRCT 所見

図 12-16
PMF 様の所見を呈したサルコイドーシス　横断像(A)と冠状断像(B)において，牽引性気管支拡張を伴った腫瘤様のコンソリデーション(→)を肺門周囲に認める．これらの所見は，珪肺に認められる PMF の所見に似る．

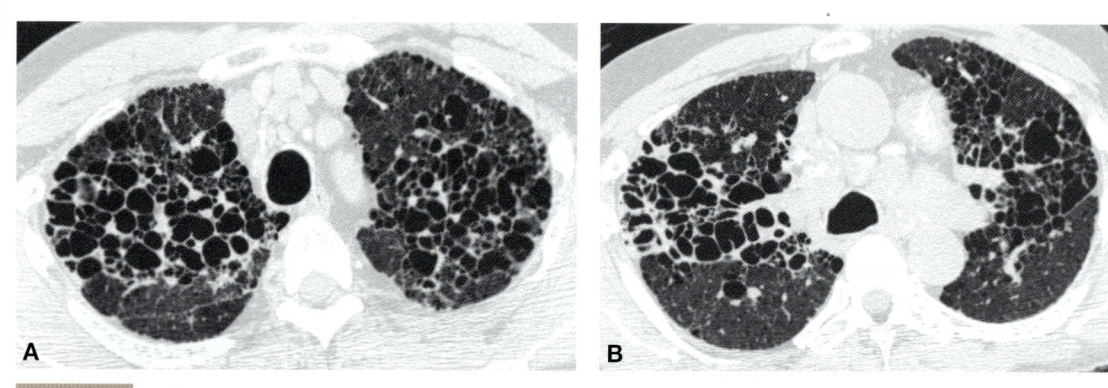

図 12-17
サルコイドーシスの終末像における牽引性気管支拡張と嚢胞形成　サルコイドーシスの終末像において，上肺野(A)と中肺野(B)の CT では，広範な上肺野優位，肺門周囲優位の嚢胞性変化を認める．拡張した気管支と嚢胞や肺気腫との鑑別は困難である．菌球(mycetoma)が認められることもまれではない．

れ，サルコイドーシスの典型画像に似る場合がある．珪肺における PMF 様の陰影は，サルコイドーシスや陳旧性肉芽腫性感染においても認められる．

リンパ節腫大

　肺門縦隔リンパ節腫大(hilar and mediastinal lymphadenopathy)は，サルコイドーシスでよく認められる所見であり，単独の所見のこともあれば肺野病変を伴うこともある．リンパ節腫脹は典型的には対称性であり，肺門，傍気管，大動脈肺動脈窓，そして気管分岐下などが腫大する(図 12-18)．なかでも肺門リンパ節腫大が最も特徴的である．

　CT 上の典型的なリンパ節腫大は，サルコイドーシスの診断に有用であるが，肺野の HRCT 上，典型的あるいは強くサルコイドーシスが疑われる症例において，必ずしもリンパ節腫大があるわけではないことに注意が必要である．このような場合，サルコイドーシスの診断は典型的な肺野病変のみにおいてなされる．

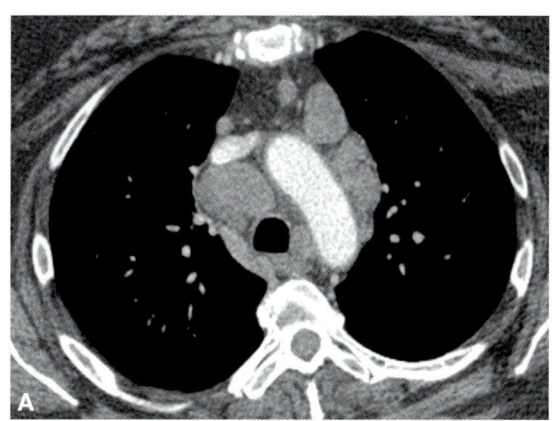

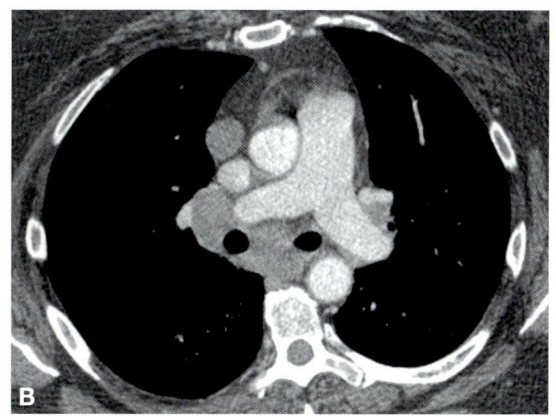

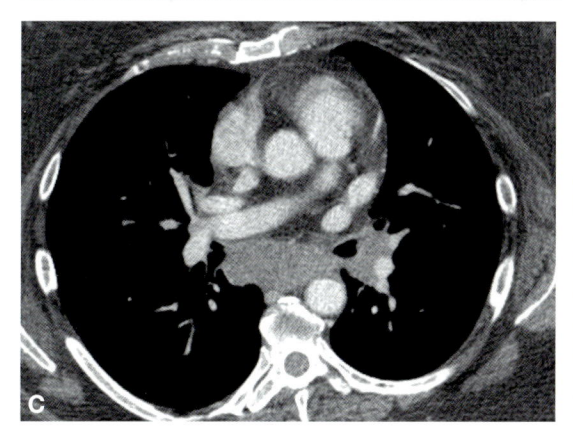

図 12-18
サルコイドーシスにおけるリンパ節腫脹 A～C：対称性のリンパ節腫脹が傍気管，大動脈・肺動脈，気管分岐下，肺門などに認められる．この対称性の肺門リンパ節腫脹はサルコイドーシスを強く疑わせる．しかし，サルコイドーシスの肺野病変において，必ずしもリンパ節腫脹が認められるわけではない．

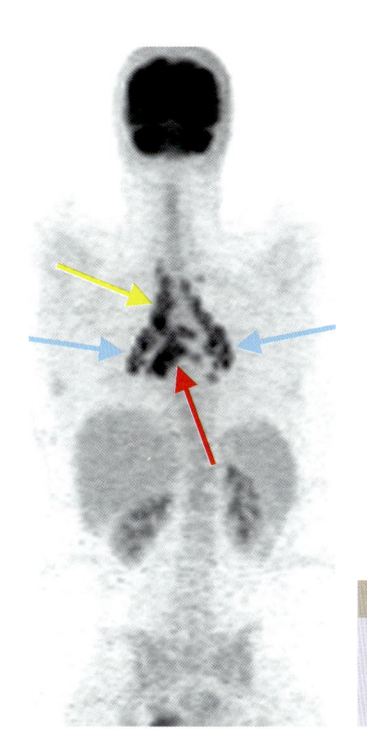

図 12-19
サルコイドーシスにおける PET PET において活動性のあるリンパ節の分布が CT でみられるものと同じように，傍気管（黄→），気管分岐下（赤→），そして肺門（青→）に観察される．これらの集積の程度は悪性腫瘍と同等である．

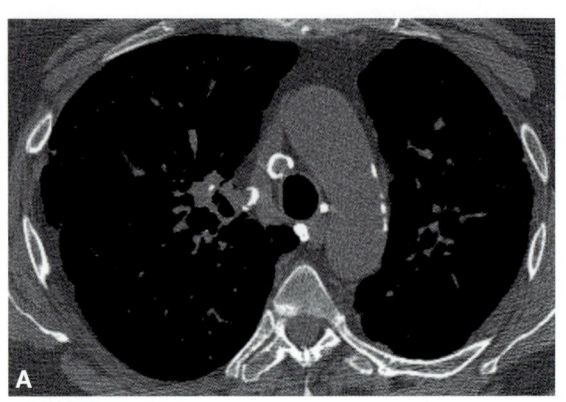

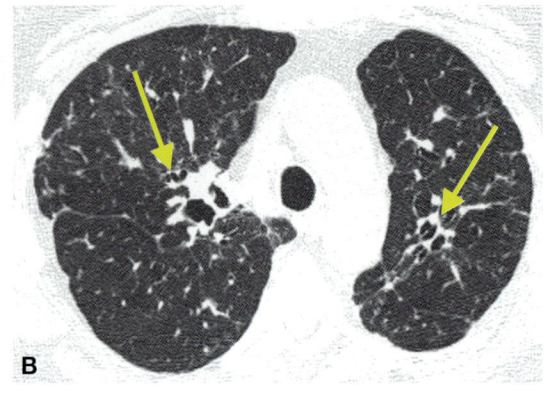

図 12-20 サルコイドーシスにおける縦隔リンパ節の卵殻状石灰化 サルコイドーシスにおけるリンパ節は石灰化することがある．石灰化のパターンはさまざまであり，辺縁性／卵殻状なもの，均一なもの，淡いものなどがある．この患者では，卵殻状の石灰化(A)が肺門周囲の線維化と牽引性気管支拡張(B，→)に伴って認められる．

表 12-3 サルコイドーシスのリンパ節腫脹の鑑別診断

多くは左右対称	塵肺 アミロイドーシス Castleman 病
左右対称はまれ	転移 悪性リンパ腫 抗酸菌／真菌感染

サルコイドーシスにおけるリンパ節腫大は，その代謝の高さを反映して，PET における SUV(standard uptake value)が悪性腫瘍と同じレベルになるほど高くなる場合がある(図 12-19)．患者の人種的背景を考慮したうえで，特徴的なリンパ節腫大の分布を見た場合，サルコイドーシスの可能性は非常に高くなる．リンパ節は石灰化する場合とそうでない場合がある．石灰化の形状はびまん性のもの，淡いもの，そして中心性のものなどのパターンがあり，卵殻状の形状(eggshell pattern)を示したり(図 12-20)，不均一な分布を呈することもある．なお，リンパ節の壊死性変化はまれである．

鑑別診断は，対称性リンパ節腫大を呈する病態であり，塵肺，アミロイドーシス，Castleman 病などがある(表 12-3)．転移性病変は本来，対称性の分布を呈することは少ないが，消化管腫瘍，泌尿生殖器腫瘍，肺癌，乳癌，そして白血病で生じうる．肉芽腫性感染症，たとえば抗酸菌感染と真菌感染は典型的には非対称性の分布を呈する．悪性リンパ腫は，サルコイドーシスが疑われる患者においてしばしば鑑別にあがる病態であるが，多くの場合，病変は非対称性である．

参考文献

Brauner MW, Grenier P, Mompoint D, et al. Pulmonary sarcoidosis：evaluation with high-resolution CT. Radiology 1989；172：467-471.

Brauner MW, Lenoir S, Grenier P, et al. Pulmonary sarcoidosis：CT assessment of lesion reversibility. Radiology 1992；182：349-354.

Criado E, Sánchez M, Ramírez J, et al. Pulmonary sarcoidosis：typical and atypical manifestations at high-resolution CT with pathologic correlation. Radiographics 2010；30：1567-1586.

Gleeson FV, Traill ZC, Hansell DM. Evidence of expiratory CT scans of small-airway obstruction in sarcoidosis. AJR Am J Roentgenol 1996；166：1052-1054.

Hamper UM, Fishman EK, Khouri NF, et al. Typical and atypical CT manifestations of pulmonary sar-

coidosis. J Comput Assist Tomogr 1986 ; 10 : 928-936.
Hansell DM, Milne DG, Wilsher ML, Wells AU. Pulmonary sarcoidosis : morphologic associations of airflow obstruction at thin-section CT. Radiology 1998 ; 209 : 697-704.
Lee KS, Kim TS, Han J, et al. Diffuse micronodular lung disease : HRCT and pathologic findings. J Comput Assist Tomogr 1999 ; 23 : 99-106.
Lenique F, Brauner MW, Grenier P, et al. CT assessment of bronchi in sarcoidosis : endoscopic and pathologic correlations. Radiology 1995 ; 194 : 419-423.
Lynch DA, Webb WR, Gamsu G, et al. Computed tomography in pulmonary sarcoidosis. J Comput Assist Tomogr 1989 ; 13 : 405-410.
Miller BH, Rosado-de-Christenson ML, McAdams HP, Fishback NF. Thoracic sarcoidosis : radiologic-pathologic correlation. Radiographics 1995 ; 15 : 421-437.
Müller NL, Kullnig P, Miller RR. The CT findings of pulmonary sarcoidosis : analysis of 25 patients. AJR Am J Roentgenol 1989 ; 152 : 1179-1182.
Müller NL, Mawson JB, Mathieson JR, et al. Sarcoidosis : correlation of extent of disease at CT with clinical, functional, and radiographic findings. Radiology 1989 ; 171 : 613-618.
Nakatsu M, Hatabu H, Morikawa K, et al. Large coalescent parenchymal nodules in pulmonary sarcoidosis : "Sarcoid Galaxy" sign. AJR Am J Roentgenol 2002 ; 178 : 1389-1393.
Nishimura K, Itoh H, Kitaichi M, et al. Pulmonary sarcoidosis : correlation of CT and histopathologic findings. Radiology 1993 ; 189 : 105-109.
Padley SP, Padhani AR, Nicholson A, Hansell DM. Pulmonary sarcoidosis mimicking cryptogenic fibrosing alveolitis on CT. Clin Radiol 1996 ; 51 : 807-810.
Remy-Jardin M, Beuscart R, Sault MC, et al. Subpleural micronodules in diffuse infiltrative lung diseases : evaluation with thin-section CT scans. Radiology 1990 ; 177 : 133-139.
Remy-Jardin M, Giraud F, Remy J, et al. Pulmonary sarcoidosis : role of CT in the evaluation of disease activity and functional impairment and in prognosis assessment. Radiology 1994 ; 191 : 675-680.
Traill ZC, Maskell GF, Gleeson FV. High-resolution CT findings of pulmonary sarcoidosis. AJR Am J Roentgenol 1997 ; 168 : 1557-1560.

13 過敏性肺炎と好酸球性肺疾患

過敏性肺炎

過敏性肺炎(hypersensitivity pneumonitis：HP)の本態は，吸入された有機抗原に対する免疫反応である．これらの抗原にはさまざまなものがあり，微生物，動物，植物，そして種々の化学物質などが知られている．

HPには3種類の病型があることが知られている：急性，亜急性，そして慢性である．**急性のHP**はまれで，大量の抗原への曝露が急性発症の咳嗽，呼吸困難，そして発熱を招く．農夫肺(farmer's lung)におけるカビの生えた枯れ草(牧草)への曝露は急性HPの典型的な病態である．**亜急性のHP**は最も頻度が高く，急性のHPに似るが，急性のHPよりも病態は軽度である．症状発現前の曝露期間はより長期であり，数週間から数か月である．**慢性のHP**もよくみられる病態であり，少量の抗原に数年という長期に曝露することによって起こる．

HPの頻度は，吸入される抗原の種類によって大きく異なる．たとえば，鳩を飼う人には，その15%にHPが生じる．しかし，注意すべきはHPの抗原は50%においてしか同定できないという点である．これは塵肺などの他の吸入性肺疾患とは異なり，HPの診断において最も難しい点であるといえる．喫煙は，HPの発生に防御的に働いているとされているが，喫煙歴が必ずしもHPの診断を否定する根拠とはならない．

HRCT所見

過敏性肺炎(HP)のHRCT所見は臨床病型によってさまざまである．

急性HP

急性のHP(acute HP)の所見は十分研究されていない．なぜならばほとんどの患者が急性期に診断されることがないからである．HRCT所見は亜急性HP(後述)に似ているが，より広範であり(図13-1)，コンソリデーションの頻度が高い傾向がある．

亜急性HP

亜急性期のHP(subacute HP)は通常，すりガラス影，すりガラス濃度の小葉中心性結節，モザイク血流，エア・トラッピング，そして"headcheese sign"などの所見の組み合わせによって診断される(表13-1)．

すりガラス影

HPにおけるすりガラス影(ground glass opacity)は，しばしば両側性で斑状の分布を呈する．症例によってはこの非特異的な所見しか認められない場合がある(図13-2)．すりガラス影のみが描出される他の病態としては，さまざまな急性の疾患(感染，肺水腫，びまん性肺胞傷害，肺出血など)や，また，さまざまな慢性の疾患(浸潤性粘液性腺癌，間質性肺炎，器質化肺炎，好酸球性肺炎，リポイド肺炎，そして肺胞蛋白症など)などがある．エア・トラッピングなどの他の亜急性HPの所見を伴っている場合には，

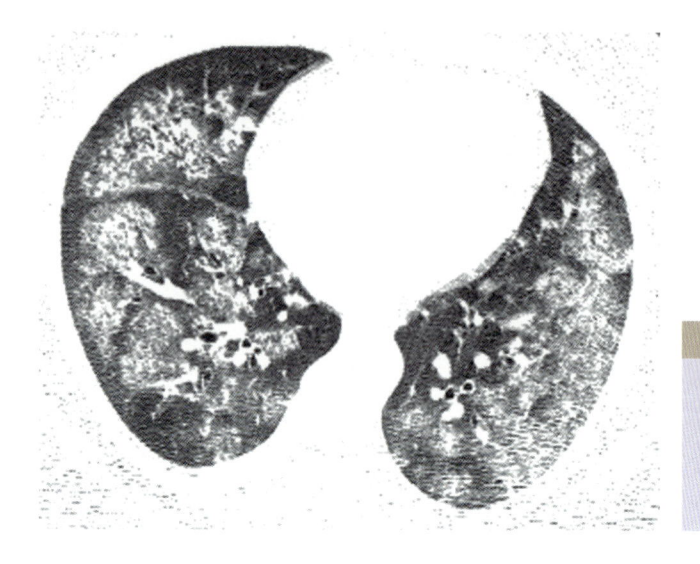

図 13-1
急性の過敏性肺炎(HP) 枯れ草による急性の過敏性肺炎の患者．広範なすりガラス影が両側性に認められる．この所見は非特異的であり，通常の亜急性のHPよりもより重度である．

表 13-1　亜急性HPのHRCT所見

斑状のすりガラス影
すりガラス濃度の小葉中心性結節
モザイク血流，エア・トラッピング
headcheese sign（すりガラス影とモザイク血流/エア・トラッピングの併存）
中肺野の分布，肋骨横隔膜角のスペア

HP診断におけるすりガラス影の特異性が高くなる．

すりガラス濃度の小葉中心性結節

　亜急性HPで多く認められる所見であり，細気管支周囲の炎症所見，細胞浸潤，および辺縁不明瞭な肉芽腫を表している．HPは慢性的な症状を呈し，すりガラス濃度の小葉中心性結節(centrilobular nodules)を形成する疾患のなかで最も多い病態である．結節はしばしばびまん性で対称性である(図13-3)．特に有機抗原への曝露が明らかな場合，このすりガラス濃度の小葉中心性結節は亜急性HPの診断に有用な所見である．すりガラス濃度の小葉中心性

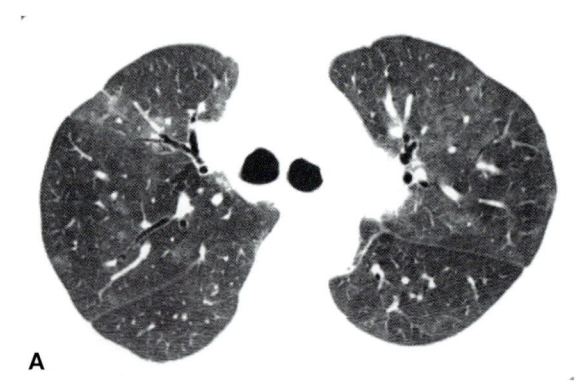

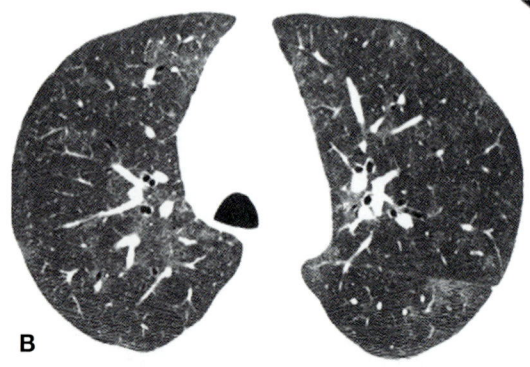

図 13-2
すりガラス影を呈した亜急性HPの2例　A, B：斑状のすりガラス影は非特異的な所見であり，多くの疾患において認められるが，すりガラス影は亜急性HPにおける所見として頻度が高く，モザイク血流や小葉中心性結節を伴いうる．

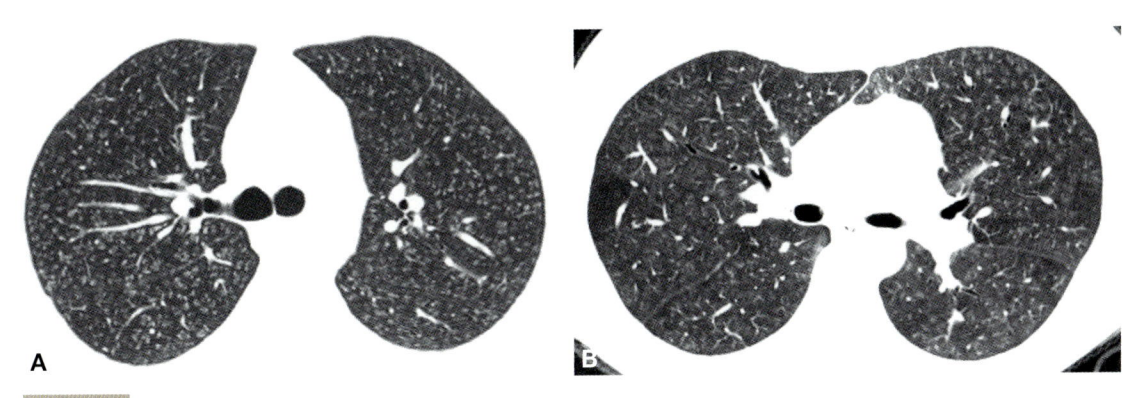

図 13-3 すりガラス濃度の小葉中心性結節を呈した亜急性 HP の 2 例
A, B：すりガラス濃度の小葉中心性結節を呈するものとして HP は最も多い病態である．これらの患者のように慢性的な枯れ草への曝露の病歴が明らかであれば，これらの HRCT 所見は診断に特異的である．もしも曝露が認められない場合には，生検が望ましい．B の症例においては，すりガラス濃度の小葉中心性結節に低吸収のモザイク血流を伴っていることに注意．

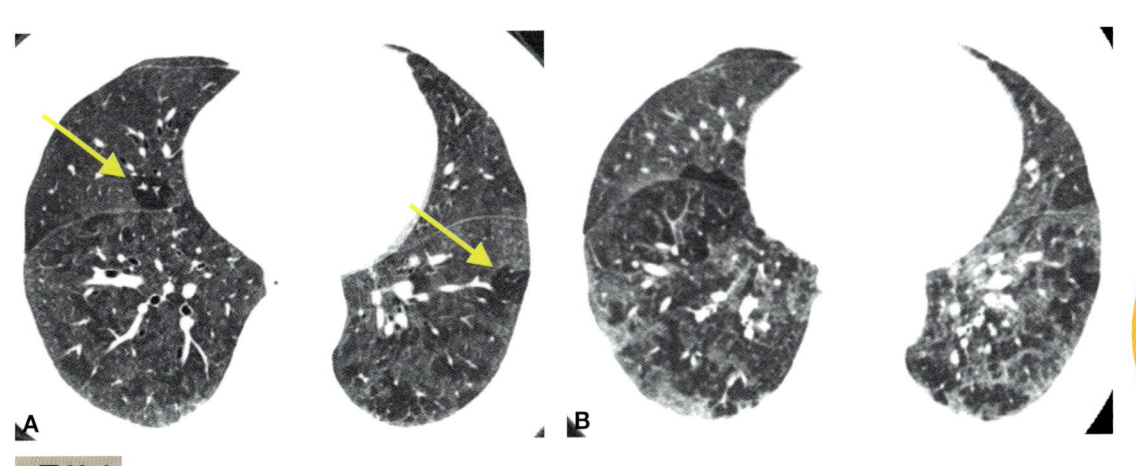

図 13-4 亜急性 HP における小葉単位のモザイク血流とエア・トラッピング
A：鳥を飼育している 66 歳の患者．HRCT では，斑状，小葉大の肺野の吸収値の低下を認め（→），モザイク血流の所見である．すりガラス影も認められる．B：ダイナミック呼気スキャンにおいてモザイク血流の部位にエア・トラッピングが認められる．モザイク血流，エア・トラッピングの所見は他のさまざまな疾患において認められるが，亜急性 HP においては特徴的な所見であり，病初期および治療後のいずれでも認められる．また，治療後も長期に継続して認められることはまれではない．

結節の鑑別診断としては，呼吸細気管支炎，濾胞性細気管支炎，非定型肺炎，肺出血などを含む血管病変などがある．

モザイク血流，エア・トラッピング，および headcheese sign

亜急性 HP では，モザイク血流（mosaic perfusion）とエア・トラッピング（air trapping）は他の所見とともに認められることもあるし（図 13-3 B, 13-4），また単独の所見として認められることもある（図 13-5）．モザイク血流は，単一あるいは複数の濃度の低下した領域で内部の血管が狭小化して描出される（5 章参照）．これは，細気管支の炎症性変化によって生じる細気管支炎と細気管支の閉塞によって生じるとされ，HP の治療後，すりガラス影や結節が改善しても遷延して認められる．なお，この所見のみ

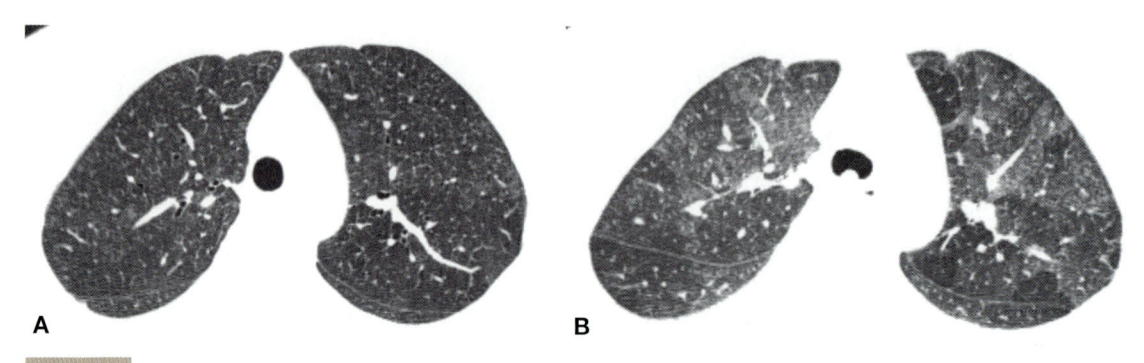

214 Section 2 ● 各種病態の肺 HRCT所見

図 13-5
モザイク血流とエア・トラッピングのみを呈した亜急性 HP　A：軽微なモザイク血流を除いては，吸気の CT はほぼ正常に近い所見を呈している．B：呼気 CT では，エア・トラッピングが明瞭に認められる．この所見は，亜急性の HP の治療前のみならず，治療後においても遷延して認められる．

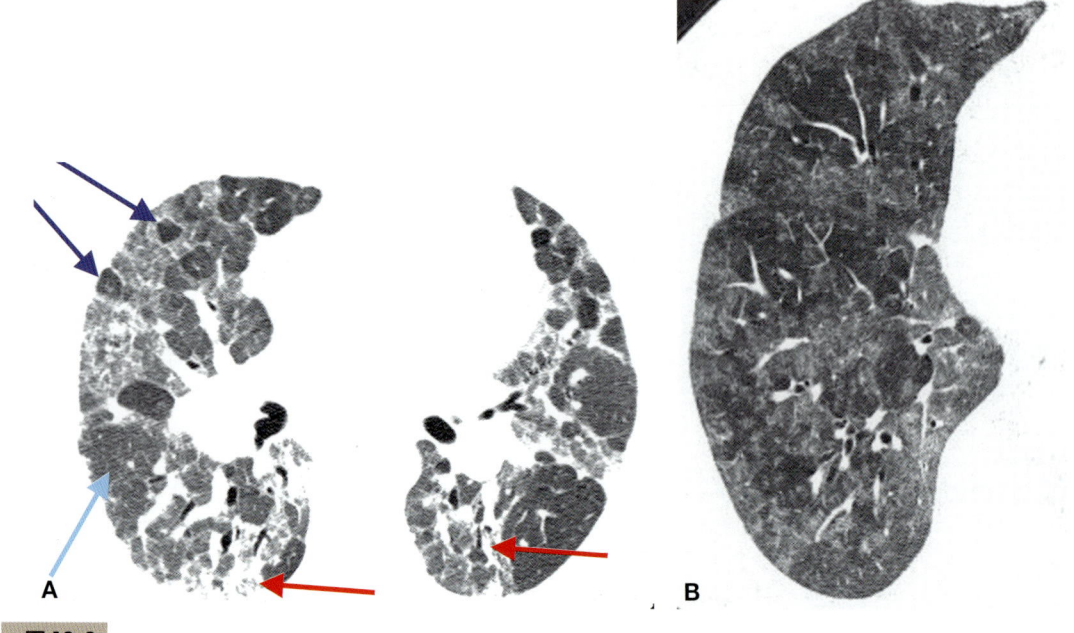

図 13-6
headcheese sign を呈した亜急性 HP の 2 例　A：小葉大のモザイク血流（濃い青→），地図状のすりガラス影（赤→），正常肺（明るい青→）の組み合わせからなる headcheese sign は亜急性 HP を強く疑わせる所見である．B：他の HP の患者では，地図状のモザイク血流とすりガラス影が明瞭である．

が認められる場合には，鑑別診断としては，喘息と閉塞性細気管支炎がある．

斑状のモザイク血流とすりガラス影の組み合わせは，"headcheese sign"とよばれ，HP を強く疑わせるものである（図 13-6）．この場合，すりガラス影とモザイク血流の両者が併存していることが条件である．すりガラス影は HP に特徴的な細胞浸潤を表し，一方，モザイク血流は細気管支の閉塞を表している．この呼称は，同じ名前のソーセージの断面に似ていることに由来する．

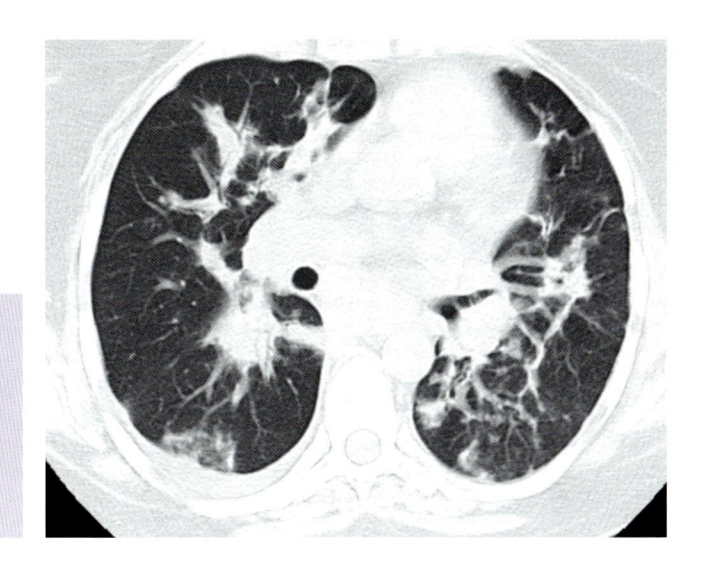

図13-7
器質化肺炎を伴った亜急性HP 斑状の気管支肺動脈束周囲の浸潤影(コンソリデーション)を呈したHPの患者で,器質化肺炎に特徴的な所見である.病理学的にHPの患者では器質化肺炎の所見が比較的頻度が高く認められるが,HRCTにおいて明瞭に認められることは多くない.

headcheese signの鑑別診断としては,剥離性間質性肺炎(DIP)/呼吸細気管支炎,濾胞性細気管支炎/リンパ球性間質性肺炎,そして非定型肺炎がある.注意すべきは,モザイク血流とエア・トラッピングは,他の所見が改善した後も残存することがある点である.

コンソリデーション

HPにおいてコンソリデーション(consolidation)を認めることはまれである.しかし,二次性の器質化肺炎が合併している場合などには観察されることがある(図13-7).HPのHRCTにおける斑状のコンソリデーションは,特発性の器質化肺炎,好酸球性肺炎,浸潤性粘液性腺癌,そして他の慢性のコンソリデーションを呈する疾患などと区別することは困難である.

病変の分布

HPの患者では,肺野の異常所見は特徴的に中肺野を主体に認められ,肋骨横隔膜角をスペアする傾向がある(図13-8)が,上肺野優位の分布はあまり多くはない.このHPの病変の分布は,肺底部優位で肋骨横隔膜角を侵しうる間質性肺炎(UIP,NSIP,DIP)と鑑別を行ううえで有用である.横断面においても,HPはびまん性あるいは肺門周囲の分布を呈するが,一方,間質性肺炎は胸膜下末梢優位に認められる.

表13-2 慢性HPのHRCT所見

不整網状影
牽引性気管支拡張
蜂巣肺
亜急性HPにみられるさまざまな所見(小葉中心性結節,モザイク血流,エア・トラッピング)
中肺野優位の分布,肋骨横隔膜角のスペア
横断(水平断)ではびまん性あるいは内層優位の分布

慢性HP

慢性HP(chronic HP)のおもな所見は線維化である.その線維化のパターンと合併する異常所見は,HPを他の線維性肺病変と区別するのに役立つ(表13-2).HPにおいて最も頻度が高く認められる所見は,牽引性気管支拡張と不整な網状影である(図13-8).蜂巣肺も認められることがある(図13-9).線維化病変の分布は亜急性HPの分布と同様であり,上中肺野の肺門側が多い(図13-8,13-9).この所見は慢性HPを,通常型間質性肺炎(UIP)や非特異性間質性肺炎(NSIP)などの線維症と区別するのに役立つ.

肺の線維化がheadcheese signのようにモザイク血流やエア・トラッピングを伴っている場合で,それらが高度の場合(3肺葉以上の多小葉性)は,慢性HPを疑わせる所見であり(図13-9,13-10),またUIPの診断は否定的となる.

慢性のHPと亜急性のHPがともに混在すること

図13-8

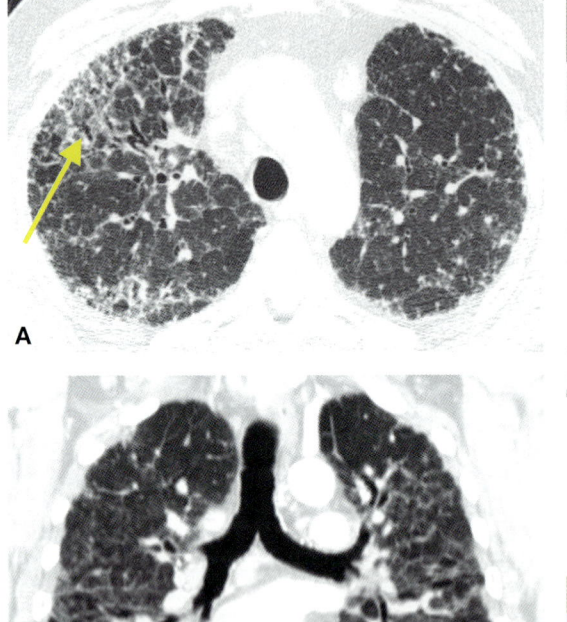

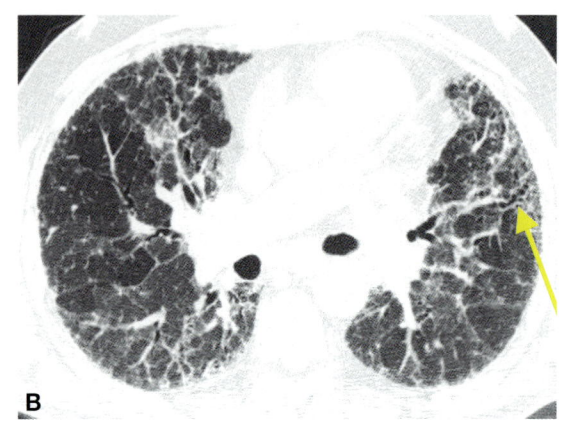

慢性のHPにおける病変分布　A, B：線維化を伴った慢性HPの患者．網状影と牽引性気管支拡張（黄→）がびまん性に，胸膜下のみならず肺野の内層にも認められる．C：冠状断再構成像では，中肺野優位の分布を呈し，HPに特徴的な所見である．

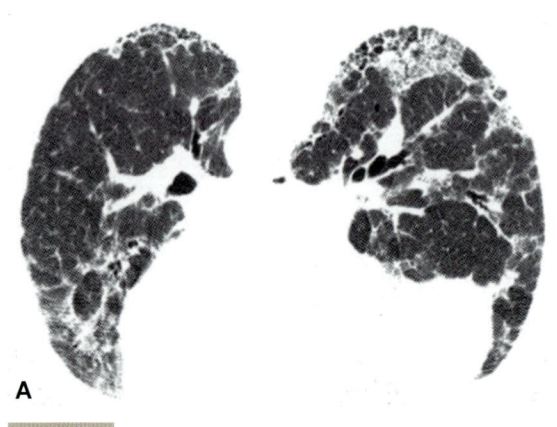

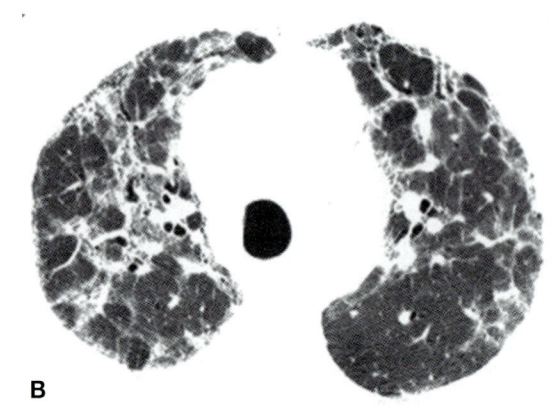

図13-9

蜂巣肺を伴った慢性HP　A：（腹臥位のCTでは）蜂巣肺が肺底部背側に認められる．B：より上肺野のレベルでは，線維化はより広範であり，肺野の横断面全体に認められる．小葉大にみられる病変の弱い所見はモザイク血流を表している．特発性肺線維症（IPF）と異なり，線維化は肺の内層や上肺野に顕著に認められる．

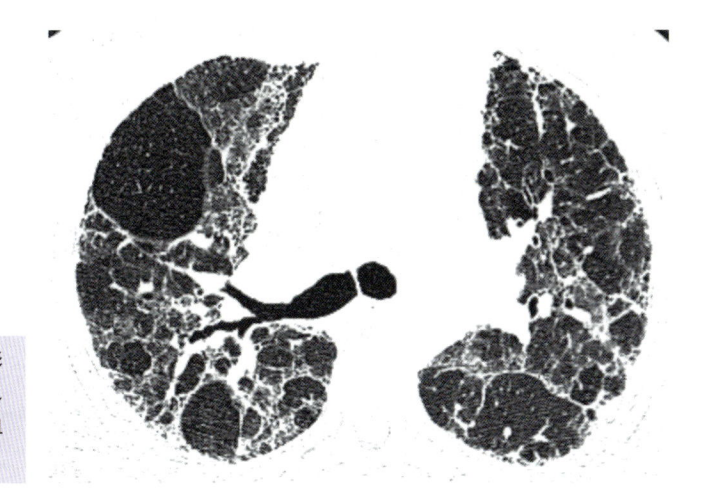

図 13-10
慢性 HP：線維化とモザイク血流 網状影と牽引性気管支拡張が上肺野に認められる．多小葉性の透過性の亢進はモザイク血流を反映している．

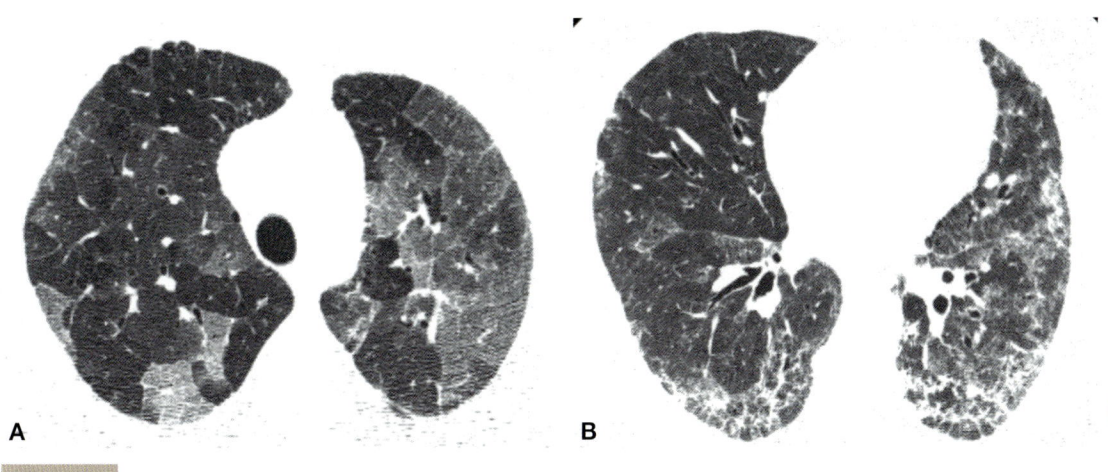

図 13-11
亜急性 HP と慢性 HP の併存 A：上肺野レベルの HRCT では，典型的な亜急性 HP の所見が認められる．すなわち，斑状のすりガラス影，モザイク血流，そして headcheese sign である．B：肺底部のレベルでは，広範な網状影を伴ったすりガラス影が認められる．このように，HP が亜急性と慢性の所見を同時に示すことはまれではない．

もある．このような場合，線維化の所見はすりガラス影や小葉中心性結節と併存する（図 13-11）．

好酸球性肺疾患

好酸球性肺疾患（eosinophilic lung diseases）は，肺の好酸球浸潤を伴ったさまざまな肺の疾患群を指し，時に血中の好酸球増加を伴う場合もある（表 13-3）．注意すべきは，多くの非好酸球性肺疾患においても軽度の好酸球増多が観察される点である．たとえば，喘息では軽度の好酸球増多と肺生検における好酸球浸潤を認めるが，これらは必ずしもこの病態の本質ではない．多くの好酸球性肺疾患においては末梢血の好酸球増多が認められるが，急性好酸球性肺炎（acute eosinophilic pneumonia：AEP）では認められないことがある．

好酸球性肺疾患は，その原因が明らかなもの，あるいは不明なもの（特発性）に分類される．原因の明らかなものとしては，寄生虫，アレルギー性気管支肺アスペルギルス症（allergic bronchopulmonary aspergillosis：ABPA），そして気道中心性肉芽腫症などがある．

表 13-3　好酸球性肺疾患の臨床所見・HRCT 所見

疾　患	臨床所見	HRCT 所見
特発性の好酸球性疾患		
単純性肺好酸球増多症	急性の経過，1 か月以内に自然寛解，症状は軽微	遊走する上肺野末梢のコンソリデーション
急性好酸球性肺炎（AEP）	急性の経過，単発のエピソード，末梢血の好酸球増加を欠く（最初は），ARDS に進展することあり	びまん性のすりガラス影とコンソリデーション
慢性好酸球性肺炎（CEP）	慢性の経過，最も多い特発性好酸球性肺疾患，50%に喘息	肺野末梢および気管支肺動脈束に沿った分布（コンソリデーション）
好酸球増多症候群	多臓器の病変，神経と心臓の病変が多い，30〜40 代の男性に多い	びまん性／コンソリデーションと小葉間隔壁の肥厚
Churg-Strauss 症候群（EGPA）	肺，中枢神経，皮膚の病変	非区域性のコンソリデーションあるいはすりガラス影，しばしば末梢優位で CEP に似る
原因が明らかな好酸球性疾患		
アレルギー性気管支肺アスペルギルス症（ABPA）	気道のアスペルギルスに対する過敏反応，喘息あるいは嚢胞性線維症の既往	上中肺野優位の気管支拡張（しばしば嚢胞状），他の気道病変の所見
薬剤	最も多い薬剤：ブレオマイシン，アミオダロン，ニトロフラントイン，フェニトイン，メトトレキサート	特発性の好酸球性疾患に似る
気管支中心性肉芽腫症	特発性，あるいは喘息，免疫不全，膠原病に伴う	腫瘤，小葉大のコンソリデーション，粘液栓
寄生虫感染	先進国ではまれ，好発地区への旅行歴	さまざま：結節，コンソリデーション，慢性好酸球性肺炎の所見

　原因不明なものとしては，単純性肺好酸球増多症，AEP，慢性好酸球性肺炎（chronic eosinophilic pneumonia：CEP），好酸球増多症候群，そして Churg-Strauss 症候群などがある．特発性の疾患はさらにそれらが急性か慢性かによって亜分類される．急性の病態には単純性肺好酸球増多症や AEP が含まれ，慢性の病態には CEP や好酸球増多症候群が含まれる．

特発性の好酸球性疾患
単純性肺好酸球増多症（Loeffler 症候群）
　Loeffler 症候群は，急性の発症と，およそ 1 か月以内での自然寛解を特徴とする原因不明のまれな病態である．胸部単純 X 線写真や CT では異常が認められるが，症状は軽度か認められないことが多い．
　最も典型的な HRCT 所見は，移動する，非区域性のコンソリデーションである（図 13-12）．これは，しばしば末梢性で中肺野あるいは上肺野優位の分布となる．新しいコンソリデーションが出現する一方，他の陰影は改善し，1 か月以内に完全に消失す

13章 過敏性肺炎と好酸球性肺疾患 219

図13-12
単純性肺好酸球増多症（Loeffler 症候群）
2週間，咳嗽が認められる患者．両側上肺野に胸膜下優位で非区域性のコンソリデーションが認められる．その後の経過の胸部単純X線写真では陰影は遊走を示した．この所見は単純性肺好酸球増多症に特徴的であるが，末梢血，肺の好酸球増加の所見が必要である．

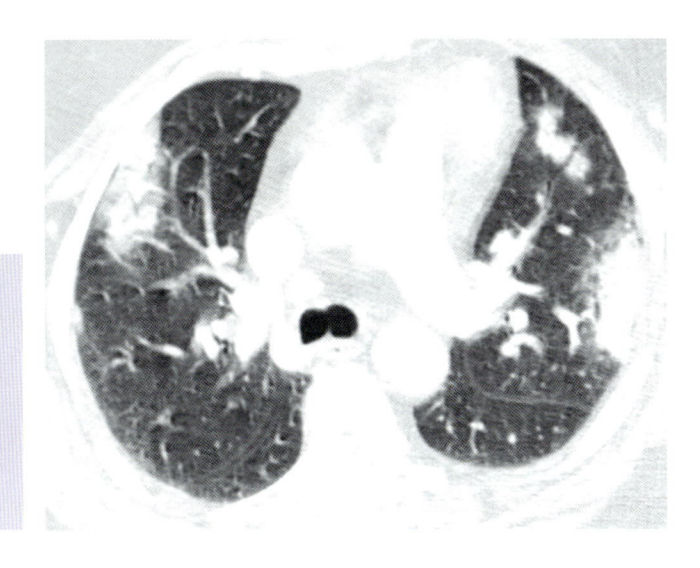

図13-13
急性好酸球性肺炎 びまん性のすりガラス影が認められる．この所見は非特異的であり，肺水腫，感染，びまん性肺胞傷害，そして肺出血において認められるものである．ただし，この患者では，これらを疑わせる臨床所見はなく，肺生検が行われ，急性好酸球性肺炎が証明された．気縦隔，気胸が認められ，右胸腔内チューブが挿入されている．

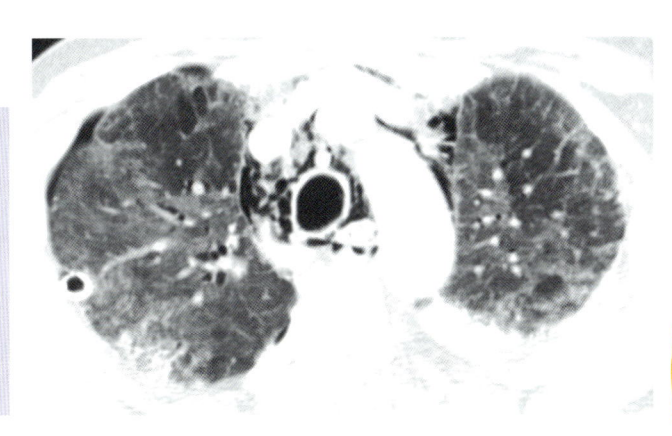

る．すりガラス影，結節，そして気管支壁肥厚などがコンソリデーションに伴って認められるが，これらは本疾患に特異的なものではない．

急性好酸球性肺炎（AEP）

急性好酸球性肺炎（acute eosinophilic pneumonia：AEP）は，通常，1週間以内の急性発症を特徴とする．AEPには通常，治療後の再燃はないが，時に急性呼吸窮迫症候群（ARDS）に至り，死亡する場合もある．

他の好酸球性肺疾患とは異なり，AEPは末梢血の好酸球増多が認められず（遅れて出現する），一方，気管支肺胞洗浄（bronchoalveolar lavage：BAL）における好酸球増多を特徴とする．多くの場合は特発性であるが，喫煙や薬剤との関連も多い．

典型的なHRCT所見は，びまん性，あるいは広範囲のすりガラス影とコンソリデーションである（図13-13）．病理学的には，これらは，好酸球浸潤とびまん性肺胞傷害を表している．他の所見としては，平滑な小葉間隔壁の肥厚と結節影である．これらの所見は，他の急性発症のびまん性肺疾患，たとえば肺水腫，ARDS，非定型肺炎，そして肺出血でも認められ，鑑別は困難である．

慢性好酸球性肺炎（CEP）

慢性好酸球性肺炎（chronic eosinophilic pneumonia：CEP）は，特発性の好酸球性疾患のなかでは最も頻度の高い病態である．経過は慢性であり，多くは数か月にわたる．喘息は最も多く認められる症状で，約半数の患者において認められる．ステロイド治療によって速やかに改善する．

コンソリデーションが最も頻度の高いHRCT所

図 13-14

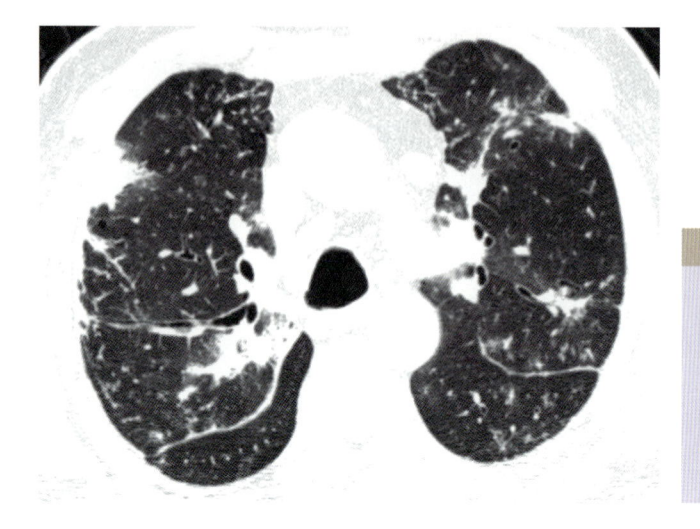

慢性好酸球性肺炎（CEP） 4か月間にわたる呼吸困難と咳嗽を認めている患者. 斑状, 末梢性, 非区域性のコンソリデーションが上肺野に認められる. 所見自体は非特異的ではあるが, 肺および血清の好酸球増加の所見と併せると, CEP の可能性が高くなる.

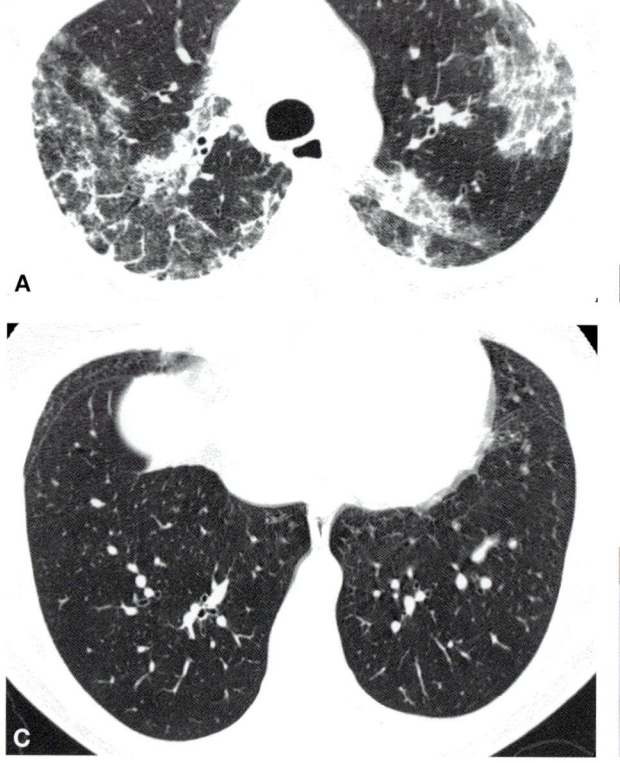

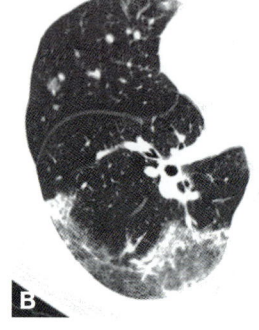

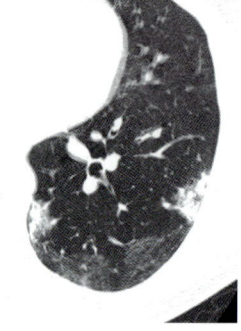

図 13-15

慢性好酸球性肺炎（CEP） 上肺野（**A**）, 中肺野（**B**）, 下肺野（**C**）の画像. 上肺野優位の末梢性コンソリデーションとすりガラス影が認められる. 慢性好酸球性肺炎に特徴的な所見である.

見である（図 13-14）. 典型的には, これらは**上肺野の末梢肺野優位**に認められる（図 13-15 A〜C）が, 気管支肺動脈束に沿った分布もよく認められる. コンソリデーションは両側性, 斑状に認められ, 正常肺野がその間に介在する."atoll sign" あるいは "reversed halo sign" を示すこともある（図 13-16）.

頻度の少ない所見として, 小結節, すりガラス影, そして網状影がある. 治療後, コンソリデーションは線状の無気肺あるいは瘢痕を形成し, これらは胸膜面に平行な形状を示し, 特徴的である.

これらの所見は器質化肺炎（OP）と非常に似ており, 実際これらの鑑別は困難なことが多い. また,

図 13-16
atoll sign を認めた慢性好酸球性肺炎 (CEP) 末梢優位のコンソリデーションが両側性に斑状に認められる．中心部が透亮性のリング状のコンソリデーションを認め（→），atoll sign の所見であり，器質化肺炎 (OP) に一致する．この患者では，OP は好酸球性肺疾患に伴う二次的な病態である．このように OP と CEP には密接な関係がある．

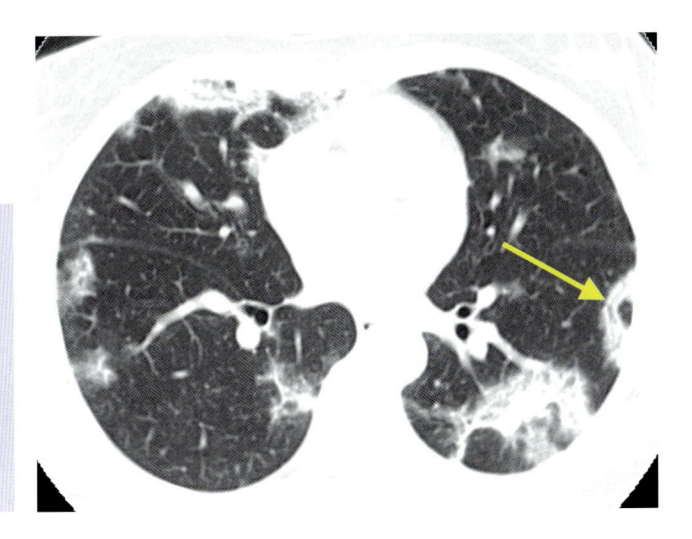

図 13-17
上肺優位の分布を呈した慢性好酸球性肺炎 (CEP) 慢性の呼吸困難の患者．冠状断の CT では，広範で胸膜下優位のコンソリデーションを認める．CEP に特徴的な性状であり，また分布である．器質化肺炎 (OP) は CEP に似るが，通常は下肺野優位の分布である．

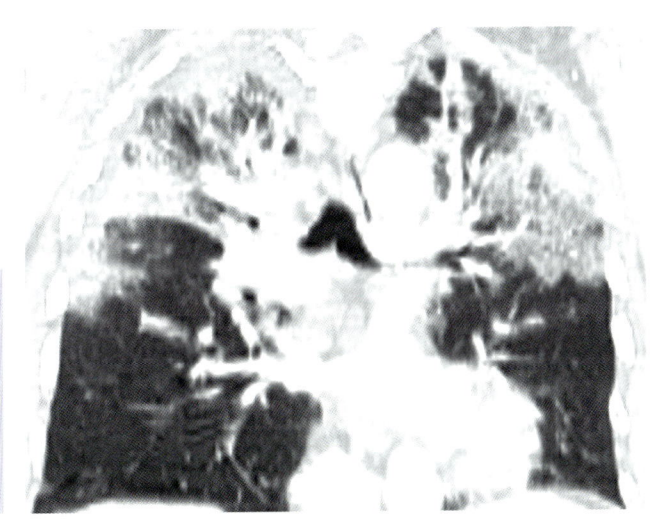

病理学的にも，器質化肺炎の像はしばしば慢性好酸球性肺炎 (CEP) に合併して認められる．上肺野優位の分布は CEP により特徴的な所見であり（図 13-17），対して器質化肺炎は下肺野優位の分布を示すが，これらによって常に鑑別が可能なわけではない．他の CEP に似た慢性の病態としては，サルコイドーシス，浸潤性粘液性腺癌，悪性リンパ腫，そしてリポイド肺炎がある．

好酸球増多症候群

好酸球増多症候群 (hypereosinophilic syndrome) は通常 6 か月以上の経過を有し，多臓器の好酸球浸潤を特徴とする全身性の疾患である．中枢神経と心臓が侵されることが最も多いが，肺の病変も 40% の患者で認められる．多くの患者は 20 代から 40 代の男性である．

HRCT の異常は通常，肺病変によるものではなく，心筋病変による肺水腫を表している．所見としては，対称性，びまん性のすりガラス影（図 13-18），コンソリデーションである．平滑な小葉間隔壁の肥厚もよく認められる．肺の好酸球浸潤が認められた場合には，結節影が最も特徴的な所見である．これらは通常 1 cm 以下の大きさで，すりガラス濃度の halo を伴う．

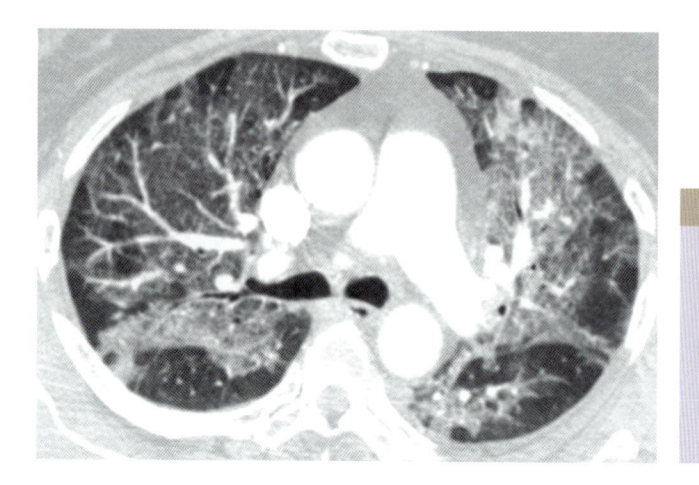

図13-18 好酸球増多症候群 8か月にわたる呼吸困難の患者．びまん性の非特異的なすりガラス影が認められる．この所見はさまざまな疾患において認められるが，好酸球増多症候群の立場からみれば，この所見は肺への好酸球浸潤か，あるいは心病変による肺水腫の両者の可能性がある．

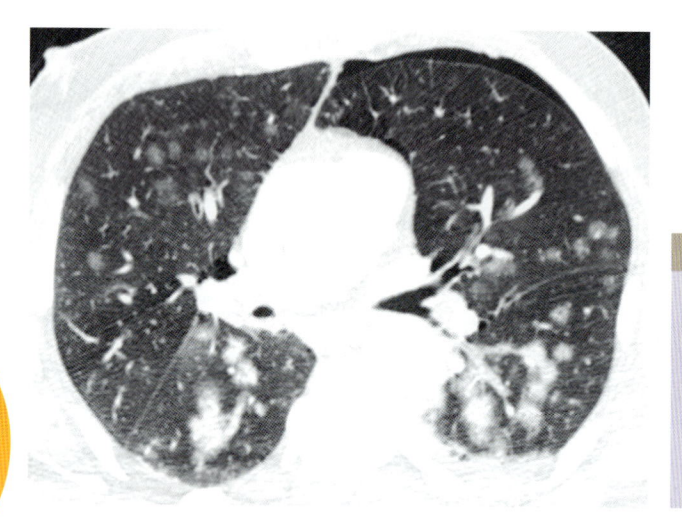

図13-19 Churg-Strauss症候群（EGPA） 喘息の症状がある患者．小葉中心性，小葉性あるいは結節性のコンソリデーション，すりガラス影が認められる．臨床的に好酸球性肺疾患が疑われる場合，小葉性の陰影の存在はChurg-Strauss症候群を疑う所見である．

Churg-Strauss症候群（好酸球性多発血管炎性肉芽腫症 eosiophilic granulomatosis with polyangiitis：EGPA）

　Churg-Strauss症候群は，好酸球性病変と血管炎が併存する病態である．患者は喘息やアレルギーの既往を有することが多いが，発症年齢は通常の喘息よりも明らかに高齢の傾向がある．全身性疾患であり，肺，中枢神経そして皮膚を侵す．このほかの典型的な所見としては，白血球分画の10％以上の好酸球増多，神経炎，一過性あるいは遊走する浸潤影，副鼻腔炎，そして組織の好酸球浸潤などである．

　典型的なHRCT所見としては，非区域性末梢肺野優位のコンソリデーション，すりガラス影で，これは慢性好酸球性肺炎（CEP）に類似する．陰影は小葉大の広がりを有し（図13-19），これはCEPなどの他の好酸球性肺疾患との鑑別に有用な所見である．他の所見としては，小葉中心性結節影，小葉間隔壁の肥厚像，そして気管支壁の肥厚像などがある．

原因が明らかな好酸球性肺疾患
アレルギー性気管支肺アスペルギルス症（ABPA）

　アレルギー性気管支肺アスペルギルス症（allergic bronchopulmonary aspergillosis：ABPA）は，喘息の患者や囊胞性線維症（6章参照）の患者におもに認められる．診断は，基本的に臨床所見によってなされ，通常の喘息の治療によって症状の改善が認められない患者において，末梢血の好酸球増多，血清IgEの増加，アスペルギルスの皮内テスト陽性などの所見が用いられる．この疾患は，気道に寄生したアスペルギルスに対する過敏性反応として捉えることができる．アスペルギルスは肺野には浸潤しないが，気道内腔に炎症性変化を起こす．

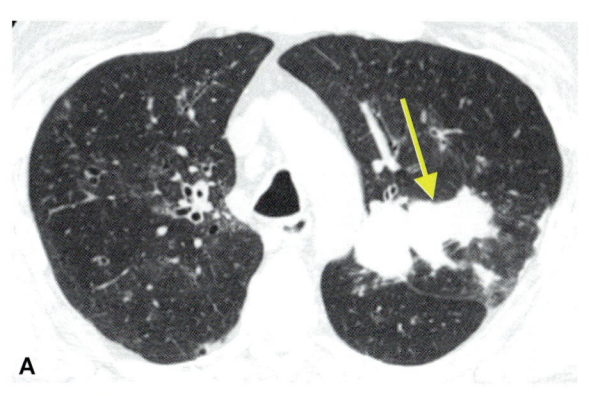

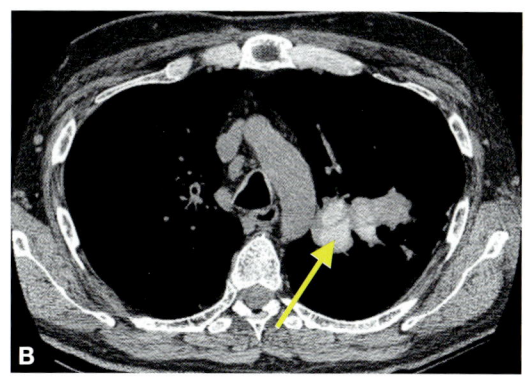

図 13-20

アレルギー性気管支肺アスペルギルス症　A：粘液栓（→）を伴った限局性の気管支拡張を左上葉に認める．B：粘液栓（→）は高吸収を呈しており，これはアレルギー性気管支肺アスペルギルス症を強く疑わせる所見である．

　ABPAの最も特徴的なHRCT所見は，上中肺野における中枢側の気管支拡張である．気管支拡張は通常，片側性，非対称性であり，囊胞性線維症におけるそれが両側性，対称性である点と異なる．気管支拡張は円柱状，静脈瘤状あるいは囊胞状とさまざまであり（図13-20），気管支壁肥厚と粘液栓を伴う．粘液栓はカルシウムや金属イオンを含むために高吸収である．

　気管支拡張と**高吸収の粘液栓**は，ABPAの診断に非常に特異的な所見の組み合わせである．末梢気道炎症の所見（小葉中心性結節，tree-in-bud，細気管支拡張など）を伴うこともあるが，基本的に太い気道病変が主体である．

薬剤

　薬剤性肺障害については15章で詳しく述べる．これらにはさまざまなパターンが存在するが，好酸球性肺疾患は薬剤性肺障害のなかにおいてはまれな病態である．特発性の好酸球性肺疾患と診断するためには，薬剤の既往を確認することが重要である．このパターンを呈する最も多い薬剤としては，ブレオマイシン，アミオダロン，ニトロフラントイン，フェニトイン，そしてメトトレキサートなどの化学療法剤がある．

気管支中心性肉芽腫症

　気管支中心性肉芽腫症（bronchocentric granulomatosis）は，細気管支などの末梢気道周囲の壊死性肉芽腫を病理学的特徴とするまれな病態である．通常，喘息の患者に認められ，アスペルギルスに関係する点で，ABPAと共通点が多い．喘息のない患者にも認められるが，この場合は特発性かあるいは免疫不全や膠原病などの疾患に伴うものである．

　HRCT所見についてはまだ確立されたものはない．報告されているものは，腫瘤，小葉性の浸潤影，そして粘液栓などである．

寄生虫感染

　寄生虫感染は米国ではまれであるが，アフリカ，南米，南アジアなどの熱帯，亜熱帯地方ではしばしば認められる．肺病変は，寄生虫の直接浸潤か，あるいは二次的なアレルギー反応であり，後者の場合，感染は身体のどの部位からのものでもよい．末梢血の好酸球増多が特徴的である．

　寄生虫感染のHRCT所見はさまざまであり，寄生虫の種類によって異なるが，通常，所見は非特異的であり，**感染の可能性のある地域への旅行の既往**が最も診断に重要である．結節所見が多く，通常1cm以上の大きさで，不整な辺縁やすりガラス影を伴う．これらは，遊走する場合があり，回虫（*Ascaris lumbricoides*），肝吸虫（*Clonorchis sinensis*），ウェステルマン肺吸虫症（*Paragonimus westermani*），そして住血吸虫（*Schistosomiasis*）などに特徴的である．糞線虫（*Strongyloides stercoralis*）による重度の感染では，病原体の肺の浸潤によってびまん性のすりガラス影や浸潤影を呈する．病原菌そのものや治

療に伴って排出される抗原に対するアレルギー反応は，好酸球性肺炎や上述のさまざまな他の反応を惹起する．

参考文献

Adler BD, Padley SP, Müller NL, et al. Chronic hypersensitivity pneumonitis: high-resolution CT and radiographic features in 16 patients. Radiology 1992; 185: 91-95.

Arakawa H, Webb WR. Air trapping on expiratory high-resolution CT scans in the absence of inspiratory scan abnormalities: correlation with pulmonary function tests and differential diagnosis. AJR Am J Roentgenol 1998; 170: 1349-1353.

Bain GA, Flower CD. Pulmonary eosinophilia. Eur J Radiol 1996; 23: 3-8.

Buschman DL, Waldron JA Jr, King TE Jr. Churg-Strauss pulmonary vasculitis. High-resolution computed tomography scanning and pathologic findings. Am Rev Respir Dis 1990; 142: 458-461.

Cheon JE, Lee KS, Jung GS, et al. Acute eosinophilic pneumonia: radiographic and CT findings in six patients. AJR Am J Roentgenol 1996; 167: 1195-1199.

Ebara H, Ikezoe J, Johkoh T, et al. Chronic eosinophilic pneumonia: evolution of chest radiograms and CT features. J Comput Assist Tomogr 1994; 18: 737-744.

Glazer CS, Rose CS, Lynch DA. Clinical and radiologic manifestations of hypersensitivity pneumonitis. J Thorac Imaging 2002; 17: 261-272.

Hansell DM, Moskovic E. High-resolution computed tomography in extrinsic allergic alveolitis. Clin Radiol 1991; 43: 8-12.

Hansell DM, Wells AU, Padley SP, Müller NL. Hypersensitivity pneumonitis: correlation of individual CT patterns with functional abnormalities. Radiology 1996; 199: 123-128.

Kang EY, Shim JJ, Kim JS, Kim KI. Pulmonary involvement of idiopathic hypereosinophilic syndrome: CT findings in five patients. J Comput Assist Tomogr 1997; 21: 612-615.

Kim Y, Lee KS, Choi DC, et al. The spectrum of eosinophilic lung disease: radiologic findings. J Comput Assist Tomogr 1997; 21: 920-930.

King MA, Pope-Harman AL, Allen JN, et al. Acute eosinophilic pneumonia: radiologic and clinical features. Radiology 1997; 203: 715-719.

Lynch DA, Newell JD, Logan PM, et al. Can CT distinguish hypersensitivity pneumonitis from idiopathic pulmonary fibrosis? AJR Am J Roentgenol 1995; 165: 807-811.

Remy-Jardin M, Remy J, Wallaert B, Müller NL. Subacute and chronic bird breeder hypersensitivity pneumonitis: sequential evaluation with CT and correlation with lung function tests and bronchoalveolar lavage. Radiology 1993; 198: 111-118.

Silva CIS, Müller NL, Lynch DA, et al. Chronic hypersensitivity pneumonitis: differentiation from idiopathic pulmonary fibrosis and nonspecific interstitial pneumonia by using thin-section CT. Radiology 2008; 246: 288-297.

Silver SF, Müller NL, Miller RR, Lefcoe MS. Hypersensitivity pneumonitis: evaluation with CT. Radiology 1989; 173: 441-445.

Webb WR. Thin-section CT of the secondary pulmonary lobule: anatomy and the image-The 2004 Fleischner lecture. Radiology 2006; 239: 322-338.

Winn RE, Kollef MH, Meyer JI. Pulmonary involvement in the hypereosinophilic syndrome. Chest 1994; 105: 656-660.

Worthy SA, Müller NL, Hansell DM, Flower CD. Churg-Strauss syndrome: the spectrum of pulmonary CT findings in 17 patients. AJR Am J Roentgenol 1998; 170: 297-300.

14

肺感染症

　感染症は，免疫が不全あるいは正常の状態のいずれにおいても，頻度の高い病態である．この章では，感染が疑われる場合の一般的な診断方法，HRCTの役割，典型的なHRCT所見などについて述べ，また病原体によるさまざまな異なった感染のパターンについても述べる．

感染症におけるHRCTの役割

　HRCTは感染症が疑われる患者においてさまざまな有用性をもつ．つまり，その存在診断，感染症と非感染症の鑑別，あるいは起炎菌の推定などである．

異常の検出

　HRCTは肺感染症の検出における感度が非常に高い．上気道のみを侵すウイルス感染を除けば，多くの感染症はHRCTにおいて異常所見を呈する．これは免疫不全の患者において特に重要である．なぜなら，このような患者では，たとえ明らかな感染症が存在していても，症状は軽微かあるいは認められない場合があり，また胸部単純X線写真では異常を示さないことがあるからである．

感染性疾患と非感染性疾患との鑑別

　感染症でよくみられるHRCT所見やその特異度を理解することは重要である．また，感染症とよく似た非感染性疾患の知識も重要である．感染症自体が頻度の高い病態であり，特に急性の経過においてはその原因として考えられることが多いが，常にそうであるとは限らず，肺水腫，びまん性肺胞傷害，そして肺胞出血などは感染症と同様の症状を呈しうるからである．また，いくつかの非感染性の炎症性の病態も急性の経過を呈しうる．たとえば過敏性肺炎，器質化肺炎，そして急性好酸球性肺炎などである．

最も可能性のある起炎菌の推定

感染症が肺病変の可能性として高いと診断されたら，次に，最も可能性の高い病原体は何かを考える必要がある．この判断は基本的には，その特異的なHRCT所見を認識することによってなされることになる．ただし，異なった起炎菌でもHRCT所見は似ていることも多く，またひとつの陰影形成に複数の病原菌が関与している場合もあることには注意しなければならない．いずれにしても，感染症が疑われる患者のHRCTの読影においては，常にその病原体に関する鑑別診断が求められる．

HRCTは，特に，非定型肺炎（例：ウイルス，クラミジア，肺炎マイコプラズマ，ニューモシスチスなど）と，他のより頻度の高い病原菌（典型的な細菌，抗酸菌，そして真菌）との鑑別において最も有用である．

非定型肺炎は，びまん性，対称性，あるいは両側性に広範な病変がみられる傾向がある．また，**すりガラス影**(ground glass opacity)がしばしばHRCT所見のおもなものとなる．一方，他の病原体では，通常は，片側性，非対称性で，斑状の分布を呈することが多く，**コンソリデーション**(consolidation)がおもな異常所見として観察される．

たとえば，HIV感染あるいはAIDSの患者に，限局性のコンソリデーションが認められた場合，細菌感染のほうがニューモシスチス(*Pneumocystis jirovecii*)よりも可能性が高くなる．これは，患者の診断のみならず治療においても重要な情報である．

臨床的な事項

免疫状態

患者の免疫状態を知ることはHRCTによって起炎菌を推定するのに役立つ．

正常の免疫状態で考慮すべき病原体としては，以下のようなものがある：**細菌**(肺炎球菌，クラミジア，ヘモフィールス，マイコプラズマ)，**ウイルス**(インフルエンザ，アデノウイルス)，**環境性真菌**(コクシディオイデス，ヒストプラズマ，ブラストマイセス)，そして**抗酸菌**(結核，非結核性)などである．

免疫不全患者における病原体は，免疫不全の種類によって異なる傾向がある．たとえば，HIV感染においては，免疫状態が正常の場合ではまれとされる特殊な感染症に罹患する傾向がある：たとえば，クリプトコッカス(*Cryptococcus*)，ニューモシスチス，サイトメガロウイルス(*Cytomegalovirus*)などである．また，好中球減少では，カンジダ(*Candida*)，アスペルギルス(*Aspergillus*)，ムコール(mucormycosis)，大腸菌(*Escherichia coli*)などに感染しやすくなる．

細菌感染は，患者の免疫状態にかかわらず頻度が高い．また，注意すべき点は，免疫不全の患者では，同時に複数の病原体が感染していることが多く，結果としてHRCT所見はさまざまな種類のものが混在する点である．また，免疫不全の患者では，最初の感染症の治療中に，二次的な他の病原体の感染が生じうることにも注意すべきである．

地理的な要因

ある種の病原体は，その発育に適した環境要因に応じて，特定の地域に偏在する場合がある．たとえば，コクシディオイデス症(coccidioidomycosis)は米国南西部で頻度が高いが，中西部や東部の州ではまれであり，また，ヒストプラズマ症(histoplasmosis)とブラストミセス症(blastomycosis)は別の地理的な特徴を有している．寄生虫感染は，開発途上国や熱帯の国に多い．

感染症のHRCT所見

急性の症状を呈している患者の場合，感染症はHRCT上の異常所見の原因としていつも考えなければならない病態である．対して，慢性症状の患者では，感染症の可能性は低くなるが，非結核性抗酸菌，真菌などは慢性の経過をとること，また，囊胞性線維症や免疫不全の病態は慢性の感染症の温床になること，なども知っておかなければならない．以下に述べる各HRCT所見は，時に起炎菌の推定に役に立つ場合がある．

すりガラス影とコンソリデーション

感染によってすりガラス影やコンソリデーションが生じている場合，陰影の分布が起炎菌の推定に役立つことがある．びまん性あるいは両側性の場合は，非定型肺炎(例：ウイルス，クラミジア，肺炎マイコプラズマ，ニューモシスチス)などの可能性が

性発症の病態の場合には非特異的な所見であり，感染，誤嚥，肺水腫，びまん性肺胞傷害，そして肺出血などとの鑑別が必要となる．

軟部組織濃度の小葉中心性結節

急性経過の場合，軟部組織濃度の小葉中心性結節は，感染においてみられることが多い（図14-2）．経気道性の細菌，抗酸菌，そして真菌感染の可能性が高く，気管支肺炎の初期像を見ていることになる．

陰影が肺野背側にあった場合には，誤嚥も可能性として考えなければならない．時に，肺水腫や肺出血なども軟部組織濃度の小葉中心性結節を呈する．陰影がびまん性，両側対称性の場合には，血管性病変も考えなければならない．慢性経過の場合，軟部組織濃度の小葉中心性結節で最も多いのは，慢性の繰り返す感染/誤嚥，あるいは浸潤性粘液性腺癌（invasive mucinous adenocarcinoma）である．

すりガラス濃度の小葉中心性結節

急性経過の場合，すりガラス濃度の小葉中心性結節の原因のひとつとして感染があげられる（図14-3）．これは，気道内腔の充盈（impaction）ではなく，細気管支周囲に炎症が広がる感染症に特徴的な所見であり，ウイルス，クラミジア（*Chlamydia*），マイコプラズマなどの非定型肺炎などが相当する．

鑑別診断としては，過敏性肺炎に加え，肺水腫や肺出血などの血管性病変があげられる．一方，慢性経過の場合には，この性状の結節影は，感染は考えにくく，過敏性肺炎，呼吸細気管支炎，濾胞性細気

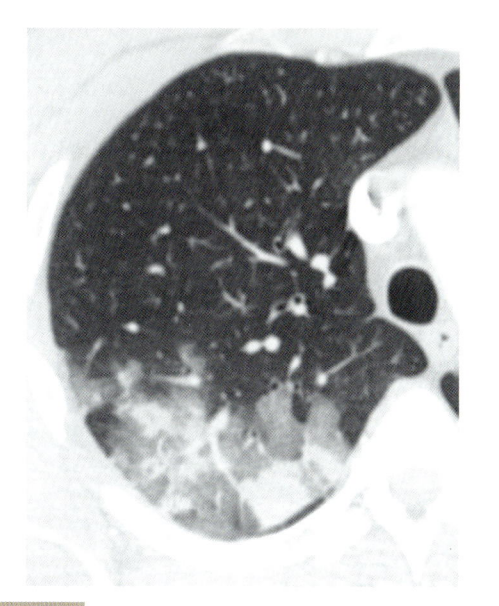

図 14-1
すりガラス影とコンソリデーション 地図状のすりガラス影とコンソリデーションが認められるアデノウイルス感染の患者である．

高くなる（図14-1）．また，すりガラス影は非定型肺炎でよく認められる所見である．時に，すりガラス影が，小葉大の広がりを呈する場合もある．

斑状，限局性，非対称性の分布の場合には，細菌，真菌，そして抗酸菌などをまず考えなければならない．これらの場合にはコンソリデーションが主であることが多い．

ただし，すりガラス影とコンソリデーションは急

図 14-2
肺結核：軟部組織濃度の小葉中心性結節 右下葉に軟部組織濃度の小葉中心性結節を認める．この小葉中心性の分布は，二次結核の経気道進展に一致する所見である．空洞にも注意．

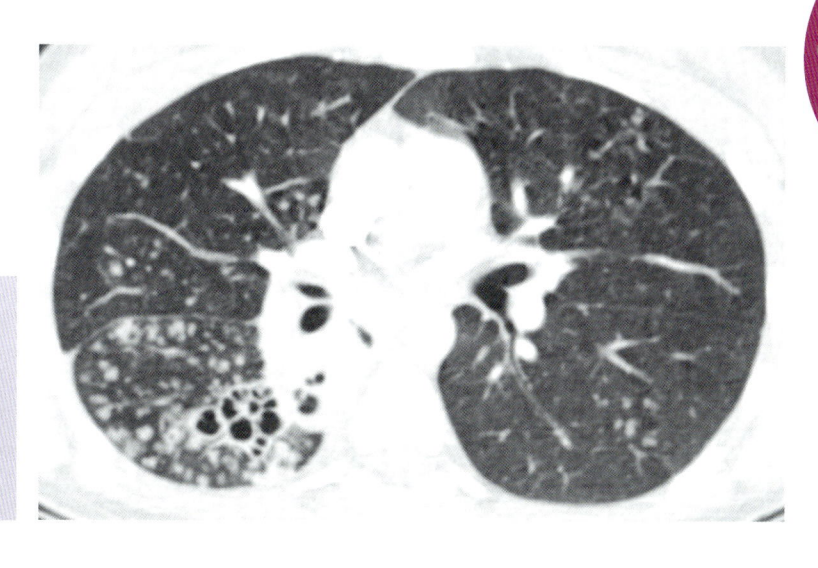

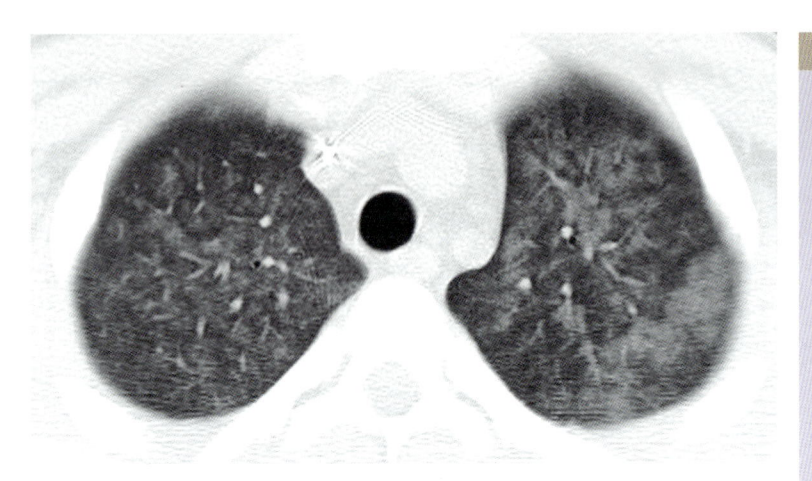

図 14-3
サイトメガロウイルス感染症におけるすりガラス濃度の小葉中心性結節　小葉中心性の分布を呈するすりガラス濃度の結節が，対称性に等間隔の分布で認められる．感染症のなかで，この所見は非定型肺炎で認められることが最も多い．急性経過における鑑別すべき非感染性疾患としては，肺水腫，びまん性肺胞傷害，肺出血，そして過敏性肺炎などがある．

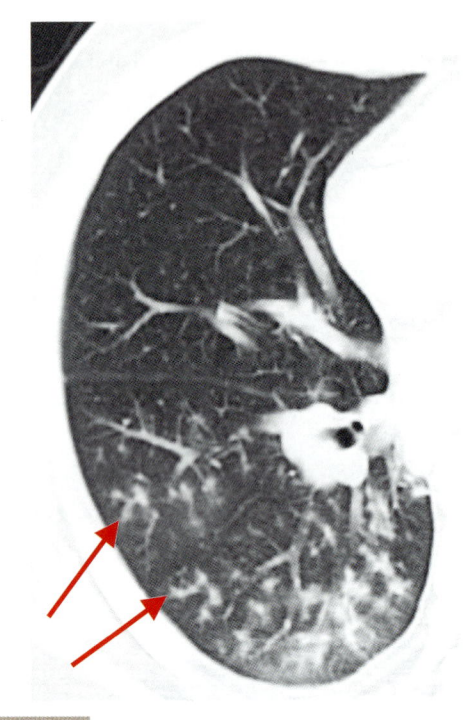

気管支炎，そして肺高血圧などを考える必要がある．

tree-in-bud (第3章 p.55 の訳者注参照)

　急性経過における tree-in-bud (TIB) は，感染を強く疑わせる所見である (図14-4)[1†]．この所見は特定の病原菌に特異的なものではないが，細菌と抗酸菌感染の可能性が高くなるとされており，真菌感染やウイルス感染の可能性は逆に低くなる．感染を伴わない誤嚥も急性発症の場合には TIB を呈してもよい．

　慢性経過の場合でも，TIB は通常，感染を示唆する所見であり，これは慢性感染あるいは急性感染を繰り返すことによって生じる．TIB を示す慢性感染の代表的なものは，**抗酸菌感染**である．また，さまざまな原因の気管支拡張，嚢胞状線維症，免疫不全，原発性線毛運動障害，アレルギー性気管支肺アスペルギルス症，そして気管支軟骨の病変などが TIB を伴う慢性感染症を惹起する．しかし，これらは中枢側の気道病変も伴うという特徴を有する．

　汎細気管支炎も，TIB を形成する慢性の末梢気道病変であるが，まれな病態である[2†]．TIB を呈しうる非感染性の疾患としては，浸潤性粘液性腺癌，濾胞性細気管支炎，タルク肺，そして血管内転移などがある．

図 14-4
tree-in-bud　細菌性の気管支肺炎の患者：結節を伴った分岐影 (→) が右下葉の末梢肺野に認められる．tree-in-bud (TIB) サインは感染症を強く疑わせるものであり[1†]，診断はしばしば喀痰検査でなされる．

---

†1 訳者注：本来，TIB は呼吸細気管支〜肺胞管レベルの高次の気道の微細分岐陰影をさし，図14-4 で示されている陰影は，厳密には TIB には該当しない．
†2 訳者注：欧米ではまれという意味．日本，韓国などで多い．

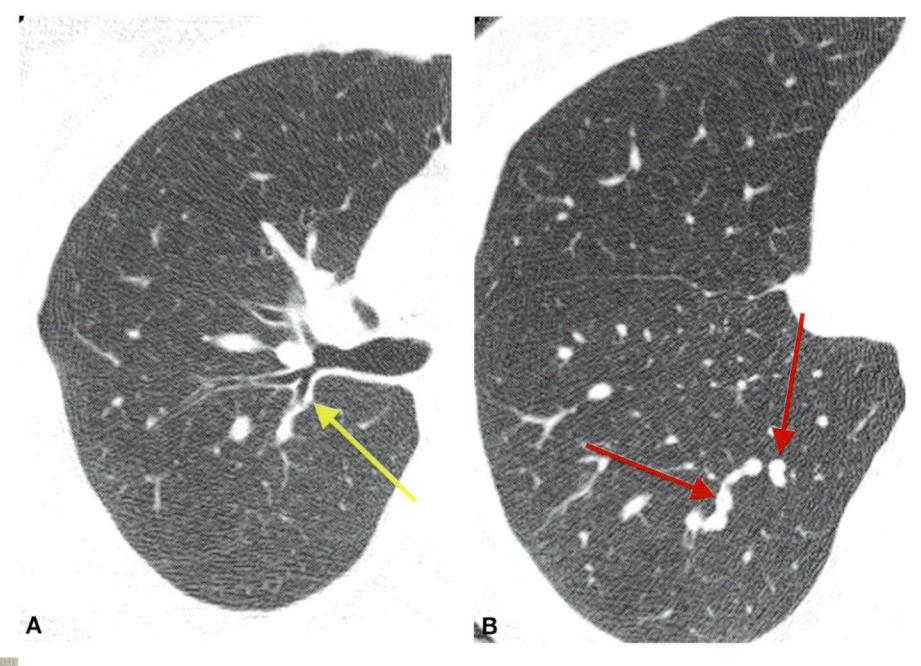

図 14-5
気道炎症 A, B：気道壁肥厚（A，→）と粘液栓（B，→）は感染を疑わせる所見である．単独で出現している場合には，これらはリノウイルス（rhinovirus）などのウイルス感染を最も疑わせる所見である．

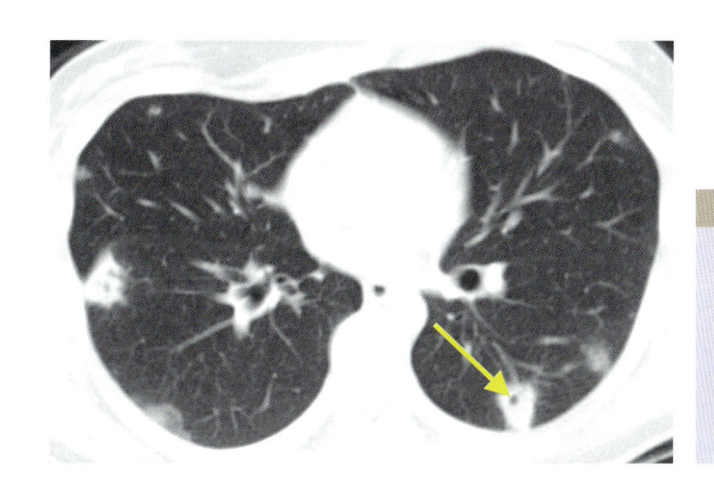

図 14-6
大きな結節と空洞 感染症は大きな結節影と空洞（→）を形成する最も頻度の高い疾患である．このパターンを呈することが最も多い感染症は，敗血症性塞栓症，細菌性肺膿瘍，真菌感染，そして抗酸菌感染である．症例は感染性心内膜炎による敗血症性塞栓の患者である．

気道壁肥厚と粘液栓

　感染が疑われる患者においては，気道壁肥厚と時に粘液栓（luminal impaction）などの気道感染の所見が認められる（図 14-5 A, B）が，これらに加え，小葉中心性結節，コンソリデーション，そして TIB なども認められる（6 章参照）．気道壁肥厚，粘液栓のみの場合もみられ，特に非定型肺炎（ウイルス，クラミジア，マイコプラズマなど）などで認められる．

　他の疾患で気道壁肥厚・粘液栓を呈する疾患としては，喘息，急性・慢性気管支炎などがある．この所見は気管支肺動脈束周囲間質の肥厚像を呈する肺水腫，癌性リンパ管症などと区別する必要がある．

大きな結節影と空洞

　大きな結節影（1 cm 以上の径）と空洞の組み合わせは，感染症においてもよく認められる．このパターンを呈する最も多い感染症は，敗血症性塞栓症（図 14-6），細菌性肺膿瘍，真菌感染，そして抗酸菌

図14-7

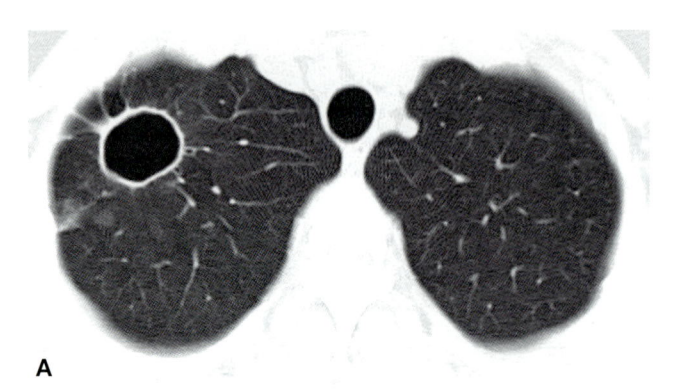

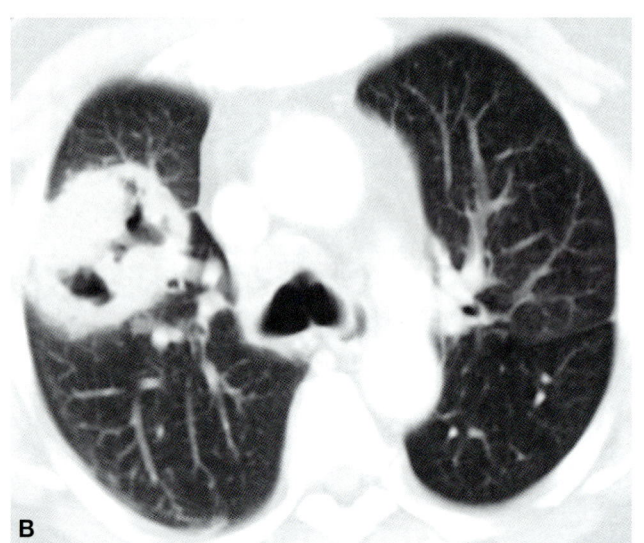

空洞，壁の厚さ 空洞壁の厚さは良性・悪性の鑑別に有用である．A：この治癒期のコクシディオマイコーシスのように，壁が 5 mm 以下の場合には良性の可能性が高い．B：この扁平上皮癌のように壁が 15 mm 以上の場合には，悪性の可能性が高い．

感染である．ノカルディアとアクチノマイセスは大きな結節と空洞を形成するまれな感染症である．結節あるいは腫瘤内に液面が形成された場合には細菌感染が疑われる．

大きな結節影と空洞形成を示す非感染性の病態としては，悪性腫瘍，Wegener 肉芽腫などの血管炎，そして，まれではあるが気管気管支乳頭腫症（tracheobronchial papillomatosis）などがある．感染症とこれら非感染症の鑑別には臨床情報が重要である．また，空洞壁の厚さもこの鑑別に役立つ．空洞壁が 5 mm 以内の場合には良性が疑われるが，15 mm 以上の場合には悪性が疑われる（図14-7 A, B）．5 mm と 15 mm の間の場合には，良性と悪性の鑑別はできない．

ランダムパターンを呈した小粒状影（粟粒感染症）

ランダム分布の小粒状影とは，肺構造あるいは二次小葉の構造に一定の解剖学的関係を有さない分布と定義される（3章参照）．胸膜下間質を含めた部位に，びまん性で均一な分布を示す．ランダム分布の粒状影は通常，軟部組織濃度で，辺縁が明瞭であり，数 mm のサイズでも明瞭に確認できる．

ランダム粒状影の鑑別診断には，粟粒結核（miliary tuberculosis），粟粒の抗酸菌感染，真菌感染（例：ヒストプラズマ，コクシディオイデス），悪性腫瘍の血行性散布などがある．

細菌感染

細菌感染の頻度は高く，一般的に HRCT の異常所見の原因として最も考えなければならないものであ

14章 肺感染症　231

表14-1　肺葉性肺炎および気管支肺炎のHRCT所見

肺葉性肺炎	気管支肺炎
コンソリデーション，単一肺葉あるいは多肺葉，非区域性分布	コンソリデーション，斑状，非対称性，区域性分布
結節は通常，認めない	小葉中心性結節，tree-in-bud
コンソリデーション内にair bronchogram	気管支壁肥厚と粘液栓

る．これらには院内感染（肺炎）と市中感染（肺炎）がある．最も多い**院内肺炎**は，黄色ブドウ球菌（*Staphylococcus aureus*），緑膿菌（*Pseudomonas aeruginosa*），大腸菌（*E. coli*），アシネトバクター（*Acinetobacter*），クレブシエラ（*Klebsiella*），ヘモフィルスインフルエンザ（*Haemophilus influenzae*）などである．最も多い**市中肺炎**は，肺炎球菌（*Streptococcus pneumoniae*），ヘモフィルスインフルエンザ（*H. influenzae*），黄色ブドウ球菌（*S. aureus*），そしてグラム陰性菌などである．クラミジアやマイコプラズマ（*Mycoplasma pneumoniae*）などの非定型肺炎なども市中肺炎としての頻度は高いが，その画像所見には特徴がある．これらについては，ウイルスやニューモシスチス（*P. jirovecii*）などとの共通点も多いため，後ほど合わせて述べることとする．

細菌感染は基本的には以下の3つのうちのひとつのパターンを呈する：肺葉性肺炎，気管支肺炎（表14-1），そして非定型肺炎（この章にて後述）である．ただし，これらのパターンは共存することが多く，特に肺葉性肺炎と気管支肺炎が相当する．

肺葉性肺炎

肺葉性肺炎（lobar pneumonia）においては，感染はおもに**肺胞腔内**に生じる．肺胞間のKohn孔や細気管支と肺胞間のLambert管を介して，周囲の肺胞に進展していくが，気道を介しての進展はない．また，感染は葉間裂で境界される．

このパターンは，肺炎球菌，ヘモフィルスインフルエンザ，クレブシエラ，そしてモラクセラ（*Moraxella catarrhalis*）でよく認められる．HRCT所見としては以下のものがある（図14-8）．

1. 葉間裂で境界されるコンソリデーション
2. air bronchogram（気管支透亮像）が明瞭
3. ひとつあるいは複数の肺葉を侵し，非区域性の広がりを呈する

肺葉性肺炎の鑑別診断としては，抗酸菌感染と真菌感染があるが，両者とも限局性のコンソリデーションを呈することが多い．上肺野を侵す傾向があるが，常にそうであるとは限らない．

気管支肺炎

気管支肺炎（bronchopneumonia）は，経気道感染のパターンである．感染の中心は**気道内腔**であり，粘液栓をしばしば伴う．病変は，小葉中心性の細気管支内腔から腔外に広がり，小葉中心性結節を形成

図14-8

肺葉性肺炎　肺炎球菌肺炎の患者において，舌区のコンソリデーションが認められる．コンソリデーションは大葉間裂にて境界されている．他の領域にはごく軽度の異常所見を認めるのみである．結節やtree-in-budは明らかではない．このことは病変が肺胞腔におもに存在することを意味している．

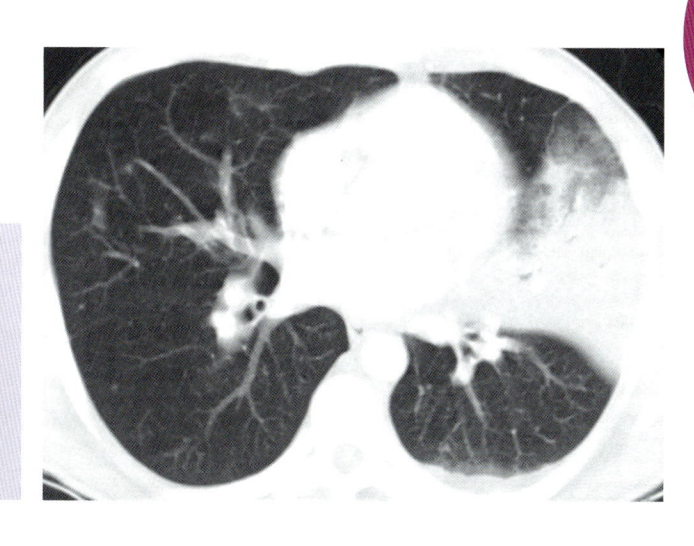

図 14-9

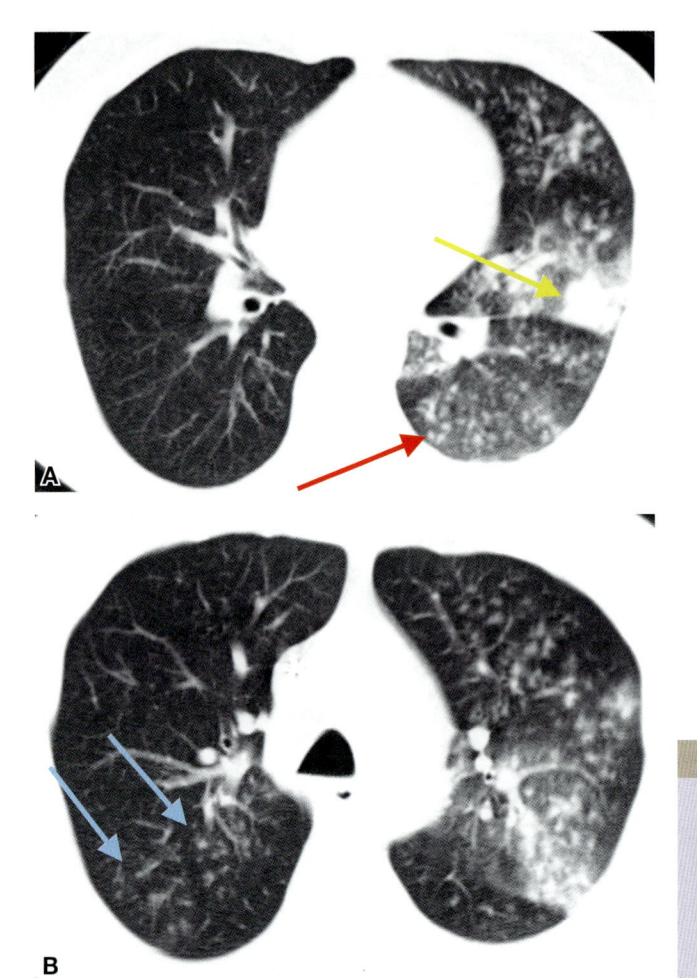

気管支肺炎 A：細菌性肺炎．経気道感染を反映して非対称性に，斑状分布の辺縁不明瞭なさまざまな結節が認められ（赤→），融合したコンソリデーションも認められる（黄→）．B：上葉の陰影には区域性の分布も認められる（→）．

し，時に小葉全体に炎症が拡大する場合もある．隣り合った小葉性病変が融合し，コンソリデーションが拡大することもある．このパターンは，黄色ブドウ球菌(S. aureus)，緑膿菌(P. aeruginosa)，クレブシエラ(Klebsiella)，大腸菌(E. coli)などによく認められる．気管支肺炎のHRCT所見は以下である（図 14-9 A, B）．

1. 軟部組織濃度の小葉中心性結節（さまざまな大きさ，辺縁は不明瞭）
2. TIB(tree-in-bud)
3. 気道壁肥厚，粘液栓，内腔拡張
4. コンソリデーション
5. 斑状，小葉性，あるいは区域性の分布

気管支肺炎の鑑別診断としては抗酸菌感染と真菌感染がある．抗酸菌感染は，高頻度に経気道進展をきたす．結核では，すべてではないがしばしば上葉の空洞性の肺炎を呈する．Mycobacterium avium-intracellulare(MAI)などの非結核性抗酸菌症(non-tuberculous mycobacterial infection：NTMB)では，コンソリデーションの乏しい広範な気道病変を形成する．免疫不全の患者を除き，真菌感染がこのパターンを呈することは少ないが，気道浸潤性アスペルギルス症はこのタイプの感染形態を示す．

まれな細菌感染症
放線菌（アクチノマイセス）感染症

放線菌(actinomyces)は口腔内常在菌であり，誤嚥した場合に肺炎を起こしうる．感染のリスク因子としては，アルコール中毒，口腔内の不衛生，そして肺気腫や気管支拡張などの既存肺病変などがある．HRCTでは，放線菌は通常，結節，腫瘤，ある

図14-10

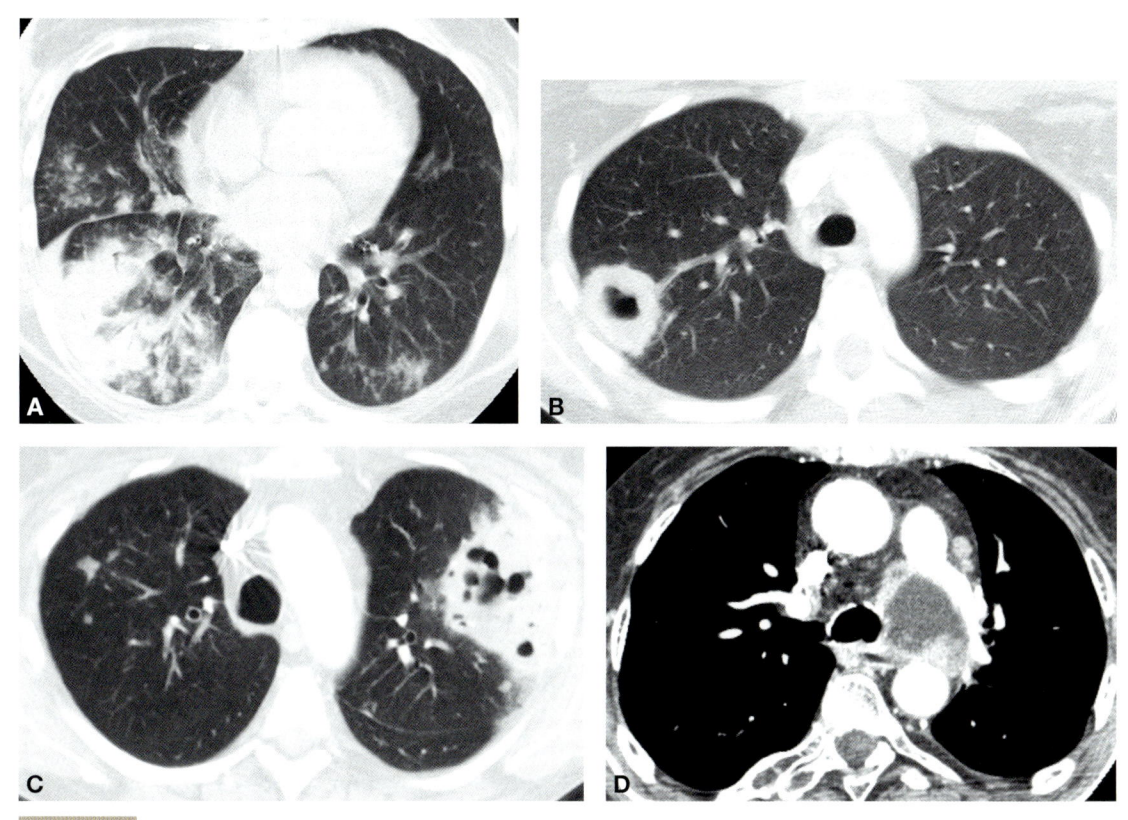

ノカルディア肺炎 A：右下葉に限局性コンソリデーションを認め，小葉中心性結節を伴う．この所見は細菌性の気管支肺炎の典型像であるが，この患者はその後，ノカルディア感染と診断された．B：右上葉には単発性の空洞性腫瘤を認める．この所見はノカルディア感染を疑わせる所見のひとつであるが，この所見自体は細菌感染，真菌感染，および抗酸菌感染においてより高頻度に認められる．C：空洞を伴うコンソリデーション（浸潤影）が左上葉に認められる．この所見は抗酸菌感染や真菌感染においてよく認められるものであるが，ノカルディアでもこの所見を呈することがある．D：大動脈肺動脈窓の部位に壊死性のリンパ節腫脹を認める．（写真には示されていないが）左下葉の空洞性のコンソリデーションを伴っている．

いはコンソリデーションを呈する．結節や腫瘤は比較的初期から認められる．通常は，単発かあるいは数個の結節が認められるのみで，広範に多くの結節が認められることは少ない．結節は辺縁にすりガラス影を伴うことがある．経時的に結節は増大し，腫瘤影やコンソリデーションを形成する．コンソリデーションはしばしば空洞化し，低吸収の造影されない領域を呈する．進行すると，**胸膜や胸壁にも進展**する場合がある．

ノカルディア感染症

ノカルディア（*Nocardia*）は土壌に存在する．ノカルディア感染症は，HIV感染症，臓器移植，白血病，悪性リンパ腫，そして長期間の免疫抑制剤の使用，などにおいて多く認められる．画像所見は放線菌感染に類似し，結節，腫瘤，そしてコンソリデーションなどを呈する（図14-10 A～D）．リンパ節腫大を伴うことがある．

抗酸菌感染症

抗酸菌感染症（mycobacterial infection）は，**結核症**と**非結核性抗酸菌症**に分類される．臨床所見やHRCT所見には共通点も多いが，多くは鑑別が可能である．

表 14-2　肺結核症の HRCT 所見

一次結核	二次結核	粟粒結核
コンソリデーション，上肺野あるいは下肺野 リンパ節腫脹 非特異的な結節 コンソリデーション＋リンパ節腫脹が最も診断的	コンソリデーション，上葉あるいは下葉の上区 空洞 小葉中心性結節あるいは tree-in-bud 胸水/胸膜肥厚	辺縁明瞭な結節 結節は通常＜3 mm びまん性，均一 HRCT 上ランダム分布

肺結核症（TB）

肺結核症（pulmonary tuberculosis：TB）は，世界的にいまだに蔓延が続いている疾患であるが，米国や先進国での患者数は第三国のそれと比較すると明らかに少ない．米国では，HIV 感染者や免疫抑制状態の患者においての発生率が一般よりも高い．結核症の発生は，公衆衛生の観点からも重要な問題であり，迅速な診断と治療が必要である．

画像診断は，結核の存在診断とその他の疾患との鑑別において重要である．肺結核にはさまざまなパターンがある（表 14-2）が，それらが混在することも多い．肺結核症を画像所見のみから除外することは困難であるが，HRCT 所見がこれらの特徴的なパターンを呈さない場合には，その可能性は低くなると考えてよい．真菌感染は，肺結核症のいずれのパターンをも示しうる．

一次結核

結核菌への最初の曝露による感染は，炎症性の反応を惹起するが，その後，結核菌は被包化・隔離され，病変の拡大は抑制される．多くの患者では，この過程は胸部単純X線写真やCTでは認識されない．

もしも異常がCTで明らかな場合には，最もよくみられる所見は，初感染の肉芽腫形成を反映した孤立性肺結節である（図 14-11 A, B）．関与するリンパ節腫大は，存在する場合と存在しない場合があるが，腫大リンパ節は通常，**内部は低吸収域**を呈する．肺野の結節もリンパ節も経時的に石灰化を示しうる．

一次結核はまた時に高度の進展を呈することがあり，さまざまな症状を呈しうるが，これは特に小児や免疫抑制状態の患者で顕著である．CT では非特異的な肺葉性あるいは斑状のコンソリデーション，結節影，リンパ節腫大などを呈する．**コンソリデーションとリンパ節腫大の組み合わせ**は最も診断的価値が高い．なぜならば細菌性の市中肺炎ではリンパ節腫大が顕在化することはまれであるからである．

二次結核（再燃性結核）

初感染結核のあとのいずれかの時点にて，結核菌感染が再燃する場合がある．この場合，結核菌は体内の酸素濃度の高い部分で増殖する．肺の中では，上葉に相当するが，これは V/Q 比（換気血流比）が比較的高いためである．これらの領域には，壊死，瘢痕形成，胸膜反応などの高度の炎症性反応が生じる．再燃性肺結核の典型的な HRCT 所見は以下のとおりである．

1. 典型的な領域（上葉の肺尖区・背側区，下葉の上区）のコンソリデーション（図 14-12）
2. 空洞
3. 経気道感染（軟部組織濃度の小葉中心性結節，TIB）
4. 肺の瘢痕形成（比較的早い時期からみられる）
5. 胸水あるいは胸膜肥厚

上肺野に空洞を伴うコンソリデーションを呈する他の疾患としては，真菌感染（特にコクシディオマイコーシス，ヒストプラズモーシス）と細菌感染がある．

粟粒結核

結核菌の血行性散布が免疫反応により抑制されない場合，広範な散布が生じ，肺もびまん性に侵される．これは一次結核（primary tuberculosis），二次結核（secondary tuberculosis）いずれでも起こりうる．

HRCT では，粟粒結核（military tuberculosis）は**ランダム分布**を呈する多数の小さな結節影を呈する（図 14-13）．結節は特定の肺構造との関係をもたず，

14章 肺感染症　235

図 14-11

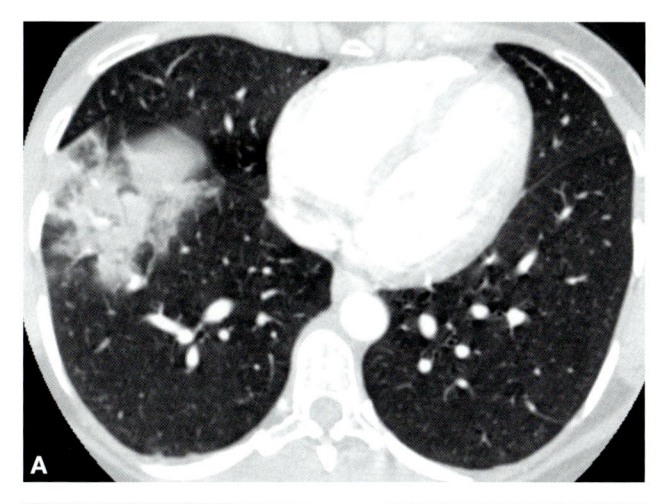

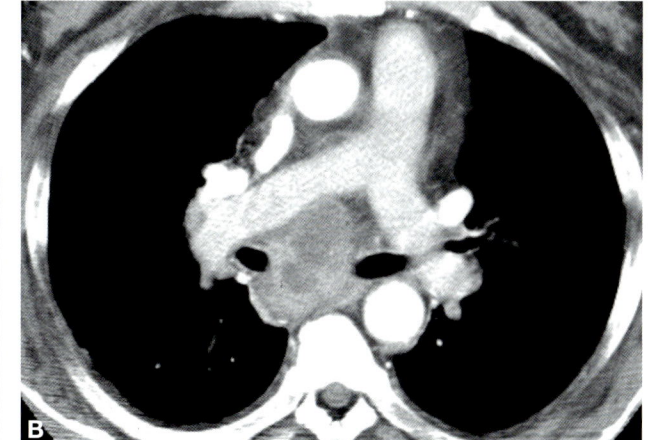

一次結核の2症例　A：右下葉の前区域に非特異的なコンソリデーションを認める．この所見は市中肺炎によく認められる所見であるが，喀痰より肺結核の診断がなされた．B：気管分岐部に壊死性のリンパ節腫脹を認める．一次結核においては，この所見のみが認められることがある．気管支鏡下の針生検にて診断が確定した．

図 14-12

二次結核　上葉の構造改変を伴った空洞性コンソリデーションを認める．患者は喀痰細胞診にて結核が証明された．病変部位と空洞の存在は，二次結核を疑わせるものであるが，この所見は真菌感染や細菌性感染でも認められることに注意．

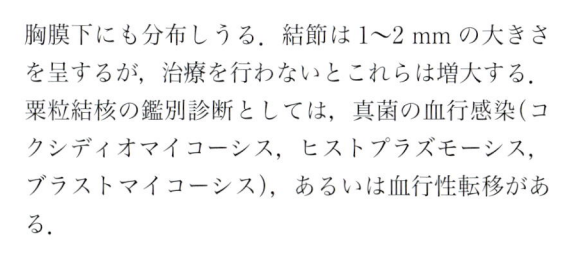

胸膜下にも分布しうる．結節は1〜2 mmの大きさを呈するが，治療を行わないとこれらは増大する．粟粒結核の鑑別診断としては，真菌の血行感染(コクシディオマイコーシス，ヒストプラズモーシス，ブラストマイコーシス)，あるいは血行性転移がある．

非結核性抗酸菌症(NTMB)

非結核性抗酸菌症(nontuberculous mycobacteria：NTMB)のさまざまな病原菌は，HRCTで互いに類似した陰影を呈する．これらのなかで，*Mycobacterium avium-intracellulare*(MAI，あるいは*Mycobacterium avium-intracellulare* complex：MAC)は最も頻度が高い病原体である．さまざまな病変のパ

図 14-13

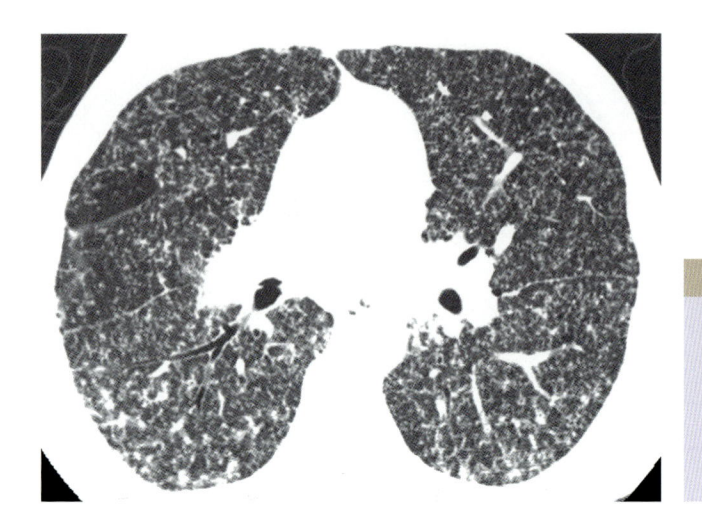

粟粒結核 びまん性に微細な境界明瞭な結節を認め，分布は均一である．葉間裂などの胸膜にも病変が認められる．これらをランダム分布とよぶ．鑑別としては，粟粒結核，粟粒真菌感染，そして悪性腫瘍の血行転移などがある．

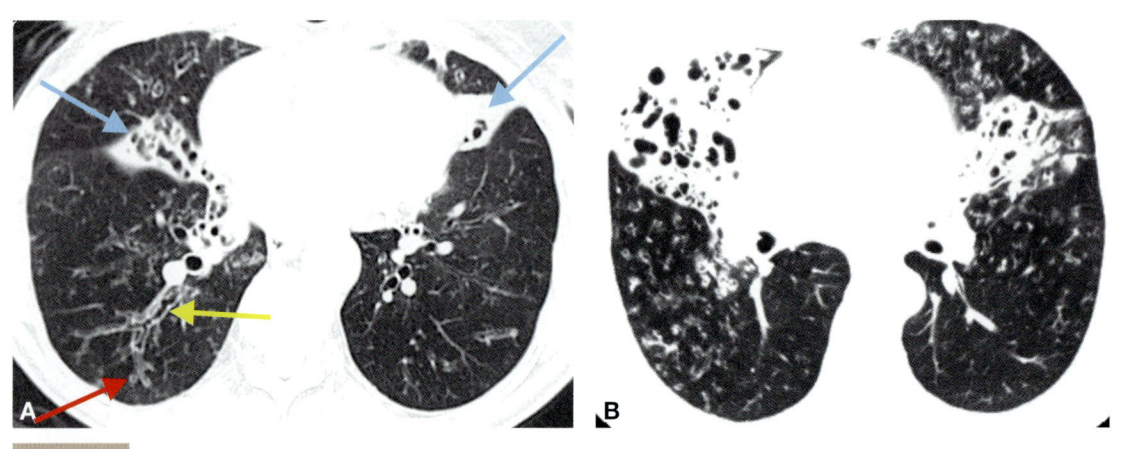

図 14-14

非結核性抗酸菌症（*Mycobacterium avium-intracellulare* complex：MAC）感染の 2 症例 A：気道壁肥厚を伴った広範な気道炎症が認められる．気管支拡張（黄→），細気管支壁肥厚（赤→），および高度の中葉と舌区の虚脱（青→）が認められ，非結核性抗酸菌症感染を強く疑わせる．B：67 歳の咳嗽を呈する女性．中葉と舌区の高度の気管支拡張，多数の小葉中心性粒状影，そして tree-in-bud が認められる．この年齢の女性において，これらの画像所見は MAC 感染を強く疑わせる．

ターンがあり，免疫が正常・異常にかかわらず，感染は生じうる．

　NTMB において最も多くみられる HRCT パターンは，通常，**高齢の（60 歳以上）免疫状態が正常の女性**に認められる（図 14-14）．おもな所見は**中葉，舌区の気道病変**である．気管支拡張，気道壁肥厚，粘液栓などが特徴的に認められる．小葉中心性結節や TIB（tree-in-bud）もよく観察される．進行した症例では中葉や舌区の部分的あるいは完全な虚脱が観察される．多くの症例では，コンソリデーションは認められない．これらの画像的特徴が高齢の女性に認められた場合，MAI（MAC）感染症の可能性が高くなる．鑑別診断は，繰り返す細菌感染や誤嚥である．

　NTMB の二つ目の病態（図 14-15 A，B）は，免疫能がやや低下した患者（COPD，糖尿病，アルコール依存症など）にみられるもので，多くは**高齢の男性**である．この病態は結核症に類似し，上肺野のコンソリデーション，空洞，気道散布性の所見などがみられる．

　NTMB における非典型的な所見としては，細菌

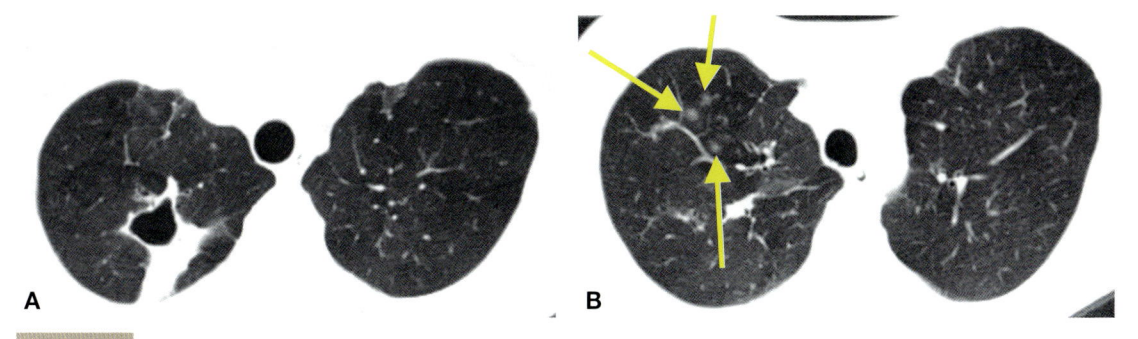

図 14-15
非結核性抗酸菌症 右上葉の空洞(A)と小さな小葉中心性粒状影(B,→)を認める．これらの所見は肺結核を最も疑わせるものであるが，非結核性抗酸菌症でも認められる．

図 14-16
非結核性抗酸菌症 境界明瞭な結節病変を両側性に認める．左の結節には小さな空洞も認められる．これらの所見は真菌感染や敗血症性塞栓においてよく認められるものであるが，非結核性抗酸菌症でも時にこのような所見を呈することがある．

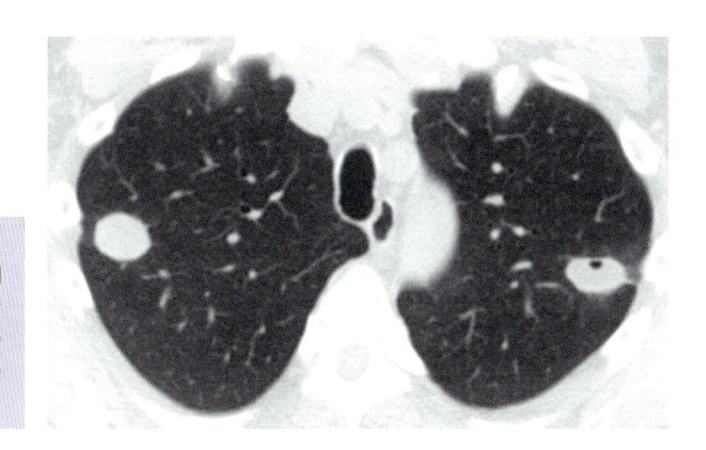

感染類似の非特異的なコンソリデーションや真菌感染類似の結節や腫瘤陰影がある(図 14-16)．

真菌感染

真菌感染(fungal infection)は多くのさまざまな所見を呈し，細菌感染や抗酸菌感染との類似点が多い．免疫状態に応じて異なった真菌が病変を形成する．

HRCT 所見

真菌感染にはいくつかのパターンが存在する(表 14-3)．

上葉の空洞性コンソリデーション

空洞を伴った上葉のコンソリデーションは二次結核の画像に類似する(図 14-17)．これは，コクシジオイドマイコーシス，ヒストプラズモーシス，ブラストマイコーシス，そして慢性のアスペルギルスなどによくみられる所見である．上肺優位の分布の理由は結核と同様である．典型的な所見は，上葉あるいは下葉上区の空洞を伴ったコンソリデーションであり，時に経気道散布を認める．胸水や胸膜肥厚も認められる．これらは，経時的に上肺の線維化と容積減少をきたす．

表 14-3　真菌感染の HRCT 所見

上肺野の空洞性コンソリデーション
孤立性肺結節
リンパ節腫大
気管支肺炎あるいは肺葉性肺炎
結節状あるいは腫瘤状コンソリデーション
ランダム分布の小結節

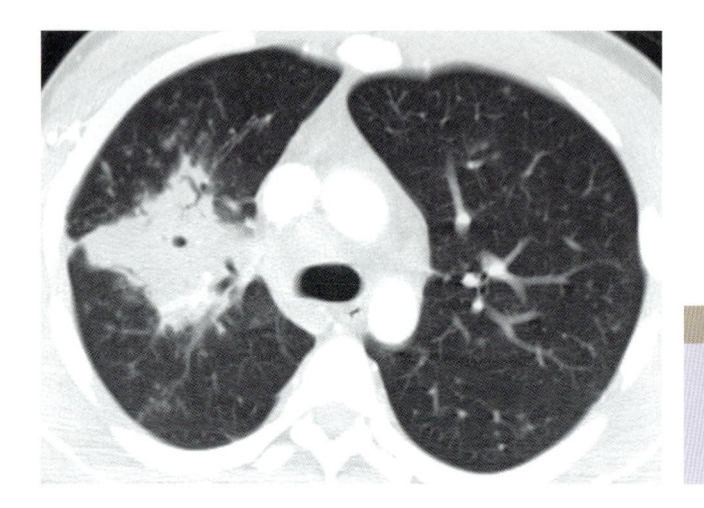

図 14-17 コクシディオマイコーシス　右上葉に空洞性のコンソリデーションを認め，周囲には小粒状影を伴う．真菌感染や抗酸菌感染と類似した画像所見である．

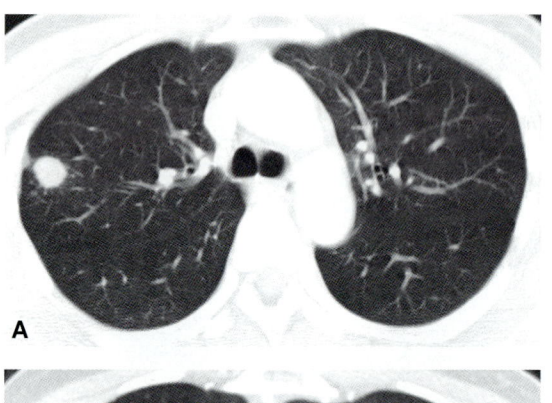

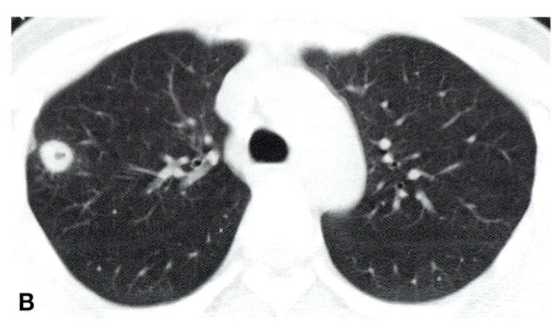

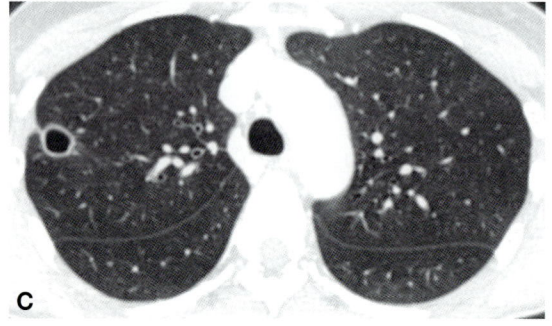

図 14-18 コクシディオマイコーシス　A：軟部組織濃度の結節影を右上葉に認める．患者は無症状である．所見としては非特異的であるが，感染を考慮すると，真菌感染や抗酸菌感染が最も可能性が高くなる．B, C：経時的に結節は空洞化し（B），薄壁空洞に変化していく（C）．

孤立性肺結節，リンパ節腫大

　この所見は結核に類似するが，真菌感染ではより頻度が高く顕著である．また，肺結節のみの所見は真菌感染において最も頻度の高い所見である（図 14-18 A〜C）．一方，肺門リンパ節腫大および縦隔リンパ節腫大が肺結節に併せて認められることもあるが，リンパ節腫大のみの場合もある．結節は特徴的に空洞化し，時間が経つと薄壁化する．患者はしばしば無症状であり，第一の鑑別診断は悪性腫瘍となる．

気管支肺炎，肺葉性肺炎

　真菌感染に伴う気管支肺炎（bronchopneumonia）は，細菌によるそれと鑑別はできない（図 14-19 A, B）．片側性あるいは両側性で，非対称性の区域性，斑状コンソリデーションと小葉中心性結節および気道の炎症性の所見などがみられ，これらは細菌性の気管支肺炎と同じである．また，ひとつの肺葉の非区域性のコンソリデーションは細菌性の肺葉性肺炎と似る．これらの所見は原発性の真菌感染において認められるものであるが，決して頻度の高い所見で

図 14-19

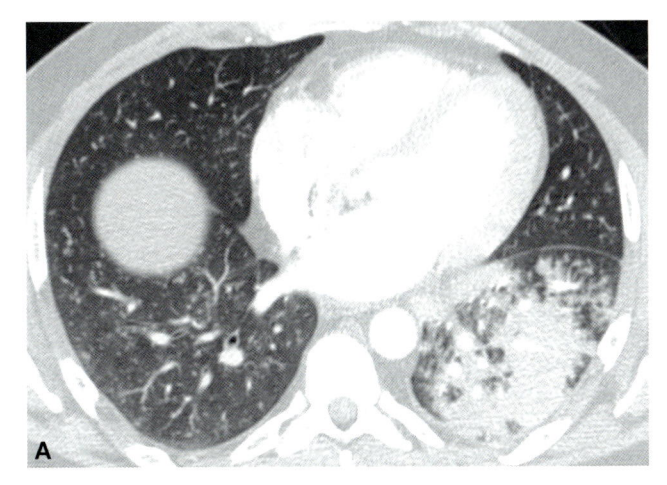

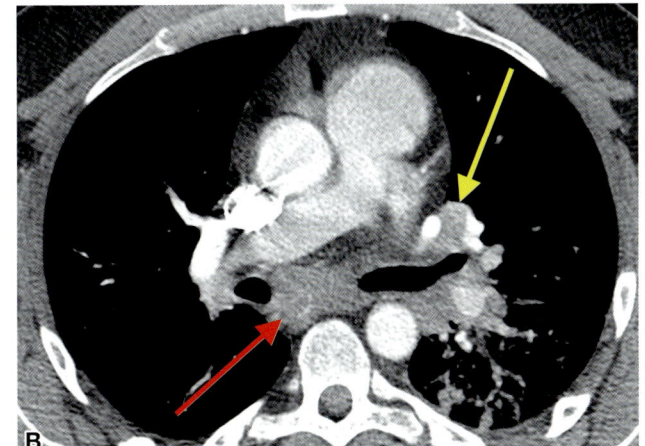

コクシディオマイコーシス A, B：限局性のコンソリデーションが左下葉に認められる(A)．この所見自体から特定の病原菌を推測することはできないが，肺門(黄→)と縦隔(赤→)に多発性のリンパ節腫大を認める(B)．リンパ節腫大は通常の細菌性肺炎としては非典型的であり，真菌感染や抗酸菌感染が疑われる所見である．

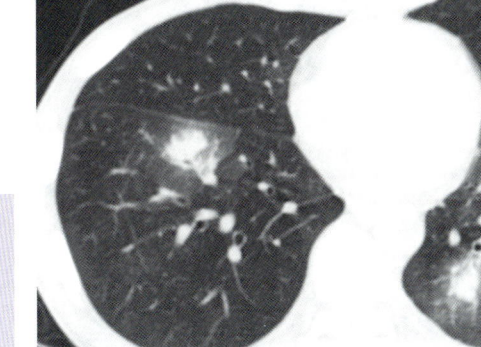

図 14-20

アスペルギルス症 好中球減少の患者．限局性，結節性のコンソリデーションを認め，周囲にすりガラス影(halo sign)を伴う．真菌感染，特に血管浸潤性アスペルギルス症が最も疑われる．

はない．細菌感染と同様に気管支肺炎と肺葉性肺炎が混在することがある．

結節性あるいは腫瘤様のコンソリデーション

両側性，多発性の結節様・腫瘤様のコンソリデーションは免疫不全患者において最もよく認められる所見である(図14-20)．これらはアスペルギルス症，ムコール症，そしてカンジダ症などで認められる．陰影は両側性に散布して認められ，大きな(>1 cm)，限局性の辺縁不明瞭な円形のコンソリデーションを

表14-4	非定型肺炎
病原体	ウイルス感染 非定型細菌（*Mycoplasma pneumoniae, Chlamydia pneumoniae, Legionella pneumophila*） *Pneumocystis jirovecii*
HRCT所見	気道壁肥厚 軽度の気管支拡張 小葉中心性結節 モザイク血流/エア・トラッピング 対称性，びまん性のすりガラス影，コンソリデーション

認める．結節間に介在する肺は比較的正常で，経気道性散布は通常，認められない．結節の周囲にはすりガラス影を伴い"halo sign"とよばれる．好中球減少を伴う免疫不全の患者においては，halo signは血管浸潤性アスペルギルス症を疑わせるが，halo signそのものはいずれの病原体に対しても特異的な所見ではない．

免疫能が正常の場合，鑑別診断としては器質化肺炎〔例：薬剤性，移植片対宿主病（GVHD）〕，リンパ増殖性疾患，あるいは肺動脈塞栓による肺梗塞などがあげられる．ほかには，浸潤性粘液性腺癌，好酸球性肺炎，サルコイドーシスなどもあるが，これらの臨床所見は真菌感染とは明確に異なっている．

ランダム分布を呈する小結節

ランダム分布を呈する小結節のパターンも真菌感染において認められ，この所見は粟粒結核に酷似する．ランダム分布の結節はこれまで述べてきた他のさまざまな所見に伴って認められることがあり，肺への血行性散布を意味する．このパターンは，特にコクシディオマイコーシス，ヒストプラズモーシス，そしてブラストマイコーシスなどで認められる．

非定型肺炎

このカテゴリーには，非定型（atypical）の細菌性肺炎，ウイルス感染，そしてニューモシスチス感染などが含まれる（表14-4）．最も多い非定型肺炎の病原菌としては，マイコプラズマ（*M. pneumoniae*），クラミジア（*Chlamydia pneumoniae*），そしてレジオネラ（*Legionella pneumophila*）などがある．

非定型の感染症は，肺炎球菌などの定型細菌感染症，結核，そして真菌感染などと臨床的，画像的に類似することが多い．一般的に，呼吸器症状は他の感染症によるものよりも軽度であるが，肺外症状はより頻度が高くより高度である．白血球増多は通常認められない．また，これらの病原菌は細菌感染に用いられる抗菌薬に反応しない．

非定型肺炎は，びまん性あるいは斑状に分布する小葉中心性のすりガラス影を示すことが多く（図14-21, 14-22），特にニューモシスチス肺炎や他のウイルス性肺炎に特異的である．免疫不全患者に認められる**すりガラス影と空気を含んだ嚢胞（pneumatocele）**の組み合わせは，ニューモシスチス感染を疑わせる．嚢胞の存在は他の非定型肺炎よりも*P. jirovecii*感染において頻度が高い（図14-23）．

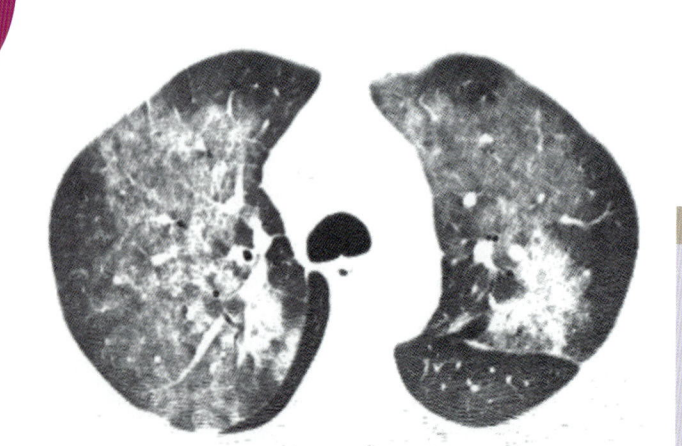

図14-21　**非定型肺炎**　両側性に広範なすりガラス影とコンソリデーションを認める．両側性の分布とすりガラス影の存在は，ウイルス，非定型細菌，あるいはニューモシスチスなどの非定型肺炎を疑わせる．この患者はアデノウイルス感染であった．

図 14-22
非定型肺炎 広範な両側性のすりガラス影を認める．サイトメガロウイルス感染症の患者である．両側性の分布とすりガラス影が主体の所見は，非定型感染症の可能性を最も疑わせる．

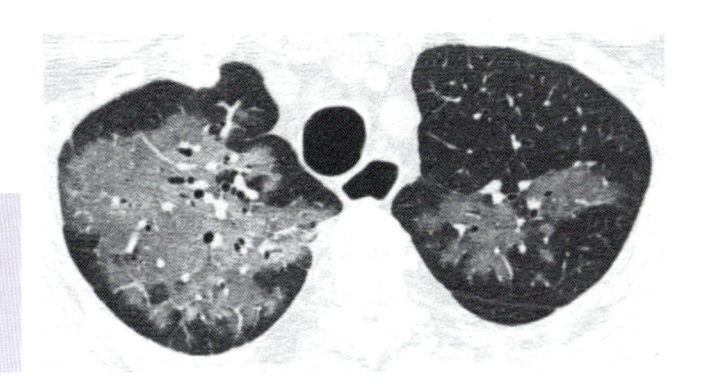

図 14-23
ニューモシスチス肺炎を発症した HIV 陽性患者 嚢胞形成（pneumatocele）を伴った対称性のすりガラス影とコンソリデーション．嚢胞形成はニューモシスチス，ウイルス，細菌の感染などで生じうるが，陰影の分布と HIV 感染の臨床情報はニューモシスチス肺炎を最も疑わせる．

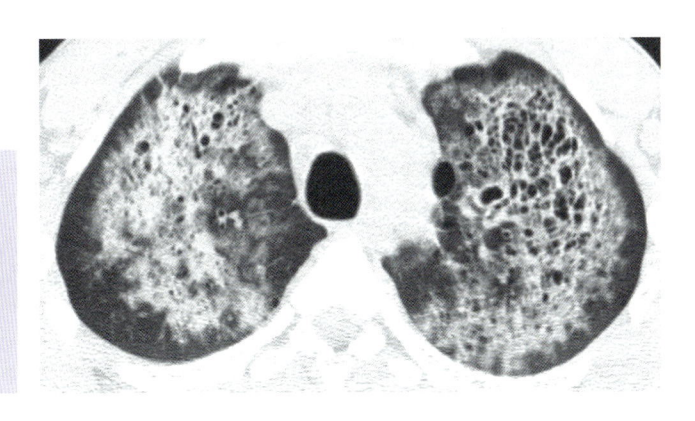

図 14-24
水痘肺炎（varicella pneumonia） 両側性に広範な軟部組織濃度の結節影とコンソリデーションを認める．結節は小葉中心性の分布を示す．軟部組織濃度の結節はどの感染症においても認められるが，両側性の分布は非定型肺炎をより示唆するものである．

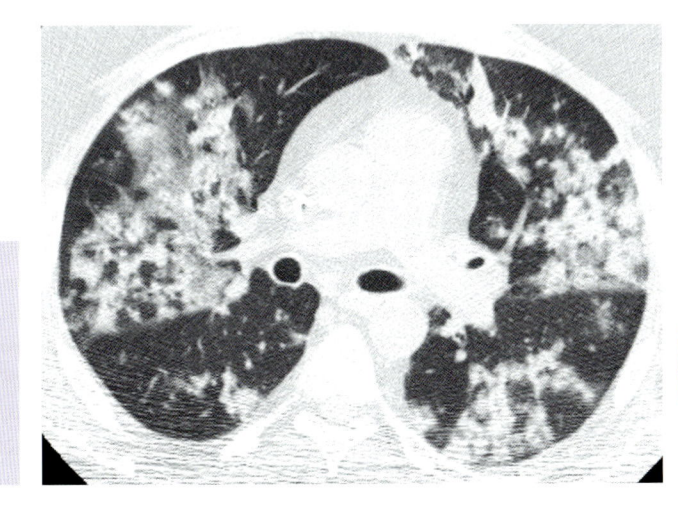

　非定型肺炎は気管支肺炎に似た所見を呈することもある（図 14-24）．最初は，気道壁と気管支壁周囲間質の炎症の所見を示し，粘液栓を伴うことは少ない．進行すると，細気管支の粘液栓，細気管支周囲のコンソリデーションなどが生じてくる．初期には，小葉中心性結節はしばしばすりガラス濃度であるが，これらは時間とともに軟部組織濃度に変化していく．そして，より広範なすりガラス影とコンソリデーションが出現するようになる．病理学的には，これらはびまん性肺胞傷害を表しているとされる．併存するモザイク血流やエア・トラッピングは，末梢気道の炎症による狭小化を表していると考えられる．

　典型的な HRCT 所見としては，以下のものがある．
1．内腔拡張を伴う，あるいは伴わない気道壁肥厚

2. 小葉中心性結節（最初はすりガラス濃度，のちに軟部組織濃度）
3. モザイク血流，エア・トラッピング
4. 対称性あるいはびまん性のすりガラス影，コンソリデーション

　感染患者において，HRCTは非定型肺炎を他の感染症と区別しうる最も確実な方法である．非定型肺炎においては，陰影は両側性で広範な分布を示し，すりガラス影が細菌性感染，抗酸菌性感染あるいは真菌感染と比べより頻度高く描出される．
　ウイルス性と非定型肺炎は気道壁肥厚，粘液栓，小葉中心性結節（図14-24）およびTIBなどの所見を示し，またこれらの所見は対称性分布の傾向がある．モザイク血流やエア・トラッピングも認められ，これらは疾患の気道中心性の性格を反映している．気道の炎症所見はP. jirovecci感染ではあまり認められない．

参考文献

Brecher CW, Aviram G, Boiselle PM. CT and radiography of bacterial respiratory infections in AIDS patients. AJR Am J Roentgenol 2003；180：1203-1209.

Cattamanchi A, Nahid P, Marras TK, et al. Detailed analysis of the radiographic presentation of *Mycobacterium kansasii* lung disease in patients with HIV infection. Chest 2008；133：875-880.

Elicker BM, Schwartz BS, Liu C, et al. Thoracic CT findings of novel influenza A (H1N1) infection in immunocompromised patients. Emerg Radiol 2010；17：299-307.

Erasmus JJ, McAdams HP, Farrell MA, Patz EF Jr. Pulmonary nontuberculous mycobacterial infection：radiologic manifestations. Radiographics 1999；19：1487-1505.

Franquet T, Müller NL, Gimenez A, et al. Spectrum of pulmonary aspergillosis：histologic, clinical, and radiologic findings. Radiographics 2001；21：825-837.

Gotway MB, Dawn SK, Caoili EM, et al. The radiologic spectrum of pulmonary *Aspergillus* infections. J Comput Assist Tomogr 2002；26：159-173.

Gruden JF, Huang L, Turner J, et al. High-resolution CT in the evaluation of clinically suspected *Pneumocystis carinii* pneumonia in AIDS patients with normal, equivocal, or nonspecific radiographic findings. AJR Am J Roentgenol 1997；169：967-975.

Im JG, Itoh H, Shim YS, et al. Pulmonary tuberculosis：CT findings—early active disease and sequential change with antituberculous therapy. Radiology 1993；186：653-660.

Kim EA, Lee KS, Primack SL, et al. Viral pneumonias in adults：radiologic and pathologic findings. Radiographics 2002；22：S137-S149.

Lee KS, Song KS, Lim TH, Kim PN, Kim IY, Lee BH. Adult-onset pulmonary tuberculosis：findings on chest radiographs and CT scans. AJR Am J Roentgenol 1993；160：753-758.

Leung AN. Pulmonary tuberculosis：the essentials. Radiology 1999；210：307-322.

Leung AN, Brauner MW, Gamsu G, et al. Pulmonary tuberculosis：comparison of CT findings in HIV-seropositive and HIV-seronegative patients. Radiology 1996；198：687-691.

Lieberman D, Porath A, Schlaeffer F, Boldur I. *Legionella* species community-acquired pneumonia. A review of 56 hospitalized adult patients. Chest 1996；109：1243-1249.

Lynch DA, Simone PM, Fox MA, Bucher BL, Heinig MJ. CT features of pulmonary *Mycobacterium avium* complex infection. J Comput Assist Tomogr 1995；19：353-360.

McAdams HP, Rosado de Christenson ML, Lesar M, Templeton PA, Moran CA. Thoracic mycoses from endemic fungi：radiologic-pathologic correlation. Radiographics 1995；15：255-270.

McAdams HP, Rosado de Christenson ML, Templeton PA, et al. Thoracic mycoses from opportunistic fungi：radiologic-pathologic correlation. Radiographics 1995；15：271-286.

Primack SL, Logan PM, Hartman TE, Lee KS, Müller NL. Pulmonary tuberculosis and *Mycobacterium avium-intracellulare*：a comparison of CT findings. Radiology 1995；194：413-417.

Reittner P, Müller NL, Heyneman L, et al. *Mycoplasma pneumoniae* pneumonia：radiographic and high-resolution CT features in 28 patients. AJR Am J Roentgenol 2000；174：37-41.

Saurborn DP, Fishman JE, Boiselle PM. The imaging spectrum of pulmonary tuberculosis in AIDS. J Thorac Imaging 2002；17：28-33.

15

医原性病変：薬剤性・放射線肺障害

薬剤性肺障害

　薬剤性肺障害(drug-induced lung disease)はしばしば見落とされ，また誤診されることも多い．肺障害を最も起こしやすい薬剤は，化学療法剤，循環器薬，そして抗菌薬である．

　薬剤性のびまん性肺病変のHRCT所見は多彩である(表15-1)．これらは，本書の他の章においてすでに述べられたさまざまな肺病変を反映し，特に9章で述べられた間質性肺炎の所見を呈することが多い．

　薬剤性肺障害の最も多いパターンとしては，肺水腫，肺出血，びまん性肺胞傷害(DAD)，器質化肺炎(OP)，非特異性間質性肺炎(NSIP)，通常型間質性肺炎(UIP)，そして好酸球性肺炎などがある．頻度の低いものとしては，過敏性肺炎(HP)，サルコイド様反応，閉塞性細気管支炎，肺血管炎，肺高血圧，剝離性間質性肺炎(DIP)，そしてリンパ球性間質性肺炎(LIP)などがある．

　重要なことは，**薬剤性肺障害を疑う特異的なHRCT所見は存在しない**ということである．したがって，上記の画像パターンを認めた場合には，常に薬剤の関与を疑わなければならない．そして，その可能性がある場合には，確信度を高めるために，薬剤服用歴を確認することが重要である．薬剤に関連する各種の肺病変のパターンについて以下に述べる．

肺水腫

　静水圧性肺水腫(hydrostatic pulmonary edema)は，心臓や全身の血管に作用する薬剤によって生じる．その1例にコカインがある．HRCT所見は，他の原因による静水圧性肺水腫のそれと同じである(図15-1)．胸水を伴うこともある．

　血管透過性肺水腫(increased permeability pulmonary edema)も薬剤によって起こりうる．発症は通常，急激である．HRCT所見は肺水腫と同じであるが，コンソリデーションは軽度であり，小葉間隔壁の肥厚，すりガラス影などが主体である．この所見は，IL-2によくみられるが，他の薬剤でも同様の変化を呈しうる．これらには，アスピリン，nitrofurantoin(注：国内未承認薬につき英語表記；以下同)，ヘロイン，そしてメトトレキサート，シクロホスファミド，carmustine などの細胞傷害性薬剤(cytotoxic agents)などがある．静水圧性肺水腫と異なり，胸水は出現せず，治療によってすぐに改善がみられる．

肺出血

　薬剤性の肺出血(pulmonary hemorrhage)はまれである．原因薬剤としては，抗凝固薬，シクロホスファミド，ペニシラミンなどがある．喀血の症状は伴う場合もあれば，伴わない場合もある．HRCT所見は，両側性の斑状のすりガラス影あるいはコンソリデーションである．胸水は認められない．

びまん性肺胞傷害(DAD)

　びまん性肺胞傷害(DAD)は，成人呼吸窮迫症候

表 15-1　薬剤性肺障害のパターンとその原因となりうる薬剤

パターン	薬剤
肺水腫	アスピリン，nitrofurantoin，ヘロイン，メトトレキサート，シクロホスファミド，carmustine，IL-2
肺出血	抗凝固薬，シクロホスファミド，ペニシラミン
びまん性肺胞傷害（DAD）	carmustine，ブスルファン，シクロホスファミド，ブレオマイシン，アミオダロン，メトトレキサート，アスピリン，麻薬，コカイン
器質化肺炎（OP）	carmustine，ブレオマイシン，ドキソルビシン，シクロホスファミド，アミオダロン，nitrofurantoin，セファロスポリン，テトラサイクリン，アムホテリシン B，金製剤，フェニトイン，スルファサラジン，コカイン
非特異性間質性肺炎（NSIP）	ブレオマイシン，ブスルファン，シクロホスファミド，メトトレキサート，アミオダロン，nitrofurantoin，ヒドロクロロチアジド，スタチン，フェニトイン，金製剤
通常型間質性肺炎（UIP）	シクロホスファミド，chlorambucil，nitrofurantoin，ピンドロール
好酸球性肺炎	ブレオマイシン，アミオダロン，nitrofurantoin，抗うつ薬，β遮断薬，ヒドロクロロチアジド，非ステロイド系抗炎症薬，フェニトイン，スルファサラジン，コカイン
過敏性肺炎	メトトレキサート，シクロホスファミド，メサラミン（メサラジン），fluoxetine，アミトリプチリン，パクリタキセル
サルコイド様反応	インターフェロン
肺血管炎と肺高血圧症	fenfluramine，ブスルファン，メチルフェニデート，methadone
閉塞性細気管支炎	ペニシラミン，スルファサラジン

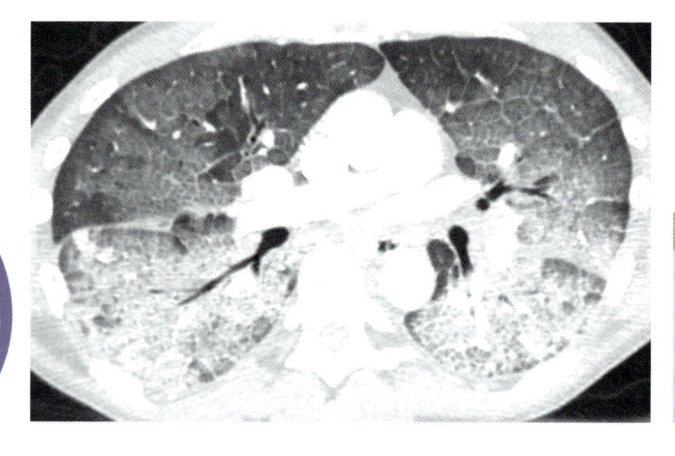

図 15-1
コカイン使用者にみられた肺水腫　びまん性のすりガラス影と平滑な小葉間隔壁の肥厚が認められ，crazy paving pattern の所見である．この患者は，コカインの注入後，急性の肺水腫を発症した．

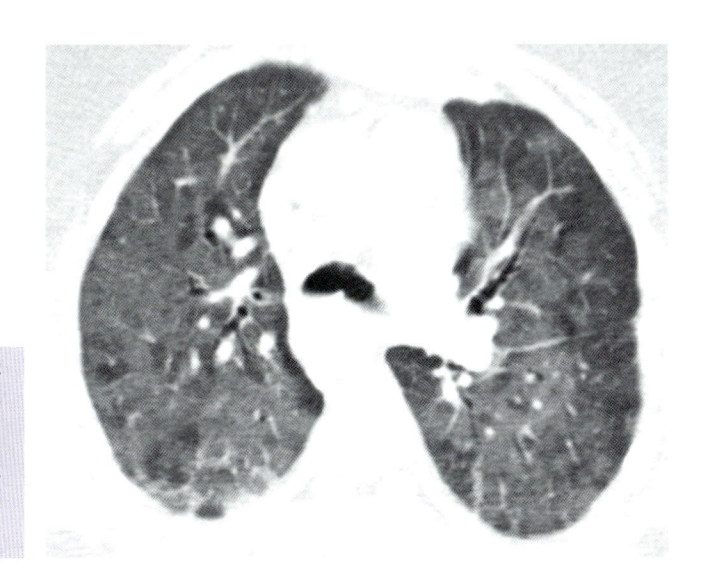

図 15-2
carmustine によるびまん性肺胞傷害 (DAD) リンパ腫に対する carmustine 治療を行った患者に認められたびまん性のすりガラス影. 病理学的にこれらはびまん性肺胞傷害を表している. この所見はステロイド治療によって改善した.

群(ARDS)に対応する組織像であり，薬剤性肺障害で多く認められる所見である．DADは，浮腫，肺胞内の硝子膜形成，急性の間質性炎症を特徴とし，その後，線維芽細胞が増生し，膠原線維の沈着とともに線維化が進行する．

すべてのDADの患者がARDSの臨床的な診断基準を満たすわけではなく，薬剤性肺障害もその1例である(8章参照)．DADのパターンを呈する薬剤としては，carmustine，ブスルファン，シクロホスファミド，ブレオマイシン，アミオダロン，メトトレキサート，アスピリン，麻薬，コカインなどがあげられる．

HRCT所見は，他の原因によるDADのそれと同じであり，びまん性のすりガラス影とコンソリデーションがそのおもなものである(図15-2)．初期には，陰影は末梢肺優位であるが，短時間でびまん性の分布に変化する．初期治療が適切に行われれば，所見は完全に消失する可能性があるが，そうでない場合にはARDSに移行することもある．経時的に，線維化が生じ，これらはしばしば腹側優位の肺野末梢に生じる．

器質化肺炎(OP)

器質化肺炎(OP)は薬剤性肺障害のなかでは頻度の高いパターンである．逆に，薬剤性肺障害はOPの原因のなかで最も多いものである．このパターンは，特に以下の薬剤で認められる．carmustine，ブレオマイシン，ドキソルビシン，シクロホスファミド，アミオダロン，nitrofurantoin，セファロスポリン，テトラサイクリン，アムホテリシンB，金製剤，フェニトイン，スルファサラジン，コカインなどである．

おもなHRCT所見は，他の原因によるOPと同じであり，両側性，斑状，結節状，あるいは腫瘤様のコンソリデーションであり，気管支肺動脈束周囲や胸膜下に認められる(図15-3)．"atoll sign"，あるいは"reversed halo sign"(中心部のすりガラス影とそれを取り囲むコンソリデーションの所見，図15-4)は，OPに非常に特異的な所見である．なお，薬剤性のOPを特発性のOPと画像上，区別することはできない．

非特異性間質性肺炎(NSIP)

非特異性間質性肺炎(NSIP)の最も多い原因は膠原病であるが，次に多いのが薬剤性のものである．

このパターンを起こす頻度の高い薬剤としては，ブレオマイシン，ブスルファン，シクロホスファミド，メトトレキサート，アミオダロン，nitrofurantoin，ヒドロクロロチアジド，スタチン，フェニトイン，そして金製剤などがある．

薬剤性のNSIPは，細胞性，線維性，あるいはこれらの混在の所見を示す．細胞性NSIPは薬剤に対する反応性が良好で，予後もよいために，細胞性と線維性のNSIPを区別する意義は大きく，HRCTはこれらの鑑別に有用である．

NSIPの典型的なHRCT所見は，肺底部胸膜下優

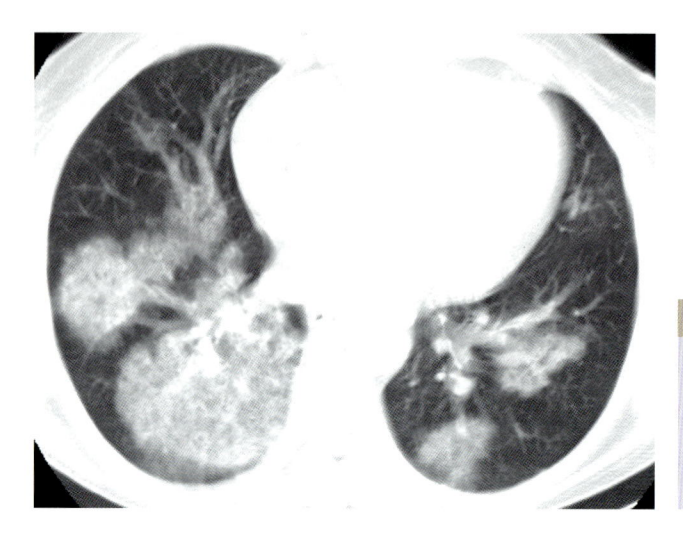

図 15-3
クラックコカイン（煙吸引用のコカイン）による器質化肺炎（OP） クラックコカインを繰り返し使用し，亜急性の症状を呈した患者．両側性に斑状，腫瘤様のコンソリデーションが認められる．

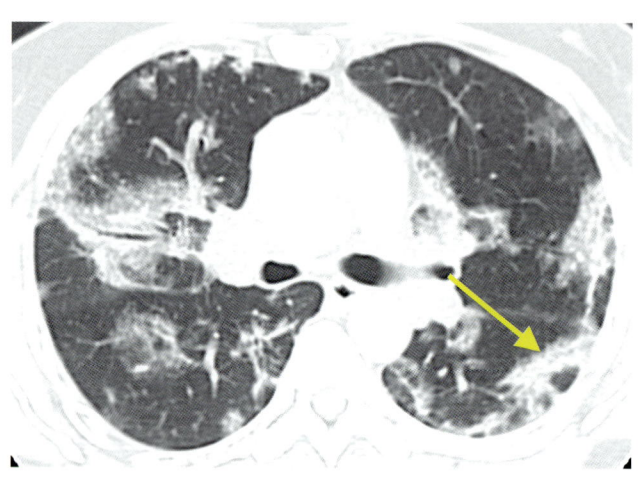

図 15-4
アミオダロンによる器質化肺炎（OP） 両側性に，胸膜下あるいは気管支肺動脈束周囲に斑状に分布するコンソリデーションとすりガラス影を認める．明らかな線維化の所見は認めない．左下葉には atoll sign も認められる（→）．これらの所見は器質化肺炎に合致するものである．

位のすりガラス影と不整な網状影である（図 15-5）．特に**胸膜直下のスペア**は NSIP を疑わせる所見であり，網状影を伴う場合と伴わない場合がある．すりガラス影は細胞性 NSIP を疑わせる所見であり，牽引性気管支拡張を伴った網状影は線維性 NSIP を疑わせる．蜂巣肺は認められないか，あるいは認められても軽度であり，その存在が確認できた場合には線維性 NSIP を疑う．

通常型間質性肺炎（UIP）

UIP パターンは薬剤性でも生じうるが，画像所見は特発性肺線維症（IPF）と同様である．このパターンを呈しうる薬剤としては，シクロホスファミド，chlorambucil，nitrofurantoin，そしてピンドロールがある．HRCT 所見は，肺底部胸膜下優位の網状影，牽引性気管支拡張，そして蜂巣肺などの線維化を表すものが主である（図 15-6）．

好酸球性肺炎

好酸球性肺疾患の最も多い原因は薬剤である．好酸球性の反応を呈する患者においては，肺野の異常陰影と末梢血や組織の好酸球浸潤などがみられる．このパターンは，ブレオマイシン，アミオダロン，nitrofurantoin，抗うつ薬，β遮断薬，ヒドロクロロチアジド，非ステロイド系抗炎症薬，フェニトイン，スルファサラジン，そしてコカインなどで認められる．

HRCT 所見は特発性の好酸球性疾患，特に慢性好酸球性肺炎のそれに似る（13 章参照）．上肺野末梢優位のコンソリデーションが特異的であるが，この所

15章　医原性病変：薬剤性・放射線肺障害　247

図 15-5
アミオダロンによる非特異性間質性肺炎（NSIP）　肺底部末梢肺野に不整な網状影と軽度の牽引性気管支拡張を認める．胸膜直下のスペアも認められる．薬剤の中止とステロイド投与によりこれらの異常所見は改善した．

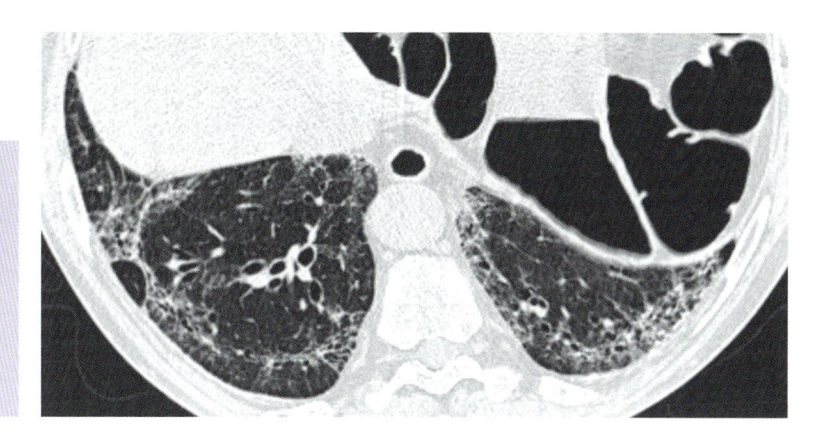

図 15-6
ブレオマイシンによる通常型間質性肺炎（UIP）　肺底部胸膜下を中心に著明な蜂巣肺形成を伴った線維化病変が認められる．この陰影は，乳癌に対するブレオマイシン治療中に出現した．この所見自体では，他の原因による UIP パターンや特発性肺線維症（IPF）との区別が困難である．

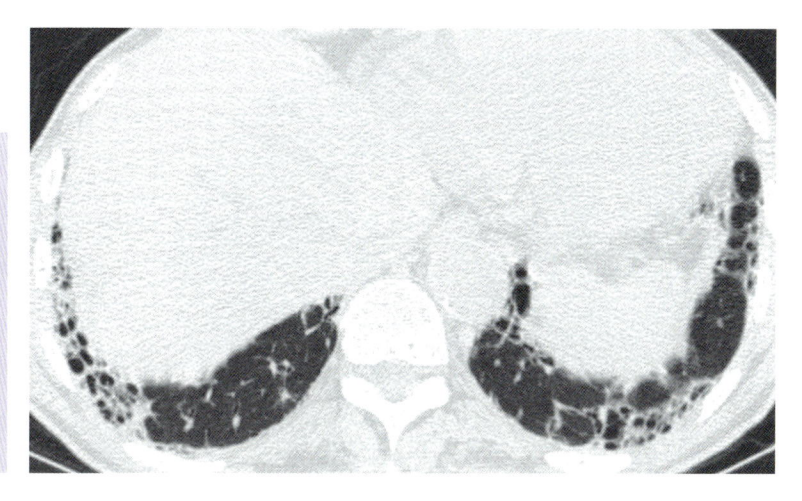

見は決して頻度が高いわけではない．全体として，両側性に斑状分布する結節状あるいは腫瘤状のコンソリデーションの頻度が高く，これらは OP に類似する．ただし，好酸球性肺炎が**上肺野優位**であるのに対して，通常の OP は下肺野優位である．

過敏性肺炎（HP）

　HP のパターンは，薬剤性肺障害としてはまれではあるが，メトトレキサート，シクロホスファミド，メサラミン（メサラジン），fluoxetine，アミトリプチリン，そしてパクリタキセルなどで生じうる．
　HRCT 所見は，吸入性の HP と同様で，すりガラス影，小葉中心性結節，そしてモザイク血流やエア・トラッピングなどである（13 章参照）．線維化が生じた場合には，斑状に分布する不整な網状影と牽引性気管支拡張が認められる（図 15-7）．

サルコイド様反応

　サルコイドーシスは特発性の病態であるが，まれに同様の反応が薬剤性反応として認められる場合があり，特にインターフェロン治療に伴う場合が多い．HRCT 所見は通常のサルコイドーシスと同様であり（12 章参照），リンパ路に沿った結節影が主体である（図 15-8）．ただし，線維化所見は薬剤性のサルコイドーシスでは多くはない．

肺血管炎と肺高血圧症

　ある種の薬剤は急性あるいは慢性の肺血管病変を惹起する．組織学的には，肺血管炎，肺動脈叢状血管症，肺毛細血管血管腫症，そして静脈閉塞性疾患などである．関連する薬剤としては，fenfluramine，ブスルファン，メチルフェニデート，methadone などがある．
　HRCT 所見は，生じている病理学的変化に応じてさまざまである．肺血管炎（pulmonary vasculitis）

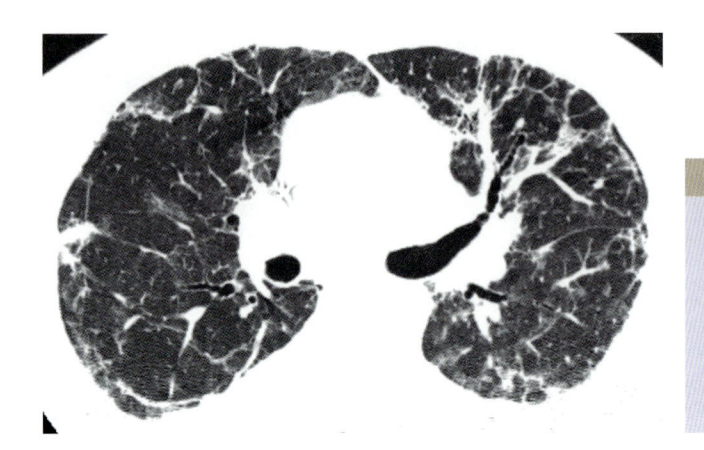

図 15-7
インフリキシマブによる過敏性肺炎　両側肺の胸膜下および肺門側両方に斑状に分布する不整な網状影が認められる．この所見そのものは非特異的で，必ずしも特異的なパターンを疑わせるものではないが，線維化を示唆する所見を伴っている．病理学的には過敏性反応が証明された．

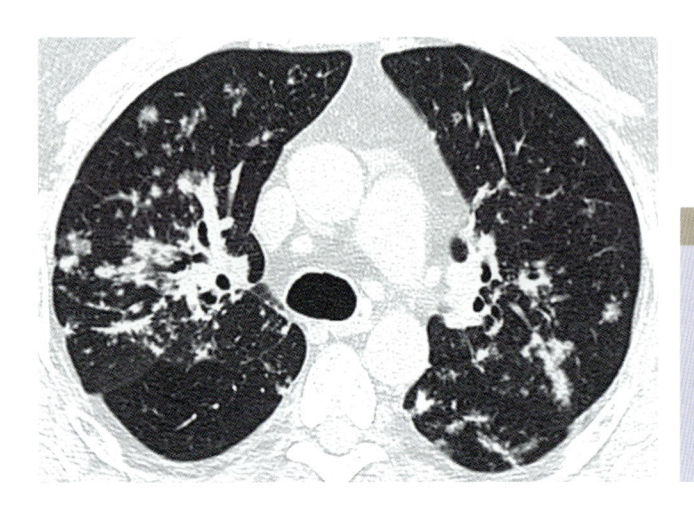

図 15-8
インターフェロンによるサルコイド様反応　気管支肺動脈束周囲および胸膜下優位に結節性病変が認められる．このリンパ路性の分布はサルコイドーシスで最もよく認められるものである．これらの所見は，肝炎に対するインターフェロンの治療中に認められた．

は肺水腫や肺出血とよく似た所見を呈し，斑状あるいはびまん性のコンソリデーションやすりガラス影を呈する．叢状血管症(plexogenic arteriopathy)は肺高血圧(pulmonary hypertension)の所見を呈し，中心部の肺動脈の拡張を示す．静脈閉塞性疾患と肺毛細血管血管腫症は静水圧性肺水腫に似た所見を呈するが，心臓の大きさは正常である．

閉塞性細気管支炎

薬剤性肺疾患のなかで最も頻度の少ないものが閉塞性細気管支炎(constrictive bronchiolitis)である．この所見は，最初に関節リウマチに対するペニシラミン治療によって生じる病態として報告されたが，その後，ペニシラミンの関与については疑問が投げかけられるようになった．なぜならば，本病態は，ペニシラミンを使用していない関節リウマチの患者でも認められることが判明したからである．閉塞性細気管支炎はスルファサラジンの投与でも認められることがある．

HRCTでの所見は，気管支壁肥厚とモザイク血流など，他の原因による閉塞性細気管支炎と同様であり（図15-9），呼気CTにおけるエア・トラッピングが特徴的である．

放射線照射

胸部の放射線治療は，肺の炎症性変化から線維化を惹起する．放射線肺障害のパターンは，照射部位（表15-2）と照射線量に規定される．乳癌，肺癌，悪性リンパ腫，食道癌，そして頭頸部の悪性腫瘍などの治療後によく認められる．

放射線肺障害は2つの病期に分けられる．すなわち**放射線肺炎**(radiation pneumonitis)と**放射線肺線維症**(radiation fibrosis)である．放射線肺炎は，基

図 15-9
ペニシラミンによる閉塞性細気管支炎　広範なモザイク血流が認められ，気管支拡張も伴っている．病理学的には閉塞性細気管支炎が証明された．この患者では関節リウマチに対して，ペニシラミンの治療が行われていた．薬剤と膠原病の両者がこのパターンを呈しうる．

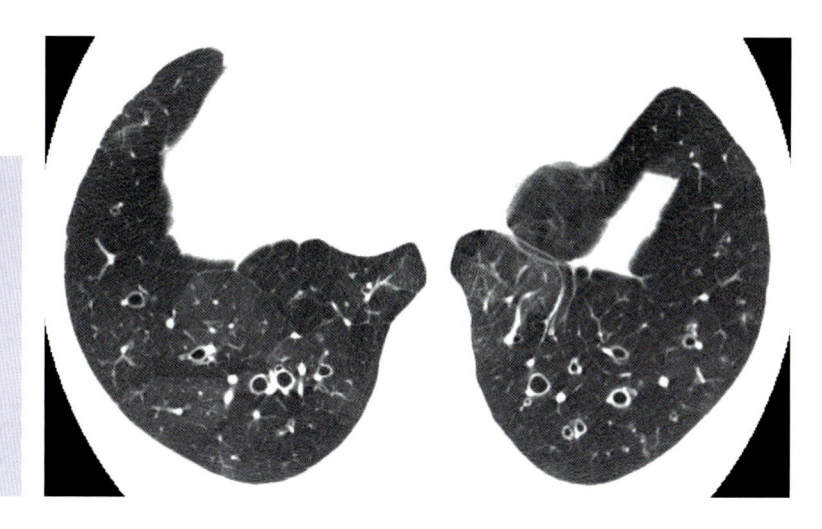

表 15-2　特徴的な部位の放射線肺障害

部位	腫瘍
前胸壁胸膜下	乳癌　原発巣照射
病変側肺尖	乳癌　腋窩照射
両側肺尖	頸部悪性腫瘍
縦隔周囲	悪性リンパ腫，食道癌

本的に照射後6か月以内の比較的早い時期に出現し，対応する病理学的変化は照射野に一致するびまん性肺胞傷害(DAD)である．時間が経つと，同じ領域に放射線肺線維症が出現する．

HRCT上の異常所見は，通常は**照射野内に限局して**認められる．乳房の照射は前胸壁の胸膜下に陰影を形成し(図15-10)，腋窩・鎖骨上窩の照射は照射側の肺尖に陰影を形成する(図15-11)．頭頸部の照射では両側肺尖部に陰影が出現する(図15-12)．悪性リンパ腫や食道癌の照射では，縦隔に接した肺野内側に陰影が形成される(図15-13)．肺癌では腫瘍の周囲に陰影が出現する(図15-14)が，この所見を腫瘍の増大と間違わないようにしなければならない．

放射線肺線維症の広がりは，サイバーナイフなどの新しい放射線照射方法の出現によって変化した．この治療法では放射線肺炎や線維症は，腫瘍のすぐ近傍のみに出現する．

HRCT所見は，放射線肺障害の経過によって異なる．放射線肺炎は照射野に一致したすりガラス影やコンソリデーションとして認められ，軽度の容積減少を伴うことがある．すりガラス影に伴って，平滑な小葉間隔壁の肥厚，"crazy paving sign"なども認

図 15-10
乳癌治療後の放射線肺線維症(1)　左上葉の胸膜下に不整な網状影を認める(黄→)．大葉間裂が腹側上方に偏位(赤→)しており，容積減少が疑われる．乳房接線照射後の線維性変化の典型的な所見である．

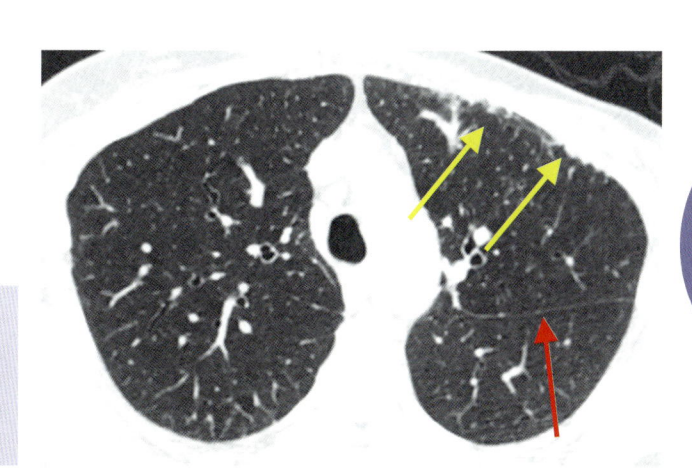

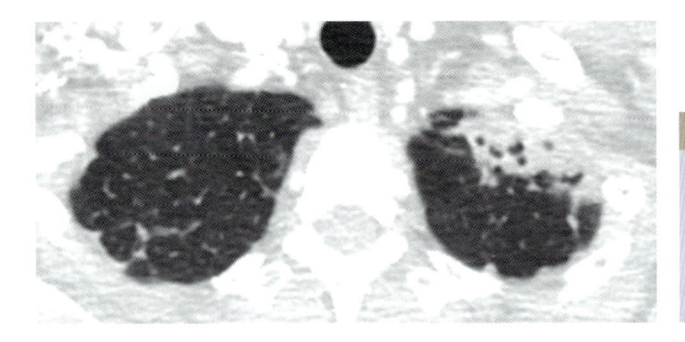

250　Section 2 ● 各種病態の肺 HRCT所見

図 15-11
乳癌治療後の放射線肺線維症(2)　不整な網状影と牽引性気管支拡張が左肺尖部に認められる．このような非対称性の分布は，腋窩あるいは鎖骨上窩の照射に特徴的である．

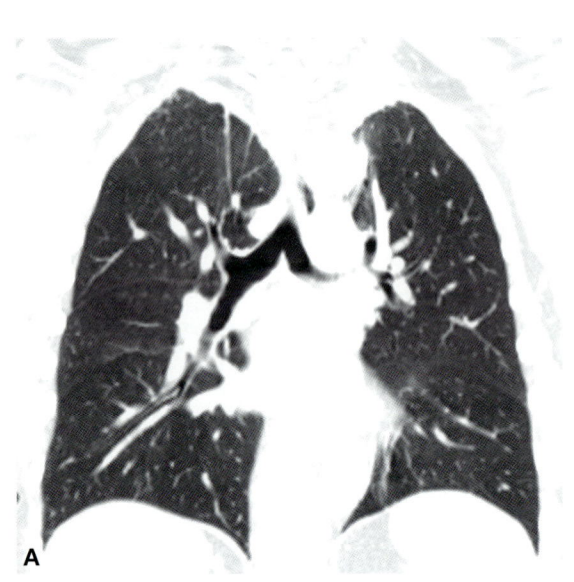

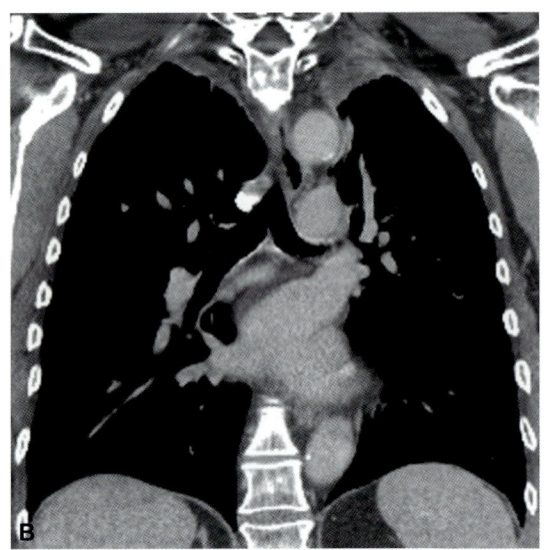

図 15-12
頭頸部癌治療後の肺線維症　冠状断再構成 CT の肺野(**A**)および縦隔(**B**)条件において，両側肺尖部のコンソリデーション，網状影，構造改変(architectural distortion)が認められる．頭頸部癌治療後の肺線維症の典型的な所見である．

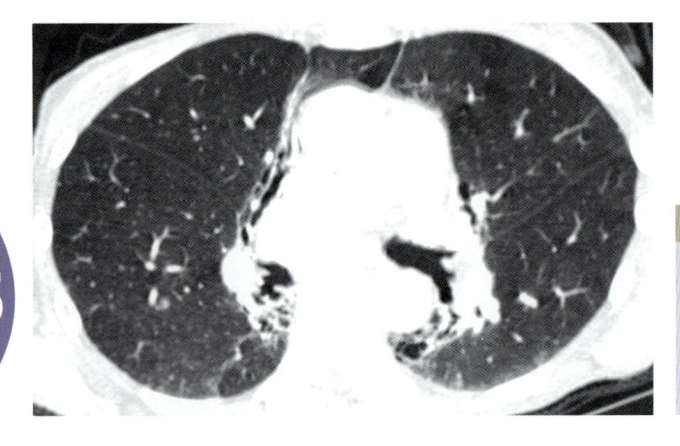

図 15-13
悪性リンパ腫治療後の放射線肺線維症　牽引性気管支拡張，網状影，そして構造改変の所見が両側の縦隔近傍の肺野に認められる．この患者は以前に悪性リンパ腫に対して縦隔の放射線照射を受けた既往がある．

図 15-14
肺癌治療後の放射線肺線維症 肺癌に対して高齢のために手術よりも放射線治療が選択された患者．照射後，牽引性気管支拡張，コンソリデーション，そして構造改変を伴った線維化病変が，右下葉の腫瘍の部位に出現した．

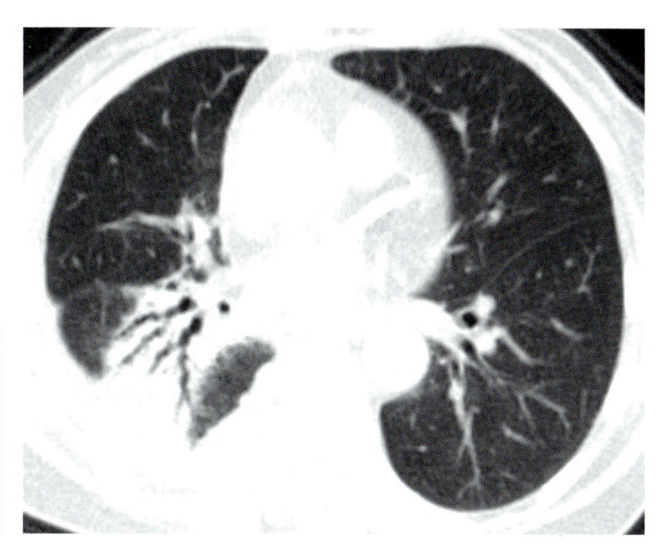

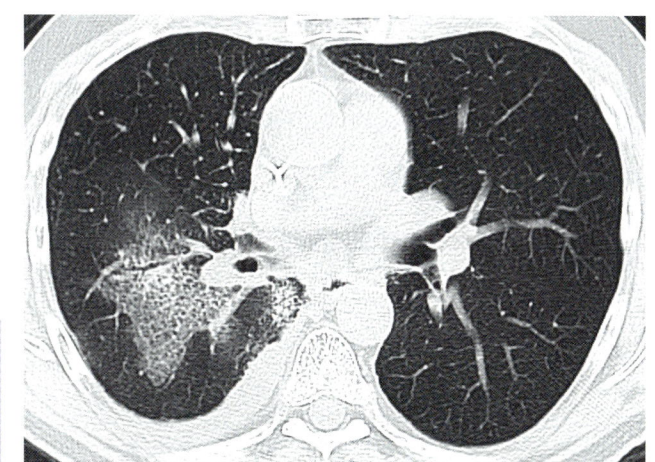

図 15-15
crazy paving を伴った放射線肺炎 すりガラス影と網状影が肺癌の治療後の部位の右下葉に認められる．線維化を示唆する構造改変は明らかではない．

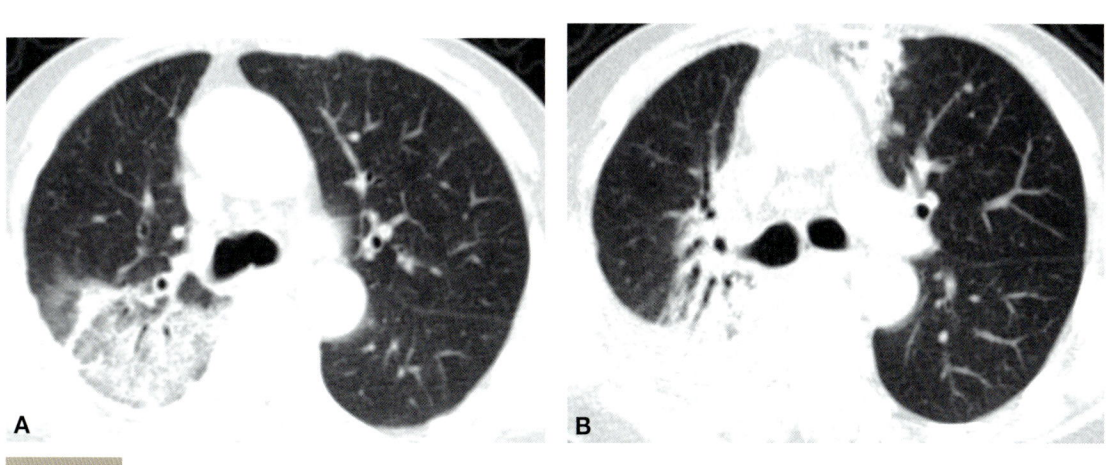

図 15-16
放射線肺炎から線維化への進行 A：肺癌治療の数週間後，限局性のすりガラス影とコンソリデーションが右上葉に認められた．B：数か月後，牽引性気管支拡張，構造改変，容積減少などの線維化を示唆する所見が出現している．

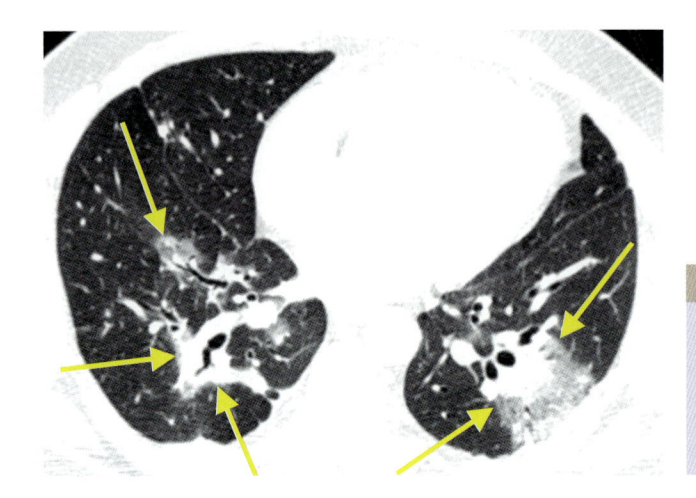

図 15-17　放射線治療後の器質化肺炎（OP）　両側性に気管支肺動脈束に沿ったコンソリデーションとすりガラス影（→）が斑状に認められる．結腸癌の肺転移に対する体幹部定位放射線治療後の患者である．

められる（図 15-15）．早期には線維化の所見は認められない．時間が経過すると，放射線肺炎は改善するか，あるいは線維化に移行する（図 15-16）．線維化は時間が経つと容積が減少し，ゆがみが生じ，牽引性気管支拡張や不整な網状影に変化していく．線維化の辺縁は照射野の形状に応じて直線状となる．

頻度は高くはないが，放射線肺障害は**照射野外**に陰影を形成することがある．これらは通常，器質化肺炎（OP）や好酸球性肺炎を表しており，陰影は他の原因によるそれらによく似ている．斑状のコンソリデーションが最も多い HRCT 所見である（図 15-17）．コンソリデーションは典型的には結節状あるいは腫瘤状であり，しばしば気管支肺動脈束周囲間質や胸膜下に分布する．

参考文献

- Aquino SL, Webb WR, Golden J. Bronchiolitis obliterans associated with rheumatoid arthritis: findings on HRCT and dynamic expiratory CT. J Comput Assist Tomogr 1994; 18: 555-558.
- Aronchick JM, Gefter WB. Drug-induced pulmonary disorders. Semin Roentgenol 1995; 30: 18-34.
- Bellamy EA, Husband JE, Blaquiere RM, Law MR. Bleomycin-related lung damage: CT evidence. Radiology 1985; 156: 155-158.
- Bush DA, Dunbar RD, Bonnet R, et al. Pulmonary injury from proton and conventional radiotherapy as revealed by CT. AJR Am J Roentgenol 1999; 172: 735-739.
- Cooper JAD, White DA, Matthay RA. Drug induced pulmonary disease, part 1: cytotoxic drugs. Am Rev Respir Dis 1986; 133: 321-340.
- Cooper JAD, White DA, Matthay RA. Drug induced pulmonary disease, part 2: noncytotoxic drugs. Am Rev Respir Dis 1986; 133: 488-503.
- Davis SD, Yankelevitz DF, Henschke CI. Radiation effects on the lung: clinical features, pathology, and imaging findings. AJR Am J Roentgenol 1992; 159: 1157-1164.
- Gotway MB, Marder SR, Hanks DK, et al. Thoracic complications of illicit drug use: an organ system approach. Radiographics 2002; 22: 119-135.
- Kuhlman JE. The role of chest computed tomography in the diagnosis of drug-related reactions. J Thorac Imaging 1991; 6: 52-61.
- Kuhlman JE, Teigen C, Ren H, et al. Amiodarone pulmonary toxicity: CT findings in symptomatic patients. Radiology 1990; 177: 121-125.
- Logan PM. Thoracic manifestations of external beam radiotherapy. AJR Am J Roentgenol 1998; 171: 569-577.
- Padley SPG, Adler B, Hansell DM, Müller NL. High-resolution computed tomography of drug-induced lung disease. Clin Radiol 1992; 46: 232-236.
- Pietra GG. Pathologic mechanisms of drug-induced lung disorders. J Thorac Imaging 1991; 6: 1-7.
- Rosenow EC, Myers JL, Swensen SJ, Pisani RJ. Drug-induced pulmonary disease: an update. Chest 1992; 102: 239-250.
- Rossi SE, Erasmus JJ, McAdams HP, et al. Pulmonary drug toxicity: radiologic and pathologic manifestations. Radiographics 2000; 20: 1245-1259.

16 塵肺

　塵肺(pneumoconiosis)の頻度は他のびまん性肺疾患に比較して減少している．これは，リスクの高い職場での予防措置が広く普及したことによる．塵肺のHRCT所見は，サルコイドーシスや特発性肺線維症(IPF)などの他の疾患に似ているために，塵肺の正しい診断のためには曝露歴の認識が非常に重要となる．

診断への一般的なアプローチ法

　塵肺の多くの患者は，長期にわたる何らかの粉塵吸入歴を有する．しかし，曝露の履歴が明らかでない場合には，HRCTの所見のみから塵肺以外の疾患と区別することは困難である．

　塵肺の最も頻度の高いHRCT所見は，結節，線維化，そしてリンパ節腫脹である．結節はリンパ路性あるいは小葉中心性の分布をとる．線維化は蜂巣肺，不整網状影，牽引性気管支拡張，そして構造改変を伴ったコンソリデーション，つまり進行性塊状線維化巣(progressive massive fibrosis：PMF)の所見などを呈する．

　塵肺はHRCT上，特徴的なパターンを呈する．それぞれのパターンは単一あるいは複数種類の吸入粉塵によって形成される．以下にこれらのパターンの形態について述べる．このなかでは，同じ所見を呈する異なった粉塵についても触れる．

塵肺の HRCT パターン
珪肺と"珪肺パターン"

　珪肺(silicosis)は二酸化珪素の長期の吸入によって生じ，ガラス工芸，砂吹き業，鉱業，石切業，採石業などの職業と関連している(表16-1)．珪肺病変の形成は，粉塵の吸入とその後のリンパ路におけるドレナージ機序が関係する．所見は，結節，リンパ節腫大，線維化などである．長期の吸入によって生じる珪肺は通常，simple silicosis と complicated silicosis に分類される．3つ目の珪肺として，まれではあるがacute silicosis(silicoproteinosis)がある．

表16-1　珪肺と"珪肺パターン"の特徴

HRCT 所見	リンパ路の結節：上肺背側優位の分布，両側対称性 線維化：上肺内層優位の分布 進行性塊状線維化巣(PMF) リンパ節腫脹：石灰化することもあり
他の同様の所見を呈する塵肺	炭坑夫肺 タルク肺 ベリリウム肺
合併症	結核 原発性肺癌

HRCT 所見

　simple silicosis は，腹側に散在する結節所見がその特徴である（図 16-1）．これらは上肺野背側に多く，小葉中心部，気管支肺動脈束周囲間質，小葉間隔壁，そして胸膜下間質などのリンパ路間質に分布する（図 16-2）．他のリンパ路間質結節とは異なるのは，小葉中心性結節を伴う点である（図 16-3）．肺病変は通常，両側性で対称性であり，軟部組織濃度で，境界が明瞭，石灰化することがある．

　肺門縦隔リンパ節腫大も認められる（図 16-4）．サルコイドーシスと同様にリンパ節腫大は対称性である．石灰化することがあり，その性状は全体に均一あるいは辺縁が主体の**卵殻状**である．

　長期曝露の患者では進行性の線維化，いわゆる**complicated silicosis** を呈することがある．線維化はリンパ路結節に伴って認められる（図 16-5）が，線維化の所見のみが認められることもある．線維化は上肺野の気管支肺動脈束に沿った不整な網状影や牽引性気管支拡張を呈する．線維化が集簇し，構造改変と牽引性気管支拡張を伴ったコンソリデーションを形成する場合があり（図 16-6），**進行性塊状線維化巣**（progressive massive fibrosis：PMF）とよばれる．この所見はサルコイドーシスとの鑑別において有用である．

　大量のシリカ系粉塵への急激な曝露は，古典的な珪肺とは大きく異なった臨床症状と HRCT 所見を呈する．これらの症例では，曝露が肺胞充満性の変化を生じ，病理学的にも HRCT 上も，肺胞蛋白症（alveolar proteinosis：PAP）に似た病態を呈し，**acute silicosis, silicoproteinosis** と よ ば れ る．HRCT 上，びまん性，両側性のすりガラス影あるいはコンソリデーションを呈する．すりガラス影と小

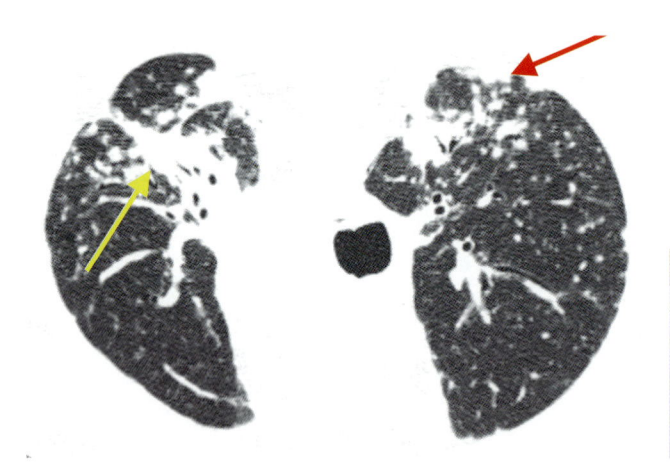

図 16-1
珪肺におけるリンパ路結節（1）　腹臥位のHRCT では，気管支肺動脈束周囲（黄→）や胸膜下の間質（赤→）に分布する結節の集簇を認める．この所見からはサルコイドーシスとの鑑別は困難である．

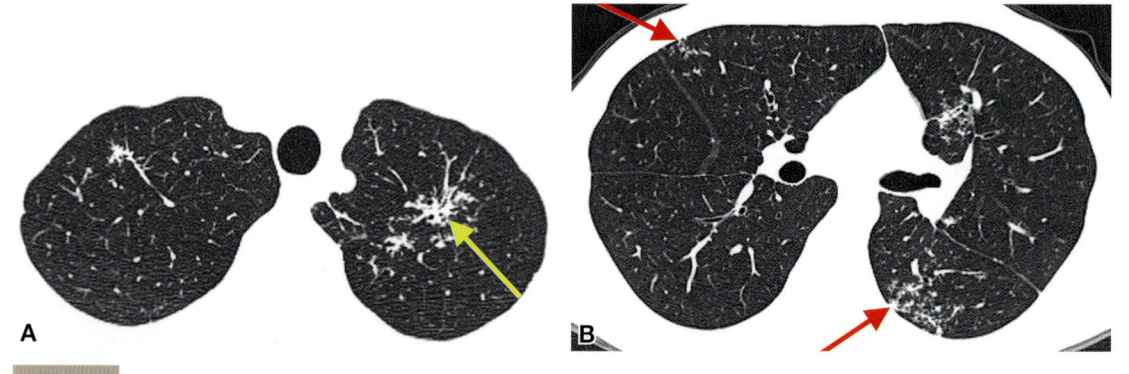

図 16-2
珪肺におけるリンパ路結節（2）　肺尖部レベル（A）と中肺野レベル（B）の HRCT では，斑状分布の粒状影の集簇を認める．粒状影はおもに気管支肺動脈束周囲（A，黄→）や胸膜下間質（B，赤→）に認められる．

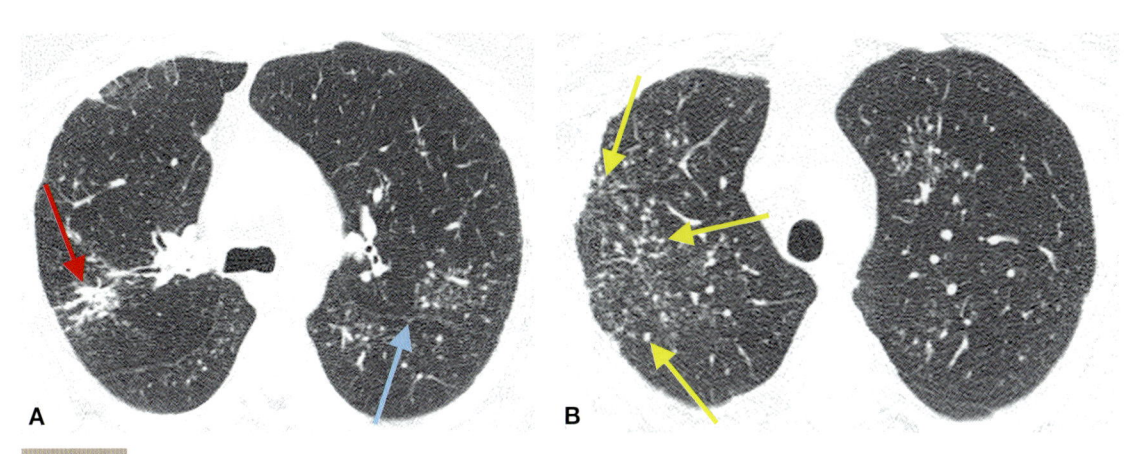

図 16-3
珪肺におけるリンパ路結節(3)　A：リンパ路に沿った結節を認め，気管支肺動脈周囲(赤→)や胸膜下(青→)などに分布する．B：多数の小葉中心性粒状影を認め(黄→で示された部位)，この疾患が吸入性の疾患であることを示している．

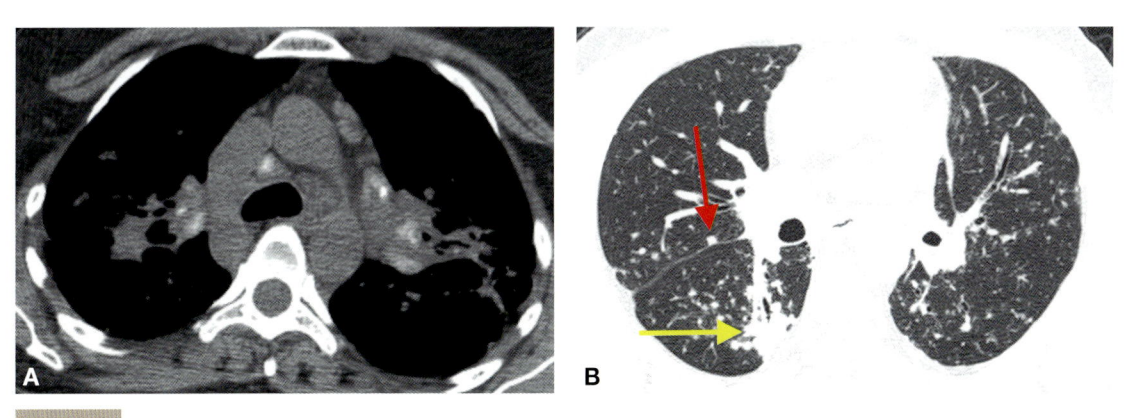

図 16-4
珪肺におけるリンパ節腫脹　石灰化を伴った対称性の肺門・縦隔リンパ節腫脹を認める(A)が，この所見からはサルコイドーシスとの鑑別は難しい．肺野条件(B)では，気管支肺動脈束周囲(黄→)と胸膜下(赤→)に結節を認める．

葉間隔壁の肥厚・小葉内網状影の混在(crazy paving)は特徴的であり，PAPと区別することはできない(図16-7)．また，小葉中心性結節を伴うこともあり，吸入性疾患としてのこの病態の特徴を表している．

珪肺パターンの鑑別診断

珪肺に似たHRCT所見を呈する塵肺としては，炭坑夫肺(CWP)，タルク肺，ベリリウム肺などがある(図16-8)．また，まれな塵肺としては，レアアースやセリウムによるものがある．これらの鑑別では，HRCT所見よりも曝露歴の把握が重要である．

炭坑夫肺(CWP)

炭坑夫肺(coal worker's pneumoconiosis：CWP)は，炭鉱業の職歴のある患者で認められる．CWPの結節は，**辺縁が珪肺のそれより不明瞭**であり，石灰化は軽度で，より中心部に認められる．リンパ節の卵殻状の石灰化はCWPでは少ない．線維化はcomplicated silicosisより少ないが，集簇した腫瘤形成は認められてもよい．

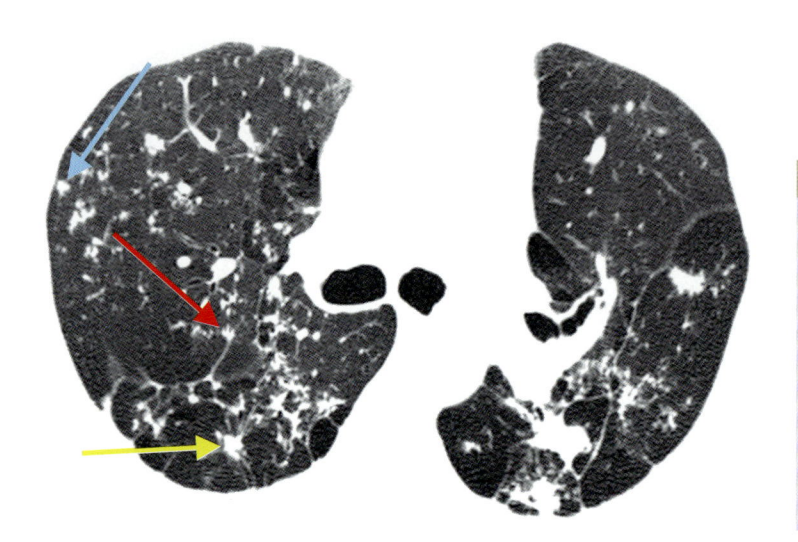

図16-5
リンパ路に沿った結節と線維化を呈した珪肺　上葉レベルのHRCTでは，構造改変，容積減少，牽引性気管支拡張を伴った線維性病変を認める．結節性病変も存在する．気管支肺動脈束周囲（黄→），胸膜下（赤→），そして小葉中心性（青→）の結節性病変の集簇も認められる．

図16-6
進行性塊状線維化巣（PMF），珪肺　肺門周囲の線維化巣が集簇し，大きな腫瘤性病変を形成しており，構造改変および気管支拡張を伴っている．この所見は珪肺に最も特徴的な所見であるが，他の塵肺でも認められ，また同様の所見はサルコイドーシスでも認められることがある．

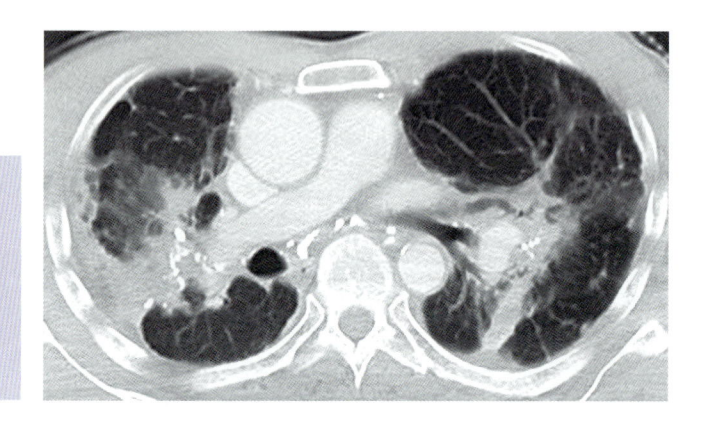

図16-7
silicoproteinosis　この患者は，大量のケイ素を含む粉塵を吸入した後に，急性に呼吸困難と咳嗽が出現した．HRCTではすりガラス影と小葉間隔壁の肥厚が重合して認められる．このcrazy paving patternは，肺胞蛋白症に特徴的な所見である．

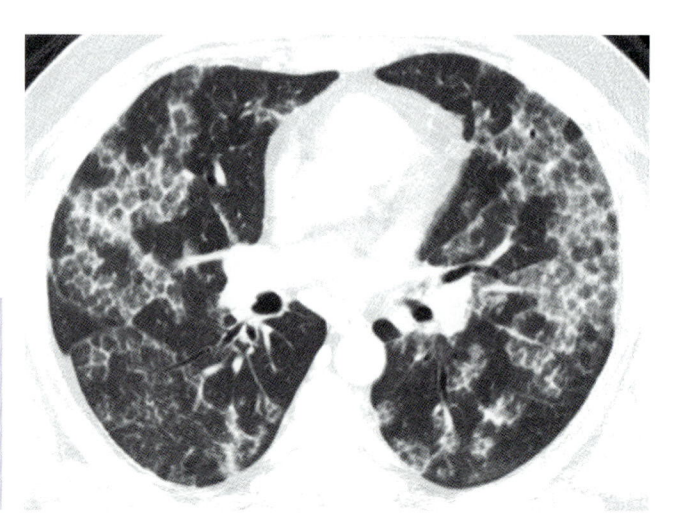

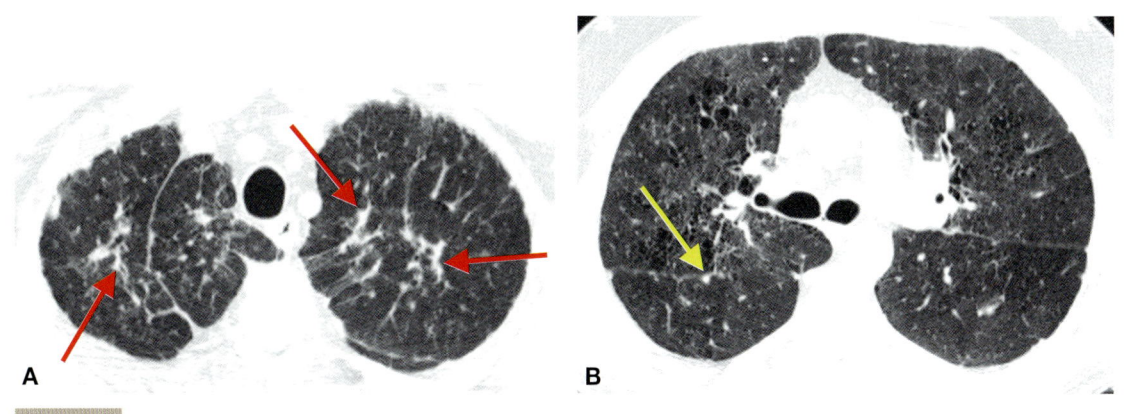

図16-8
ベリリウム肺における線維化 上肺野内層の気管支血管束周囲に不整な網状影を認める（A, →）．胸膜下間質には軽度の粒状影を認める（B, →）．

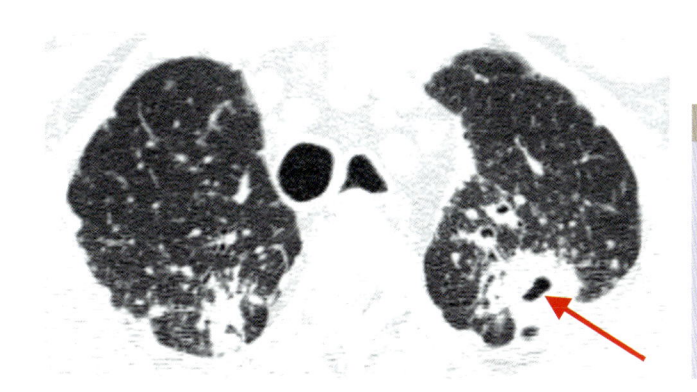

図16-9
空洞を伴った珪肺症 珪肺の患者に空洞性変化（→）が認められた場合は，感染，特に結核への罹患の可能性が高くなる．ただし，このような空洞は，感染を伴わない通常の塵肺においても認められることがある．リンパ路に沿った特徴的な結節の分布に注意．

タルク肺

　タルク肺（talcosis）は織物業，製紙業，あるいはゴム製造業などの従事者に認められる．タルクは，シリカや石綿などの他の粉塵と混ざっていることが多く，このため肺野の所見には異なったパターンが混在して認められる．吸入性のタルク肺は珪肺に似るが，経静脈性に投与されたタルク性病変は別の所見を呈し，区別して考えなければならない．詳細は7章で述べられている．

ベリリウム肺

　ベリリウム肺（berylliosis）は，核爆弾製造，航空宇宙産業，セラミック産業などの従事者に認められる．ベリリウム肺は画像診断的に，また病理学的にサルコイドーシスに似る（図16-8）．これらのふたつの鑑別にはリンパ球刺激試験が有用である．これは血清のリンパ球のベリリウムに対する感受性を調べる試験である．

珪肺の合併症

　珪肺をはじめとする塵肺の患者は，**結核**のリスクが高いことが知られているが，このような状態の肺結核を診断することは容易ではない．なぜならば，両者ともが結節，コンソリデーション，そして線維化を形成するからである．珪肺そのものでも壊死を伴った線維性腫瘤が生じることがあるが，PMFの腫瘤に空洞が出現した場合には，肺結核の合併の可能性が高いと考えるべきである（図16-9）．

　珪肺の患者では，**原発性肺癌**のリスクが高くなることが知られている．しかし，一般的にPMFを肺癌と区別することは難しい．PETあるいはMRIはこれらの鑑別に役立つ．

表16-2	石綿肺と"石綿肺パターン"の特徴
HRCT 所見	UIP（通常型間質性肺炎）パターンを伴った蜂巣肺 他の線維化の所見（不整網状影，牽引性気管支拡張） 肺底部胸膜下の分布 90％が典型的な胸膜病変を伴う（プラーク，石灰化）
同様の所見を呈する他の塵肺症	石綿を含んだ mixed dust pneumoconiosis 他の原因の UIP パターンと鑑別は困難（IPF，膠原病肺，薬剤）
合併症	肺癌 中皮腫

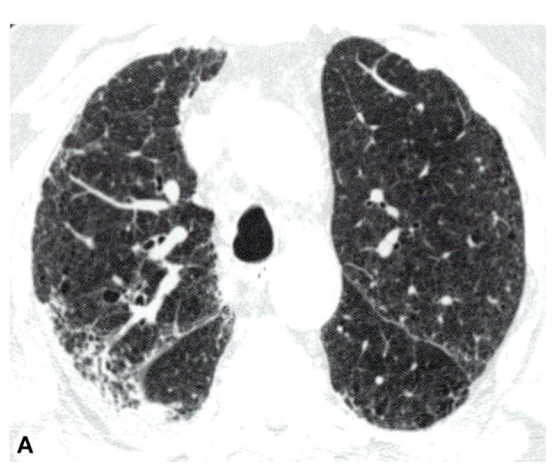

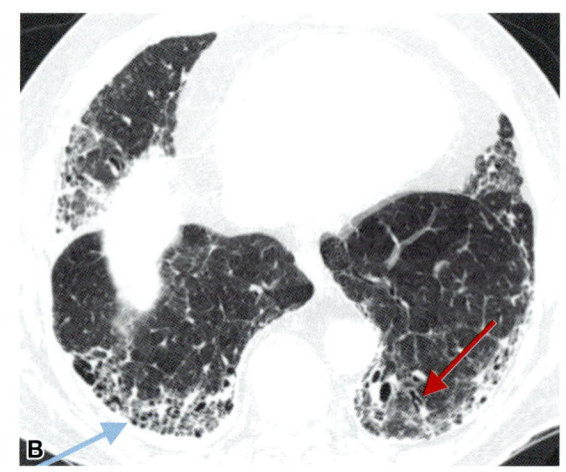

図 16-10

石綿肺 A, B：肺底部末梢肺優位の線維化を認め，軽度の蜂巣肺（B，青→），不整網状影と牽引性気管支拡張（B，赤→）も伴う．このパターンのみでは，IPF との鑑別は困難である．

石綿肺と"石綿肺パターン"

石綿（asbestos）曝露は，炭鉱業，造船業，建設業，織物業，ブレーキライニング製造業，あるいは石綿を含んだ絶縁物取扱業などの職業で認められる．これらの曝露によって胸膜病変，間質性肺疾患，そして悪性腫瘍などさまざまな胸部の所見を呈することとなる（表16-2）．

HRCT 所見

石綿曝露による早期病変として**胸水**がある．これは片側性のことも，両側性のこともある．胸水は通常，滲出性であり，胸膜肥厚，胸膜の造影効果，あるいは被包化などが認められる．なお，多くの場合，胸水は自然に消失する．

胸膜プラーク（pleural plaque）は，石綿曝露に特徴的な所見であり，曝露後，長期の潜伏期間を経て形成される．プラークは，限局性の胸膜肥厚であり，大きさはさまざまであるが1～2 cm の長さのことが多い．プラークの辺縁には立ち上がりが認められ，良性の胸膜肥厚がなだらかな立ち上がりを呈するのとは異なっている．プラークはしばしば**石灰化**するが，石灰化が認められないプラークでも，内部のミネラルの含有を反映して高吸収となる．びまん性の胸膜肥厚は石綿曝露患者では頻度は少ないが，認められることがある．

石綿肺（asbestosis）は，石綿曝露に伴う間質性肺疾患であり，多くは線維性変化を呈する．肺底部末梢優位の線維化病変が特徴的であり（図16-10），他

図 16-11

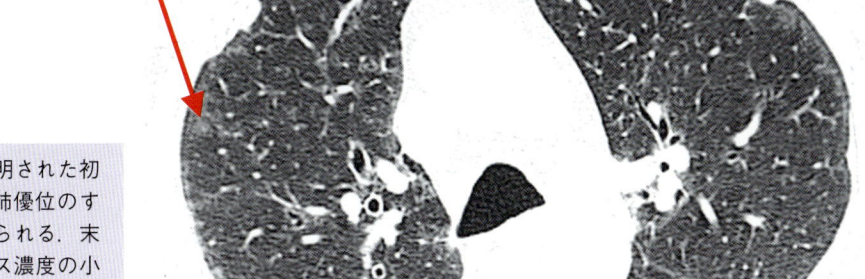

石綿肺 生検で証明された初期の石綿肺．末梢肺優位のすりガラス影が認められる．末梢肺野のすりガラス濃度の小葉中心性結節（→）に注意．これらの結節に関与する小葉中心部を走行する肺動脈も認められる．

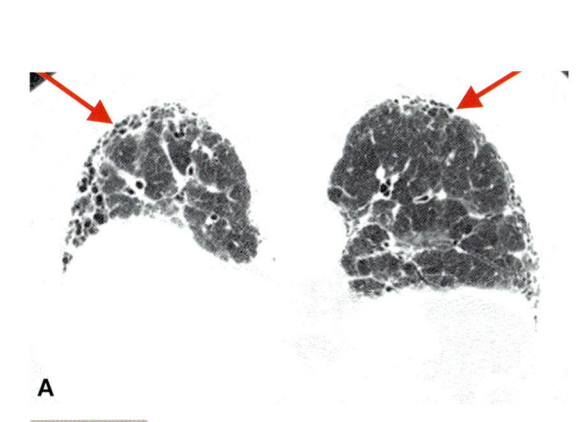

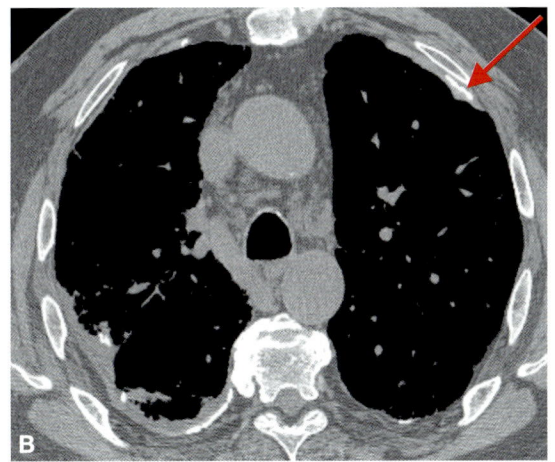

図 16-12

石綿肺 A：腹臥位 HRCT では，末梢肺優位の蜂巣肺（→）を伴った典型的な UIP パターンが認められる．B：肺の線維化は胸膜プラークを伴い，一部は石灰化を伴っている（→）．これらの組み合わせは，この UIP パターンが石綿肺であることを示唆するものである．

の塵肺が上肺野優位であるのとは対称的である．

石綿肺によく認められる HRCT 所見は，通常型間質性肺炎（UIP）パターンである（9 章参照）．これらは，下葉優位の，背側末梢肺胸膜下に認められる不整網状影，牽引性気管支拡張，そして蜂巣肺などである．肋骨横隔膜角にも通常，病変が形成される．すりガラス影，結節，そしてモザイク血流／エア・トラッピングなどもよく認められる．まれに，辺縁不明瞭な小さな小葉中心性結節が末梢肺野に認められ（図 16-11），これらは細気管支周囲の線維化を表す早期病変と考えられている．

石綿肺パターンの鑑別診断

石綿肺の HRCT 所見は，他の原因による UIP パターンと区別はできない．石綿肺の約 90％の患者に胸膜プラークが認められるために，鑑別の助けとなる（図 16-12）が，そうでない場合には，石綿への曝露歴が鑑別に有用となる．

末梢肺野の小さな小葉中心性結節は，石綿肺に認められうる所見であるが，頻度は高くはない．肺病

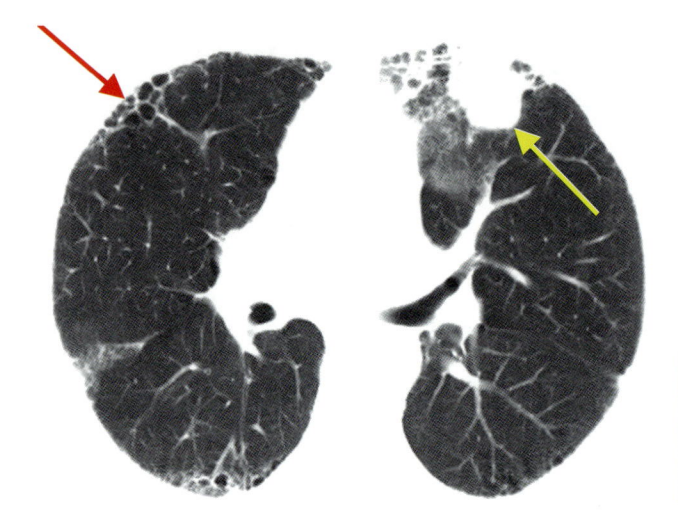

図 16-13
石綿肺における悪性腫瘍 この石綿肺においては，末梢の蜂巣肺(赤→)が認められ，また肺癌の合併(黄→)を伴う．

変の経時的な変化についても石綿肺とIPFを鑑別するのに有用である．IPFは数年の経過で進行が認められるが，石綿肺はさらに長い経過での変化を示す．

合併症

塵肺のなかでは，石綿肺は悪性病変合併のリスクが最も高い(図16-13)．線維化によって肺の構造改変が認められるために，悪性腫瘍はしばしば非典型的な形状を呈し，辺縁不明瞭になったり，あるいはコンソリデーションに似た所見を呈したりする．

円形無気肺(round atelectasis)は，石綿曝露の患者において，しばしば肺癌との鑑別が問題となる．石綿曝露の患者においては胸膜病変が多いために，円形無気肺はよく認められる．肺野末梢に認められ，胸膜肥厚と接し，容積減少を伴う．

石綿曝露はまた**胸膜中皮腫**のリスクを高める．しかし，中皮腫と石綿曝露による良性の胸膜肥厚を鑑別することは容易ではない．悪性胸膜病変を疑わせる所見としては，1 cmを超える胸膜肥厚，縦隔胸膜の著明な病変形成，全周性胸膜肥厚，そして胸水の存在などである．

鉄肺と"鉄肺パターン"

鉄肺(siderosis)は酸化鉄の吸入によって生じ，溶接時の吸入によって生じることが最も多い(表16-3)．酸化鉄自体は一般的には明らかな肉芽腫形成や炎症反応を惹起しない物質であるが，吸入されると，塵埃は末梢気道周囲に沈着し，軽度の免疫反応

表 16-3 鉄肺と"鉄肺パターン"の特徴

HRCT所見	すりガラス濃度の小葉中心性結節 すりガラス影 軽度のモザイク血流/エア・トラッピング mixed dust曝露以外では線維化はまれ
同様の所見を呈する他の塵肺	バリウム肺 スズ肺 超硬合金塵肺
合併症	まれ 原発性肺癌(mixed dust曝露)

と線維化形成をきたす．mixed dust，特に酸化鉄とケイ素の組み合わせとして吸入されることもあるが，この場合，画像所見はさまざまである．

HRCT所見

典型的なHRCT所見は亜急性の過敏性肺炎に似ており，すりガラス濃度の小葉中心性結節(図16-14)や，さらに大きな斑状のすりガラス影を呈する．モザイク血流やエア・トラッピングが認められることもあるが，その程度は軽度である．

これらの所見が線維化に進行することはまれである．線維化は，ケイ素などが混在したmixed dustの

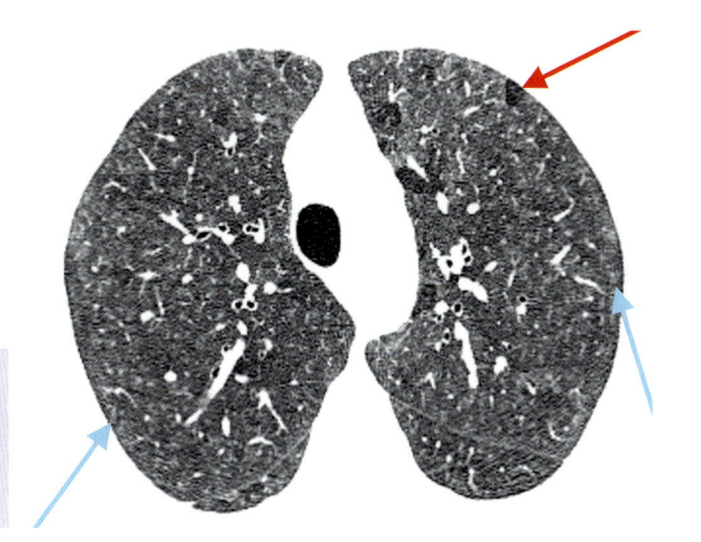

図 16-14
鉄肺 すりガラス濃度の小葉中心性結節（青→），すりガラス影，軽度のモザイク血流（赤→）などの所見は，鉄肺や他の線維化を呈さないさまざまな塵肺などの典型的な所見である．

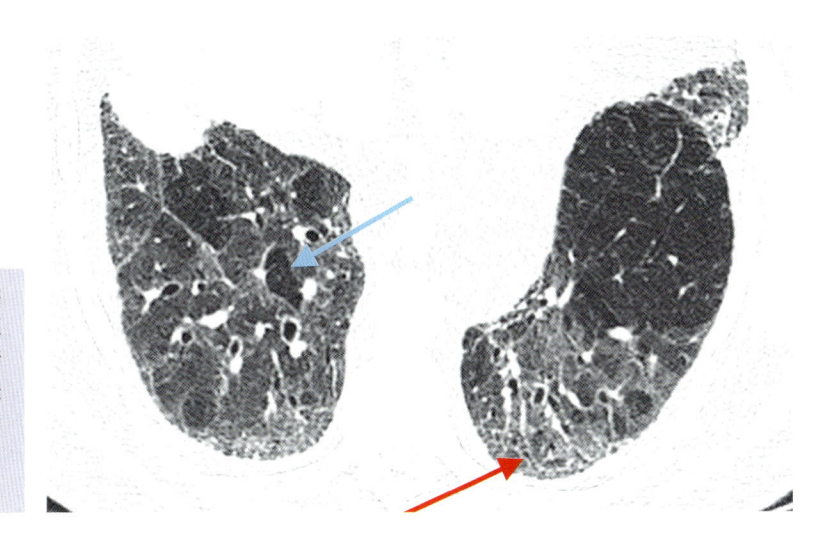

図 16-15
超硬合金塵肺 すりガラス影が肺底部優位に認められ，斑状のモザイク血流を伴う（青→）．背側の末梢肺野優位に軽度の線維化を認め，不均一な網状影と牽引性気管支拡張を伴う（赤→）．

吸入で認められるが，これらでは，牽引性気管支拡張，不整網状影，そして PMF などが認められる．線維化を示す症例では，間質性肺炎の画像と似ており，特に非特異性間質性肺炎（NSIP）や UIP のパターンを示す．

鑑別診断

他の比較的まれな塵肺が鉄肺に似た所見を呈する．これらは，baritosis（バリウム症，硫酸バリウムへの曝露）や stannosis（スズ肺，酸化スズへの曝露）などである．

hard metal pneumoconiosis（超硬合金塵肺）は，タングステン，コバルト，その他の物質の合金によって起こる塵肺であるが，鉄肺に似た所見を呈し，すりガラス濃度の小葉中心性結節，すりガラス影，モザイク血流あるいはエア・トラッピングを呈する（図 16-15）．超硬合金塵肺は長期曝露の患者においては，しばしば線維化に移行し，不整網状影，牽引性気管支拡張，そして蜂巣肺を形成する．

亜急性の過敏性肺炎と鉄肺の画像所見は似ており，これらを HRCT 上，確実に鑑別する方法はなく，曝露歴の確認が有用である．鉄肺におけるエア・トラッピングは過敏性肺炎に認められるものほど高度ではない．他のすりガラス濃度の小葉中心性結節を示す疾患としては，呼吸細気管支炎や濾胞性細気管支炎などがある．

合併症

ケイ素が混在している場合には悪性腫瘍が起こることがあるが，鉄肺そのものによる合併症はまれである．超硬合金塵肺は線維化を合併する頻度が高いために，肺癌の合併の頻度は高い．

参考文献

Aberle DR, Balmes JR. Computed tomography of asbestos-related pulmonary parenchymal and pleural diseases. Clin Chest Med 1991；12：115-131.

Akira M. Uncommon pneumoconioses：CT and pathologic findings. Radiology 1995；197：403-409.

Akira M. High-resolution CT in the evaluation of occupational and environmental disease. Radiol Clin North Am 2002；40：43-59.

Akira M, Kozuka T, Yamamoto S, et al. Inhalational talc pneumoconiosis：radiographic and CT findings in 14 patients. AJR Am J Roentgenol 2007；188：326-333.

Akira M, Yamamoto S, Yokoyama K, et al. Asbestosis：high-resolution CT-pathologic correlation. Radiology 1990；176：389-394.

Akira M, Yokoyama K, Yamamoto S, et al. Early asbestosis：evaluation with high-resolution CT. Radiology 1991；178：409-416.

Alper F, Akgun M, Onbas O, Araz O. CT findings in silicosis due to denim sandblasting. Eur Radiol 2008；18：2739-2744.

Antao VC, Pinheiro GA, Terra-Filho M, et al. High-resolution CT in silicosis：correlation with radiographic findings and functional impairment. J Comput Assist Tomogr 2005；29：350-356.

Chong S, Lee KS, Chung MJ, et al. Pneumoconiosis：comparison of imaging and pathologic findings. Radiographics 2006；26：59-77.

Copley SJ, Wells AU, Sivakumaran P, et al. Asbestosis and idiopathic pulmonary fibrosis：comparison of thin-section CT features. Radiology 2003；229：731-736.

Henry DA. International Labor Office Classification System in the age of imaging：relevant or redundant. J Thorac Imaging 2002；17：179-188.

Kim KI, Kim CW, Lee MK, et al. Imaging of occupational lung disease. Radiographics 2001；21：1371-1391.

Marchiori E, Souza CA, Barbassa TG, et al. Silicoproteinosis：high-resolution CT findings in 13 patients. AJR Am J Roentgenol 2007；189：1402-1406.

Newman LS, Buschman DL, Newell JD, Lynch DL. Beryllium disease：assessment with CT. Radiology 1994；190：835-840.

Remy-Jardin M, Degreef JM, Beuscart R, et al. Coal worker's pneumoconiosis：CT assessment in exposed workers and correlation with radiographic findings. Radiology 1990；177：363-371.

Savranlar A, Altin R, Mahmutyazicioglu K, et al. Comparison of chest radiography and high-resolution computed tomography findings in early and low-grade coal worker's pneumoconiosis. Eur J Radiol 2004；51：175-180.

Sette A, Neder JA, Nery LE, et al. Thin-section CT abnormalities and pulmonary gas exchange impairment in workers exposed to asbestos. Radiology 2004；232：66-74.

Shida H, Chiyotani K, Honma K, et al. Radiologic and pathologic characteristics of mixed dust pneumoconiosis. Radiographics 1996；16：483-498.

Silva CI, Müller NL, Neder JA, et al. Asbestos-related disease：progression of parenchymal abnormalities on high-resolution CT. J Thorac Imaging 2008；23：251-257.

Ward S, Heyneman LE, Reittner P, et al. Talcosis associated with IV abuse of oral medications：CT findings. AJR Am J Roentgenol 2000；174：789-793.

17 腫瘍性・リンパ増殖性疾患

　肺の腫瘍性疾患やリンパ増殖性疾患がびまん性の肺病変を呈することがある．この章においては，びまん性肺疾患の鑑別に含まれるさまざまな肺の腫瘍性疾患，あるいはリンパ増殖性疾患の画像パターンについて述べることにする．

肺の悪性腫瘍：その進展形態について

　肺の腫瘍性病変がびまん性の陰影を形成する機序についてはさまざまな異なったものがあり，それぞれに異なったHRCT所見を呈する(**表17-1**)．

血行性散布

　末梢肺動脈への血行性散布(hematogenous spread)は，悪性腫瘍がびまん性肺病変を呈する最も頻度の高い原因である．血行性散布のおもなHRCT所見は，**ランダム分布**を呈した肺結節である(3章参照，**図17-1**)．

　結節は肺全体にびまん性，均一に分布し，胸膜面にも接する．結節は下肺野優位であるが，これは同部の肺血流が多いからである．結節は通常，軟部組織濃度であり，大きさは最初は数ミリメートルであるが，数センチメートルになることもある．ただし，結節の大きさは，比較的そろっている傾向がある．

　鑑別診断としては，他の原因によるランダム分布の結節性病変があり，粟粒結核，粟粒真菌症などがあるが，これらの鑑別には臨床情報が有用である．もしも臨床所見が不明確な場合には，結節の大きさが鑑別に有用である．つまり，大きな結節は感染よりも転移を疑わせるし，また，粟粒感染症は5 mm以上の大きさを呈することは少ない．

血管内転移

　時に，腫瘍が肺動脈を塞栓し，血管腔内での腫瘍増生という血管内転移(intravascular metastases)

表 17-1 悪性肺病変の進展機序

進展機序	HRCT 所見
血行性散布	ランダム分布の結節
血管内転移	拡張，結節状，造影欠損を伴った肺動脈分枝
リンパ行性散布	平滑あるいは結節性の小葉間隔壁あるいは気管支肺動脈束周囲間質の肥厚
経気道性散布	小葉中心性結節

の状態を呈することがある．このパターンはさまざまな腫瘍において認められるが，特に多血性の腫瘍(例：肉腫)や，大きな静脈を浸潤する傾向のある腫瘍(例：肝細胞癌や腎細胞癌)においてよく認められる．

血管内転移は，肺動脈末梢枝の限局性拡張，結節性・数珠状の形状を呈する(図 17-2)．造影 CT では血管内腔の造影欠損を認める．この所見は肺動脈塞栓に似るが，肺動脈塞栓における欠損辺縁の平滑な所見は血管内転移では少ない傾向がある．

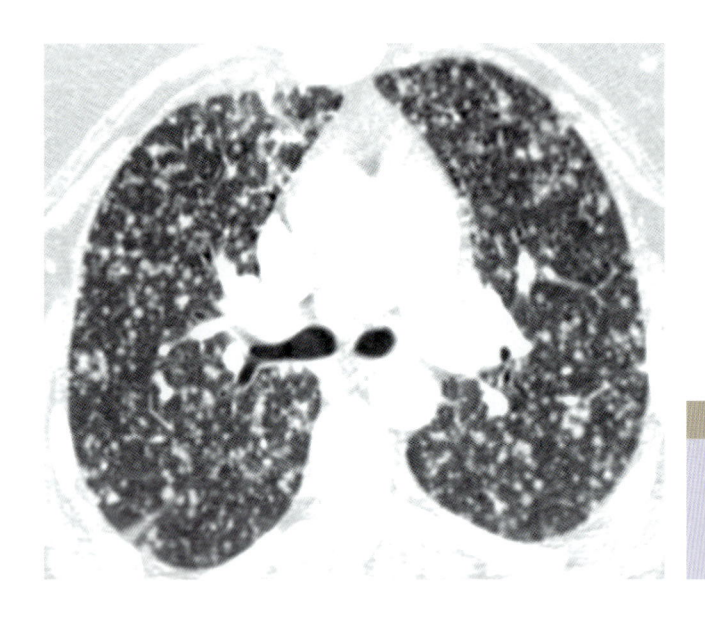

図 17-1
血行性転移 甲状腺髄様癌の患者のHRCT．ランダム分布を呈した1cm以下のびまん性結節を認める．ランダム分布は血行性散布を意味する．

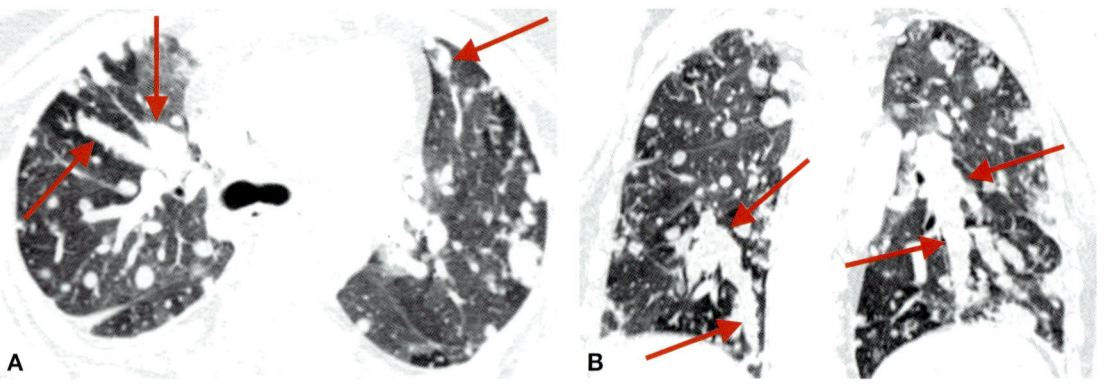

図 17-2
軟骨肉腫の血管内転移 A：円柱状に拡張した肺動脈構造が肺門から肺野にかけて認められる(→)．これらは，血管内腔が腫瘍によって充満した肺動脈を表している．多発性肺転移も認められる．B：冠状断再構成像では不整に拡張した肺動脈を下肺野に認める(→)．広範な肺血管内転移の所見である．

リンパ行性散布

　肺のリンパ管は，肺門周囲の気管支肺動脈束周囲間質，小葉中心部，小葉間隔壁，そして胸膜下間質などにおもに認められる．腫瘍がリンパ管に沿って進展した場合には，これらの構造の異常として認められるが，特に小葉間隔壁や気管支肺動脈束周囲間質において顕著である（図17-3）．これらの肥厚は平滑な場合や結節状の場合がある．

　このパターンを呈する最も頻度の高い腫瘍としては，肺リンパ腫，肺癌，乳癌，甲状腺癌，胃癌，膵臓癌，前立腺癌，頭頸部癌などがある．多くの場合，リンパ行性散布（lymphangitic spread）は，最初に小肺動脈の経血管性進展が生じ，その後，周囲の間質に進展すると考えられている．したがって，時に，血行性散布とリンパ行性散布が混在することがある．

　小葉間隔壁の肥厚は，転移性病変や原発巣が肺のリンパ管や間質を直接浸潤することによって生じる．気管支肺動脈束周囲間質の肥厚は，縦隔リンパ節転移を呈する患者においてよく認められ，これは縦隔病変がこれらの経路によって末梢方向に進展していることによる．

　結節状の小葉間隔壁や気管支肺動脈束周囲間質の肥厚の鑑別診断としては，他のリンパ路性疾患，たとえばサルコイドーシス，塵肺，アミロイドーシス，あるいはリンパ球性間質性肺炎（LIP）などがある．平滑な肥厚の場合，鑑別としては肺水腫がある．

経気道性散布

　肺外の悪性腫瘍の経気道性散布（endobronchial spread）はまれである．多くは，原発性肺癌，特に浸潤性粘液性腺癌や扁平上皮癌において認められる．腫瘍の経気道性散布は，気道の粘液栓と小葉中心性結節を呈する気管支肺炎の像に似る．コンソリデーションやすりガラス影は無気肺や閉塞性肺炎によって生じる（図17-4 A, B）．経気道性散布を呈しうる腫瘍としては，悪性黒色腫，乳癌，腎癌，膵臓癌，そして大腸癌がある．気管気管支乳頭腫症（tracheobronchial papillomatosis）は，ヒトパピローマウイルスの感染によって生じる．乳頭腫（papilloma）は喉頭から経気道性に気管，気管支，そして末梢肺に進展する．扁平上皮癌が二次的に形成されることもある．HRCTでは，囊胞，結節，空洞性結節，そして

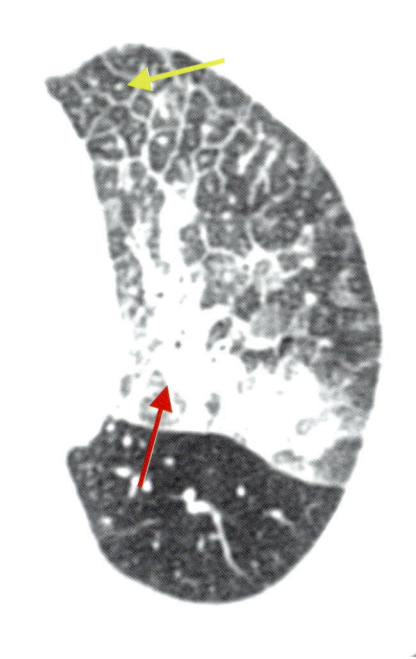

図 17-3

リンパ行性散布　肺癌の患者．限局性の平滑な小葉間隔壁の肥厚を左上葉に認める．多角形状の小葉構造が肥厚した隔壁によって囲まれている．小葉中心性の肺動脈が中心部に認められる（黄→）．肺門側の気管支肺動脈束周囲間質の肥厚も認められる（赤→）．

気道腔内病変を形成する（図17-4 C）．乳頭腫は囊胞内に形成されることもある．

浸潤性粘液性腺癌

　浸潤性粘液性腺癌〔invasive mucinous adenocarcinoma：以前，びまん性細気管支肺胞上皮癌（diffuse bronchioloalveolar carcinoma，びまん性BAC）とよばれていたもの〕は，腺癌の一種であり，経気道性進展を特徴とし，びまん性あるいは多巣性の病変を形成する．非粘液性の腺癌はこの種の進展を呈することはまれであり，孤立性肺結節しかもしばしばすりガラス濃度を呈する傾向がある．

　浸潤性粘液性腺癌のHRCT所見は，しばしば肺葉性肺炎あるいは気管支肺炎に似る．コンソリデーションとすりガラス影は最も多く遭遇する所見であり，これらの異常所見は，腫瘍細胞によって形成される粘液や液体によって肺胞が充満することによっ

図 17-4

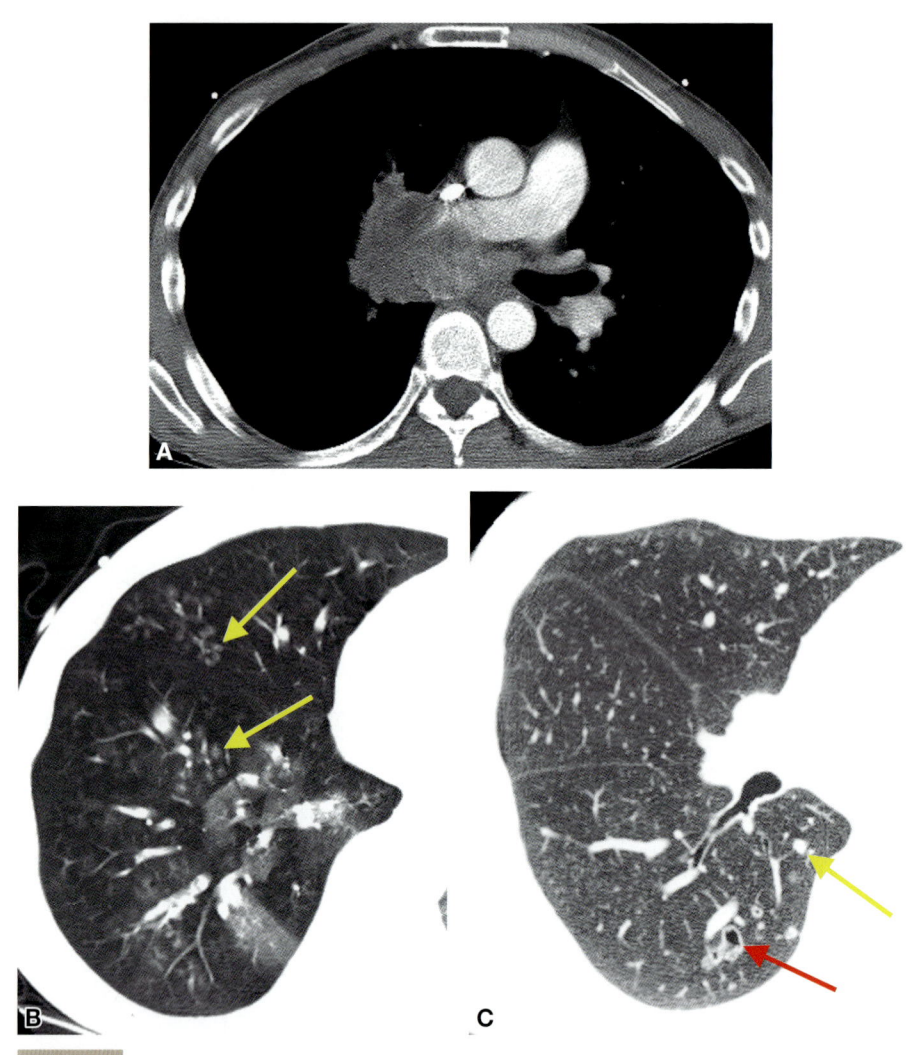

経気道性散布を呈した2人の患者　A：大きな中心型の扁平上皮癌が中間気管支幹を閉塞させている．B：同じ患者において，斑状に分布する小葉中心性結節を，閉塞部位末梢の右中葉，下葉に認める(→)．これらは閉塞性の粘液栓を疑わせるが，病理学的には気道内腔の腫瘍の進展であった．C：気管気管支乳頭腫症の患者において，HRCTでは結節(黄→)と，壁厚の空洞性結節あるいは囊胞(赤→)が認められる．

て形成される．腫瘍そのものは，lepidic growth[†1]あるいは肺胞壁に沿った増生を示し，肺胞腔内を腫瘍細胞が充填するわけではない．

　異常所見の分布は，限局性，斑状，あるいはびまん性である(図17-5)．分布は，片側性のこともあれば両側性，あるいは非対称性のこともあれば対称性のこともある．造影CTでは，コンソリデーション内を走行する血管が高吸収を呈し，コンソリデーションの部分が低吸収を呈することから，この所見は"CT angiogram sign"とよばれ，浸潤性粘液性腺癌でよく認められる所見である．しかし，このサインは多くの原因によるコンソリデーションに認め

[†1] 訳者注：腫瘍細胞が肺胞隔壁の上皮細胞を置換するように増生する様子．

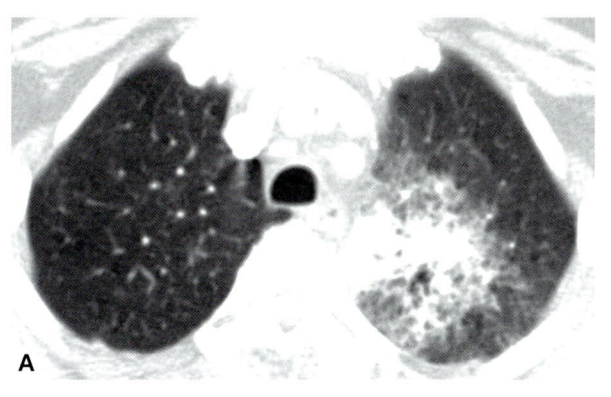

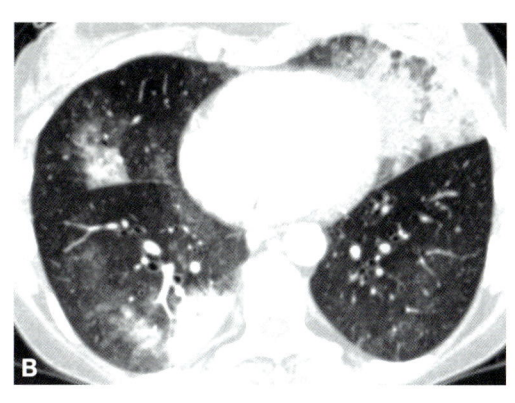

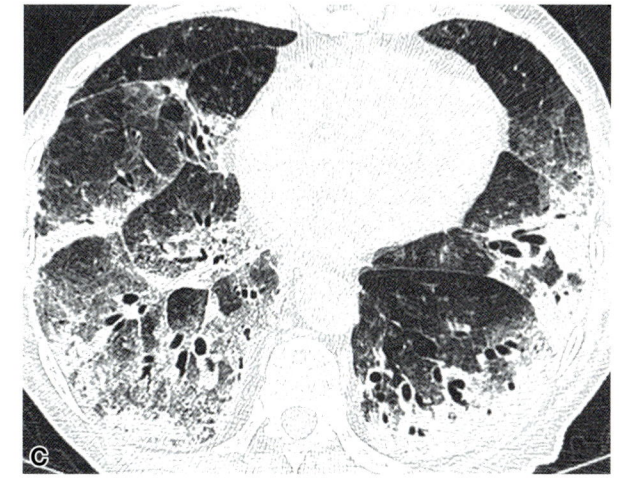

図17-5
浸潤性粘液性腺癌（invasive mucinous adenocarcinoma：IMA）の2人の患者
IMAにおいては，コンソリデーションあるいはすりガラス影が，限局性（A），斑状，あるいは両側性（B）に認められる．別のIMAの患者（C）では陰影はびまん性で広範である．これらの所見は他の多くの疾患と似ており，IMAは，慢性のコンソリデーションとすりガラス影が認められた場合には，常に鑑別に加えておかなければならない疾患である．

られるものであり，浸潤性粘液性腺癌に特異的な所見ではない．

　小葉中心性結節も認められるが，これは腫瘍の経気道性散布を反映した所見である（図17-6）．気管支肺炎のように，結節の大きさはさまざまであり，これは病変が小葉中心性の細気管支からどれだけ周囲の肺胞に進展しているかの違いによる．結節の多くは軟部組織濃度であるが，すりガラス濃度の結節も存在する．

　小葉間隔壁の肥厚も認められ，特にすりガラス影の部分によく認められる．この所見の組み合わせは **crazy paving** とよばれるが[†2]，これは古典的には肺胞蛋白症において認められる所見として報告されたが，その後，さまざまな急性あるいは慢性肺疾患においても認められると報告された．

　浸潤性粘液性腺癌の鑑別診断としては経気道散布を伴った感染症がある．しかし，これらのふたつの病態はまったく異なっており，肺炎は急性の病態であり，浸潤性粘液性腺癌は3か月を超える慢性の経過を呈する．浸潤性粘液性腺癌は，**気管支漏**（bronchorrhea）の状態，つまり1日に数リットルに及ぶ大量の痰の排出を起こしうる．

　通常は慢性の経過をとるために，浸潤性粘液性腺癌の鑑別診断は，他の原因による慢性のコンソリデーションやすりガラス影を呈しうる疾患，たとえば器質化肺炎，慢性好酸球性肺炎，サルコイドーシス，悪性リンパ腫，リポイド肺炎，そして肺胞蛋白症，などがある．これらの疾患では小葉中心性結節はまれであるが，浸潤性粘液性腺癌ではよくみられるという相違点がある．ただし，まれに器質化肺炎やサルコイドーシスにおいて，小葉中心性の結節が認められることがある．小葉中心性結節が認められ

[†2] 訳者注：crazy pavingは小葉間隔壁のみではなく，細葉間・細葉内のさまざまな病態などを反映したより細かな網状構造からなる．

図 17-6

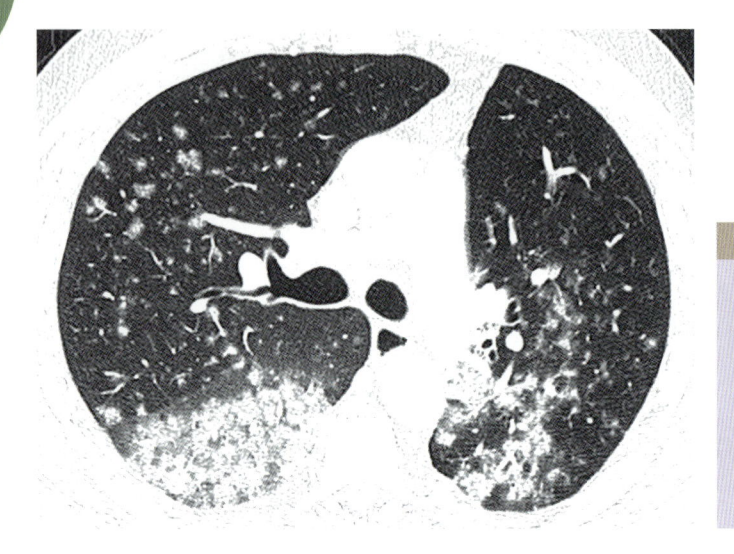

小葉中心性結節を伴った浸潤性粘液性腺癌 両側性，斑状に分布する小葉中心性結節を認め，その多くは軟部組織濃度を示している．これらは腫瘍の経気道性散布を表している．右下葉ではより集簇した小葉性のコンソリデーションを認め，高度の気道散布を表している．

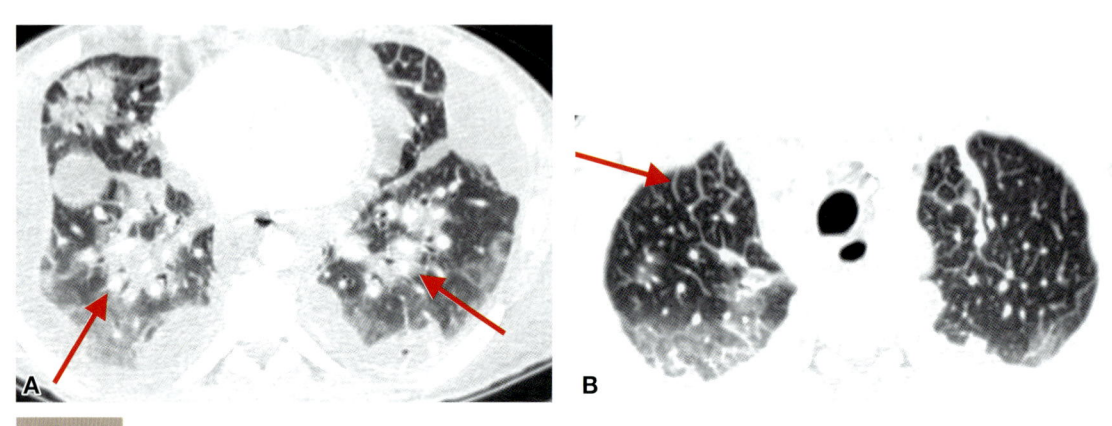

図 17-7

カポジ肉腫 A：広範な気管支肺動脈束の腫大を認める（→）．これらの間質への腫瘍浸潤を表す所見である．B：上葉では，小葉間隔壁の肥厚が認められ（→），腫瘍の浸潤やリンパ管の閉塞を表している．

ない場合，さまざまな慢性のコンソリデーションを呈する疾患との鑑別は難しくなる．

カポジ肉腫

カポジ肉腫（Kaposi's sarcoma：KS）は，もともとは地中海方面の高齢男性に認められる悪性腫瘍として記述されたが，現在ではHIV感染による免疫不全の患者に最もよく認められる病態である．カポジ肉腫を合併したHIV陽性患者の約50％に肺の病変が認められるとされているが，その頻度はHAART（highly active antiretroviral therapy）[†3]の発達によって著しく低下した．

KSの初期のHRCT所見は，気管支肺動脈束周囲間質の肥厚である（図17-7）．後期にはよりKSに特異的な所見として，大きな（1 cm以上）不整形の**火炎状（flame-shaped）の結節**を呈する（図17-8）．これらは特に気管支肺動脈束に沿った分布を呈する．他の所見としては，小葉間隔壁の肥厚，胸水，そして縦隔リンパ節の腫脹などがある．

---

†3 訳者注：複数の抗HIV薬を，患者の症状・体質に合わせて組み合わせて投与し，ウイルスの増殖を抑え，後天性免疫不全症候群（AIDS）の発症を防ぐ治療法．

悪性リンパ腫とリンパ増殖性疾患

　肺のリンパ増殖性疾患(lymphoproliferative disorder)には，良性のリンパ球の限局性集積からびまん性の悪性腫瘍の増生まで，さまざまなスペクトラムが存在するが，病理学的にも画像的にも共通する点が多い．多くのリンパ増殖性疾患は**BALT**(bronchus associated lymphoid tissue)を共通の起源とする．

限局性リンパ様過形成

　pseudolymphomaともよばれる．限局性リンパ様過形成(focal lymphoid hyperplasia)は，非腫瘍性のリンパ球と他の免疫系の細胞が限局性に集積する病態である．このまれな疾患は，孤立性肺結節や限局性のコンソリデーションとして描出されるが，時に，多発性の結節やコンソリデーションとしても認められることがある(図17-9)．

　孤立性肺結節として認められる場合，限局性リンパ様過形成は原発性肺癌，肺転移，肉芽腫，過誤腫，その他の孤立性肺結節病変と区別することは難しくなる．限局性のコンソリデーションとして認められる場合，鑑別疾患としては，腺癌や他の慢性のコンソリデーションを呈するさまざまな疾患があげられる．

LIPと濾胞性細気管支炎

　リンパ球性間質性肺炎(lymphoid interstitial pneumonia：LIP)と濾胞性細気管支炎(follicular bronchiolitis：FB)は，病理学的にリンパ濾胞形成を特徴とする良性のリンパ増殖性疾患であり，LIPではおもにそれらは肺の間質に，FBでは細気管支周囲におもに認められる．これらの病態の間には臨床的，病理学的，そして画像的に重なる部分がきわめて多く，おそらく同一の病態のスペクトラムを見て

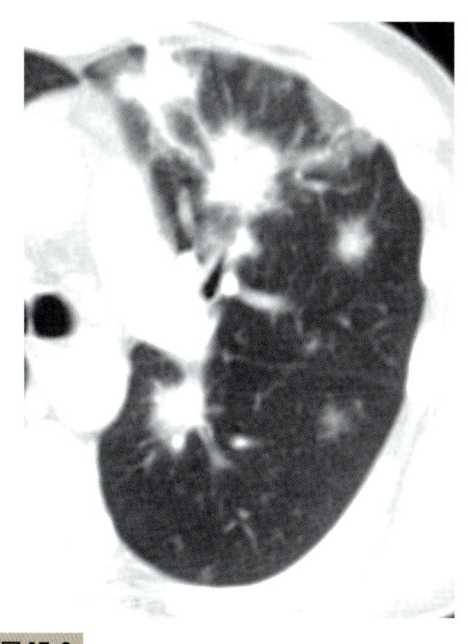

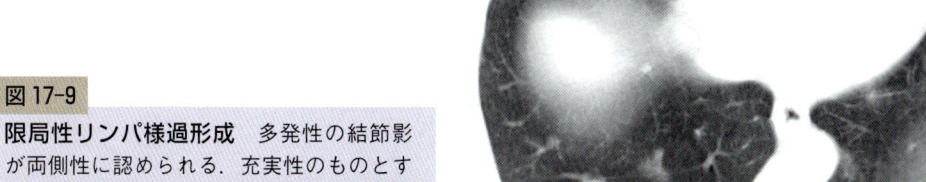

図17-8 カポシ肉腫　さまざまな大きさの結節が左肺に認められる．これらは気管支肺動脈束周囲と胸膜下の分布を呈する．また，不整な辺縁は典型的な火炎状の形状を形成している．

図17-9 限局性リンパ様過形成　多発性の結節影が両側性に認められる．充実性のものとすりガラス濃度のものが混在している．右下葉の病変内にはair bronchogramも認められていることに注意(→)．リンパ様過形成が生検によって確認された．

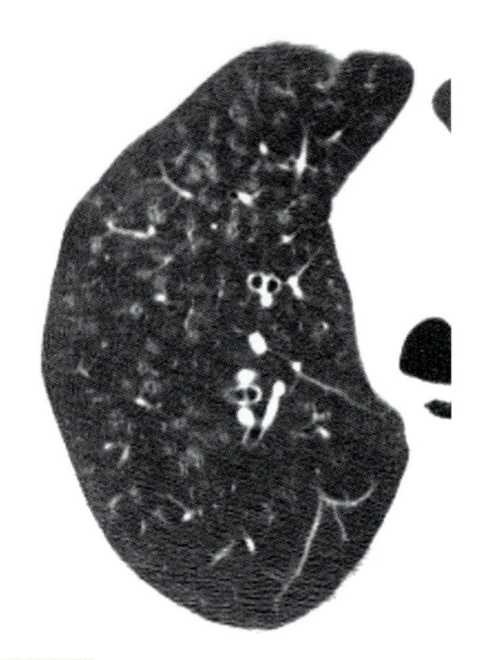

270　Section 2 ● 各種病態の肺HRCT所見

在ではLIPとFBは非腫瘍性病変と考えられている．

LIPとFBはしばしば免疫不全の状態や膠原病に合併することが知られている．最も多い病態は，HIV感染，さまざまな一般的な免疫不全状態，そしてSjögren症候群である．LIPとFBはまれな病態であるが，他のより頻度の高い疾患と画像上共通する点も多いため，これらの基礎疾患の確認はその診断に非常に重要である．

FBにおいて最もよくみられるHRCT所見は，すりガラス濃度の小葉中心性結節である(図17-10)．これらの結節は，過敏性肺炎，呼吸細気管支炎，そして非定型肺炎などによるものとの鑑別は困難である．まれに，FBが感染症のようなtree-in-budを呈することもある．軽度のモザイク血流/エア・トラッピングも認められることがある(図17-11)が，過敏性肺炎ほど顕著ではない．

LIPの所見はさらに多様である．すりガラス影/コンソリデーションはしばしば両側性で斑状分布を示す(図17-12)が，この所見は非特異的である．結節影も認められるが，FBと異なり，結節は辺縁が明瞭で，サルコイドーシス，癌性リンパ管症，珪肺，アミロイドーシスなどと同様にリンパ路に親和性を有する(図17-13)．囊胞が併存することがあり(図17-14)，また，囊胞のみが認められることもある．なかでも，Sjögren症候群などの膠原病においては，囊胞のみが異常所見である場合がある(図17-15)．

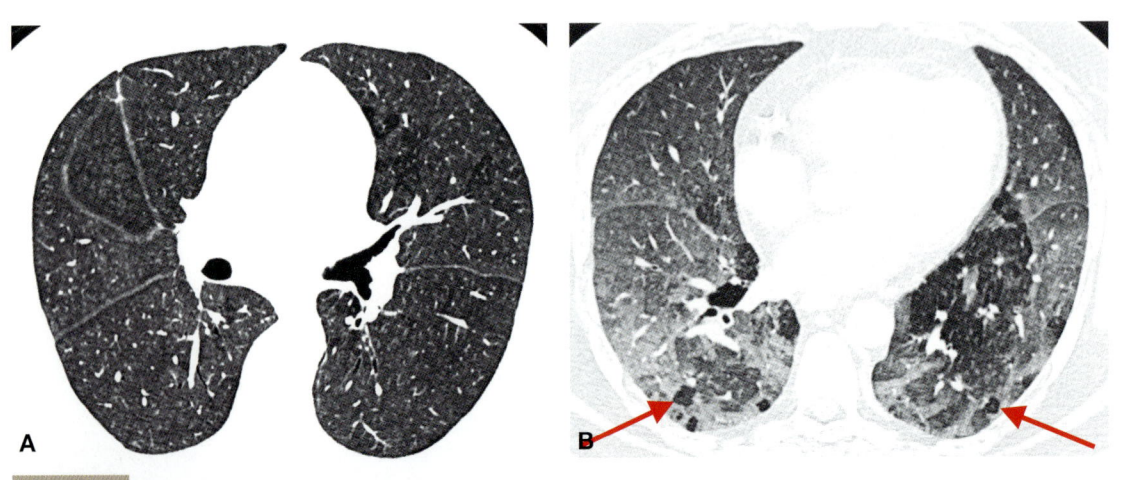

図 17-10　**濾胞性細気管支炎**　濾胞性細気管支炎の患者．すりガラス濃度の小葉中心性結節が認められる．これらは細気管支周囲のリンパ濾胞を表している．

いるものと考えられている．従来，これらの病態は，一部の患者が悪性リンパ腫に移行することがあるために，前癌病変と考えられていたが，それらの病理学的な分類に問題があることが明らかとなって，現

図 17-11　**濾胞性細気管支炎**　膠原病の患者．すりガラス濃度の小葉中心性結節(A)とエア・トラッピング(B, 赤→)が認められる．胸膜下の肺の一部では結節が認められないことに注意(A)．

17章 腫瘍性・リンパ増殖性疾患　271

図17-12

リンパ球性間質性肺炎（LIP） 膠原病の患者．非特異的な両側性・斑状分布のすりガラス影が認められる．慢性の症状を呈した膠原病の患者においては，鑑別診断は限られており，LIPあるいは非典型的な分布を呈した非特異性間質性肺炎（NSIP）が考えられるが，この症例はLIPであった．

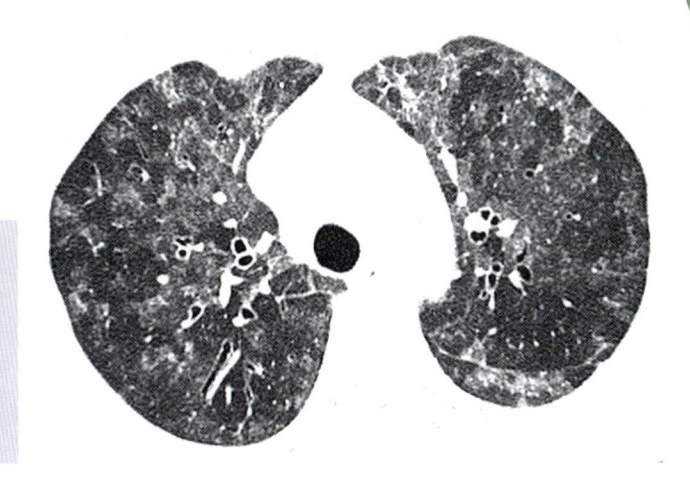

図17-13

LIP 慢性進行性の症状を有するHIV感染の患者．小結節陰影が認められるが，これらの結節は，斑状に，胸膜下（青→）や気管支肺動脈束周囲（赤→）にも認められることから，リンパ路に沿った分布であることがわかる．

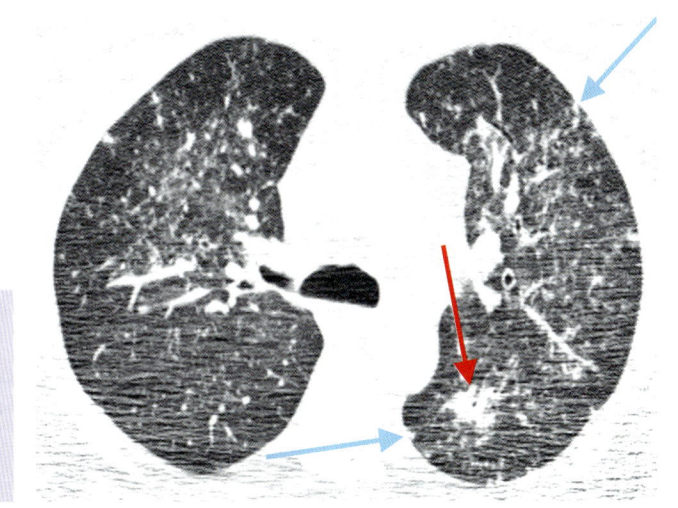

図17-14

LIP Sjögren症候群の患者．嚢胞と斑状のすりガラス影（→）が認められる．すりガラス影は非特異的な所見であるが，膠原病の患者において嚢胞と併存する点はLIPを強く疑わせる．

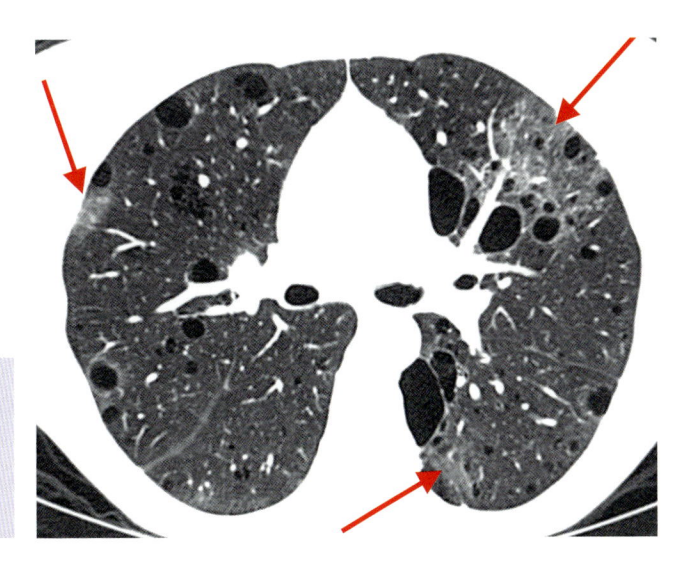

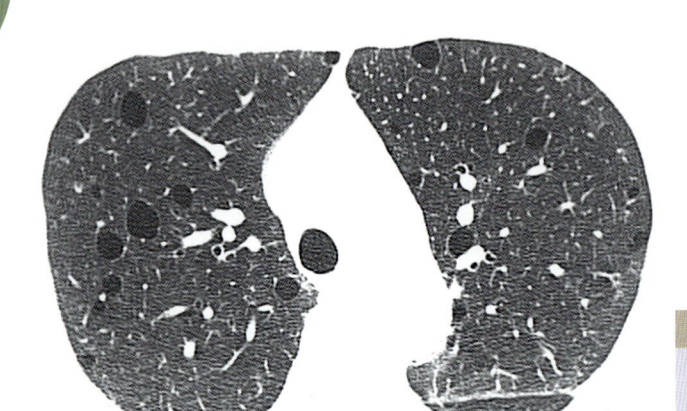

図 17-15
LIP この症例のように囊胞のみが認められることもある．このパターンは Sjögren 症候群における LIP によくみられる．

表 17-2	リンパ球性間質性肺炎(LIP)と濾胞性細気管支炎(FB)の HRCT 所見
FB	すりガラス濃度の小葉中心性結節 軽度のモザイク血流とエア・トラッピング
LIP	両側性に斑状に分布するすりガラス影とコンソリデーション リンパ路に沿った結節 囊胞

LIP と FB の所見はひとつのスペクトラムの一部を見ていると考えられており(表 17-2)，その所見には共通点も多い(図 17-16)．たとえば，びまん性のすりガラス影を伴った小葉中心性結節などである．しかし，この所見も非特異的なものであり，診断には正確な臨床所見が必要である．

続発性肺リンパ腫

多くの肺のリンパ腫は続発性のものであり，肺外に広範な病変が形成されている場合には，肺の病変は二次性の病変と考える．悪性リンパ腫のおもな所見はリンパ節腫大である．

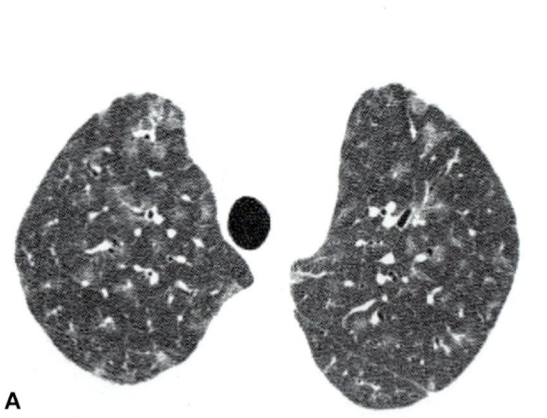

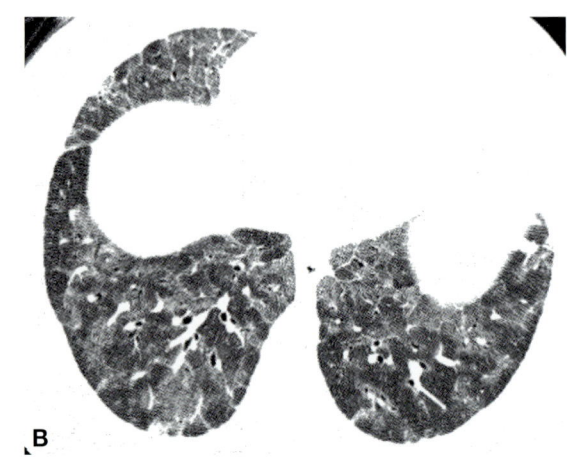

図 17-16
FB/LIP この 2 つの病態は同一の疾患のスペクトラムと考えられているために，HRCT 上の共通点も多い．免疫不全状態にあるこの患者では，すりガラス濃度の小葉中心性結節を上肺野に認め(A)，より広範なすりガラス影を下肺野に認める(B)．

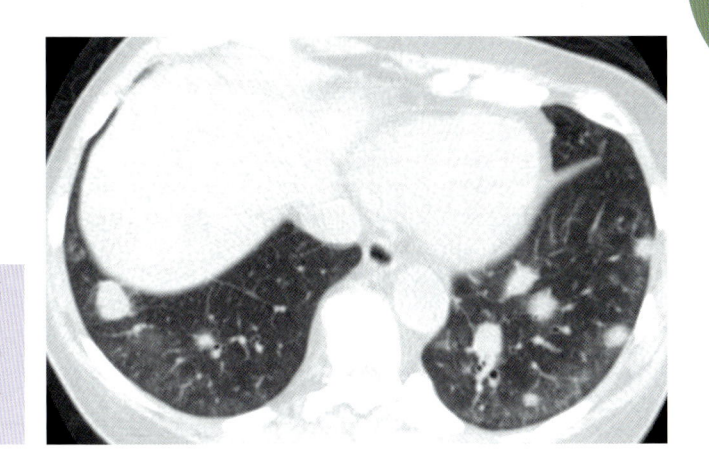

図17-17
結節所見を呈したリンパ腫 治療後に再発したリンパ腫の患者．両側性に散在する腫瘤様の結節状コンソリデーションが認められる．肺のリンパ腫によくみられる所見である．

図17-18
辺縁不明瞭な結節とコンソリデーションを呈したリンパ腫 治療歴のあるリンパ腫の患者．辺縁不明瞭な結節と斑状に分布する air bronchogram を伴った腫瘤様のコンソリデーションを認める．再発性のリンパ腫でよくみられる所見である．

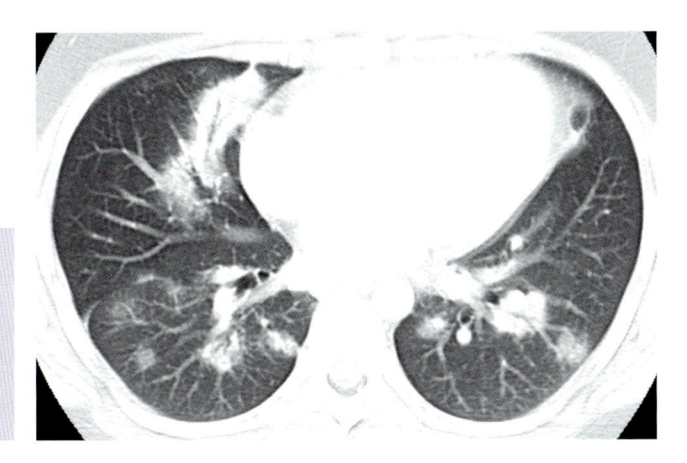

リンパ腫の肺浸潤は決して頻度が高いわけではないが，その画像所見については比較的多く報告されており，多くの他の限局性，びまん性肺病変と似ている．悪性リンパ腫の肺病変は再発性の病変でよくみられる．これは Hodgkin 病でよくみられ，初発病変が肺病変のみの場合がある．

リンパ腫の肺病変において頻度の高い所見は，1cm 以上の大きさの結節であり，辺縁が不明瞭なことが多い（図17-17）．1cm 以下の大きさの結節も認められるが，粟粒結節のような所見を呈することはまれである．コンソリデーションも比較的頻度の高い所見であり（図17-18），時に腫瘤性の陰影を示し，air bronchogram（気管支透亮像）も伴う．

リンパ腫の患者におけるコンソリデーションの鑑別としては，感染（特に真菌）や薬剤性肺疾患など，器質化肺炎のパターンを呈しうる病態が含まれる．

原発性肺リンパ腫

肺病変が主体の肺原発性リンパ腫（primary pulmonary lymphoma）はまれである．肺原発と診断するためにはいくつかの基準がある．すなわち，悪性リンパ腫の既往がないこと，胸部単純 X 線写真にて縦隔のリンパ節腫脹が認められないこと，胸郭外病変が 3 か月間認められないこと，などである．高グレードのものよりも低グレードのものが多く，緩徐な発育が原発性リンパ腫の特徴的な所見である．

HRCT 所見は，単発性あるいは多発性の結節，腫瘤，コンソリデーションなどである（図17-19）が，多発性のことのほうが多い．結節は他の良性の結節性病変（過誤腫や肉芽腫など）よりも大きなこと（2cm 以上）が多い．結節やコンソリデーション内部の air bronchogram はよく認められる．気管支血管束周囲分布を示すことが多い．

数か月から数年にわたる緩徐な発育が，原発性リンパ腫に特徴的な所見である．この緩徐な発育のた

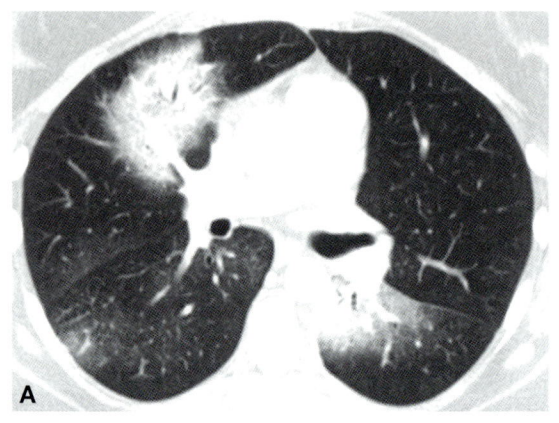

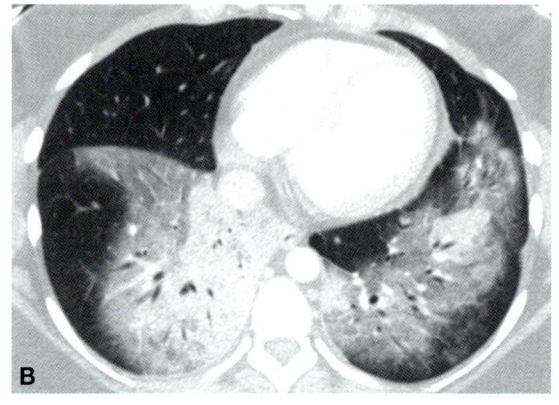

図17-19
原発性肺悪性リンパ腫 A, B：両側性に斑状に分布するコンソリデーションとすりガラス影を認め，これらは2年間不変である．生検ではlow gradeのB細胞性リンパ腫であった．慢性のコンソリデーションは，再発性のリンパ腫において最もよく認められる所見であるが，時に初回の所見としても認められる．

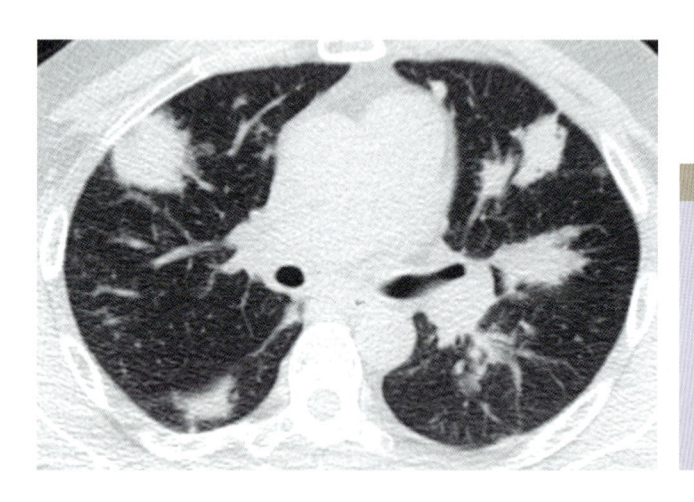

図17-20
リンパ腫様肉芽腫症 リンパ腫様肉芽腫症の患者．不整形の大きな結節を両側性に認める．これはこのまれな疾患の典型的な所見であるが，このほかにも慢性の症候のさまざまな疾患が同様の所見を呈する．たとえば，腫瘍性病変，器質化肺炎，好酸球性肺炎，そしてサルコイドーシスなどである．

めに，鑑別診断には同様に緩徐な発育を呈する腫瘍性病変，たとえば高分化型腺癌，カルチノイドや，慢性のコンソリデーションを呈する浸潤性粘液性腺癌やリポイド肺炎があげられる．

リンパ腫様肉芽腫症

リンパ腫様肉芽腫症（lymphomatoid granulomatosis）の正確な病態はよくわかっていないが，多くの病態は悪性リンパ腫であろうと考えられている．強い血管親和性をもつ非常に独特の病態であり，血管炎と共通の特徴を有している．肺病変はほぼすべての症例で認められるが，病変はほぼ全身に認められ，皮膚，神経系，その他の臓器に認められる．

HRCTではさまざまな大きさの結節を認めるが，非常に大きなサイズのことが多い（図17-20）．気管支肺動脈束に沿った分布を呈し，空洞形成も多い．結節に網状影を伴うことも多い．

移植後リンパ増殖性疾患（PTLD）

移植後リンパ増殖性疾患（post-transplant lymphoproliferative disorders：PTLD）は，固体臓器あるいは骨髄移植後に生じる．PTLDには，非腫瘍性のリンパ球の増殖という良性の病態から悪性リンパ腫までのスペクトラムが含まれ，その発生には，**Epstein-Barrウイルス感染症**との密接な関連がある．一般的に，PTLDの発生は免疫抑制状態の程度

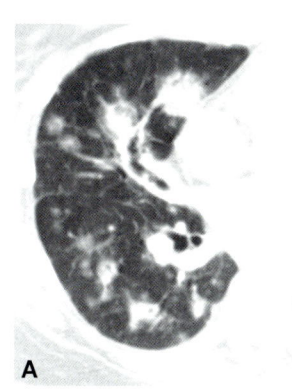

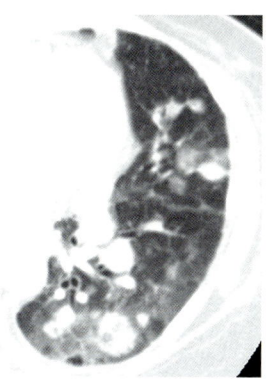

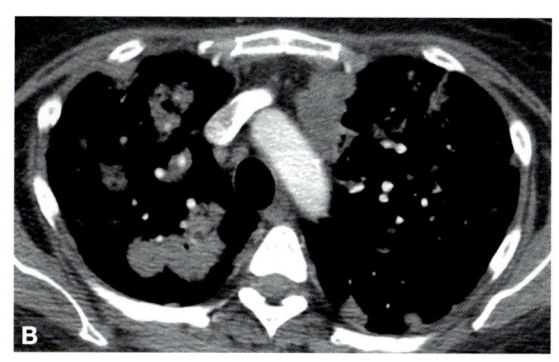

図 17-21

移植後リンパ増殖性疾患 腎移植後の患者．多発性の結節と腫瘤を両側性に認める（A）．B：縦隔リンパ節の腫脹を伴う．

と関連があるとされ，これには長期の抗ウイルス療法も関係していると考えられている．発症は移植後1年以内が多い．

PTLDのHRCT所見は，原発性あるいは続発性のリンパ腫に似る．単発性あるいは多発性の肺結節，腫瘤，あるいはコンソリデーションとして描出される．これらは，縦隔・肺門リンパ節腫脹を伴う（図17-21）．鑑別診断としてはおもに感染症，特に真菌感染があげられる．また，薬剤性あるいは移植片対宿主病（GVHD）に伴う器質化肺炎もPTLDによく似た画像所見を呈する．

白血病

白血病（leukemia）患者の肺病変はまれではないが，これらの多くは肺炎，薬剤性肺障害，肺水腫，出血など非特的異な病変である．白血病細胞の肺浸潤は15％に生じるとされ，HRCTにて異常所見を示す．

HRCTでは，白血病細胞の肺浸潤はしばしばリンパ路性の分布を呈し，小葉間隔壁の肥厚，気管支肺動脈束周囲間質の肥厚を示す．小結節もよく認められ，リンパ路性の分布あるいはランダム分布を呈する．小葉中心性結節の存在は肺炎などの非腫瘍性病変の可能性を示唆する．すりガラス影とコンソリデーションは白血病浸潤の所見としては少なく，より肺炎，びまん性肺胞傷害（DAD），肺水腫あるいは肺出血を疑わせる．

参考文献

- Akira M, Atagi S, Kawahara M, Iuchi K, Johkoh T. High-resolution CT findings of diffuse bronchioloalveolar carcinoma in 38 patients. AJR Am J Roentgenol 1999；173：1623-1629.
- Aquino S. Imaging of metastatic disease to the thorax. Radiol Clin North Am 2005；43：481-495.
- Bae YA, Lee KS. Cross-sectional evaluation of thoracic lymphoma. Radiol Clin North Am 2008；46：253-264.
- Bragg DG, Chor PJ, Murray KA, Kjeldsberg CR. Lymphoproliferative disorders of the lung：histopathology, clinical manifestations, and imaging features. AJR Am J Roentgenol 1994；163：273-281.
- Carignan S, Staples CA, Müller NL. Intrathoracic lymphoproliferative disorders in the immunocompromised patient：CT findings. Radiology 1995；197：53-58.
- Collins J, Müller NL, Leung AN, et al. Epstein-Barr virus-associated lymphoproliferative disease of the lung：CT and histologic findings. Radiology 1998；208：749-759.
- Do KH, Lee JS, Seo JB, et al. Pulmonary parenchymal involvement of low-grade lymphoproliferative disorders. J Comput Assist Tomogr 2005；29：825-830.

Dodd G, LedesmaMedina J, Baron RL, Fuhrman CR. Posttransplant lymphoproliferative disorder：intrathoracic manifestations. Radiology 1992；184：65-69.

Eisner MD, Kaplan LD, Herndier B, Stulbarg MS. The pulmonary manifestations of AIDS related non Hodgkin's lymphoma. Chest 1996；110：729-736.

Gibson M, Hansell DM. Lymphocytic disorders of the chest：pathology and imaging. Clin Radiol 1998；53：469-480.

Gruden JF, Huang L, Webb WR, et al. AIDS-related Kaposi sarcoma of the lung：radiographic findings and staging system with bronchoscopic correlation. Radiology 1995；195：545-552.

Hartman TE, Primack SL, Müller NL, Staples CA. Diagnosis of thoracic complications in AIDS：accuracy of CT. AJR Am J Roentgenol 1994；162：547-553.

Heyneman LE, Johkoh T, Ward S, et al. Pulmonary leukemic infiltrates：high resolution CT findings in 10 patients. AJR Am J Roentgenol 2000；174：517-521.

Howling SJ, Hansell DM, Wells AU, et al. Follicular bronchiolitis：thin-section CT and histologic findings. Radiology 1999；212：637-642.

Johkoh T, Ikezoe J, Tomiyama N, et al. CT findings in lymphangitic carcinomatosis of the lung：correlation with histologic findings and pulmonary function tests. AJR Am J Roentgenol 1992；158：1217-1222.

Johkoh T, Müller NL, Pickford HA, et al. Lymphocytic interstitial pneumonia：thin section CT findings in 22 patients. Radiology 1999；212：567-572.

Knisely BL, Mastey LA, Mergo PJ, et al. Pulmonary mucosa-associated lymphoid tissue lymphoma：CT and pathologic findings. AJR Am J Roentgenol 1999；172：1321-1326.

Lee DK, Im JG, Lee KS, et al. B cell lymphoma of bronchus-associated lymphoid tissue(BALT)：CT features in 10 patients. J Comput Assist Tomogr 2000；24：30-34.

Lee KS, Kim Y, Primack SL. Imaging of pulmonary lymphomas. AJR Am J Roentgenol 1997；168：339-345.

Lee WK, Duddalwar VA, Rouse HC, Lau EW, Bekhit E, Hennessy OF. Extranodal lymphoma in the thorax：cross-sectional imaging findings. Clin Radiol 2009；64：542-549.

Lynch DA, Travis WD, Müller NL, et al. Idiopathic interstitial pneumonias：CT features. Radiology 2005；236：10-21.

Munk PL, Müller NL, Miller RR, Ostrow DN. Pulmonary lymphangitic carcinomatosis：CT and pathologic findings. Radiology 1988；166：705-709.

Naidich DP, Tarras M, Garay SM, et al. Kaposi sarcoma：CT radiographic correlation. Chest 1989；96：723-728.

Okada F, Ando Y, Kondo Y, Matsumoto S, Maeda T, Mori H. Thoracic CT findings of adult T-cell leukemia or lymphoma. AJR Am J Roentgenol 2004；182：761-767.

Rappaport DC, Chamberlain DW, Shepherd FA, Hutcheon MA. Lymphoproliferative disorders after lung transplantation：imaging features. Radiology 1998；206：519-524.

Silva CI, Flint JD, Levy RD, Müller NL. Diffuse lung cysts in lymphoid interstitial pneumonia：high-resolution CT and pathologic findings. J Thorac Imaging 2006；21：241-244.

Stein MG, Mayo J, Müller N, et al. Pulmonary lymphangitic spread of carcinoma：appearance on CT scans. Radiology 1987；162：371-375.

Travis WD, Brambilla E, Noguchi M, et al. International Association for the Study of Lung Cancer/American Thoracic Society/European Respiratory Society International Multidisciplinary Classification of Lung Adenocarcinoma. J Thorac Oncol 2011；6：244-285.

Travis WD, Garg K, Franklin WA, et al. Evolving concepts in the pathology and computed tomography imaging of lung adenocarcinoma and bronchioloalveolar carcinoma. J Clin Oncol 2005；23：3279-3287.

18 まれな疾患

肺胞蛋白症

　肺胞蛋白症（pulmonary alveolar proteinosis：PAP）は，病理学的に脂質蛋白（lipoprotein）が肺胞内腔に集積するまれな病態である．
　3種類の病態が知られている．
　先天性 PAP（congenital PAP）：サーファクタントBあるいはC，または顆粒球-マクロファージコロニー刺激因子（GM-CSF）をエンコードする遺伝子の変異によって起こる．
　続発性 PAP（secondary PAP）：さまざまな疾患に伴って起こる病態；たとえば急性珪肺（silicoproteinosis），感染症，血液疾患，悪性リンパ腫など．
　特発性 PAP（idiopathic PAP）：GM-CSFに対する自己抗体がサーファクタントの壊変（degradation）や排出を阻害する自己免疫性の機序．PAPの90%を占める．

　男性が女性より多い．年齢は数か月から70歳以上にわたるが，2/3の患者は30代から50代の間に分布する．通常，症状は軽く，潜在性に発症する．咳嗽，発熱，そして軽度の呼吸困難などがみられる．30%の患者は無症状である．
　HRCT上の陰影は通常，両側対称性でびまん性である（表18-1）．特徴的なHRCT所見は，地図状のすりガラス影とそれに重合する平滑な小葉間隔壁の肥厚であり，**crazy paving pattern** とよばれる[†1]（図18-1, 18-2）．コンソリデーションや辺縁が不明瞭な結節も認められるが，頻度は高くはない．crazy paving pattern を呈する慢性疾患は多く，間質性肺炎，器質化肺炎，好酸球性肺炎，過敏性肺炎，リポイド肺炎，そして浸潤性粘液性腺癌などがあげられる．
　HRCTは治療後の経過観察にも有用である（図18-2）．大量の気管支肺胞洗浄（bronchoalveolar lavage：BAL）が，肺胞腔内の蛋白物質を除去するために行われるが，HRCTは洗浄を行う部位の同定やその効果判定に用いられる．通常，洗浄後，すりガラス影は改善するが，小葉間隔壁の肥厚は遷延することがある（図18-2 B）．

リポイド肺炎

　リポイド肺炎（lipoid pneumonia）は，肺実質への脂肪の集積を表す病態である．内因性と外因性がある．内因性リポイド肺炎は，気管支の閉塞機転よりも末梢に出現する脂肪貪食マクロファージの存在が特徴的である．HRCT所見は基本的には閉塞性肺炎でみられるものと同じである．
　外因性リポイド肺炎は，ミネラルオイルなどの脂質成分の誤嚥によって生じる．長期間に少量ずつの脂肪が吸引される病態であり，症状は通常，慢性である．また，無症状の患者で偶然にCTの異常が見

[†1] 訳者注：p.267の注に示した通り，crazy paving pattern における網状影は，小葉間隔壁の肥厚のみではなく，細葉辺縁あるいは細葉内の微細な網状構造を含んだ概念である．

表 18-1　肺胞蛋白症の HRCT 所見
3 病型：先天性，続発性，特発性（全体の 90％） 両側，びまん性 斑状，地図状のすりガラス影（GGO）と crazy paving コンソリデーションは少ない 気管支肺胞洗浄（BAL）後，GGO は改善

つかることもある.

外因性リピオイド肺炎の HRCT 所見は，斑状，限局性，あるいは腫瘤様のすりガラス影あるいはコンソリデーションである（表 18-2）．すりガラス影と小葉間隔壁の肥厚の組み合わせ，つまり crazy paving pattern（前頁の訳者注参照）も認められることがある．縦隔条件では，コンソリデーション内部は低吸収を呈し，CT 値は脂肪濃度を示す（図 18-3）．腫瘤あるいはコンソリデーションは円形のこともあれば，不整形のこともある．

陰影は背側に強い傾向があり，これは誤嚥性の機序を反映したものである．線維化を呈することもあるが頻度は低い．

アミロイドーシス

アミロイドーシス（amyloidosis）は，多臓器に細胞外性の蛋白が集積する病態であり，腎臓，心臓，神経，あるいは肝臓などの頻度が高い．

肺に沈着するアミロイドにはふたつの種類があり，AL アミロイドと AA アミロイドである．前者は有症状の肺アミロイドーシスの患者の多くに対応す

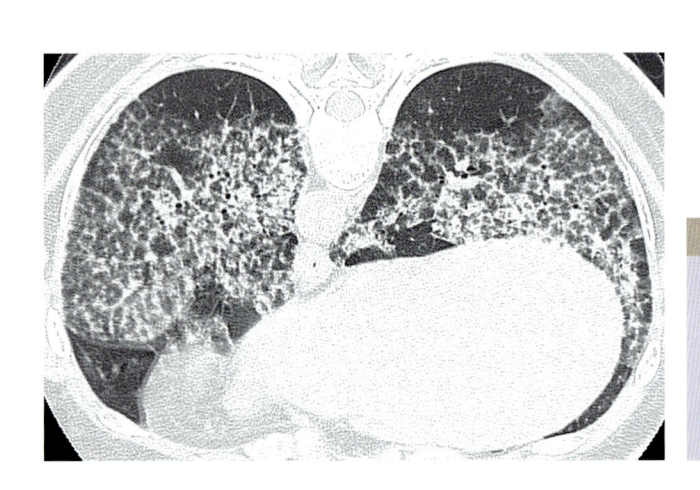

図 18-1　肺胞蛋白症　腹臥位の HRCT では，すりガラス影に小葉間隔壁の肥厚などが重合した，crazy pavings sign を認める（前頁訳者注 1 参照）．症状が慢性の場合，このパターンを示す鑑別診断のなかでは肺胞蛋白症の可能性が高くなる．

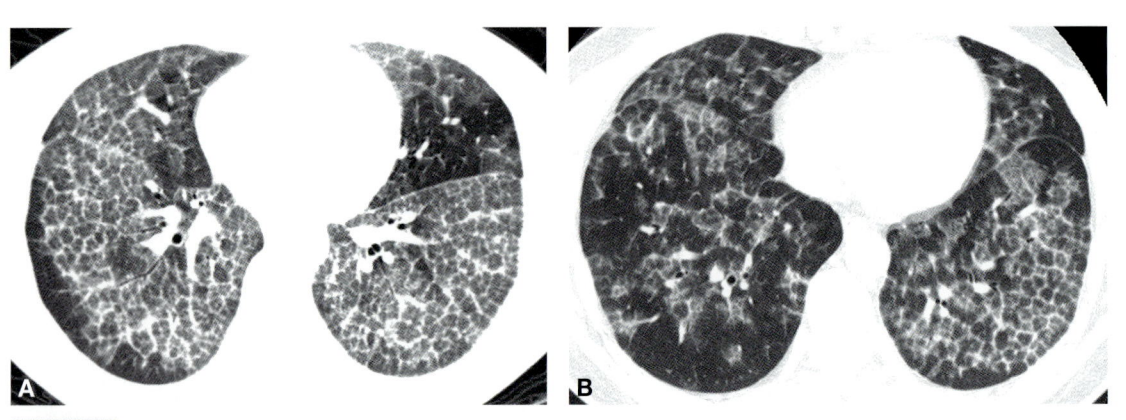

図 18-2　肺胞蛋白症：治療前後　A：治療前の HRCT．典型的な crazy paving パターンが認められる．B：大量の気管支肺胞洗浄（BAL）などの治療後．すりガラス影と小葉間隔壁の肥厚の著明な改善が認められる．

る病態であり，特発性と，骨髄腫や悪性リンパ腫などに伴う続発性のものがある．AAアミロイドーシスは，関節リウマチ，炎症性腸疾患，慢性炎症性疾患（例：骨髄炎），そして慢性の肺感染症（例：結核），などに伴って認められ，症状は伴わないことが多い．

アミロイドーシスは肺実質と気道に病変を形成する（表18-3）．肺病変は限局性のこともびまん性のこともありうる．リンパ節腫大はこれらのいずれの病態にも認められ，あるいは単独の所見として認められる場合もある．石灰化は縦隔あるいは肺門リンパ節にしばしば認められる．

表 18-2	リポイド肺炎の HRCT 所見

脂肪物質の誤嚥（外因性リポイド肺炎）
斑状，下肺背側
すりガラス影あるいはコンソリデーション
低吸収のコンソリデーション

限局性肺アミロイドーシス

限局性肺アミロイドーシス（focal parenchymal amyloidosis）は，単発あるいは多発性の肺結節あるいは肺腫瘤の所見を呈する（図18-4）．石灰化する場合もある．原発性肺癌，転移性肺癌，肉芽腫性病変あるいは過誤腫などとの鑑別がしばしば難しくなる．気道壁肥厚の併存も認められる．

びまん性肺アミロイドーシス

びまん性肺アミロイドーシス（diffuse parenchymal amyloidosis）は，びまん性の1.5 cm以下の結節影を特徴とする．結節はリンパ路に親和性を有し，石灰化することもある（図18-5）．石灰化を伴いうるびまん性の小結節性肺疾患としては，サルコイドーシス，珪肺などの塵肺，結核などの肉芽腫性感染症，転移性石灰化症，そして肺胞微石症などがある．まれな所見としては，びまん性のコンソリデーション，すりガラス影，小葉間隔壁の肥厚，小葉内網状影，広範な肺野の石灰化，そして線維化などがある．

気管気管支アミロイドーシス

気道のアミロイドーシスは，気管から中枢側気管支のびまん性あるいは結節性の壁肥厚として描出される（図18-6）．石灰化を伴うこともある．広範な気管から中枢側気管支の壁肥厚の鑑別診断としては，再発性多発性軟骨炎，サルコイドーシス，Wegener肉芽腫症，炎症性腸疾患，アスペルギルス症などの感染症がある．骨軟骨形成性気管気管支症（tracheobronchopathia osteochondroplastica）も気管気管支壁の石灰化を伴った結節状の肥厚を呈する．

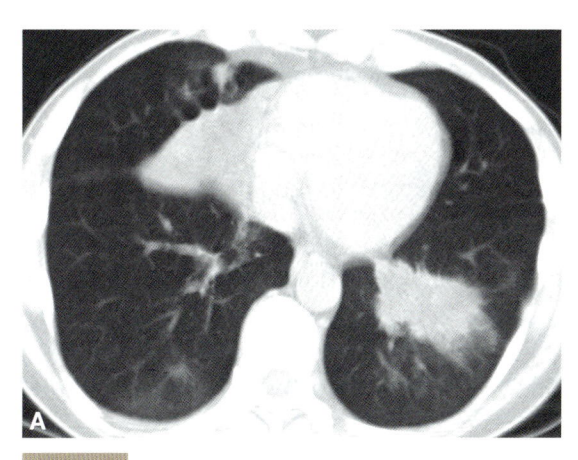

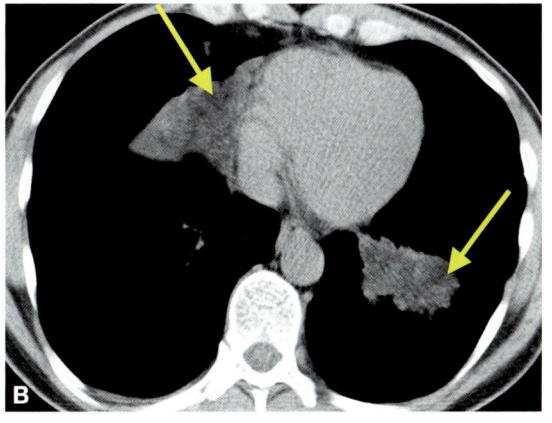

図 18-3　**リポイド肺炎**　A：慢性の症状を示す患者．肺野条件では，両側肺底部に限局性のコンソリデーションを認めるが，所見としては非特異的である．B：縦隔条件では，コンソリデーション内部に低吸収の脂肪濃度（→）を認め，リポイド肺炎の可能性が高くなる．

表18-3 アミロイドーシスのHRCT所見

限局性肺アミロイドーシス
- 単発あるいは多発性の肺結節，時に石灰化

びまん性肺アミロイドーシス
- リンパ路性分布を示す小結節，小葉間隔壁の肥厚
- コンソリデーション，すりガラス影，石灰化，線維化

気管気管支アミロイドーシス
- 気管，気管支壁のびまん性あるいは限局性肥厚
- 石灰化を伴うことが多い

肺胞微石症

肺胞微石症（pulmonary alveolar microlithiasis：PAM）は，肺胞腔内の微細な石灰化（微石）の集積を病理学的な特徴とするまれな特発性の病態である．先天性と後天性がある．肺に明らかな陰影があっても症状を欠くか，あるいはあっても軽度である．

典型的なHRCT所見は，非常に微細で辺縁明瞭な石灰化結節である．結節は，リンパ路に沿ったり，あるいは小葉中心性に認められ，下肺野背側に優位に認められる．すりガラス影と網状影も認められる場合があるが，PAMに特異的な所見ではない．鑑別診断は，びまん性の肺アミロイドーシスと異所性肺石灰化症である．肉芽腫性疾患と塵肺でも石灰化結節が認められるが，通常，大きさはPAMよりも大きい．

Erdheim-Chester病

多臓器に非Langerhans細胞組織球症（非LCH）が生じるまれな病態である．骨病変が最も多いが，中枢神経，心臓，腎臓，そしてリンパ路を侵すことも多い．肺病変はまれであるが，合併した場合には予後は不良である．Erdheim-Chester病は中年の男性に多いとされ，慢性の呼吸困難と咳嗽を呈する．

Erdheim-Chester病のHRCT所見はリンパ路性の分布を示す．肺水腫や癌性リンパ管症などに似た平滑な小葉間隔壁の肥厚や葉間胸膜の肥厚が最も特徴的である．小葉中心性あるいはリンパ路性の小結節も認められる（図18-7）．すりガラス影なども認められることがあるが，特異的な所見ではない．肺門，縦隔，腋窩リンパ節の腫脹が多く認められる．Erdheim-Chester病はまれな疾患であり，HRCT所見と**典型的な骨所見**[†2]が最も診断的価値が高い．

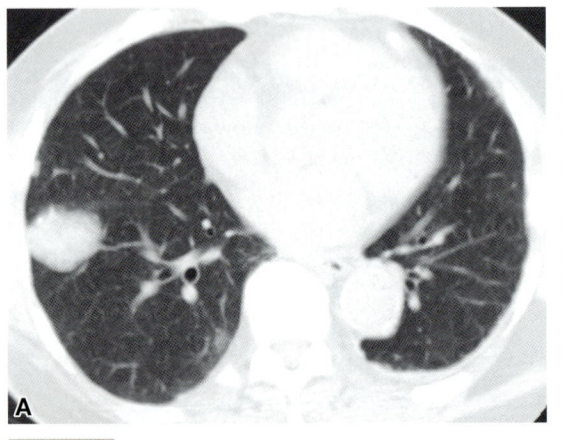

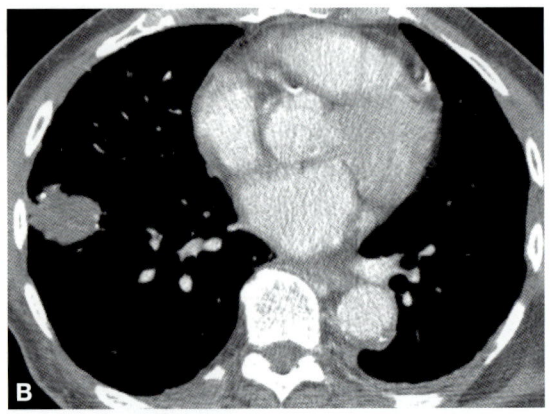

図18-4
限局性肺アミロイドーシス A：右下葉に非特異的な結節影を認める．B：縦隔条件では，結節内に部分的に石灰化が認められる．生検ではアミロイドが証明された．この患者は関節リウマチを伴っていた．

[†2] 訳者注：長管骨の対称性の骨硬化所見．

18章 まれな疾患 281

図 18-5
びまん性肺アミロイドーシス 上肺野レベルのHRCTでは，リンパ路性分布の結節影を認める．結節は葉間（黄→），小葉間隔壁（赤→）に沿って集簇している．この所見からはサルコイドーシスが最も考えられるが，外科的生検でアミロイドーシスと診断された．

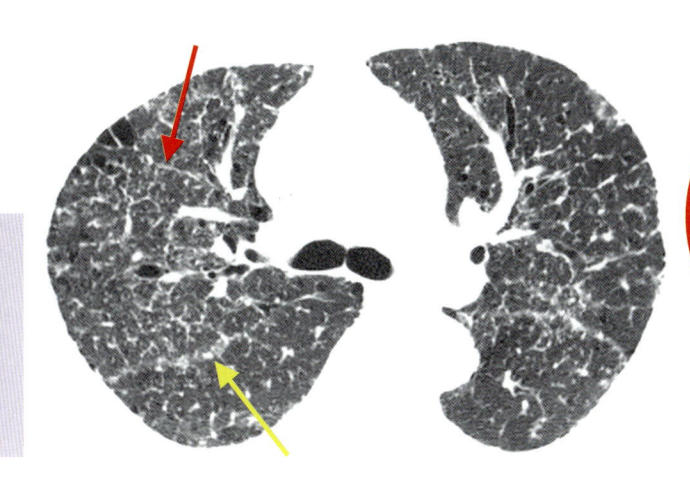

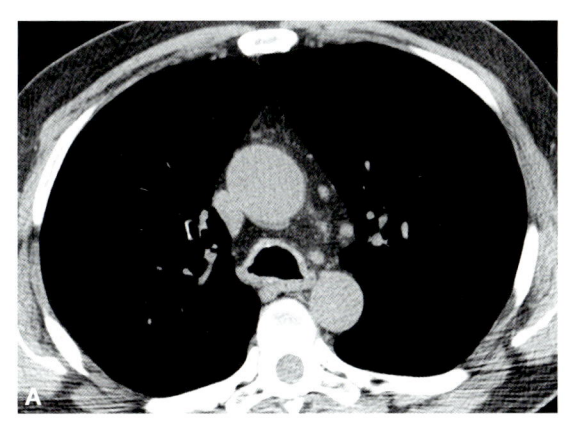

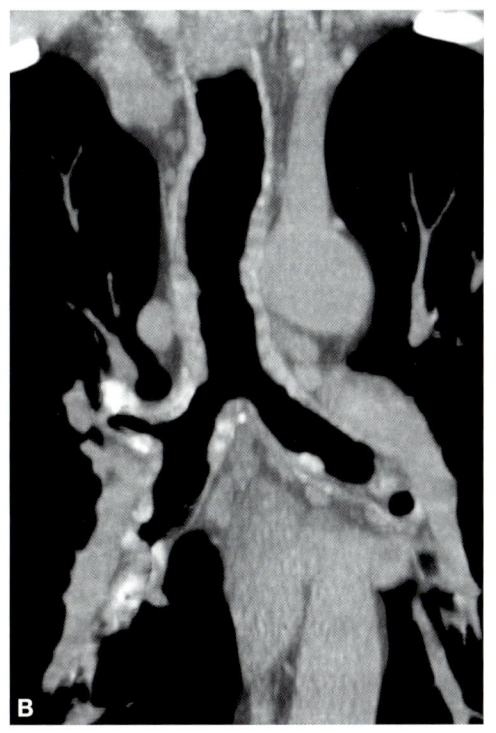

図 18-6
気管気管支アミロイドーシス 横断像（A）と冠状断再構成像（B）．びまん性の石灰化を伴う気管壁の肥厚が認められ，主気管支にも同様の所見が認められる．

リンパ脈管筋腫症

　リンパ脈管筋腫症（lymphangioleiomyomatosis：LAM）は，リンパ管，気道，血管などの平滑筋の異常増生を特徴とするまれな病態である．孤発性の場合と結節性硬化症に伴う場合がある．孤発例はそのほとんどが妊娠可能な女性に認められる．臨床所見はきわめて多彩であるが，慢性の呼吸困難や自然気胸などがみられる．これらの精査において肺野に偶然に囊胞が観察されることが多い．肺高血圧症がLAMに認められることはまれではないが，肺Langerhans細胞組織球症（LCH）よりも頻度は低い．

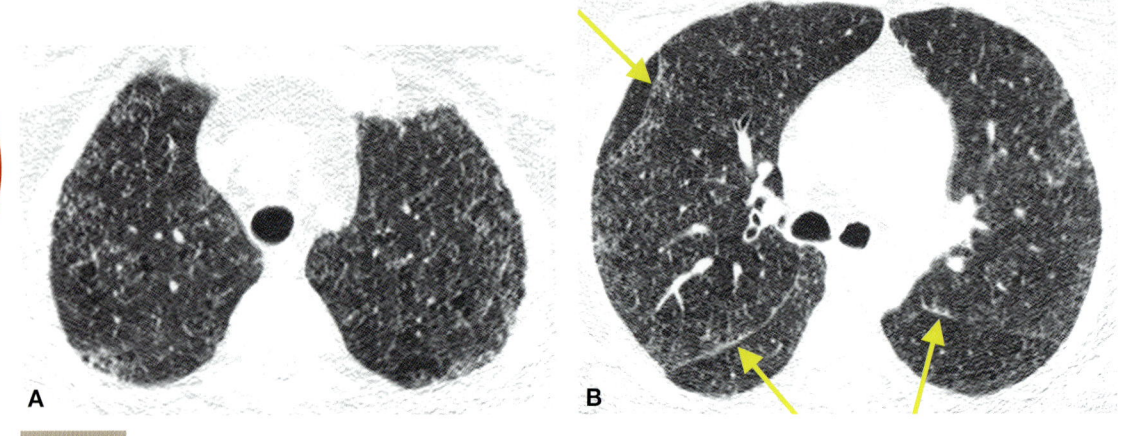

図 18-7
Erdheim-Chester病 A：上肺野優位に斑状分布の微小結節が認められる．B：胸膜下優位の結節の存在（→）はリンパ路性分布を疑わせるものであり，Erdheim-Chester病の所見のひとつである．

表 18-4	リンパ脈管筋腫症のHRCT所見

挙児可能年齢の女性，時に結節性硬化症に合併
円形で薄壁の嚢胞
びまん性・均一に（肺尖から肺底部まで）分布
結節はまれ
時に胸水
腎血管筋脂肪腫の合併

おもなHRCT所見は肺嚢胞である（**表18-4**）．嚢胞は円形，薄壁で，肺尖部から肺底部にかけてびまん性に分布する．嚢胞は肺野に散見する程度のもの（図18-8）から，正常肺野を置換するように広範に存在することもある（図18-9）．結節の併存はまれである．胸水はよく認められ，これはリンパ管の閉塞によって生じると考えられている．**結節性硬化症**の患者あるいは孤発性のLAMの患者の一部には，**腎血管筋脂肪腫**などの合併疾患を伴う場合がある（図18-10）．

LAMとLCH（11章参照）の両者は，広範な肺の嚢胞性変化を生じる点で共通している．年齢，性別などの情報がこれらの鑑別に重要であり，LAMは**妊娠可能な女性**に認められ（男性にはきわめてまれ），一方，LCHは**喫煙男性**に多い．結節病変はLCHで

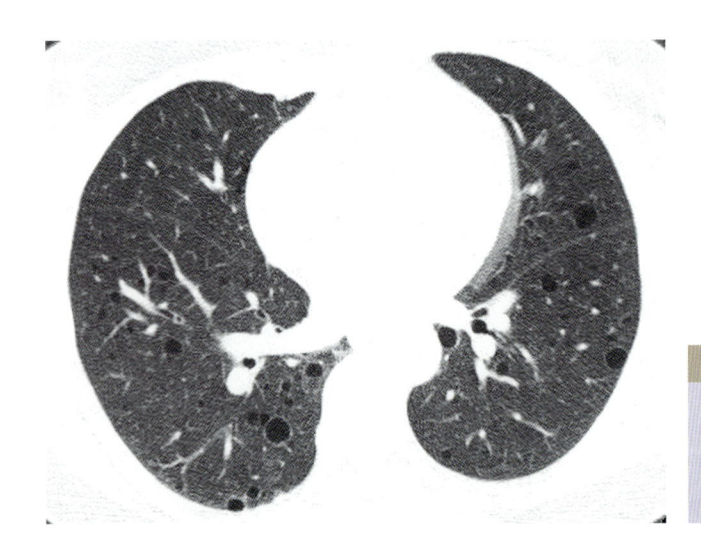

図 18-8
リンパ脈管筋腫症（LAM） 中年女性の比較的軽度のLAMの症例にみられた散在性の円形嚢胞．悪性病変の除外のために行われたCTにて偶然に発見された．

18章 まれな疾患　283

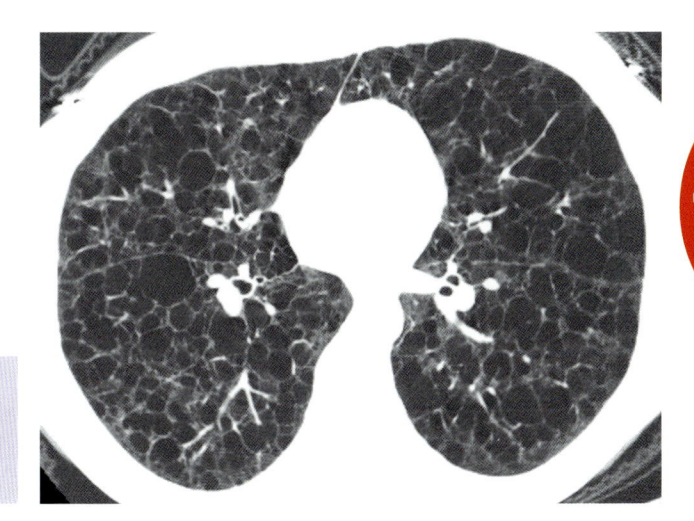

図 18-9
リンパ脈管筋腫症(LAM)　進行した症例(女性)で，肺野が薄壁の囊胞性病変で置換されている．患者は呼吸困難，肺高血圧を呈していた．

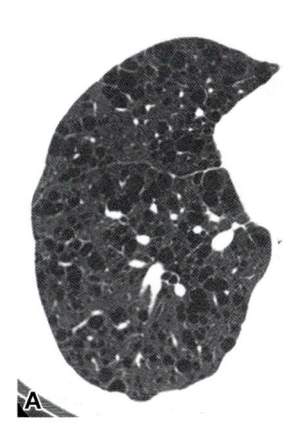

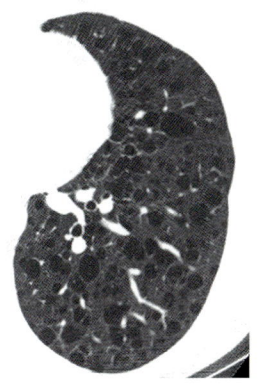

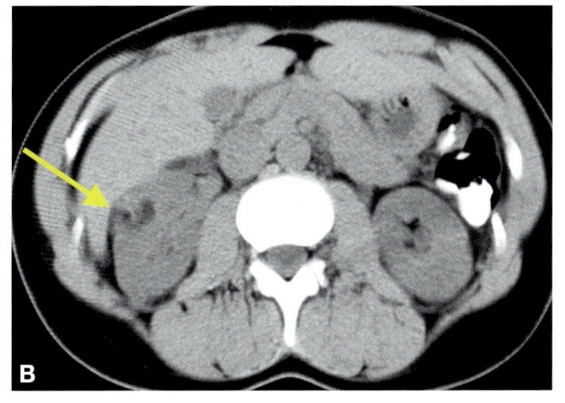

図 18-10
結節性硬化症　HRCT 上の囊胞性変化は病理学的にもリンパ脈管筋腫症に矛盾しないことが証明された．A：HRCT ではびまん性に分布する薄壁で，円形の囊胞を認める．B：腹部 CT では脂肪を含む腎腫瘤(→)が認められ，血管筋脂肪腫に矛盾しない所見である．

はよくみられるが，LAM ではまれである．LCH の囊胞は不整形，分葉状であるが，LAM では円形である．囊胞陰影に胸水が合併した場合には LAM の可能性を考える．他の囊胞性肺病変，たとえばリンパ球性間質性肺炎(LIP)などは囊胞の数は少ない．

Birt-Hogg-Dubé 症候群

　Birt-Hogg-Dubé 症候群は，**皮膚病変**，**腎腫瘍**，そして**肺囊胞**などの併存を特徴とする遺伝性疾患である．時に，肺囊胞のみが認められることもあるが，他の臨床所見はその後の経過において明らかになっていく場合もある．最初は，囊胞が胸膜腔に破裂して気胸として発症することが多い．

　Birt-Hogg-Dubé 症候群のおもな HRCT 所見は肺囊胞である(図 18-11)．これらは薄壁囊胞で，大きさはさまざまである．囊胞は肺底部内側の胸膜下に特に多く分布する．肺静脈や肺動脈に直接接することが多い．これらの囊胞の分布は Birt-Hogg-Dubé 症候群を強く疑わせるものであるが，LIP でも同様の所見が観察される．しかし，LIP の囊胞は LAM や LCH と比べ数は少ない．鑑別すべき他の囊胞性肺病変としては，LIP 以外に感染後のニューマトシール(pneumatocele)，神経線維腫症などがある．

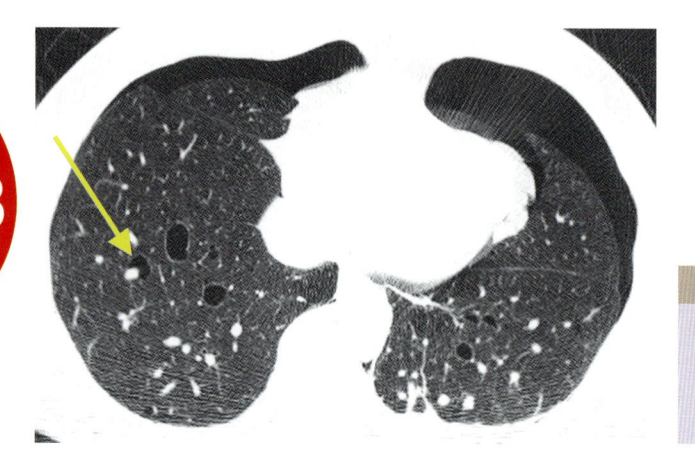

図 18-11
Birt-Hogg-Dubé 症候群 両側性に気胸が認められ，散在性に囊胞が確認される．いくつかの囊胞は下肺野の肺静脈に直接接しており（→），この疾患を疑う所見である．

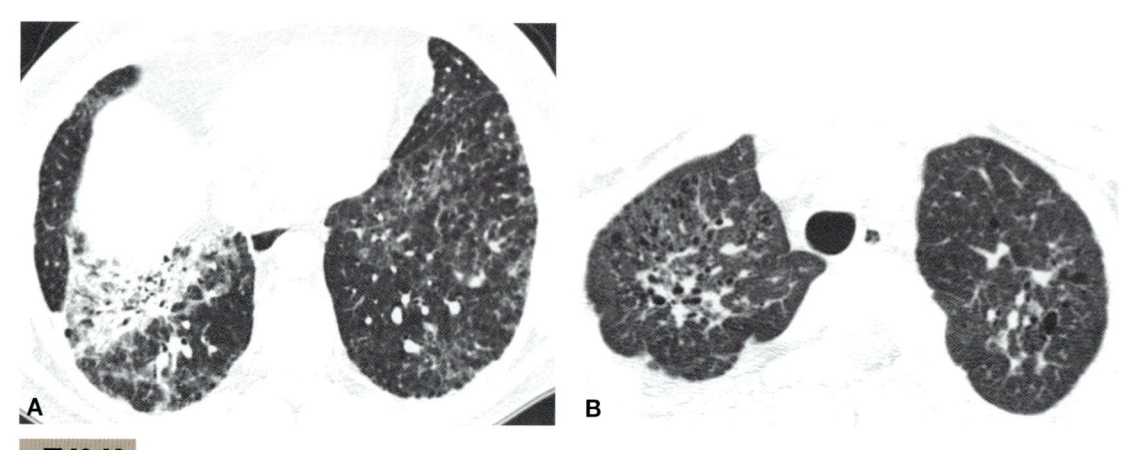

図 18-12
家族性肺線維症 家族性肺線維症の同一家族における2人の患者（A, B）．肺生検では UIP パターンが証明されている．A：ひとりの患者では，肺底部主体に斑状に分布するすりガラス影と牽引性気管支拡張を認める．B：もうひとりの患者では，上肺野中枢側優位の網状影，牽引性気管支拡張，囊胞を認める．このように家族性肺線維症の HRCT 所見はしばしば非典型的である．

家族性肺線維症

　特発性肺線維症（IPF），線維性のサルコイドーシス，あるいは線維性の過敏性肺炎などに似た肺線維症のなかには，家族歴を有するものがあり，家族性肺線維症（familial pulmonary fibrosis）と呼称される．病理学的に，家族性の肺線維症の患者はしばしば通常型間質性肺炎（UIP）パターン（IPF でみられるパターンに似る）を示すが，過敏性肺炎やサルコイドーシスなどとの類似性も有する．患者のサブセットにおいてサーファクタント蛋白 C あるいはテロメラーゼの変異など，遺伝的な要因も発見されているが，多くの家族性肺線維症は特発性である．

　HRCT 所見の主体は典型的な肺の線維化であるが，これらの分布はさまざまであり，時に非典型的なこともある（図 18-12）．診断には家族歴が重要であるが，同じ家系内にもさまざまな HRCT パターンが認められることがある．

Hermansky-Pudlak 症候群

　Hermansky-Pudlak 症候群は，**白皮，血小板機能異常**，そして**肺線維症**を特徴とする遺伝的疾患である．腎臓と腸の異常を伴うことがあるが，肺病変が死因に最も関係する．Puerto Rico において頻度が高いことが知られている．

　Hermansky-Pudlak 症候群に特異的な HRCT 所

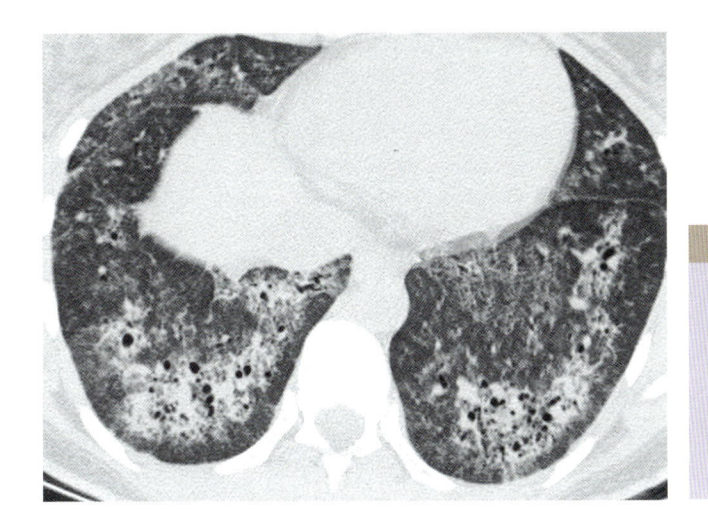

図18-13 Hermansky-Pudlak症候群　HRCTでは，肺底部末梢肺優位に不整な網状影，牽引性気管支拡張，そしてコンソリデーションを認める．胸膜下のスペアは非特異性間質性肺炎（NSIP）を疑わせるが，疫学的な情報と他の臨床的な所見から Hermansky-Pudlak症候群に一致すると結論された．

見はなく，診断は臨床的になされる．線維化は最も多い所見であり，不整な網状影と牽引性気管支拡張が認められる（図18-13）．分布はさまざまであるが，末梢性のことが多い．早期には，HRCT上，すりガラス影と軽度の網状影が認められる．

参考文献

Aberle DR, Hansell DM, Brown K, Tashkin DP. Lymphangiomyomatosis：CT, chest radiographic, and functional correlations. Radiology 1990；176：381-387.

Agarwal PP, Gross BH, Holloway BJ, et al. Thoracic CT findings in Birt-Hogg-Dubé syndrome. AJR Am J Roentgenol 2011；196：349-352.

Aylwin ACB, Gishen P, Copley SJ. Imaging appearance of thoracic amyloidosis. J Thorac Imaging 2005；20：41-46.

Ayuso MC, Gilabert R, Bombi JA, Salvador A. CT appearance of localized pulmonary amyloidosis. J Comput Assist Tomogr 1987；11：197-199.

Brun AL, Touitou-Gottenberg D, Haroche J, et al. Erdheim-Chester disease：CT findings of thoracic involvement. Eur Radiol 2010；20：2579-2587.

Cluzel P, Grenier P, Bernadac P, et al. Pulmonary alveolar microlithiasis：CT findings. J Comput Assist Tomogr 1991；15：938-942.

Deniz O, Ors F, Tozkoparan E, et al. High resolution computed tomographic features of pulmonary alveolar microlithiasis. Eur J Radiol 2005；55：452-460.

Franquet T, Giménez A, Bordes R, et al. The crazy-paving pattern in exogenous lipoid pneumonia：CT-pathologic correlation. AJR Am J Roentgenol 1998；170：315-317.

Georgiades CS, Neyman EG, Barish MA, et al. Amyloidosis：review and CT manifestations. Radiographics 2004；24：405-416.

Graham CM, Stern EJ, Finkbeiner WE, Webb WR. High-resolution CT appearance of diffuse alveolar septal amyloidosis. AJR Am J Roentgenol 1992；158：265-267.

Helbich TH, Wojnarovsky C, Wunderbaldinger P, et al. Pulmonary alveolar microlithiasis in children：radiographic and high-resolution CT findings. AJR Am J Roentgenol 1997；168：63-65.

Johkoh T, Itoh H, Müller NL, et al. Crazy-paving appearance at thin-section CT：spectrum of disease and pathologic findings. Radiology 1999；211：155-160.

Kirchner J, Stein A, Viel K, et al. Pulmonary lymphangioleiomyomatosis：high-resolution CT findings. Eur Radiol 1999；9：49-54.

Korn MA, Schurawitzki H, Klepetko W, Burghuber OC. Pulmonary alveolar microlithiasis：findings on high-resolution CT. AJR Am J Roentgenol 1992；158：981-982.

Lee KN, Levin DL, Webb WR, et al. Pulmonary alveolar proteinosis：high-resolution CT, chest radiographic, and functional correlations. Chest 1997；111：989-995.

Lee KS, Müller NL, Hale V, et al. Lipoid pneumonia：CT findings. J Comput Assist Tomogr 1995；19：48-51.

Lenoir S, Grenier P, Brauner MW, et al. Pulmonary lymphangiomyomatosis and tuberous sclerosis：

comparison of radiographic and thin-section CT findings. Radiology 1990 ; 175 : 329-334.

Müller NL, Chiles C, Kullnig P. Pulmonary lymphangiomyomatosis : correlation of CT with radiographic and functional findings. Radiology 1990 ; 175 : 335-339.

Pickford HA, Swensen SJ, Utz JP. Thoracic cross-sectional imaging of amyloidosis. AJR Am J Roentgenol 1997 ; 168 : 351-355.

Templeton PA, McLoud TC, Müller NL, et al. Pulmonary lymphangioleiomyomatosis : CT and pathologic findings. J Comput Assist Tomogr 1989 ; 13 : 54-57.

和文索引

・複数頁に載っている用語は，主要説明箇所の頁をできるだけボールド体で示した．

あ

アミロイド　278
　　——，AA　278
　　——，AL　278
アミロイドーシス　45, **278**
　　——，気管気管支　279
　　——，限局性肺　279
アレルギー性気管支肺アスペルギルス症　96, 109, **222**

い

移植後リンパ増殖性疾患　274
一次結核　234
陰性適中率　4
院内肺炎　231

う・え

ウイルス　226
エア・トラッピング　9, 34, **63**, 81, 105, 112, 213, 248
衛星結節　44, 71
液面形成　94
円形無気肺　260

か

火炎状の結節　268
家族性肺線維症　284
下肺優位の病変　33
過敏性肺炎　51, **112**, 156, **211**, 247
　　——，亜急性　211
　　——，急性　211
　　——，慢性　24, **215**
カポシ肉腫　268
環境性真菌　226
間質性の結節　40
間質性肺炎　147
　　——，特発性　147
患者の体位　140
関節リウマチ　181
肝肺症候群　131

き

気圧外傷　143
気管気管支乳頭腫症　265
気管支拡張　**93**, 223
　　——，円柱状　94
　　——，可逆性の　93
　　——，静脈瘤様　94
　　——，囊胞状　94
気管支拡張症　179
気管支中心性肉芽腫症　223
気管支透亮像　68, 231
気管支肺炎　53, **231**
気管支肺動脈周囲間質　12
　　——の結節　42
気管支/肺動脈の径比　93
気管支肺胞洗浄　219, 277
気管支漏　267
気腔性の結節　40
器質化肺炎　70, **164**, 176, 245
　　——を伴った閉塞性細気管支炎　164
　　——，特発性　168
喫煙　187
気道壁肥厚　229
急性間質性肺炎　142, **170**
急性呼吸窮迫症候群　25, **142**, 170
強皮症　180
胸膜下結合組織　14
胸膜下結節　58
胸膜下浮腫　137
胸膜中皮腫　260
胸膜直下のスペア　26, 174, 246
胸膜プラーク　44, **258**
巨細胞性動脈炎　130
均等影　68

け

経気道性散布　265
珪肺　45, **253**
結核　257
　　——，再燃性　234
血管拡張療法　126
血管筋脂肪腫　89

血管性病変　52, 53
血管内転移　263
血行性散布　263
血行性進展　48
結節影　34
結節性硬化症　88, **282**
牽引性気管支拡張　29, 32, 148, 150
限局性リンパ様過形成　269
原発性線毛運動障害　99
顕微鏡的多発血管炎　131

こ

抗 ds(2 本鎖)DNA 抗体　181
抗 Scl-70 抗体　180
抗 SSA 抗体　184
抗 SSB 抗体　184
抗 U3 RNP 抗体　180
膠原病　37, **173**
　　——にみられる肺の異常所見　173
好酸球性多発血管炎性肉芽腫症　222
好酸球性肺炎　**217**, 246
　　——，急性　219
　　——，慢性　219
好酸球性肺疾患　217
好酸球増多症候群　221
抗酸菌　226
抗酸菌感染症　228, **233**
膠質浸透圧　137
後天性免疫不全症候群　98
高分解能 CT　3
呼気 CT　9, 248
呼吸細気管支炎　51, **113**, 164, **187**
呼吸細気管支炎関連間質性肺疾患　51, 164, **187**
混合性結合組織病　184
コンソリデーション　68, 148
　　——，急性経過における　68
　　——，慢性経過における　69

さ

細気管支拡張　104
細菌　226
細菌感染　230
細菌性肺膿瘍　229
サイバーナイフ　249
サルコイドーシス　25, 43, 71, 156, **197**
サルコイド様反応　247

し

自然気胸　87
市中肺炎　231
自動管電流制御システム　8
腫瘍のリンパ行性進展　45
静水圧　137
上肺野優位の病変　33
漿膜炎　179
小葉　12
小葉間隔壁　**12**, 63
　――の肥厚　17
小葉間隔壁性の結節　42
小葉中心構造　13
小葉中心性気管支肺動脈束周囲間質の結節　42
小葉中心性結節　**49**, 58
　――，すりガラス濃度の　51
　――，軟部組織濃度の　53
小葉中心性分布　41
小葉中心性領域　13
小葉内間質　14
小葉内細気管支　13
小葉内肺動脈　13
真菌感染　237
腎血管筋脂肪腫　282
進行性塊状線維化巣　45, 205, **254**
浸潤影　68
浸潤性粘液性腺癌　53, 114, **265**
塵肺　25, 52, **253**

す

スズ肺　261
すりガラス影　8, **61**, 148
　――，急性症状における　62
　――，慢性症状における　63

せ

石綿　258
石綿肺　156, **258**
線維化　32
全身性硬化症　180
全身性紅斑性エリテマトーデス　181
喘息　114
線毛不動症候群　99

そ

叢状血管症　248
叢状病変　125
僧帽弁閉鎖不全　140
粟粒結核　234

た

ダイナミック呼気撮像法　9
高安動脈炎　130
多発性筋炎　182
タルク肺　128, **257**
炭坑夫肺　45, **255**
単純性肺好酸球増多症　218

ち・つ

超硬合金塵肺　261
通常型間質性肺炎　22, **150**, 174, 246

て

鉄肺　260
転移性石灰化症　133

と

特発性肺線維症　153
特発性肺ヘモジデローシス　146

な・に

内臓逆位　99
二次結核　234
二次小葉　11, **12**

ね・の

粘液栓　223, 229
嚢胞性線維症　97
ノカルディア　233
ノカルディア感染症　233

は

肺気腫　**77**, 122, 140, **191**
　――，小葉中心性　77, 191
　――，汎小葉性　78, 128, 191
　――，ブラ性　78
　――，傍隔壁性　26, 78, 191
肺結核症　234
肺血管炎　**129**, 247
　小血管型　129
　大血管型　129
　中血管型　129
敗血症性塞栓症　229
肺高血圧　248
肺高血圧症　**119**, 179
　――，特発性　125
肺出血　**143**, 177, 243
　――，限局性　144
　――，びまん性　144
肺静脈閉塞性疾患　126
肺水腫　**137**, 177, 243
　――，間質性　137
　――，血管透過性　243
　――，静水圧性　137, 243
　――，神経性　141
　――，心原性　137
　――，透過性亢進性　142
　――，肺胞性　138
　――，非心原性　142
肺線維症　122
肺動脈塞栓　141
肺動脈閉塞性変化　141
肺嚢胞　87
肺の線維化　68
肺胞性の結節　40
肺胞蛋白症　66, **277**
肺胞微石症　280
肺毛細血管性血管腫症　127
肺門　12
肺門縦隔リンパ節腫大　206

乳頭腫　265

和文索引

肺葉性肺炎　231
肺リンパ腫　272
　　——, 原発性　273
　　——, 続発性　272
剥離性間質性肺炎　113, **164**, 187
播種性血管内凝固症候群　142
白血病　275
バリウム症　261

ひ

非結核性抗酸菌症　233, 235
非定型肺炎　226, **240**
非特異性間質性肺炎　**160**, 174, 245
皮膚筋炎　182
びまん性肺アミロイドーシス　279
びまん性疾患　3, 31
　　——総合的なアプローチ　5
びまん性肺胞傷害　**142**, 155, 177, 243
びまん性汎細気管支炎　109

ふ

腹臥位での撮像　9
ブドウの房様　95
ブラ　78, 140
粉塵曝露歴　35

へ

閉塞性細気管支炎　115, **177**, 248
ベリリウム肺　257

ほ

蜂窩肺　20
放射線照射　248
放射線治療　248
放射線肺炎　248
放射線肺線維症　248
放射線被曝　11
放線菌　232
放線菌（アクチノマイセス）感染症　232
蜂巣肺　6, **20**, 32, 148, 150, 174

ま・め

マルチディテクタースキャナ　8
慢性肺動脈血栓塞栓症　120, **124**

免疫複合体性小血管炎　146

も

網状影　**17**
　　——, 小葉内　17
　　——, 不整　**28**, 32, 148
モザイク血流　34, 63, **79**, **104**, 112, **120**, 213

や

薬剤性肺障害　243
薬剤の服用歴　37

ゆ

有機抗原の曝露　37
融合影　68

ら

卵殻状の形状　208
ランダム分布（パターン）　41, 58, **240**, 263
　　——の結節　45

り

リポイド肺炎　72, **277**
リンパ球性間質性肺炎　27, 45, 88, **170**, 175, 269
リンパ行性散布　265
リンパ腫様肉芽腫症　274
リンパ増殖性疾患　170, 175, **269**
リンパ脈管筋腫症　88, **193**, **281**
リンパ路性結節　41
リンパ路性分布　41

る・ろ

ループス肺炎　181

肋骨横隔膜角　34
濾胞性細気管支炎　51, **113**, 171, 175, 269

欧文索引

A

α₁-アンチトリプシン欠損症　78, 192
ABPA（allergic bronchopulmonary aspergillosis）　**96**, 109, **222**
acquired immunodeficiency syndrome（AIDS）　98
actinomyces　232
acute eosinophilic pneumonia（AEP）　**217**, 219
acute interstitial pneumonia（AIP）　142, **170**
acute respiratory distress syndrome（ARDS）　25, **142**, 170
AEP（acute eosinophilic pneumonia）　**217**, 219
AIDS（acquired immunodeficiency syndrome）　98
AIDS関連気道疾患　98
AIP（acute interstitial pneumonia）　142, **170**
air bronchogram　68, 202, 231
air trapping　9, **63**, 81, 213
air-fluid level　94
airspace nodules　40
allergic bronchopulmonary aspergillosis（ABPA）　**96**, **222**
alveolar edema　138
alveolar nodules　40
alveolar sarcoid　202
amyloidosis　45, **278**
　——, diffuse parenchymal　279
　——, focal parenchymal　279
　——, tracheobronchial　279
ANCA（antineutrophilic cytoplasmic antibody）　130
antineutrophilic cytoplasmic antibody（ANCA）　130
ARDS（acute respiratory distress syndrome）　25, **142**, 170
asbestos　258
asbestosis　258
asthma　114
atoll sign　**70**, 166, 220, 245

automatic milliampere（mA） adjustment　8

B

BAL（bronchoalveolar lavage）　219, 277
BALT（bronchus associated lymphoid tissue）　269
baritosis　261
barotrauma　143
B/A 比　**12**, 93
Behçet 病　130
berylliosis　257
Birt-Hogg-Dubé 症候群　88, **283**
BOOP（bronchiolitis obliterans with organizing pneumonia）　164
bronchiectasis　**93**, 179
　——, cylindrical　94
　——, cystic　94
　——, reversible　93
　——, varicose　94
bronchiolectasis　104
bronchiolitis obliterans with organizing pneumonia（BOOP）　164
bronchoalveolar lavage（BAL）　219, 277
bronchoarterial（B/A）ratio　12, 93
bronchocentric granulomatosis　223
bronchopneumonia　53, **231**
bronchorrhea　267
bronchus associated lymphoid tissue（BALT）　269
bulla　78, 140

C

CB（constrictive bronchiolitis）　115
centrilobular nodule　49
centrilobular peribronchovascular nodules　42
centrilobular region　13
CEP（chronic eosinophilic pneumonia）　219
CF（cystic fibrosis）　97
chronic eosinophilic pneumonia（CEP）　219
chronic hypersensitivity pneumonitis　24
chronic pulmonary thromboembolism（CPTE）　124
Churg-Strauss 症候群　222
cluster of grapes　95
coal worker's pneumoconiosis（CWP）　45, **255**
connective tissue diseases（CTDs）　173
consolidation　68, 148
constrictive bronchiolitis（CB）　**115**, **177**, 248
COP（cryptogenic OP）　168
CPTE（chronic pulmonary thromboembolism）　124
crazy paving pattern　**66**, 138, 249, 267, 277
CREST 症候群　181
CT angiogram sign　266
CTDs（connective tissue diseases）　173
CWP（coal worker's pneumoconiosis）　45, **255**
cystic fibrosis（CF）　97

D

DAD（diffuse alveolar damage）　**142**, 155, 177, 243
dermatomyositis　183
desquamative interstitial pneumonia（DIP）　113, 164, **187**
DIC（disseminated intravascular coagulation）　142
diffuse alveolar damage（DAD）　**142**, 177
diffuse lung disease　31
diffuse panbronchiolitis　109
DIP（desquamative interstitial pneumonia）　113, 164, **187**

欧文索引

disseminated intravascular coagulation (DIC)　142
drug-induced lung disease　243

E

eggshell pattern　208
EGPA (eosiophilic granulomatosis with polyangiitis)　222
emphysema　77, 140, **191**
——, bullous　78
——, centrilobular　77, 191
——, panlobular　128, 191
——, panlobular (PLE)　78
——, paraseptal (PSE)　26, 191
endobronchial spread　265
eosinophilic lung diseases　217
eosiophilic granulomatosis with polyangiitis (EGPA)　222
Epstein-Barr ウイルス感染症　274
Erdheim-Chester 病　280
expiratory imaging　9

F

familial pulmonary fibrosis　284
FB (follicular bronchiolitis)　**113**, 269
fibrosis　32
flame-shaped module　268
focal lymphoid hyperplasia　269
follicular bronchiolitis (FB)　51, **113**, 171, 175, 269
fungal infection　237

G

galaxy sign　44, 71, **202**
GGO (ground glass opacity)　61
giant cell arteritis　130
Goodpasture 症候群　144
GPA (granulomatosis with polyangiitis)　130
granulomatosis with polyangiitis (GPA)　130
ground glass opacity (GGO)　8, **61**, 148

H

HAART (highly active antiretroviral therapy)　268
Hamman-Rich 症候群　170
headcheese sign　**84, 214**, 215
hematogenous spread　263
hepatopulmonary syndrome (HPS)　131
Hermansky-Pudlak 症候群　284
highly active antiretroviral therapy (HAART)　268
high-resolution CT　3
hilar and mediastinal lymphadenopathy　206
honeycombing　6, **20**, 148
HP (hypersensitivity pneumonitis)　112, 156, **211**, 247
——, acute　211
——, chronic　215
——, subacute　211
HPS (hepatopulmonary syndrome)　131
HRCT (high-resolution CT)　3
——, volumetric　8
——, 低線量　11
Hughes-Stovin 症候群　130
hydrostatic pressure　137
hypereosinophilic syndrome　221
hypersensitivity pneumonitis (HP)　112, **211**

I

idiopathic interstitial pneumonias (IIPs)　147
idiopathic pulmonary arterial hypertension　125
idiopathic pulmonary fibrosis (IPF)　153
idiopathic pulmonary hemosiderosis (IPH)　146
IIPs (idiopathic interstitial pneumonias)　147
immotile cilia syndrome　99
interlobular septa　12
interlobular septal thickening　17
interstitial nodules　40
interstitial pneumonias (IPs)　147
intralobular interstitium　14

intravascular metastasis　263
invasive mucinous adenocarcinoma　53, **114, 265**
IPAH (idiopathic pulmonary arterial hypertension)　125
IPF (idiopathic pulmonary fibrosis)　153
——の急性増悪　155
IPH (idiopathic pulmonary hemosiderosis)　146
IPs (interstitial pneumonias)　147

K

Kaposi's sarcoma (KS)　268
Kartagener 症候群　99
KS (Kaposi's sarcoma)　268

L

LAM (lymphangioleiomyomatosis)　88, 193, **281**
Langerhans 細胞組織球症 (LCH)　53, 88, **192**
large airway disease　93
LCH (Langerhans cell histiocytosis)　88, **192**
lepidic growth　266
leukemia　275
LIP (lymphoid interstitial pneumonia)　27, 45, 88, 175, **269**
lipoid pneumonia　72, **277**
lobar pneumonia　231
lobular artery　13
lobular bronchiole　13
Loeffler 症候群　218
luminal impaction　229
lung cyst　87
lupus pneumonitis　181
lymphangioleiomyomatosis (LAM)　88, 193, **281**
lymphangitic spread　265
lymphoid interstitial pneumonia (LIP)　27, **269**
lymphomatoid granulomatosis　274
lymphoproliferative disorder　170, **269**

M

MAC(*Mycobacterium avium-intracellulare* complex) 235
MAI(*Mycobacterium avium-intracellulare*) 235
MCTD(mixed CTD) 174, 184
MDCT 8
metastatic calcification 133
microscopic polyangiitis 131
military tuberculosis 234
mixed CTD 174
mosaic perfusion 63, **79**, **104**, **120**, 213
motion artifact 8
Mounier-Kuhn 症候群 100
multidisciplinary approach 5
mycobacterial infection 233
Mycobacterium avium-intracellulare(MAI) 235
Mycobacterium avium-intracellulare complex(MAC) 235

N

negative predictive value 4
Nocardia 233
non-helical の撮像 8
nonspecific interstitial pneumonia(NSIP) 160
NSIP(nonspecific interstitial pneumonia) **160**, 174, 245
　——, 細胞性(cellular) 160
　——, 線維性(fibrotic) 160

O

oncotic pressure 137
OP(organizing pneumonia) **164**, 176, 245
　——, cryptogenic(COP) 168
organizing pneumonia(OP) 70, **164**, 176
orthodeoxia 131

P

PAM(pulmonary alveolar microlithiasis) 280
PAP(pulmonary alveolar proteinosis) 277
　——, 先天性 277
　——, 続発性 277
　——, 特発性 277
papilloma 265
paraseptal emphysema(PSE) 78
PCH 127
peribronchovascular interstitium 12
peribronchovascular nodules 42
PET 208
PH(pulmonary hypertension) 119
platypnea 131
PLE(panlobular emphysema) 78
pleural plaque 258
pleuroparenchymal fibroelastosis(PPFE) 148
plexogenic arteriopathy 125, 248
PMF(progressive massive fibrosis) 205, **254**
pneumoconiosis 25, 52, **253**
　——, hard metal 261
polymyositis 182
post-transplant lymphoproliferative disorders(PTLD) 274
PPFE(pleuroparenchymal fibroelastosis) 148
primary ciliary dyskinesia 99
primary tuberculosis 234
progressive massive fibrosis(PMF) 45, 205, 254
progressive systemic sclerosis(SSc) 180
prone imaging 9
PSE(paraseptal emphysema) 78
PTLD(post-transplant lymphoproliferative disorders) 274
pulmonary alveolar microlithiasis(PAM) 280
pulmonary alveolar proteinosis(PAP) 66, **277**
pulmonary capillary hemangiomatosis 127
pulmonary edema **137**, 177
　——, hydrostatic 243
　——, increased permeability 243
　——, interstitial 137
　——, neurogenic 141
　——, subpleural 137
pulmonary embolism 141
pulmonary hemorrhage **143**, 177, 243
　——, diffuse 144
pulmonary hila 12
pulmonary hypertension(PH) **119**, 179, 248
pulmonary tuberculosis(TB) 234
pulmonary vascular obstruction 141
pulmonary vasculitis 247
pulmonary veno-occlusive disease(PVOD) 126
PVOD(pulmonary veno-occlusive disease) 126

R

radiation fibrosis 248
radiation pneumonitis 248
RA(rheumatoid arthritis) 181
RB(respiratory bronchiolitis) 51, **113**, 164, **187**
RB-ILD(respiratory bronchiolitis-interstitial lung disease) 51, 164, 187
respiratory bronchiolitis(RB) 51, **113**, 164, **187**
respiratory bronchiolitis-interstitial lung disease(RB-ILD) 164, **187**
reticular opacity 17
reticulation 17
　——, irregular 28, 148
　——, subpleural 28
reversed halo sign **70**, 166, 220, 245
rheumatoid arthritis(RA) 181
round atelectasis 260

S

sarcoidosis 25, 71, **197**
satellite nodules 44, 71, **202**
scleroderma 180
secondary pulmonary lobule 11, 12
secondary tuberculosis 234
serositis 179
shrinking lung syndrome 181
siderosis 260

signet ring sign　94
silicoproteinosis　253, 254
silicosis　45, **253**
　　—, acute　253, 254
　　—, complicated　253, 254
　　—, simple　253, 254
Sjögren 症候群　89, 175, **184**
SLE(systemic lupus erythematosus)　181
small airway disease　104
spontaneous pneumothorax　87
SSc(progressive systemic sclerosis)　180
standard uptake value(SUV)　208
stannosis　261
subpleural interstitium　14
subpleural nodules　42
SUV(standard uptake value)　208
Swyer-James 症候群　115
systemic lupus erythematosus (SLE)　181

T

Takayasu's arteritis　130
talcosis　257
TB(pulmonary tuberculosis)　234
thin-section 画像　8
TIB(tree-in-bud)　54, 58, 104, **107**
tracheobronchial papillomatosis　265
tracheobronchomegaly　100
traction bronchiectasis　**29**, 148
tree-in-bud(TIB)　6, 54, 104, **107**, **228**

U

UIP(usual interstitial pneumonia)　22, **150**, 174, 246

UIP pattern　22, 152
　　—, inconsistent with　153
　　—, possible　153
usual interstitial pneumonia(UIP)　22, **150**

V

vanishing lung syndrome　181
vasculitis　129
vasodilatory therapy　126
VATS 生検　7
video-assisted thoracoscopic surgical biopsy(VATS)　7
volumetric な画像　8

W

Wegener 肉芽腫症(GPA)　61, **130**
Williams-Campbell 症候群　99

肺 HRCT エッセンシャルズ
読影の基本と鑑別診断　　　　　　　定価：本体 7,400 円＋税

2014 年 9 月 25 日発行　　第 1 版第 1 刷 ©

著　者　ブレット M. エリッカー，W. リチャード ウェッブ

訳　者　髙橋　雅士
　　　　（たかはし　まさし）

発行者　株式会社 メディカル・サイエンス・インターナショナル
　　　　代表取締役　若松　博
　　　　東京都文京区本郷 1-28-36
　　　　郵便番号 113-0033　電話 (03)5804-6050

　　　　　　　　印刷：三報社印刷／表紙装丁：トライアンス

ISBN 978-4-89592-786-4　C3047

本書の複製権・翻訳権・上映権・譲渡権・公衆送信権（送信可能化権を含む）は (株) メディカル・サイエンス・インターナショナルが保有します。

本書を無断で複製する行為（複写，スキャン，デジタルデータ化など）は，「私的使用のための複製」など著作権法上の限られた例外を除き禁じられています．大学，病院，診療所，企業などにおいて，業務上使用する目的（診療，研究活動を含む）で上記の行為を行うことは，その使用範囲が内部的であっても，私的使用には該当せず，違法です．また私的使用に該当する場合であっても，代行業者等の第三者に依頼して上記の行為を行うことは違法となります．

JCOPY 〈(社)出版者著作権管理機構 委託出版物〉
本書の無断複写は著作権法上での例外を除き禁じられています．複写される場合は，そのつど事前に，(社)出版者著作権管理機構（電話 03-3513-6969，FAX 03-3513-6979，info@jcopy.or.jp）の許諾を得てください．